Juliane Falk, Andrea Kerres (Hrsg.)

Didaktik und Methodik der Pflegepädagogik

Handbuch für innovatives Lehren im Gesundheits- und Sozialbereich

Juventa Verlag Weinheim und München 2003

Die Deutsche Bibliothek - CIP-Einheitsaufnahme

Ein Titeldatensatz für diese Publikation ist bei
Der Deutschen Bibliothek erhältlich.

Umschlaggestaltung: Atelier Warminski, 63654 Büdingen
Umschlagabbildung: Wassily Kandinsky, Komposition 1922 © VG Bild-Kunst, Bonn 2003
Printed in Germany

ISBN 3-7799-1623-1

Inhalt

Juliane Falk

Was ist das Besondere der Pflegeausbildung? – Eine Einstimmung

Was ist eigentlich das Besondere, Spezifische der Pflege und der Pflegeausbildung? Diese Frage steht am Anfang des Buches „Didaktik und Methodik der Pflegeausbildung“. Drei Aspekte, die m.E. das Besondere der Pflegetätigkeit kennzeichnen, werden herausgegriffen, mit denen diese Frage beantwortet wird:

- Der Umgang mit Körperlichkeit und Berührung
- Die Konfrontation mit Krankheit, Altern, Verlust, Einsamkeit und Tod
- Das Spannungsfeld zwischen effizienter Arbeitsorganisation und dem Anspruch nach individueller biographieorienterter und lebensweltbezogener Begleitung

Der Umgang mit Körperlichkeit und Berührung

Pflege ist ein Berührungsberuf. Er beinhaltet Körperkontakt. Körperliche Berührung geschieht in fast allen direkten pflegerischen Handlungen, ob beim Transfer, bei der Mobilisierung, beim Essen anreichen oder bei der Körper- und Intimpflege. Wir sind dem anderen nah, wir spüren seine Körperwärme, nehmen seinen Geruch wahr und spüren seine körperliche Anspannung. Körperliche Berührungen sind Begegnungen sehr eigener Art. Während ich berühre, werde ich zugleich berührt (Grossmann-Schnyder 2000). In dieser Aussage wird die Beziehungsdimension von Berührung deutlich. Berührungen können von einer Vielzahl unterschiedlichster Gefühle begleitet sein wie Wohlbefinden, Behütet sein, Lust, aber auch Peinlichkeit, Scham, Schuld, Ekel, Angst und Ärger. Normalerweise ist dieser Raum nur Familienangehörigen und dem Lebens- bzw. Ehepartner vorbehalten. Pflegende dringen berufsbedingt in diesen intimen Raum ein. Sind Pflegende für die Dimension der Berührung nicht sensibilisiert, werden die unausweichlichen berufsbedingten Berührungen zu Grenzverletzungen. Diese werden als Gewalt empfunden.

Die Konfrontation mit Krankheit, Altern, Verlust, Einsamkeit und Tod

Ein Charakteristikum speziell der Altenpflege ist die Konfrontation mit Verlassenheit, Leiden, Krankheit, Sterben und Tod. Unterschwellig wird man immer mit der Möglichkeit konfrontiert, selber körperlich oder psychisch zu erkranken und selber auf fremde Hilfe angewiesen zu sein. Hinzu kommt, dass Depression und Demenz zu den häufigsten psychiatrischen Erkrankungen der alten Menschen zählen, die in stationären Pflegeeinrichtungen leben. Diese „strukturelle Traurigkeit" birgt für Pflegerinnen eine enorme Belastung. Denn ihre Bemühungen um Aktivierung bewirken keine Verbesserung, bestenfalls eine Stabilisierung und Verlangsamung. Vergänglichkeit, Hinfälligkeit, Behinderung und Leiden gehören zum Leben. Das zu akzeptieren verlangt eine ethische Grundhaltung, die verantwortlich mit der Frage nach lebensverlängernden Maßnahmen und nach passiver Sterbehilfe umgeht. Das Berufsverständnis von Pflegenden offenbart, von welcher Haltung und welchem persönlichen Wertsystem die konkreten Entscheidungen getragen sind.

Das Spannungsfeld zwischen effizienter Arbeitsorganisation und dem Anspruch nach individueller biographieorientierter und lebensweltbezogener Begleitung

Auszubildende erleben einen Widerspruch zwischen dem, was sie in der Schule gelernt haben und dem, was in Pflegeeinrichtungen von ihnen erwartet wird. Die Untersuchungen von Becker und Maifort zum Berufsausstieg von Pflegekräften in der Altenpflege zeigen diese Diskrepanz eindringlich auf (Becker, Meifort 1997).

Die Ursache für diese Diskrepanz kann mit curricularen Schwerpunkten zu tun haben. Pflegearbeit als dialogisches Geschehen steht im Mittelpunkt schulischen Lehren und Lernens. Die arbeitsteilige Versorgung im kooperierenden Pflegeteam wird vernachlässigt. Dieser Ausbildungspart bleibt dann den Pflegeeinrichtungen überlassen.

Ob eine Integration beider Aspekte überhaupt möglich ist, bleibt einmal dahingestellt. Denn Schule und Pflegeeinrichtung als praktischer Ausbildungsort gehören unterschiedlichen Systemen an. Beide Systeme verfolgen unterschiedliche Ziele und organisieren ihre Arbeit entsprechend ihrer Aufgabenstellungen. Das System Schule ist pädagogischen Standards verpflichtet. Um es mit Hartmut von Hentig (1996) zu formulieren: „Die Sache klären, den Menschen stärken", das ist die Aufgabe von Schule.

Die Aufgabe von Pflegeeinrichtungen ist es, die Pflegearbeit unter effizienten und effektiven Gesichtspunkten zu organisieren. Dazu gehört das Ausloten der Zeit- und Gestaltungsspielräume, in denen Pflegende ihre Arbeit im Spannungsfeld zwischen individuellen Ansprüchen der zu Pflegenden, den tatsächlich abzurechnenden Leistungen und ihren eigenen professionellen Standards tun können.

Dieses Spannungsfeld wird häufig als Theorie-Praxis-Problem beschrieben. Dabei wird unterstellt, dass die Schule die Theorie repräsentiert und die Pflegeeinrichtung die Praxis, und zwar so, als ob Ausbildung keinen eigenen Anwendungsbezug und die Praxis keinen Theoriebezug habe. Diese Vorstellung greift zu kurz, denn Schule hat ihre eigene Praxis, wenn Lernende verantwortlich an der Gestaltung des Lehr-Lern-Betriebs teilhaben. In partizipativen Freiräumen können Lernende das umsetzen, was sie im Unterricht vermittelt bekommen.

Und auch die Praxis arbeitet theoriegeleitet. Die Theorie kann dem Stand der Fachwissenschaften entsprechen. Pflegearbeit kann aber auch durch Alltagstheorien bestimmt sein, durch die subjektiven Vorstellungen der Mitarbeiter. Diese können fachwissenschaftlichen Standards widersprechen. Dann hat die Einrichtung einen Qualifizierungsbedarf.

Folgerungen für die Ausbildung in den Pflegeberufen

Welche Folgerungen ergeben sich daraus für die Aus-, Fort- und Weiterbildung?

1. Bildung und Pflege – eine didaktische Wechselbeziehung

Wenn wir uns die besonderen Arbeits- und Belastungsstrukturen in der Pflege vergegenwärtigen, wozu soll die Pflegeausbildung befähigen? Seit 1974 wird das berufspädagogische Konzept der Schlüsselqualifikationen diskutiert (Arnold, Müller 1999). Es geht davon aus, dass Berufstätige, unabhängig von ihrem spezifischen Beruf über Qualifikationen verfügen müssen, mit denen sie sich auf die beruflichen Anforderungen und sich veränderden Situationen einstellen können. Diese Grundfähigkeiten bzw. Schlüsselqualifikationen beziehen sich auf folgende Kompetenzbereiche:

- fachliche Kompetenz
- methodische/organisatorisch-planerische Kompetenz
- sozial-kommunikative Kompetenz
- persönliche Kompetenz

Diese Kompetenzbereiche sind zunächst inhaltsleer. An welchen Lerngegenständen, Inhalten, Anlässen sollen diese Kompetenzen entwickelt werden? Dazu bedarf es eines bestimmten Bildungsverständnisses, das den Kernkompetenzen zur Seite gestellt werden muss. Der Bildungsbegriff gibt Klarheit über die Absichten und die Zielrichtung von Lehr-Lern-Prozessen. Die Studie „Zukunft der Bildung, Schule der Zukunft“ der Bildungskommission Nordrhein-Westfalen definiert Bildung folgendermaßen:

„Bildung soll als individueller, aber auf die Gesellschaft bezogener Lern- und Entwicklungsprozess verstanden werden, in dessen Verlauf die Befähigung erworben wird

- den Anspruch auf Selbstbestimmung und die Entwicklung eigener Lebens-Sinnbestimmungen zu verwirklichen,
- diesen Anspruch auch für alle Mitmenschen anzuerkennen,
- Mitverantwortung für die Gestaltung der zwischenmenschlichen Beziehungen und der ökonomischen, gesellschaftlichen, politischen und kulturellen Verhältnisse zu übernehmen und
- die eigenen Ansprüche, die Ansprüche der Mitmenschen und die Anforderungen der Gesellschaft in eine vertretbare, den eigenen Möglichkeiten entsprechende Relation zu bringen." (Bildungskommission Nordrhein-Westfalen, S. 31)

Bildung wird hier weder material noch formal von den Bedürfnissen der Gesellschaft noch von denen des Individuums her festgelegt. Unter Berufung auf Humboldt wird Bildung als ein individueller Aneignungsprozess gesehen, der in dem Spannungsfeld dieser unterschiedlichen Ansprüche angesiedelt ist. Diese unterschiedlichen Ansprüche müssen kommunikativ ausgehandelt werden.

Überträgt man diesen Bildungsbegriff auf die spezifischen Anforderungen der Pflegeausbildung, heißt dies u.a.:

- Im Bereich der Fachkompetenz die Lernenden zu befähigen, sich ihrer Fachkompetenz zu vergewissern und diese entsprechend der fachwissenschaftlichen Entwicklung zu erweitern. Lernende werden dazu angeleitet, ihr professionelles Handeln je nach Situation mit den Ansprüchen der zu Pflegenden, deren Angehörigen und den am Behandlungs- und Pflegeprozess beteiligten Berufsgruppen abzustimmen – und werden ggf. auch Abstriche, Korrekturen hinnehmen müssen.
- Im methodisch/organisatorisch-planerischen Bereich die Lernenden zu befähigen, ihr Handeln zu planen, je nach Zielsetzung die entsprechenden Mittel und Lösungswege festzulegen, sich für eine Planungsalternative zu entscheiden; auf der Grundlage der Planung zu handeln und über einen Soll-Ist-Vergleich zu überprüfen sowie die organisatorischen Rahmenbedingungen entsprechend dieser Anforderungen zu gestalten.
- Im sozial-kommunikativen Bereich den Schwerpunkt auf die ethische Urteils- und Entscheidungskompetenz zu legen und die Lernenden zu ermutigen, je nach Pflegesituation ihr Handeln zu reflektieren und zu begründen.
- Ethische Handlungskompetenz beinhaltet darüber hinaus eine gesellschaftliche Verantwortung und Parteinahme für diejenigen, die ihre Rechte auf Leben und Unversehrtheit nicht selber formulieren können. Hier

gilt es, den Lernenden ein professionelles – zur Auseinandersetzung und zum Streit bereites – Berufsverständnis vorzuleben.

- Im persönlichen Bereich zu lernen, sich selber wahrzunehmen. Lernende erhalten Gelegenheit, sich ihrer eigenen biographischen Entwicklung zu vergewissern. Sie lernen ihre eigenen Interessen, Grenzen und Möglichkeiten zu artikulieren und ihre Erlebnisse und Verhaltensweisen in der Beziehung zu den zu pflegenden Menschen und den Angehörigen zu reflektieren. Sie lernen, die lebensgeschichtlich erworbenen sozialen und kulturellen Einstellungen, Verhaltensweisen und Lebensstile der zu pflegenden Menschen zu akzeptieren.

2. Pädagogische Anforderungsprofile in der Lehr-Lern-Interaktion

Lernprozesse, die im traditionellen Pestalozzischen Sinne ein Lernen mit „Kopf, Herz und Hand" – also ein ganzheitlichen Lernen – ermöglichen, verlangen veränderte Lehr-Lern-Konzepte und damit veränderte Lehr-Lern-Interaktionen. Das Anliegen einer ganzheitlichen Bildung ist nicht neu. Neueren Datums ist dagegen die Erkenntnis des Konstruktivismus und der Systemtheorie, dass Lehr-Lern-Prozesse nur begrenzt steuerbar sind. Lehren ist nicht die Vermittlung von Vorgaben – und Lernen nicht deren Aneignung. Es gibt in der Pädagogik keine instruktiven Interaktionsbeziehungen.

Lernen ist ein aktiver persönlicher Aneignungsprozess, eine höchst individuelle, von biographischen Erfahrungen und subjektiven Erwartungshaltungen geprägte Tätigkeit. Das heißt für den Lehr-Lern-Prozess, dass die Selbsttätigkeit der Lernenden nicht Ziel des Lehrens, sondern seine Bedingung ist. Lernende übernehmen für ihr eigenes Lernen Verantwortung.

Wenn aber Lernprozesse nur begrenzt steuerbar sind, rückt die Beziehung zwischen Lehrenden und Lernenden in den Mittelpunkt. „Der Schüler lernt den Lehrer", so formuliert Humberto R. Maturana, ein führender Vertreter des Systemdenkens und ein Begründer des Konstruktivismus, diesen Zusammenhang. „Die Lehre, von der Schüler wirklich profitieren, besteht in einer Lebensweise des Lehrers. Er muss leben, was er erreichen will, denn der Schüler lernt nicht Inhalte, sondern mit dem Vertreter der Inhalte, dem Lehrer, zusammenzuleben. Dazu braucht es bei der Lehrkraft spezielle Einstellungen und Fähigkeiten, z.B. ein großes Maß von geduldigem Zuhören. Denn die Emotionen modellieren die Intelligenz und Lernbereitschaft" (Maturana, Pörksen 2002, S. 75). Es ist die Lebensweise, die Art des Miteinander, die einen Auszubildenden prägt und transformiert. Das heißt: „Wenn man Freiheit und selbst bestimmtes Denken als Ziel des erzieherischen Handelns begreift, dann lebt man auf eine Weise zusammen, die von wechselseitigem Respekt für die Autonomie des anderen getragen wird. …

Wer Autonomie und Reflexion lehren will, der kann nicht auf den Zwang der Mittel setzen, sondern er muss einen offenen Raum für das gemeinsame Nachdenken und Handeln kreieren. Es darf hier gerade keinen Widerspruch zwischen Ziel und Mittel geben“ (Maturana, Pörksen 2002, S.75).

Peter Senge (1998) fordert entsprechend, ein neues Verständnis von Lernen zu entwickeln. Dazu gehört insbesondere die Entwicklung einer offenen Fragekultur. Die Wurzel von Lernprozessen ist nicht die Antwort, sondern die Frage. Lernende, die aus eigener Intention heraus Fragen stellen, gelten als intrinsisch motiviert. Diese jedem Menschen innewohnende natürliche Neugierde „an den Sachen“ geht im traditionellen Lehr-Lern-Betrieb oftmals verloren. An ihre Stelle tritt die extrinsische Motivation, die Motivierung über äußere Anreize wie Anerkennung, Belohnung, Druck oder Strafe. Was können Lehrende und Lernende tun, um die natürliche Lernfreude – die intrinsische Motivation – zu erhalten?

3. Lehren und Lernen in realen und virtuellen Räumen

Eine mögliche Antwort ist die stärkere Professionalisierung der Lehrenden. Welche Qualitätskriterien gibt es dafür? Diese Frage hat besondere Bedeutung für die Schulen im Gesundheits- und Sozialbereich, in der haupt- und nebenamtlich tätige Dozenten den Unterricht gestalten. Nebenamtlich tätige Dozenten verfügen über ihr Fachwissen und vertreten ihre Fachdisziplin. Sie haben aber in der Regel keine pädagogischen und curricularen, speziell didaktisch-methodischen Kenntnisse zur Unterrichtsgestaltung. Liegt hier ein Hauptproblem in der oft bemängelten fehlenden Transferqualität von Bildungsmaßnahmen begründet? Das Training von Lehrenden nach dem heutigen didaktischen „State of the Art“ (Döring, S. 217) kann hier Abhilfe schaffen.

Professionelles Lehren in den Pflegeberufen beinhaltet, neben handlungs- und problemorientierten Konzepten auch Konzepte des selbsterfahrenen Lehrens und Lernens anzuwenden, die es Lernenden ermöglicht zu erfahren, wie Pflege-Interventionen wirken und welche Gefühle sie auslösen. Die eigene Körperlichkeit wahrzunehmen und die sinnliche Wahrnehmung zu schulen ist eine Grundvoraussetzung, um sich für den Körperausdruck von pflegebedürftigen Menschen zu sensibilisieren, um ihre Scham wahrzunehmen, ihre Angst und ihr Wohlbefinden, aber auch ihre Schmerzen, wenn sie diese nicht mehr äußern können.

Professionelles Lehren verlangt darüber hinaus eine veränderte Einstellung zur Zusammenarbeit zwischen Theorie und Praxis.

In welchem Selbstverständnis kooperieren Schule und Pflegeeinrichtung und wie wird die Theorie-Praxis-Verbindung und damit die Zusammenarbeit zwischen Schule und Pflegeeinrichtung normalerweise organisiert? Üblich ist es, dass die Schulen Lernzielkataloge, Tätigkeitsnachweise, Gesprächsleitfäden für Ausbildungsgespräche usw. erarbeiten und erwarten, dass die Praxiseinrichtungen entsprechend ihrer Vorgaben Ausbildung ermöglichen. Die Schule gibt vor – die Praxis reagiert. Ein Kommunikationsmodell, das asymmetrisch angelegt ist.

Wenn in der Berufsbildung unterschiedliche Systeme zusammenarbeiten, wie dies durch die beiden Lernorte Schule und Betrieb gegeben ist, dann muss die Kommunikation symmetrisch angelegt sein. Symmetrische Kommunikation setzt ein verändertes Selbstverständnis der beteiligten Institutionen voraus. Sie müssen sich als gleichberechtigte und als „lernende" Organisationen (Senge 1998) begreifen, dann akzeptieren sie Lernen als eine Lebens- und Arbeitsform.

Das bedeutet:

- Sie tauschen sich über ihr Wissen und ihre Erfahrungen im Hinblick auf die Ziele und die anstehenden Aufgaben aus.
- Sie verständigen sich über die Umsetzung der Ziele und Aufgaben.
- Sie vereinbaren verbindliche organisatorische Regelungen und legen an den Schnittstellen Verantwortlichkeiten fest.
- Sie lassen aus den gemeinsamen Erfahrungen eine neue Praxis entstehen.

Last but not least bewirkt Professionalisierung, mit curricularen Freiräumen umzugehen und diese als Chance zur Gestaltung und Profilierung zu nutzen.

In der gegenwärtigen berufsdidaktischen Diskussion steht der Fachunterricht im Kreuzfeuer der Kritik. Das unverbundene Nebeneinander der Fächer und die Dominanz der fachspezifischen Inhalte begünstigen eine Fragmentierung des Wissens. Dadurch würde verhindert, dass die Lernenden in vernetzten und fachübergreifenden Zusammenhängen denken. Gefordert werden daher integrative fachübergreifende Konzepte.

Die neuen Ausbildungsordnungen in der Altenpflege sowie Kinderkranken- und Krankenpflege tragen diesem Umstand Rechnung und formulieren Lernfelder, die fächerübergreifend und handlungsorientiert zu konzipieren sind.

Laut Kultusministerkonferenz sind Lernfelder „durch Zielformulierung, Inhalte und Zeitrichtwerte beschriebene thematische Einheiten, die an beruflichen Aufgabenstellungen und Handlungsabläufen orientiert sind" (KMK 2000, S. 14). Dementsprechend erfolgen die Formulierungen des Ziels des Lernfeldes und auch die Auswahl der Inhalte berufsbezogen. Die traditionellen Fächerbezeichnungen und der klassische Fächerkanon entfallen; die Lerninhalte ordnen sich dem Ziel des jeweiligen Lernfeldes unter. Dabei soll die handlungssystematische Erarbeitung Vorrang vor der fachsystematischen haben. Trotzdem können in besonderen Fällen innerhalb von Lernfeldern thematische Einheiten unter fachwissenschaftlichen Gesichtspunkten vorgesehen werden. Dann ist aber auch für solche Einheiten der Zusammenhang mit dem Arbeitsprozess deutlich zu machen.

Laut Rahmenlehrplänen der KMK soll der Unterricht handlungsorientiert und möglichst nach Lernsituationen gestaltet werden. Als Lernsituationen werden exemplarische curriculare Bausteine bezeichnet, die fachtheoretische Inhalte in einen Anwendungszusammenhang bringen. Sie sollen die Vorgaben der Lernfelder in Lehr/Lernarrangements präzisieren und in ihrer Gesamtheit die Ziele des Lernfeldes erreichen (KMK, S. 15).

Nach Jank/Meyer (1991) ist handlungsorientierter Unterricht ein ganzheitlicher und schüleraktiver Unterricht, in dem zwischen dem Lehrer und den Schülern vereinbarte Handlungsprodukte die Gestaltung des Unterrichtsprozesses leiten. Sie formulieren sieben Merkmale des handlungsorientierten Unterrichts: Er ist ganzheitlich, schüleraktiv, stellt Handlungsprodukte her, macht die subjektiven Schülerinteressen zum Ausgangspunkt der Unterrichtsarbeit, beteiligt die Schülerinnen und Schüler an Planung, Durchführung und Auswertung des Unterrichts, öffnet die Schule nach innen und außen und versucht Kopf- und Handarbeit in ein ausgewogenes Verhältnis zueinander zu bringen.

Diese Vorgaben bringen die Pflegeschulen in Bedrängnis. Die Lehrenden sind nicht in der Curriculumentwicklung und -beurteilung geschult. Die Anforderung, Lernfelder zu gestalten, verlangt eine Curriculumkompetenz, die darüber hinaus geht, alte Konzepte im neuen Gewand zu präsentieren (KDA 2002). Aufgabe ist es, die Bildungshaltigkeit von Lernfeldern zu erschließen. Schulen und Lehrende benötigen für diese Aufgabe Unterstützung (Bischoff-Wanner 2003, Panke-Kochinke 2002 und 2003, Schneider 2003, Hoppe 2003).

4. Schulkultur und Teamentwicklung

Lernen als Lebens- und Arbeitsform ist ein Lernen mit und innerhalb von Organisationen. Lernen braucht eine Kultur des Vertrauens, der Unterstützung und der Bereitschaft, Fehler zuzulassen und aus ihnen zu lernen. Dialogische Lernformen bilden die Basis für diese Organisationskultur. Organisationskultur wird getragen von einer Vision, die allen Beteiligten Orientierung und Richtung gibt. Die möglichen Antworten des Maurers auf die Frage, was er mache: „Ich setze einen Stein“ oder – visionär – „Ich baue eine Kathedrale“, verdeutlichen die Kraft von Visionen. Diese Kraft der Vision brauchen Lehrende, wenn es darum geht – um mit von Hentig zu sprechen -, die Sache zu klären und den Menschen zu stärken.

Aufbau des Buches

Die beschriebenen Problembereiche beleuchten lediglich Aspekte der Aus-Fort und Weiterbildung und zeigen auf, mit welchen Anforderungen Lehrende und angehende Lehrerinnen und Lehrer konfrontiert sind. Das vorliegende Buch greift die Aspekte auf und beschreibt einen weiten Spannungsbogen von Fragen der Verknüpfung von Bildung und Pflege zu den pädagogischen Anforderungsprofilen über das professionelle Lehren und Lernen bis hin zur Schulkultur und Teamentwicklung. Das Mindmap veranschaulicht den Aufbau des Buches.

Didaktik und Methodik der Pflegepädagogik

Bildung und Pflege – eine didaktische Wechselbeziehung

- Die Verbindung von allgemeiner Bildung und Berufsbildung in Pflege und Gesundheit
- Pflegedidaktische Modelle – Einschätzung und Perspektiven
- Persönlichkeitsbildung – didaktische Überlegungen

Pädagogische Anforderungsprofile in der Lehr-Lern-Interaktion

- Belehrung contra Beratung – zwei sich ausschließende Kategorien?
- Bedingungen schulischer Lernmotivation – Klassische und neuere Ansätze und ihre Bedeutung für den Lehr-Lernprozess
- Leiten – Intervenieren – Moderieren – Verselbständigen: die Rolle der Lehrenden

Lehren und Lernen in realen und virtuellen Räumen

- Professionelle Kriterien qualitätsorientierten Lehren und Lernens
- „Zwischen Patient und Curriculum" – 15 Übungen für einen lebendigen Unterricht
- Wissenstransfer in der Pflege: Herausforderungen an eine moderne Pflegeausbildung
- Lernen mit digitalen Medien
- Curriculumentwicklung und -beurteilung in Pflege- und Gesundheitsberufen

Schulkultur und Teamentwicklung

- Führen und Leiten: Bewegen – gestalten – steuern
- Formen kollegialer Beratung
- Qualitätsmanagement im Bildungsbereich

Das Buch will Lehrende und angehende Lehrerinnen und Lehrer, aber auch Dozenten darin unterstützen, an Schulen und Fort- und Weiterbildungseinrichtungen zu arbeiten im Selbstverständnis einer „lernenden Organisation"

(Senge 1998). Lernende Organisation legt Wert auf eine dialogische „Lebensweise“ (Maturana). „Lebensweise“ wird erworben über mannigfache Anregungen, Begegnungen, Impulse. Bücher gehören zu diesen Anregungen. Die Autoren und Herausgeber wünschen, dass die Leserinnen und Leser eine fundierte Hilfe in diesem Buch finden, ihre Lehrtätigkeit an Pflegeschulen sowie weiteren Bildungseinrichtungen zu gestalten und zu verbessern.

Für die Herausgeberinnen
Juliane Falk

Literatur

Arnold, R.; Müller, H.-J., Hrsg. (1999): Kompetenzentwicklung durch Schlüsselqualifizierung, Grundlagen der Berufs- und Erwachsenenbildung, Band 19, Baltmannsweiler

Becker, W.; Meifort, B. (1997): Altenpflege – eine Arbeit wie jede andere? Ein Beruf fürs Leben? Dokumentation einer Längsschnittuntersuchung zu Berufseinmündung und Berufsverbleib von Altenpflegekräften, Bielefeld

Bildungskommission Nordrhein-Westfalen, Hrsg., (1995): Zukunft der Bildung – Schule der Zukunft. Neuwied

Bischoff-Wanner, C. (2003): Der Lernfeldansatz – eine kritische Auseinandersetzung, in: Pflegemagazin, Heft 4, Weinheim-München, S. 4-13

Grossmann-Schnyder, M. (2000): Berühren. Praktischer Leitfaden zur Psychotonik in Pflege und Therapie, 3. Auflage, Stuttgart

Hentig, H. v. (1996): Bildung. Ein Essay, München-Wien

Hoppe, B. (2003): Acht kritische Thesen. Köstlich oder ungenießbar? Der Lernfeldansatz und seine Zubereitung, in: Pflegemagazin, Heft 4, Weinheim-München, S. 44-46

Jank, W.; Meyer, H. (1991): Didaktische Modelle, Berlin

Kuratorium Deutsche Altershilfe – KDA, Hrsg. (2002): Bundeseinheitliche Altenpflegeausbildung. Materialien für die Umsetzung der Stundentafel, Köln

KMK – Sekretariat der Ständigen Konferenz der Kultusminister der Länder in der Bundesrepublik Deutschland (2000): Handreichungen für die Erarbeitung von Rahmenlehrplänen der Kultusministerkonferenz (KMK) für den berufsbezogenen Unterricht in der Berufsschule und ihre Abstimmung mit Ausbildungsordnungen des Bundes für anerkannte Ausbildungsberufe, Bonn

Maturana, H. R.; Pörksen, B. (2002): Der Schüler lernt den Lehrer, in: Pädagogik 7-8, S. 75-77, Weinheim

Panke-Kochinke, B. (2002): Lernfelder gestalten – ein neues didaktisches Konzept, in: Pflegemagazin, Heft 5, Weinheim-München, S. 35-44

Panke-Kochinke, B. (2003): Pflege neu lernen, in: Pflegemagazin, Heft 4, Weinheim-München, S. 14-31

Schneider, K. (2003): Das Lernfeldkonzept zwischen Anspruch und Wirklichkeit, in: Pflegemagazin, Heft 4, Weinheim-München, S. 32-43

Senge, P. M. (1998): Die fünfte Disziplin. Die Kunst und Praxis der lernenden Organisation, 5. Auflage, Stuttgart

Bildung und Pflege – eine didaktische Wechselbeziehung

Ruth Ingwersen

Die Verbindung von allgemeiner Bildung und Berufsbildung in Pflege und Gesundheit

Wer zählt eigentlich zu den Angehörigen der Berufe in „Pflege und Gesundheit"? Einfache Klassifizierungen und schnelle Ein- und Abgrenzungen sind hier nicht möglich. So wie sich auf die Frage, was im Einzelnen einen Menschen gesund bzw. krank machen kann, antworten lässt: „Beinahe alles", muss man auch feststellen, dass es eine überwältigende Anzahl von Berufen gibt, die sich „irgendwie" dem Sektor Gesundheit zuordnen lassen: vom veterinär-medizinischen Assistenten[1] zum Fußpfleger, vom pharmazeutisch-technischen Assistenten zum Orthoptisten oder Lebensmittelchemiker. Einer Klassifizierung des Statistischen Bundesamtes zufolge (Bals 1993, S. 39f.) wird bei den Gesundheitsdiensten einmal in zwei Gruppen unterteilt: zwischen Ärzten und Apothekern einerseits, in die übrigen Gesundheitsdienste andererseits. Nach einer weiteren Klassifizierung des Spektrums dieser „übrigen" Gesundheitsdienste aus demselben Hause existieren hier 6 „Berufsbereiche", (z.B. Fertigungsberufe, Dienstleistungsberufe, Technische Berufe), die sich wiederum weiter ausdifferenzieren lassen in 33 Berufsabschnitte (z.B. bei den Fertigungsberufen Mechaniker, bei den Dienstleistungsberufen die Gesundheitsdienstberufe, aber auch Ordnungs- und Sicherheitsberufe, wie z.B. Lebensmittelkontrolleure, bei den Technikern z.B. der Biologielaborant). Diesen Berufsabschnitten werden letztlich mehr als 21000 Berufsnennungen (Bals 1993, S. 40) zugeordnet. Einige dieser Berufe setzen akademische Abschlüsse voraus, andere befinden sich als Teil des *dualen Systems*; letzteres wiederum keinesfalls durchgängig, sondern unter Umständen von Bundesland zu Bundesland verschieden; es differieren sowohl Zuständigkeiten der jeweiligen Landesministerien – mal ist das Gesundheits-, mal das Arbeits- und Sozial-, mal das Kultus- oder Innenministerium zuständig – als auch Schulformen – mal duales System, mal Berufsfachschule oder Schule fürs Gesundheitswesen. Ein Übermaß an zentralen staatlichen Regelungen und Normierungen lässt sich für den Institutionalisierungsgrad der Ausbildungssituation dieser Dienste insgesamt aufgrund „der nicht nur für einen Außenstehenden insgesamt unübersichtlichen

1 Aus Gründen der Lesbarkeit werden im Text in der Regel männliche Formulierungen gebraucht.

und im Detail schwer durchschaubaren Situation" (Bals 1993, S. 49) jedenfalls zurzeit nicht feststellen.

Besonders seit Einführung des Pflegeversicherungsgesetzes konnten sich in Formen von Kursen und Seminaren weitere Kurz- und Zusatzausbildungen etablieren, deren qualifizierende Wirkung nicht in jedem Fall belegt ist (Meifort 2001, S. 82). Was die Pflegeberufe betrifft, so sind hier die Altenpflege, die Dorfhilfe, die Entbindungspflege, die Haus- und Familienpflege, die Heilerziehungspflege, die Krankenpflege und die Kinderkrankenpflege staatlich geregelt und anerkannt. Dazu kommen eine Reihe Helfer- bzw. Helferinnenausbildungen.

Eine Möglichkeit, bei der Erörterung des Themas der Verbindung von *Allgemeinbildung* und *Berufsbildung* in Pflege und Gesundheit eine Eingrenzung der Berufsgruppen vorzunehmen, könnte darin liegen, sich auf diejenigen Berufsgruppen zu beschränken, deren definierender Kern die personenbezogene Pflege ist. Hierzu zählen laut Robert Bosch Stiftung die *Kranken- und die Kinderkrankenpflege*, die *Altenpflege*, die Entbindungspflege und die Heilerziehungspflege (Robert Bosch Stiftung 1996, S. 1). Auch diese Einteilung wirft jedoch Probleme auf. So zählt die Heilerziehungspflege nicht zu den Gesundheitsfach-, sondern zu den sozialpflegerischen oder sozialen Berufen. Ich klammere diesen Beruf hier deshalb aus. Auch die Altenpflege gehörte lange Zeit fast ausschließlich unter das Dach der sozialen Berufe, hier ist es aber in jüngster Zeit in den berufspolitischen Diskussionen zu Akzentverschiebungen gekommen, aufgrund derer eine Zuordnung zu den Pflegeberufen inzwischen legitim erscheint (Cappell 1996, S. 83). Dafür ist besonders das im Jahre 2001 verabschiedete, im August 2003 in Kraft getretene Altenpflegegesetz ein Beleg. Nach Gauss et al. nehmen Inhalte und Umfang sozialpflegerischer Anteile in der Ausbildung zur Altenpflege parallel mit den gesundheitspflegerischen Aspekten und den krankheitsbezogenen Anteilen eine gleichwertige Gewichtung ein (Gauss et al. 1997, S. 80). Diskussionen mit der Berufsgruppe der Hebammen zum Thema neuer berufspädagogischer Entwicklungen hingegen sind bisher wenig in einer gemeinsamen Fachöffentlichkeit geführt worden, so dass es problematisch erscheint, diese Berufsgruppe im Rahmen dieser Arbeit einzubeziehen. Es geht also bei den folgenden Überlegungen ausschließlich um die Berufsgruppen der Krankenpflege, der Kinderkrankenpflege und der Altenpflege.

Dieser Beitrag geht in seinem ersten Teil auf die historische Entwicklung der Begriffe *Allgemeine Bildung* und *Berufsbildung* ein. Die Auseinandersetzung mit diesen Begriffen im jeweiligen historischen gesellschaftlichen Kontext hat in der Ausbildung der Pflegeberufe bis in die neunziger Jahre des 20. Jahrhunderts eine untergeordnete Rolle gespielt. Durch die Geschichte der *Krankenpflegeausbildung* – die deutsche *Altenpflege* ist sehr viel jüngeren Datums – zieht sich stattdessen als roter Faden der Kampf um *strukturelle Reformen*. Eine systematische Herleitung der Ausbildungsinhalte auf der Grundlage *bildungstheoretisch*er Überlegungen fiel fast durchgängig unter den Tisch.

Ich werde im Folgenden zunächst die Entstehungs- und Entwicklungsgeschichte der Begriffe *Allgemeine Bildung* und *Berufsbildung* in allgemeinen pädagogischen Zusammenhängen betrachten, um anschließend der Frage nachzugehen, inwiefern diese Diskussion in der Ausbildung der vorgenannten Pflegeberufe im 20. Jahrhundert eine Rolle gespielt hat. Der gegenwärtige Stand der Diskussion dieser beiden Begriffe soll abschließend mit den Anforderungen an die gegenwärtige Pflegeausbildung aufgrund der sich zurzeit vollziehenden gesellschaftlichen Veränderungen verknüpft werden.

1. „Allgemeine Bildung" und „Berufsbildung"

1.1 „Industriosität" und *„humane Perfection"*

Seit Mitte des 18. Jahrhunderts diskutierten Pädagogen im Zuge der Umstellung von Manufakturwirtschaft auf Industriearbeit zunehmend den wirtschaftlichen Bedarf an fertigen und umfassend gebildeten Menschen. Im damals wachsenden Wirtschaftssystem sahen zahlreiche Philantropen und Pietisten einen idealen natürlichen Erziehungsprozess; Pädagogen bemühten sich theoretisch und praktisch, Kinder aus dem Volk für die ihnen zugedachten wirtschaftlichen Tätigkeiten aufgeschlossen zu machen. In den bereits vorhandenen Elementarschulen waren Kinder aus dem Volk neben dem Lernen produktiv tätig.

Im ausgehenden 18. Jahrhundert erschien eine große Anzahl von Schriften, die auf die ideologische Legitimierung dieser Industrieschulbewegung abzielten. „*Industriosität*" galt als besonders erstrebenswertes Erziehungsziel: „Industrie im allgemeinsten Sinn ist Verwendung der Zeit und Kräfte zu den besten Zwecken nach dem Gesetz der Sparsamkeit"(A. Wagemann, 1791, S. 8; zit. nach: Geschichte der Erziehung 1969, S. 178). Auch viele Kirchenvertreter unterstützten diese Bestrebungen zur *Industriosität* als „christliche Arbeitsamkeit, von der wir euch sagen, dass sie ein großes Gesetz ist, welches uns die Natur sowohl als das Christentum auflegt" (so der Bischof von Würzburg, 1790, zit. nach: Geschichte der Erziehung, a.a.O.). Vertreter dieser Auffassungen sahen die Erziehung zur Arbeit als eine „natürliche" und „sich selbst regulierende Erziehungsweise" an. Die sich in Schulen ausdifferenzierende allgemeine Erziehung brachte dagegen wesentlich mehr Probleme mit sich (Becker 1991, S. 133).

Dieser Epoche entstammt auch der pädagogische Schlüsselbegriff *„humane Perfektion"*: Die so genannten natürlichen Verhältnisse, in welche die zu erziehenden Kinder hineingeboren waren, galten aus der rationalistischen Sicht der *Aufklärer* als chaotisch, als nicht möglich zu ordnen. Man wollte sie hieraus befreien, und zwar durch das Produzieren bestimmter Formen;

wären diese erst einmal erreicht, würden die Lernenden „perfekt" im Sinne von „fertig" sein (a.a.O., S. 130). Die Idee der „*humanen Perfektion*" war eng verknüpft mit dem um diese Zeit beginnenden Auf- und Ausbau eines eigenständigen Erziehungssystems; Erziehung wurde hier zur allgemeinen gesellschaftlichen Aufgabe und war nicht mehr ausschließlich Familie und Kirche vorbehalten, sie sollte der Vervollkommnung des Menschengeschlechts im Rosseau'schen Sinne dienen.

1.2 Der Bildungsgedanke der Aufklärung

Nach der französischen Revolution jedoch nahmen diese konkreten Erziehungsleistungen für die Funktionsbereiche Wirtschaft und politische Ordnung in ihrer theoretischen Bedeutung ab. War im gängigen Gebrauch der Begriff *Bildung* im deutschsprachigen Raum seit dem 18. Jahrhundert weitgehend mit dem Begriff des Erziehens gleichgesetzt gewesen, erfolgte hier im 19. Jahrhundert eine Ausdifferenzierung. Erziehung zielt nun auf die Einpassung des Individuums in die jeweilige Gesellschaft (Ertl-Schmuck 2000, S. 61f.), *Bildung* auf die Instandsetzung, auf die intellektuelle Ausstattung und Befähigung des Menschen zur Führung seines Lebens (Nicolin 1979, S. 213). Seit dem Ende des 18. Jahrhunderts gehört der Begriff der B*ildung* zu den Grundbegriffen der deutschen Pädagogik. Er richtet sich auf die ungestörte und harmonische *Entfaltung aller Kräfte der Persönlichkeit. Bildung* im Sinne der Aufklärung ist zu sehen „als Befreiungsbewegung, als das gegen alle Beschränkung Sturm laufende Bemühen des Menschen, die ihm wesensmäßig zugemessene Freiheit zu realisieren und die Welt nach seiner Einsicht menschenwürdig zu gestalten" (a.a.O., S. 215). Dieser *neuhumanistische Bildungsbegriff* war von Anfang an auch mit dem Gedanken der *Emanzipation* verknüpft. Im Mittelpunkt *humanistischer Bildung* stand die Person mit ihrem Recht auf P*ersönlichkeitsentfaltung* und S*elbstbestimmung*. Die Kant'sche Aufforderung „Sapere aude!" („Habe Mut, dich deines eigenen Verstandes zu bedienen!") gilt als der zentrale Wahlspruch der Aufklärung. Sofern natur- oder traditionsbestimmte Verhältnisse einer Eigengestaltung des Lebens entgegenstanden oder sie ausgewählten Schichten vorbehalten war, wurde *Bildung* auch zum Instrument des Aufstiegs bevorzugter oder auch unterdrückter Gruppen oder einzelner.

Bildung ist danach als *Allgemeinbildung* der speziellen Berufsausbildung nicht nur zeitlich, sondern auch wertmäßig voranzustellen. Dieser *neuhumanistische Bildungsbegriff* war die Antwort auf das Konzept des zur ‚*Industriosität'*, zur ‚*Perfection*' und damit zur ‚Brauchbarkeit' des zu erziehenden Menschen. Führende Humanisten widersetzten sich nun einer solchen Funktionalisierung des Menschen und strebten stattdessen eine Steigerung der *subjektiven Autonomie des Individuums* an. Die Schulen sollten der *allgemeinen Bildung* vorbehalten bleiben, der Mensch vor der Ankettung an sein späteres Funktionieren-Müssen zunächst bewahrt bleiben; sie sollten einen Ort darstellen, in dem die Möglichkeit gegeben ist

„für die Heranwachsenden... systematisch und didaktisch reflektiert ohne Handlungszwang und existentielle Not ein wichtiges Wissen und Können zu erweben und sich auch dafür zu interessieren, was nicht schon in der ihnen zugänglichen Erfahrungswelt für sie bereitliegt" (Lippitz 1992, S. 18).

1.3 Die Trennung von Bildung und Ausbildung im Neuhumanismus

Der Neuhumanismus, der unser Bildungswesen bis heute maßgeblich beeinflusst hat, zieht hier einen deutlichen Trennungsstrich zwischen *Humanität* und beruflicher Existenz des Menschen, zwischen *Bildung* und bloßer *Ausbildung*. Bis heute finden sich in der Pädagogik mit dem Teilbereich der *Berufspädagogik* immer wieder diese

> „abgrenzenden Gegenüberstellungen zweier scheinbar grundverschiedener Systeme: Bildung als System (zwar schulisch geordneter, doch überwiegend) individueller Selbstverwirklichung, berufliche Bildung als System der notwendigen Anpassung an wirtschaftliche und gesellschaftliche Anforderungen." (Becker 1991, S. 145).

Die neuhumanistische Schöpfung des Konzeptes *Bildung* hatte in mehrfacher Hinsicht Folgen:

1. Sie umschrieb in letzter Konsequenz eine abseitige, lebensferne *Bildung*. Als Folge dieser Bewertung lässt sich eine Abwertung der Handarbeit, eine Missachtung der *Berufs- und Arbeitswelt* konstatieren (Nicolin 1979, S. 216). Allgemeinbildung genoss das höhere Ansehen, Berufsbildung wurde gesellschaftlich als „zweitrangig" bewertet. Bis heute ist die Forderung der *Gleichwertigkeit von allgemeiner und beruflicher Bildung* nicht erfüllt (Sieger 1997, S. 104).

2. Frauen waren in diesem Konzept nicht mitgedacht: So verstandene B*ildung* weist auf die „Konzentration auf die eine, die männliche Hälfte des menschlichen Geschlechts hin" (Klafki 1986, S. 460).

3. Zwar wurde seit dem Anfang des 19. Jahrhunderts von verschiedenen Bildungstheoretikern (s. Heydorn 1970; Adorno 1980) immer wieder darauf hingewiesen, dass zwischen dem Anspruch einer freiheitlichen P*ersönlichkeitsentfaltung* und den Funktionsinteressen im Gesellschaftssystem Widersprüche aufgrund unterschiedlicher Interessenlagen bestehen, aber beide Seiten letztlich aufeinander angewiesen sind und sich dabei fortwährend beeinflussen und verändern (Heuer 2001, S. 268). Dennoch erschwerte dieses Konzept von *Bildung* bis in das letzte Drittel des 20. Jahrhunderts hinein den gesellschaftskritischen Blick auf die Abhängigkeit der Erziehungsinstitutionen von der *Gesellschaft* und den ihr innewohnenden *Macht- und Herrschaftsverhältnissen*.

1.4 Die Reformpädagogen und die Revision des Bildungsbegriffs

Im 20. Jahrhundert nahmen führende Pädagogen eine stufenweise Revision des Bildungsbegriffs dahingehend vor, diese Trennung von *Allgemeiner Bildung* und beruflicher B*ildung* aufzuheben. Während der *klassische Bildungsbegriff* verknüpft gewesen war mit kulturellen Objektivationen, geriet nun die moderne Arbeitswelt vermehrt in den Blick. Am Anfang des 20. Jahrhunderts sah G. Kerschensteiner die Berufsbildung „als Pforte der Menschenbildung“ (zit. n. Gonon 1997, S. 11). Auch die allgemein bildenden Schulen mit ihrem zersplitterten *Fächerkanon* sowie ihren Prinzipien der Unterrichtsmethodik wurden seitens der reformorientierten Individualpädagogik zum Teil heftig kritisiert.

In den fünfziger Jahren konfrontierte Th. Litt die überkommenen Bildungsvorstellungen mit den Erfordernissen der modernen *Arbeitswelt* (Litt 1955). Der *Berufsausbildung* kam in diesen Interpretationen auch eine bildende Funktion zu. Insgesamt lässt sich jedoch konstatieren, dass der *Bildungsbegriff* in der *Berufspädagogi*k, nach dem zweiten Weltkrieg zwar zunächst noch vielfach gebraucht, in den sechziger und siebziger Jahren zunehmend kritisiert und schließlich sogar für unbrauchbar erklärt wurde (Gudjons 1995, S. 198) und eine nachrangige Bedeutung erfuhr. Hier dominierte stattdessen bald der *Qualifikationsbegriff*: dieser, obwohl keinesfalls einheitlich definiert, bezeichnete im Wesentlichen „Kenntnisse, Fähigkeiten und Fertigkeiten..., die bei der Ausübung einer beruflichen Tätigkeit erforderlich sind“ (Ertl-Schmuck 2000, S. 75).

1.5 Die „realistische Wende“ in der Berufspädagogik

In den sechziger Jahren des 20. Jahrhunderts wurde deutlich, dass die zunehmende Diskrepanz zwischen den Gegebenheiten einer hoch arbeitsteiligen Industriegesellschaft und einer letztlich am handwerklichen Ideal orientierten Gemeinschaftsbildung neue Zugangsweisen der *Berufspädagogik* erforderte (Gonon 1997, S. 12), die Ansätze der inzwischen als klassisch bezeichneten *Berufspädagogik* im Sinne Kerschensteiners und Sprangers galten als überarbeitungswürdig. Eine Neubestimmung der *Berufspädagogik* ließ sich nun nicht mehr ohne weiteres herleiten aus der vorgängigen Bestimmung eines *Bildungsideals*, sondern musste sich mehr der an Tatsachen orientierten Bestimmung des Berufs zuwenden (*„realistische Wende*“). Aufgrund der Ergebnisse einer empirischen Analyse des Wandels der deutschen Erwerbs- und Berufsstruktur als Folge der Industrialisierung kam Abel (Abel 1963) zu dem Schluss, in Hinblick auf die Versittlichung der Erwerbsarbeit in der industriellen Arbeit seien der *Berufspädagogik* klare Grenzen gesetzt. Allerdings böte auch ein „reduzierter Beruf“ (z.B. Fließbandarbeit im Rahmen taylorisierter Arbeitsprozesse) als Grundlage zur Lebenssicherung durch Erwerb und Mittel der Vergesellschaftung reale Chancen zur *Humanisierung*, welche sehr wohl auch berufspädagogisch genutzt werden könnten.

1.6 Ansätze zur Integration von allgemeiner und beruflicher Bildung

Fast zeitgleich versuchte Blankertz, den emanzipatorischen Gehalt des *neuhumanistischen Bildungsbegriffs* für die *Berufsbildung* fruchtbar zu machen. Im Rückgriff auf Hegels Abhandlungen zum dialektischen Verhältnis von Herrschaft und Knechtschaft konstatierte er:

> „Die Allgemeinbildung will die Selbständigkeit des Menschen, aber sie macht den Menschen gerade dadurch von sich selber abhängig, indem sie seine Aufmerksamkeit ganz auf sich selber richtet. Die Spezial- oder Berufsbildung will die Funktionalität des Menschen für das gesellschaftliche Kollektiv, aber indem die Arbeit an sachlichen Aufgaben die Selbstentfremdung zurücknimmt, eröffnet sie die Möglichkeit der Selbstverwirklichung. Die Wahrheit der Allgemeinbildung ist somit die spezielle oder berufliche Bildung: oder anders gesagt: Allgemeinbildung als pädagogische Qualität muss verstanden werden als Anspruch und Regulativ, aber nicht als Inhalt“ (Blankertz 1982, S. 141).

Mit diesen Überlegungen holte Blankertz einerseits die *Berufsbildung* aus ihrer untergeordneten Position heraus und machte anderseits den *Bildungsbegriff* wieder für die *Berufsbildung* anschließbar (Gonon 1997, S. 13).

Seit Anfang der 70er Jahre nahmen in der Bundesrepublik die Diskussionen um die *Integration von Allgemeinbildung und Berufsbildung* zu. Im Bildungsstrukturplan des Deutschen Bildungsrates von 1970 ist bereits die Forderung enthalten, dass der Lernende über seine spezifische Berufstätigkeit hinaus allgemeine Fähigkeiten erwerben solle, die zum Erkennen von Zusammenhängen, zu selbständigem Handeln, zu Kooperation und Verantwortung führen sollen. Damit waren vor allem die *Bildungsinhalte* gemeint, die das Allgemeine der Berufs- und Arbeitswelt beschreiben und auch erklären und die in Lernprozesse Eingang finden können. H. v. Hentig hatte schon 1969 im Rahmen eines Bildungsratsgutachtens einen Katalog von 13 allgemeinen Lernzielen vorgelegt; eines davon nannte er „Das Leben im Beruf zwischen Theorie und Praxis“. Als Hauptproblem einer solchen allgemeinen Berufsvorbildung sah er das Verhältnis von wissenschaftlicher Theorie und praktischem Vollzug des Berufs an. Wie man auf das Allgemeine in der spezialisierten Berufswelt vorbereiten könne, beantwortete er damit, dass

> „das allgemeinste Allgemeine, die durchgehenden Eigenschaften diese Berufswelt ... ihr Wandel, ihre Spezialisiertheit, ihre Interdependenz (sei) – sie sind nicht ‚für sich', sondern in hohem Maße gesellschaftlich“ (v. Hentig 1969, zit. nach Weinbrenner 1995, S. 246).

Heid bezeichnete schließlich in den achtziger Jahren die Verworrenheit der Begriffe *„Allgemeine Bildung“* und *„Berufliche Bildung*“ als „nicht mehr zu überbieten" (Heid 1987, S. 15) und stellte fest, dass jeder Unterricht und jede Bildung je nach Fragestellung und Betrachtungsweise speziell oder fachlich einerseits und allgemein andererseits sein kann. (Heid 1986, S. 102) Das allgemein bildende Fach Deutsch ist durchaus für Germanisten und Deutschlehrer berufsbildend; darüber hinaus kann wohl kein Beruf bei seinen Angehörigen auf Deutsch oder Mathematikkenntnisse verzichten. Es gibt die Möglichkeit, die Fächer generell als berufsbezogen zu bezeichnen, die für eine jeweils berufliche Ertüchtigung besonders wichtig erscheinen, z.B. in der kaufmännischen Ausbildung die Wirtschaftskunde als berufsbezogen, Deutsch dagegen als allgemein bildend zu betrachten. Beim Pfarrer dagegen wäre nach dieser Logik Religion berufsbildend und Wirtschaftskunde allgemein bildend. Hier wird deutlich, dass die herkömmlich als allgemein bildend apostrophierten Bildungsinhalte durchaus über berufsbezogene Funktionen verfügen. Wer an der traditionellen Zweiteilung trotzdem festhalten möchte, könnte, so schlägt Heid vor, wechselnden Fächern insofern besondere Berufsbedeutsamkeit zuschreiben, als sie für die Qualifizierung zu einem jeweiligen Beruf in besonderem Maße bedeutsam erscheinen. In der Praxis dürfte sich diese Herangehensweise jedoch als schwierig erweisen.

> „*Besondere* (mehr ist wohl niemals gegeben) berufliche Bedeutsamkeit besitzt nicht ein bestimmtes (allgemeinpädagogisch diskriminiertes) Fach *an sich*, sondern erhält einmal – wenn überhaupt Fächer in dieser Weise beruflich zugeordnet werden können – dasjenige von Beruf zu Beruf verschiedene Fach bzw. Fächeraggregat, das Voraussetzungen, Inhalte und Konsequenzen beruflicher Kernhandlungen in besonderer Weise und in besonderem Maß erklärt und praktischem Handeln verfügbar macht" (Heid 1986, S. 103)

Dabei kann es durchaus sein, dass eben dieses berufsspezifische Wissen auch für andere Lern-, Lebens- und Berufsrollen bildungsbedeutsam sein kann. Andererseits lassen sich auch den so genannten *„allgemein bildenden Fächern"* (also z.B. Rechtswissenschaft für den Pfarrer, Ökonomie für die Angehörigen der Pflegeberufe) Wirkungen zuschreiben, die darauf abzielen, einen Beruf kompetent auszuüben. Darüber hinaus können sich unter den gegenwärtigen gesellschaftlichen Bedingungen hier innerhalb kurzer Zeit erhebliche Veränderungen vollziehen.

Auch aus Sicht der Lernforschung gilt die frühere Auffassung als überholt, Fächer wie Latein, Englisch, Mathematik oder Musik würden auf die formale Bildung aller Kräfte des Menschen abzielen, Wirtschaftskunde oder Technologie jedoch nur auf einzelne, „spezielle", die dann eben auch nur in einer speziellen *Berufsausbildung* zu fördern seien. Die *formalen und mate-*

rialen Aspekte der Bildung[2] gelten heute als faktisch untrennbar. Formale Bildung ist immer nur als Ertrag einer an das Besondere gebundenen inhaltlichen Bildung möglich.

Letztlich lässt sich konstatieren, dass eine Zweiteilung in *allgemeine und berufliche Bildung* nach wie vor der ideologischen Legitimierung einer starren und traditionalen *Berufshierarchisierung* dient, innerhalb derer eben die handwerkliche, technisch-gewerbliche, wirtschaftlich-kaufmännische und die Dienstleistungspraxis, wie wir sie in den traditionellen Frauenberufen vorfinden, weniger prestigeträchtig ist. Andererseits war das Gymnasium schon immer „‚die Berufsschule' u.a. für Theologen, Philologen, Mediziner, Juristen..." (Heid 1986, S. 102). Dabei gilt für alle Stufen und beruflichen Zweige des Bildungssystems, dass sich eine zunehmende Verwissenschaftlichung und ‚Verkopfung' bemerkbar macht. Es stehen sich heute wohl nirgendwo Theorie und Praxis, sondern immer nur wissenschaftlich kontrollierte Theorie und Alltagstheorie gegenüber.

1.7 Der Begriff Berufsbildung

Einer aktuellen Definition von Kell zufolge lässt sich eine Definition heute im Wesentlichen nach vier Richtungen hin vornehmen:

> „1. *Berufsbildung* ist ‚eine *(normative) Zielkategorie*, die in der Spannung von Beruf und Bildung, von *beruflicher Tüchtigkeit* und *beruflicher Mündigkeit* berufspädagogisch zu begründen, zu legitimieren und zu konkretisieren ist.'
>
> 2. Sie ist eine *(deskriptive) Dimension* individueller Entwicklungsprozesse, insbesondere von *beruflichen Lern- und Arbeitprozessen*, die mit Bezug auf die in 1. genannte Zielkategorie ‚Mündigkeit' als Berufsbildungsprozesse interpretiert werden können.
>
> 3. Berufsbildung ist das Ergebnis (Produkt) solcher Entwicklungsprozesse, z.B. der selbständig planende, durchführende und kontrollierende Facharbeiter, der *komplexe Arbeitsaufgaben* bewältigen kann.
>
> 4. *Berufsbildung* ist der Oberbegriff für die *Organisation beruflicher Lernprozesse* (für die institutionelle Struktur) in den drei Bereichen (Stufen): Vorberufliche Bildung (in den Sekundarbereichen I und II), berufliche Erstausbildung (nichtakademische Berufsausbildung im Sekundarbereich II und akademische Berufsausbildung im Tertiärbereich) und berufliche Weiterbildung (berufliche Erwachsenenbildung im Quartärbereich)" (Kell 1995, S. 369).

---

2 Unter materialer Bildung sind die Bildungsgüter einer Gesellschaft, unter formaler Bildung ist die innere Kräfteentwicklung des Individuums zu verstehen. Vgl. Gudjons 1995, S 202.

Diese Definition hat nicht nur den Begriff der *Mündigkeit* aufgenommen, sondern verweist auch auf die Erwartungen, die unter den heutigen gesellschaftliche Bedingungen an die Absolventen von Ausbildungsgängen geknüpft werden: selbständig planende, durchführende, kontrollierende Facharbeiter/innen, die *komplexen Anforderungen* gerecht werden müssen. Die in den Industrieschulen zur christlichen Arbeitsamkeit, zur *„humanen Perfection"* und *„Industriosität"* erzogenen Kinder aus dem Volke kämen an modernen Arbeitsplätzen schwerlich zurecht.

1.8 Neue Anforderungen an die berufliche Bildung

Der gegenwärtige *Umbau der Industriegesellschaft* in eine Informations- und Dienstleistungsgesellschaft hat weitreichende Änderungen in der beruflichen Bildung und in den *Qualifikationsanforderungen* zur Folge. Noch in den siebziger Jahren erwartete man für die nähere Zukunft als Folge der Substitution menschlicher Arbeitkraft durch Technik Rationalisierungsprozesse, die eher in eine Dequalifizierung beruflicher Kompetenzen münden würden (vgl. Peters 1995). Diese Einschätzung hat sich inzwischen geändert. Zwar scheint es nicht einfach zu sein, Prognosen über die Entwicklung der erforderlichen *Qualifikationsstrukturen* für die Zukunft abzugeben. Es wird aber von einer Zunahme *„offener Handlungssituationen* ausgegangen, die *berufübergreifende soziale und personale Kompetenzen"* (Dehnbostel 1995) erfordern. Der Einzelne ist nun nicht mehr nur in seiner berufstheoretisch ausgerichteten Identität und der *beruflichen Handlungskompetenz* betroffen – er ist als betrieblicher Akteur mit all seinen biografisch gegebenen Kompetenzen gefordert (vgl. Peters 1995, S. 311). Das hat Auswirkungen auf eine *Berufspädagogik*, die sich nicht mehr darauf beschränken kann, ein *Fachwissen* zu vermitteln, das immer schneller veraltet. Das *lebenslange Lernen* wird zum Muss; Grundfähigkeiten, mit denen sich der Einzelne leichter auf veränderte Situationen einstellen kann, gewinnen an Bedeutung.

1.9 Ein neues Verständnis von allgemeiner Bildung

Im letzten Drittel des 20. Jahrhunderts gelangte die gesellschaftliche Entwicklung mit ihrer zunehmenden *Zersplitterung aller Lebensbereiche* vermehrt ins Kreuzfeuer der Kritik (s. Preuss-Lausitz 1988) und mündete schließlich in der Frage, wie das explosionsartig wachsende und sich spezifizierende *Wissen* vernünftigerweise vom einzelnen so verarbeitet werden kann, dass eine *Orientierung* für seine persönliche Entwicklung gewährleistet ist.

Das *Konzept Bildung* hatte bisher fast ausschließlich auf ein subjektivistisches, individuozentrisches Autonomieverständnis Bezug genommen und die Reflexion des Erziehungssystems im Gesellschaftssystem eher behindert (Becker 1991, 140f.).

Inzwischen hatte sich die Einsicht durchgesetzt, dass *Bildung nur im jeweiligen historisch/politischen Kontext* zu diskutieren ist:

„Erst mit der Beantwortung der Frage nach dem Stand und den Perspektiven veränderter Bedingungen von Bildung lässt sich eine Annährung an eine Neuformulierung dessen erreichen, was heute für Bildung bedeutsam ist“ (Hansmann/Marotzki 1988, S. 25).

1.10 Klafkis Grundzüge einer zeitgemäßen Allgemeinbildung

Grundzüge *einer zeitgemäßen Allgemeinbildung* unter den so veränderten Bedingungen wurden vor allem von W. Klafki ausgearbeitet. Im Hinblick auf pädagogische *Gegenwarts- und Zukunftsaufgaben* weist Klafki auf die Notwendigkeit einer zentralen Kategorie wie derjenigen des *Bildungsbegriffs* hin, wenn die pädagogischen Bemühungen nicht in ein unverbundenes Nebeneinander von Einzelaktivitäten auseinander fallen sollen (Ertl-Schmuck, S. 63). Klafki formulierte im Wesentlichen *drei Dimensionen einer zeitgemäßen Allgemeinbildung*, nämlich

1. die Möglichkeit der „Bildung für alle“
2. eine Bildung im „Medium des Allgemeinen“
3. Allgemeinbildung im Sinne einer vielseitigen Bildung

Was ist unter diesen Dimensionen jeweils zu verstehen?

Zu 1: Die *Dimension „Bildung für alle*“ bezieht sich auf die Chancengleichheit aller Gesellschaftsmitglieder, an Bildungsprozessen teilzuhaben und Bildung im Sinne einer kritischen Selbstbildung (Gudjons 1995, S. 202) zu erwerben.

Zu 2: *Bildung im „Medium des Allgemeinen“*

Hierunter versteht Klafki, dass der Heranwachsende ein historisch vermitteltes Bewusstsein entwickelt in Hinblick auf zentrale Probleme der Gegenwart und so weit möglich auch für die Zukunft. Auch die Ausbildung der Bereitschaft, zu deren Bewältigung beizutragen, zählt dazu. Weiterhin sind die Vermittlung instrumenteller Kenntnisse, Fähigkeiten und Fertigkeiten von Bedeutung sowie die Einbeziehung von *epochaltypischen Schlüsselproblemen*. In der heutigen Gesellschaft zählt er zu diesen

„- die Friedensfrage und das Ost-West-Verhältnis
- die Umweltfrage
- Möglichkeiten und Gefahren des naturwissenschaftlichen, technischen und ökonomischen Fortschritts
- sog. „entwickelte Länder“ und „Entwicklungsländer“ sowie das Nord-Süd-Gefälle
- soziale Ungleichheit und ökonomisch-gesellschaftliche Machtpositionen

- Demokratisierung als generelles Orientierungsprinzip der Gestaltung unserer gemeinsamen Angelegenheiten, also z.B. auch der Wirtschaft, oder Begrenzung auf Teilbereiche
- Arbeit und Arbeitslosigkeit in ihrer ökonomisch-gesellschaftlich-politischen Bedeutung und in ihrer Bedeutung für die individuelle und soziale Identität des Einzelnen
- Arbeit und Freizeit – sind wir wirklich auf dem Weg zu einer Freizeitgesellschaft?
- Freiheitsspielräume und Mitbestimmungsanspruch des einzelnen und kleiner sozialer Gruppen einerseits und das System der großen Organisationen und Bürokratien andererseits
- das Verhältnis der Generationen zueinander
- die menschliche Sexualität und das Verhältnis der Geschlechter zueinander
- traditionelle und alternative Lebensformen
- individueller Glücksanspruch und zwischenmenschliche Verantwortlichkeit
- Recht und Grenzen nationaler Identitätsbestimmung angesichts der Unabdingbarkeit universaler Verantwortung
- Deutsche und Ausländer in Deutschland
- Behinderte und Nichtbehinderte
- Möglichkeiten und Problematik der Massenmedien und ihrer Wirkung
- die wissenschaftliche Wirklichkeitsbetrachtung, die sog. Verwissenschaftlichung der modernen Welt und das alltägliche Verhältnis von Mensch und Wirklichkeit“ (Klafki 1985, S. 21).

Diese Bildungsinhalte bestimmen sich nicht aus einem zeitlosen Kanon, sondern historisch-konkret aus gegenwärtigen und vorhersehbaren Problemen. Es bedarf laut Klafki folgender grundlegender Fähigkeiten, um ein Verständnis für die Ursachen der vorgenannten Probleme zu gewinnen, Stellung dazu beziehen zu können, Entscheidungen zu treffen und schließlich zu handeln, in dem man auf die herrschenden Verhältnisse einwirkt, nämlich

- Verbale und nonverbale Kommunikationsfähigkeit
- Fähigkeit zu reflektierter Rollenübernahme und Rollendistanz
- Empathie, als Fähigkeit eine Situation vom Standpunkt der Interaktionspartner aus sehen zu können
- Ambiguitäts- und Frustrationstoleranz
- Selbststeuerungsfähigkeit, d.h. die Fähigkeit, eigene Triebimpulse in Abwägung ihrer Folgen selbständig zu kontrollieren und in sinnvolles Handeln übersetzen zu können;

- Fähigkeit, eigene Trieberfahrungen und Emotionalität angstfrei wahrnehmen zu können
- Kreativitäts- und Problemlösungsfähigkeit
- Kritikfähigkeit und Kritisierbarkeitsfähigkeit
- Fähigkeit zu reflektierter Toleranz
- Kooperations- und Solidaritätsfähigkeit
- Fähigkeit, an praktischen Diskursen teilnehmen zu können (Klafki 1977, S. 29).

Alle diese Fähigkeiten sind laut Klafki wechselseitig voneinander abhängig. Ihre emanzipatorische Qualität kann sich nur im Zusammenhang mit den vom *Selbst-, Mitbestimmungs-, und Demokratieprinzip* legitimierten Inhalten entfalten.

Zu 3. *Allgemeinbildung im Sinne einer vielseitigen Bildung*

Als dritte Dimension ist, wie oben angeführt, Allgemeinbildung für Klafki im Sinne einer vielseitigen Bildung zu verstehen. Diese beinhaltet die Bildung

- des lustvollen und verantwortlichen Umgangs mit dem eigenen Leib,
- der kognitiven Möglichkeiten,
- der handwerklich-technischen und der hauswirtschaftlichen Produktivität,
- der Ausbildung zwischenmenschlicher Beziehungsmöglichkeiten, m.a.W.: der Sozialität des Menschen,
- der ästhetischen Wahrnehmungs-, Gestaltungs- und Urteilsfähigkeit,
- schließlich und nicht zuletzt der ethischen und politischen Entscheidungs- und Handlungsfähigkeit (Klafki 1996, S. 54).

Mit der Aneignung von Inhalten soll immer auch die *persönliche Entwicklung des Lernenden* verbunden sein. Klafki versucht die *formalen und materialen Aspekte* des Bildungsgeschehens miteinander zu verknüpfen und plädiert dafür, dass diese sich in weit stärkerem Maße als bisher auf die Lebensbereiche, Fragen und Probleme der Schüler und Schülerinnen beziehen, mit denen sie sich aktuell und zukünftig auseinanderzusetzen haben.

In diesem *Bildungsbegriff* ist eine Auffassung von der dynamischen Beziehung des Menschen zur historischen Wirklichkeit enthalten, die Klafki im Sinne der „Theorie der kategorialen Bildung“ interpretiert. *Kategoriale Bildung* bedeutet nach Klafki ein nach vorn hin

> „...offenzuhaltendes Vermittlungsverhältnis zwischen ‚Subjekt‘ und ‚Objekt‘, einen aktiven Aneignungsvorgang, in dem sich geschichtliche Wirklichkeit für den sich bildenden Menschen ‚aufschließt‘, zugänglich, verstehbar, kritisierbar, veränderbar wird, und in dem gleichzeitig das Subjekt sich für geschichtliche Wirklichkeit aufschließt, also Verständ-

nis-, Handlungs-, Verantwortungsmöglichkeiten in sich entfaltet, beide Aspekte sind Momente eines einheitlichen Prozesses“ (Klafki 1993, S. 96).

Die inhaltliche und die formale Dimension von Bildung wird hier um eine kritische Dimension ergänzt.

Eine wissenschaftliche Begründung für einen solchen Katalog gibt es nicht. Er kann immer nur auf dem Hintergrund eines allgemeinen gesellschaftlichen Problembewusstseins, als Ergebnis eines „kommunikativen Konsensbildungsprozesses“ zustande kommen (Weinbrenner 1995, S. 250).

Dieses vorgestellte *Konzept von Allgemeinbildung* kann Geltung beanspruchen für alle pädagogischen Handlungsfelder (Klafki 1993, S. 49), also auch für die *Berufspädagogik*, insbesondere im Zusammenhang der *bildungstheoretischen Begründung* von Unterrichtsinhalten. Damit beschreibt er die Notwendigkeit einer dialektischen Interpretation des *Verhältnisses von allgemeiner und beruflicher Bildung* sowie die Überwindung der Trennung von theoretischer Bildung und praktischer Ausbildung.

> „Moderne Berufs- und Arbeitswelt, Wirtschaftswirklichkeit, gesellschaftliches Gefüge und politische Realität – wer sich und seine Welt heute kritisch verstehen, sich in ihr angemessen verhalten, die in ihr gegebenen Chancen und Veränderungsmöglichkeiten wahrnehmen und für diese Wirklichkeit in irgendeinem Maße Mitverantwortung übernehmen will, der muss Einblick in diesen komplexen Zusammenhang gewinnen“ (Klafki 1968, S. 13).

1.11 „Bildung“ statt „Allgemeinbildung“?

Hartmut von Hentig konstatierte schließlich, dass der Begriff Allgemeine Bildung im Grunde eine Tautologie sei und schlug vor, das Wörtchen „Allgemein“ zu streichen. Gleichzeitig machte auch er sich für den Verknüpfungsgedanken stark: die traditionellen allgemein bildenden Ziele in Schule und Unterricht, die subsumiert waren unter den großen Ordnungsbegriffen „politisch“, „ästhetisch“, „moralisch“, „wissenschaftlich“, „praktisch“ oder auf einer anderen Ebene „kognitiv“, „manuell“, „sozial“, „sinnlich“ „ethisch-politisch“, würden letztlich nur einmünden in bestimmte (zersplitterte) Unterrichtsfächer und es sei darüber hinaus entsprechend schwierig auszumachen, ob diese nun erreicht waren oder nicht. v. Hentig formuliert stattdessen mögliche, erweiterbare Maßstäbe; Kriterien, mit deren Hilfe sich messen lasse, woran sich Bildung bewährt. Dafür formulierte er die sechs Maßstäbe:

- Die Abscheu und Abwehr von Unmenschlichkeit,
- die Wahrnehmung von Glück,
- die Fähigkeit und den Willen, sich zu verständigen,
- ein Bewusstsein von der Geschichtlichkeit der eigenen Existenz,

- Wachheit für letzte Fragen und
- ein doppeltes Kriterium: die Bereitschaft zu Selbstverantwortung und Verantwortung in der res publica (v. Hentig 1999[2], S. 73).

Diese Maßstäbe zielen ab auf den Bereich der *Persönlichkeitsentwicklung*, welche sich jedoch im Rahmen eines additiv angeordneten *Fächerkanons*, wie er in der traditionellen Schulbildung üblich ist, nur schwer fördern lässt.

1.12 Bildungs- und Qualifizierungsziele in Gegenwart und Zukunft

Das vom Bundesbildungsministerium einberufene Bund-Länder-Forum Bildung benutzt die Begriffe *„allgemeine Bildung“* und *„berufliche Bildung“* nicht mehr und spricht in seinen „Vorläufigen Leitsätzen“ stattdessen von *„Bildungs- und Qualifikationszielen“* (Frankfurter Rundschau, Beilage Berufsrundschau, 1.9.2001, S. 9). Dabei wird betont, dass auch die Gegenüberstellung der beiden Begriffe *„Bildung“* und *„Qualifikation“*, nach der ‚Bildung' sich auf *Entwicklung der Persönlichkeit* beziehe und ‚Qualifikation' nur auf ökonomische Verwertung, der Realität von Bildungsprozessen nicht gerecht werde: Sowohl *„Bildung“* als auch *„Qualifikation“* zielten gleichermaßen auf die *Entwicklung der Persönlichkeit*, auf *Teilhabe an der Gesellschaft* und *Beschäftigungsfähigkeit.* Als Folge des technischen und sozialen Wandels dehnten sich die *Qualifikationsanforderungen* immer mehr in Bereiche aus, die traditionell eher dem Bereich der *Persönlichkeitsentwicklung* zugerechnet würden, z.B. *personale und soziale Kompetenzen* und auch die Fähigkeit, *Verantwortung* für andere und die Gemeinschaft zu übernehmen. Ohne eine vielseitig entwickelte Gesamtpersönlichkeit mit ausgeprägten Kompetenzen für persönliches und soziales Handeln sei Beschäftigungsfähigkeit heute nicht mehr denkbar, umgekehrt sei die Fähigkeit, den eigenen Lebensunterhalt durch Erwerbstätigkeit zu sichern, eine notwendige Voraussetzung für die *Entfaltung der eigenen Person* und für die Teilhabe an der Gesellschaft.

2. Bildung und Qualifizierung in Pflege und Gesundheit

2.1 Allgemeinbildung und Berufsbildung in der Krankenpflegeausbildung

Mit der Rekrutierung „brachliegender Frauenkräfte“ für die Krankenpflege im Rahmen der Diakonie eröffnete der Theologe Theodor Fliedner im 19. Jahrhundert gerade gebildeten Frauen der „feinen Art“ ein Betätigungsfeld, in dem sie selbst erzieherischen Einfluss nahmen sowohl auf Kranke als auch auf ‚niederes' Personal und auch auf Proletarier, die in ihren Wohnungen von den Armenpflegerinnen betreut wurden (Rübenstahl 1994, S. 34f.).

Das Vorhandensein einer guten *Allgemeinbildung* war somit eine Voraussetzung dafür, dass bürgerliche Frauen ihre ‚brachliegenden Kräfte' den Mutterhäusern zur Verfügung stellen konnten. Obwohl die Idee einer systematischen Schulung der Krankenpflege von der Kaiserswerther Diakonie ausgegangen und manche Fliedner'sche Idee von Florence Nightingale begeistert aufgegriffen worden war, wurde Deutschland bald zum Schlusslicht der Fortschritts: In England, den USA, Australien und Neuseeland waren zwei- bis dreijährige Ausbildungsgänge längst die Regel, als schließlich 1906 in Deutschland die erste gesetzliche Regelung über eine einjährige Ausbildung beschlossen wurde. Betreiber dieser Regelung waren neben einigen Politikern vor allem Ärzte, deren Interesse darin bestand, dass die medizinischen Fortschritte in der Krankenbehandlung nicht infolge mangelhafter Pflege unterlaufen würden (Kruse 1995, S. 103). Nur eine relativ kleine Gruppe Berufsangehöriger argumentierte überhaupt für eine vorgeschriebene *Krankenpflegeausbildung*. Sie standen meist nicht in engen konfessionellen Bindungen und waren zum Teil durch Gedanken der Frauen- oder Gewerkschaftsbewegung beeinflusst (a.a.O., S. 104). Ihr Streben richtete sich nicht zuletzt auch darauf, den einzelnen Berufsangehörigen mehr Möglichkeit zur *Selbstbestimmung* zu geben, aber

> „der Ansatz einer erziehungswissenschaftlichen Reflexion über die Ausbildung im Krankenhausbetrieb ist nirgends zu erkennen... Die Ausbildung und Erziehung zukünftiger Krankenschwestern durch die Ausbildungsstätte Krankenhaus gelangte nicht in den Fragehorizont der Pädagogen, der pädagogischen Wissenschaft" (a.a.O., S. 105).

Was die inhaltliche Ausgestaltung des Unterrichts betraf, wurden den einzelnen Ausbildungsorganisationen am Anfang des 20. Jahrhunderts keine Vorschriften auferlegt: Wie viel Unterricht zu erteilen war, wann, in welchen Zeitabständen, das wurde in das Ermessen des Leiters der einzelnen Krankenpflegeschule gestellt. Die preußische Regierung hatte in diesem Punkt von einer Reglementierung abgesehen, weil die Verhältnisse in den einzelnen Krankenhäusern sehr verschieden und die Ansichten zu dieser Frage noch nicht übereinstimmend seien (a.a.O., S. 87). Eine Festsetzung der Mindestunterrichtsstundenzahl erfolgte zum ersten Mal 1938. Dass Unterricht z.B. in die Mittagpause der Schülerinnen oder in die Abendstunden nach mehr als 10 Stunden Dienst gelegt wurde, war in Deutschland bis in die sechziger Jahre des 20. Jahrhunderts möglich.

Die dominierenden Vorstellungen zur *beruflichen Qualifizierung* dieser Berufsgruppe an der Schwelle zum 20. Jahrhundert spiegeln sich in folgendem Zitat des damaligen Rot-Kreuz-Vorsitzenden Eigenbrodt wider:

> „Eine weise Beschränkung in der Ausdehnung des theoretischen Unterrichts ist gewiss zu empfehlen (...) Die Erfahrung lehrt, dass ein solches Wissen zuweilen zur Überhebung verleitet und zum Heraustreten aus

dem die Schwester zierenden bescheidenen Wirken innerhalb ihres schönen erhabenen Berufes führen kann" (zit. nach Rübenstahl 1994, S. 54).

Während sich außer der Begründerin der beruflichen Krankenpflege in Deutschland, Agnes Karll, die von Anfang an eine dreijährige Ausbildung forderte, neben einzelnen Ärzten vor allem der Evangelische Diakonieverein für eine geregelte Ausbildung stark machte (Kruse a.a.O., S. 71f.), äußerten andere Pflegeverbände unverhohlen ihre Ablehnung:

> „Der Staat kann wohl Pflegerinnen ausbilden und schulen, er kann sie auch daraufhin einer Prüfung unterwerfen – aber wo wird die Pflegerin die Eigenschaften erlernen, und sich aneignen, die neben technischer Schulung anerkanntermaßen im Krankendienst unerlässlich sind, wenn die Pflege dem Patienten eine Wohltat und nicht bloß ein notwendiger ärztlicher Handlangerdienst sein soll, den er über sich ergehen lassen muss?" (Blätter des Badischen Frauenvereins 1901, zit. nach Kruse a.a.O., S. 74).

Obwohl also die 1906 beschlossenen Vorschriften zur Pflegeausbildung diese mit recht mageren Rahmenbedingungen ausstatteten, erteilten einiger Mutterhäuser ihren Schwestern – allerdings erst, nachdem diese mehrere Jahre im Beruf gestanden hatten – nicht nur b*erufsbezogenen*, sondern auch *allgemein bildenden Unterricht*. Letzterer bezog sich, den Mutterhaustraditionen entsprechend, größtenteils auf Themen wie Bibelkunde, Innere Mission, Kirchengeschichte, Glaubenslehre und das Kirchenlied, in einigen Fällen aber auch auf Deutsch, Rechnen, Bürgerkunde, Musik und Handarbeit (a.a.O., S. 93f.). Da, wie erwähnt, die Leitungen der einzelnen Schule frei hierüber befinden konnten, fehlte es nicht nur an Einheitlichkeit, sondern auch an systematischen Begründungen für Art und Umfang der einzelnen Fächer.

Im *Dritten Reich* kam es dann erstmalig zu einer reichseinheitlichen Regelung der *Krankenpflegeausbildung*. Sie brachte u.a. die Festlegung einer bestimmten Unterrichtsstundenzahl; auch wurden nun die Lehrfächer vorgeschrieben; der Anatomie, Krankheitslehre, Ernährung und Pflege wurde die „weltanschauliche Schulung" zugefügt, in der es vor allem um Erb- und Rassenkunde ging. Durch die Einflussnahme auf die Geschicke von Verbänden und Organisationen der Wohlfahrtspflege, durch die Bestimmung „zuverlässiger Personen" in der Schulleitung und -aufsicht sicherte sich der nationalsozialistische Staat auch im Bereich der Krankenpflegeausbildung erheblichen Einfluss.

Nach dem Zusammenbruch des Dritten Reiches ging die einheitliche Ausbildungsregelung bald wieder verloren; mehrere Länderregierungen änderten die 1938 erlassenen Vorschriften zur *Krankenpflegeausbildung* ab (a.a.O., S. 113). Eine für die Krankenpflege bedeutsame Regelung wurde geschaffen, als mit dem Grundgesetz der Bund die Befugnis zuerkannt bekam, im Bereich der konkurrierenden Gesetzgebung die Zulassung zu ärztlichen und anderen Heilberufen und zum Heilgewerbe zu regeln (GG Art 74, Nr. 19). In Verbindung mit Artikel 125 (fortgeltendes Recht der konkurrierenden Gesetzgebung) ergab es sich, dass die Krankenpflegeverordnungen von 1938 zukünftig nur durch Bundesgesetz geändert werden konnten. Die Diskussionen um ein *bundeseinheitliches Krankenpflegegesetz* waren bald in vollem Gange; wichtige Gründe waren u.a. darin zu sehen, dass die Ausbildung den gestiegenen Anforderungen nicht mehr entsprach und auch weil die Verordnungen von 1938 noch stark mit nationalsozialistischem Gedankengut durchsetzt waren. Aber auch in der langjährigen Debatte um das Krankenpflegegesetz, das 1955 schließlich in Kraft trat, gingen b*erufspädagogische und berufspolitische Ziele* unter zugunsten arbeitsmarktpolitischer Forderungen (a.a.O., S. 123). Ein Fach, das in den Rang eines allgemein bildenden erhoben werden kann, war ab 1966 in Form von Berufs- und Staatsbürgerkunde vertreten (a.a.O., S. 159). In diesem Zeitraum – sechziger Jahre – gab es in der Bildungslandschaft der Bundesrepublik Deutschland massive Anstrengungen, die auf eine Reform des gesamten Bildungswesens, auch des beruflichen, abzielten. Für Letzteres lässt sich als vorläufiger Höhepunkt die Verabschiedung des *Berufsbildungsgesetzes von 1969* feststellen, der als wichtiger Rahmen gilt für erhebliche Modernisierungsanstrengungen, denen das Ausbildungswesen der Bundesrepublik Deutschland sich in der Folge unterzog. Erst ab diesem Zeitpunkt lässt sich nach Meinung vieler Berufsbildungsexperten von einer wirklichen Etablierung des *dualen System*s sprechen, nachdem bereits ab etwa Ende des 19. Jahrhunderts die berufliche Ausbildung in Deutschland allmählich durch das sich entwickelnde berufliche Schulwesen mitgestaltet worden war. Die Krankenpflege war hiervon ausgeschlossen. Sie zählte nicht zu den erwerbsmäßigen Dienstleistungen, am gewerblichen Geschehen hatte sie keinen Anteil. Es gingen auch von keiner Seite Anregungen aus, die Krankenpflegeausbildung an der Entwicklung der beruflichen Schulen teilhaben zu lassen. Weder von den Berufsangehörigen noch vom Gesetzgeber oder von den Berufsschulvertretern wurden derartige Überlegungen angestellt (Kruse 1995, S. 8). Zwar dürften diese angesichts der Realität der Situation der Berufschulen in ihren Anfängen kaum vorstellbar gewesen sein. Ursprünglich aus den Fortbildungsschulen des 18. Jahrhunderts hervorgegangen, verstanden sich diese einerseits als allgemeine Erziehungsanstalten für die schulentlassene Jugend, andererseits dienten sie insbesondere der Handwerkerausbildung und scheinen in ihren Anfängen weder besonders erfolgreich noch effektiv gewesen zu sein (Greinert 1995, S. 410). Ab Mitte der sechziger Jahre des 20. Jahrhunderts jedoch muss im Gesamtzusammenhang der allgemeinen Reformbestrebungen die Frage gestellt werden, warum überhaupt die Pflegeberufe von den Auswirkungen dieser Diskussionen weitgehend abgeschnitten blieben und wieso auch jetzt nicht die Integration der Pflegeberufe ins duale System vollzogen wurde. Vor der Novellierung des *Krankenpflegegesetzes 1985* wurde über diesen Punkt durchaus heftig gestritten. Unter der sozialliberalen Koalition war bereits in einem Entwurf zur Novellierung aus dem Jahre 1979 eine teilweise Anwendung des *Berufsbildungsgesetzes* vorgesehen. Hierdurch sahen vor allem die Kirchenvertreter die christliche Krankenpflege in Gefahr, aber auch die Mehrheit der Pflegeorganisationen, kirchliche ebenso wie nicht-kirchliche, lehnte die Integration der *Krankenpflegeausbildung* ins Bildungssystem durch die *Anwendung des Berufsbildungsgesetzes* kategorisch ab. Die fast ausschließlich von den Gewerkschaften vertretene Gegenposition, die u.a. auch darauf abzielte, ein höheres *Qualifikationsniveau* durchzusetzen und die vertikale *Durchlässigkeit zum tertiären Bereich* zu gewährleisten, konnte sich damals nicht durchsetzen. Im 1985 verabschiedeten *Krankenpflegegesetz*, das ca. 15 Jahr lang diskutiert worden war, wurde die Anwendung des Berufsbildungsgesetzes explizit ausgeschlossen (Brenner 1994, S. 40ff.). Die *Berufspädagogik* selbst fühlte sich von ihrem eigenen Selbstverständnis her hier keinesfalls zuständig:

> „Nicht unmittelbar wirtschaftbezogene Berufe fallen nicht in die Kompetenz des traditionellen Berufschulwesens ... Berufswelt und ökonomische Sphäre der Gesellschaft werden ... als eine Einheit verstanden..." (Derbolav 1967, S. 806).

Diese Situation hatte nun unter anderem zur Folge, dass alle berufspädagogischen Fortschritte einschließlich der *Lehrerbildung* (entsprechend auch pädagogische Theoriebildungen) keine direkte Auswirkung für die *Krankenpflegeausbildung* haben konnten. Bis heute fehlt der Krankenpflegeausbildung und den sie betreffenden Regelungen, Strukturen und Inhalten weitgehend der direkte Bezug zum beruflichen Bildungssystem (s. Kruse, a.a.O., S. 8). Besonders die *wissenschaftliche Lehrerausbildung* stellt ein wichtiges Qualitätskriterium dar und gilt als qualitativer Mindeststandard in der beruflichen Bildung der zentralen Wirtschaftssektoren. Sie ist jedoch trotz aller Diskussionen, die sich auf die Reform der *Berufsbildung* im Rahmen einer wissensbasierten Dienstleistungsgesellschaft beziehen, bis heute für die Pflege- und Gesundheitsberufe kaum realisiert (Meifort 2001, S. 93). Vor allem die eigenen Traditionen der Pflegeberufe standen dem entgegen. Damit verknüpft unterblieben zunächst weitgehend in den *Pflegeausbildungen* didaktische Anstrengungen auf wissenschaftlicher Grundlage. Die Hinführung der Auszubildenden an die historisch gewachsene Wirklichkeit ihres Berufsalltags mit den relevanten gesellschaftstheoretischen und ökonomischen Bezügen wie überhaupt die Anfänge einer systematischen Entwicklung der Didaktik für dieses Berufsfeld waren wesentlich erschwert und begannen erst mit großer Verzögerung.

2.2 *Allgemeinbildung und Berufsbildung in der Kinderkrankenpflegeausbildung*

Auch für diesen Berufszweig gilt, dass der Beginn der Verberuflichung sich zeitlich dem ausgehenden 19. Jahrhundert zuordnen lässt. Damals gab es die ersten Bildungsmaßnahmen für Säuglings- und Kinderpflegerinnen (Gauss et al. 1997, S. 66), die vor allem im Zusammenhang mit dem Aufschwung der Pädiatrie in Deutschland stehen. Entsprechend ist die Etablierung dieses Ausbildungszweiges als Ergebnis der Initiative von Pädiatern zu sehen; die Ausbildungsinhalte entsprachen den Vorstellungen des jeweiligen ärztlichen Leiters. Der Schwerpunkt lag zunächst auf der Säuglingspflege.

Ab 1917 gab es staatliche Prüfungen; die Ausbildung zur Säuglings- und Kleinkindpflegerin dauerte zwei Jahre. Eine Umbenennung der bisherigen Berufbezeichnung zur „Säuglings- und Kleinkinderschwester" erfolgte 1930, ab diesem Zeitpunkt erfolgte die Ausbildung auch nach reichseinheitlichen Grundsätzen. Vor allem die Fähigkeit zur Krankenbeobachtung, aber auch pädagogisches und erzieherisches Wissen sowie Kenntnisse über pädiatrische Erkrankungen zählen zu den Schwerpunkten, die nach Meinung pflegerischer und ärztlicher Fachverbände einen anderen Stellenwert haben als in den *Ausbildungsinhalten*, die für Krankenschwestern und -pfleger von Bedeutung sind. Aufgrund des bereits erwähnten Art. 74 des Grundgesetzes folgten die Novellierungen gleichzeitig mit denen, die die Krankenpflegeausbildung betrafen. Die Novellierung von 1965 wurde 1966 durch eine Ausbildungs- und Prüfungsergänzung ergänzt, die fortan eine dreijährige Ausbildungsdauer vorsah. Die sozialbezogenen Aspekte nehmen einen beachtlichen Rang ein. Das allgemein bildende Fach „Gesetzes- und Staatsbürgerkunde" bietet sich an für sozialpolitische Auseinandersetzungen mit aktuellen sozialen Themen der Gesellschaft; diese finden jedoch „wie in der Krankenpflege oft während der Ausbildung infolge festgefahrener Konzepte und Strukturen zu wenig Raum" (Gauss et al. 1997, S. 74).

2.3 *Allgemeinbildung und Berufsbildung in der Altenpflegeausbildung*

Bis in die 50er Jahre des 20. Jahrhunderts versahen Ordensschwestern und Diakonissen professionelle *Altenpflege.* Unterstützt wurden sie allenfalls von meist un- und angelernten Pflegekräften. Ab den 50er Jahren gab es die ersten Kurzlehrgänge für dieses Feld. Eine Reihe von gesellschaftlichen Entwicklungen sorgte für steigenden Bedarf von Pflegekräften in diesem Bereich. Etwa seit den achtziger Jahren versucht man, die *Altenpflegeausbildung* auf einem vergleichbaren Niveau zur *Krankenpflegegausbildung* zu etablieren. Eine bundesweite Vereinheitlichung der Ausbildung und Prüfung von Altenpflegerinnen war schwer zu verwirklichen, da A*ltenpflege* zunächst lange unangefochten als Teil der Sozialpolitik galt, damit unter die sozialpflegerischen Berufe fiel und der Artikel 74 des Grundgesetzes, der bei den Berufen der Krankenpflege bundeseinheitliche Regelungen ermöglicht, hier nicht ohne weiteres griff[3]. Als Folge stellen Gauss et al. fest:

> „Die Wege der beruflichen Bildung zur staatlich anerkannten Altenpflegerin sind sehr verschieden, und ihre Ausbildung untersteht Länderregelungen. Einen Vergleich der unterschiedlichen Regelungen vorzunehmen, ist nicht möglich" (a.a.O., S. 77).

In einigen Bundesländern existierten jedoch landeseinheitliche Lehrpläne, diese waren in einigen Fällen (z.B. in Bayern und im Saarland) nach Lernbereichen mit themenbezogenen Schwerpunkten inhaltlich gegliedert. Einer dieser *Lernbereich*e war der allgemeine und berufskundliche. Hier gab es die Schwerpunkte Berufskunde, Rechtskunde, Wohlfahrtspflege, Sozialkunde und Deutsch. Insgesamt lässt sich die vorsichtige These wagen, dass die Fächer, denen sich *allgemein bildende Inhalte* zuordnen lassen, in der *Altenpflegeausbildung* einen etwas höheren prozentualen Anteil ausmachen dürften als in der *Kranken- oder Kinderkrankenpflege*. Hier muss aber noch einmal auf die Heterogenität der Bedingungen in den einzelnen Bundesländern hingewiesen werden: die *Gesamtstundenzahl* der *theoretischen Ausbildung* in der *Altenpflege* betrug z.B. in Thüringen 2540 Stunden, in Bayern, Hessen und Mecklenburg-Vorpommern nur 1600 Stunden (Rennen-Allhoff 2000, S. 292f.). (In der *Kranken- und Kinderkrankenpflege* liegt der Mindestanteil an theoretischen Unterrichtsstunden zurzeit bei 1600 Stunden.) Nicht außer Acht gelassen werden darf die Tatsache, dass die Fächerkombination Staatsbürgerkunde/Politik/Sozialgeschichte für die Auszubildenden – und das dürfte vielfach für die Auszubildenden der Kranken- und Kinderkrankenpflege genauso zutreffen – als wenig attraktiv und weitgehend auch als unwichtig gilt. Gründe für diese Situation lassen sich einige, im Wesentlichen strukturelle, aufzählen: die Inhalte setzen sich meist aus Themen wie Parteien, Wahrecht, Gewaltenteilung etc. zusammen, die bereits aus den *allgemein bildenden Schulen* bekannt sind; die Durchführung dieses Unterrichts bleibt häufig wechselnden Honorarkräften überlassen, die kaum Interesse daran haben können, unbezahlte konzeptionelle Arbeit zu leisten; Curricula, die diesen Namen verdienen, fehlen weitgehend (Panke-Kochinke 2000, S. 24f.). Auch Gauss et al. hatten festgestellt, dass dieser Unterricht in der Kranken- und Kinderkrankenpflege zu kurz kommt (s.o.). Diese geringe Wertschätzung ist letztlich strukturell angelegt: Die Pflegeausbildung ist von *Prinzipien der Durchlässigkeit des Bildungssystems* ausgeschlossen und endet in einer Sackgasse, aus der sich keine Ansprüche auf spätere Höherqualifizierung innerhalb *des allgemeinen Bildungssystems* der Bundesrepublik herleiten lassen; berufsfremde, mit den Besonderheiten und Fragestellungen der Pflegeberufe meist nicht vertraute Dozenten können ihre Unterrichtsinhalte häufig nicht entsprechend didaktisch sinnvoll aufbereiten.

---

3 Die neue bundeseinheitliche Altenpflegeausbildung tritt im August 2003 in Kraft.

2.4 *Allgemeinbildung und Berufsbildung in der Krankenpflegeausbildung in der DDR*

Zum Zeitpunkt der Gründung der *DDR* wurde die *Krankenpflegeausbildung* an öffentlichen Pflegeschulen institutionalisiert und Politikunterricht zusätzlich zu den anfangs 400 Stunden theoretischen Unterrichts gelehrt. Ab 1950 wurden diese Schulen für Krankenpflege in staatliche Fachschulen umgewandelt und somit in das *staatliche Bildungssystem* integriert. Es gab jedoch weiterhin Schulen an kirchlichen Einrichtungen, die an dieser Veränderung nicht teilnahmen (Wolff und Wolff 1994, S. 245). Die Leitungsverantwortung wurde zunächst den Ärzten entzogen und dies Schulen von kompetenten Fachvertretern der so genannten mittleren medizinischen Dienste geführt. Als stellvertretende Direktoren fungierten Lehrer für Gesellschaftswissenschaften, denen damit eine politische Kontrollfunktion zukam. Schon bald nahm der Einfluss des Medizinerstandes wieder zu und diese übernahmen nach einer Karenzzeit von etwas über 10 Jahren wieder die Verantwortung für die Lehrausbildungen in den Ausbildungseinrichtungen, zumindest für die der pflegerischen Berufe (a.a.O., S. 251). Auch war in den Gründungsjahren der DDR für einige Zeit Abitur oder eine bereits abgeschlossene *Berufsausbildung* Voraussetzung gewesen für die Zulassung zur *Krankenpflegeausbildung*. Aus verschiedenen Gründen wurde bald von diesem Grundsatz wieder abgewichen. 1961 wurde die Überleitung der Ausbildung in das *System der beruflichen Bildung* angeordnet; die Pflegeausbildung konnte man nun nach Abschluss der 10. Klasse beginnen. *Allgemein bildende Inhalte* des Pflegeunterrichts können den Fächern Deutsch, Russisch, Sport, Staatsbürgerkunde sowie ab 1985 dem Fach „Schwester und Gesellschaft“ zugeordnet werden (a.a.O., S. 240ff.).

3. Die Veränderungen im Gesundheitswesen und ihre Auswirkungen auf die Ausbildung in den Pflegeberufen

3.1 *Ausbildungsrelevante Veränderungen*

Dass der Umbau der Industriegesellschaft einerseits, die demografische Situation andererseits gegenwärtig auch beträchtliche Wandlungsprozesse in den Institutionen des Sozial- und Gesundheitswesens nach sich ziehen, ist unübersehbar. Für die Pflegeberufe sind besonders folgende Veränderungen von Bedeutung:

- die Zunahme des Anteils älterer und hochbetagter Menschen an der Gesamtbevölkerung
- die Zunahme alter Menschen mit Verwirrtheitszuständen und Gebrechlichkeit

- die wachsende Zahl von Menschen mit chronischen Erkrankungen, Mehrfacherkrankungen und langfristigen Behinderungen
- die Abnahme von Alltagskompetenzen in häuslich-familialer und anderer Laienpflege aufgrund von gesellschaftlichen Veränderungen
- Verlust der Betreuungsfunktion innerhalb der Familie
- Veränderte gesetzliche Rahmenbedingungen (Gesundheitsstrukturgesetz, Pflegeversicherungsgesetz und daraus resultierend
- der Umbau der Institutionen (mehr ambulante und teilstationäre, weniger stationäre Einrichtungen) sowie von Organisationsstrukturen im Gesundheitswesen (s. Ertl-Schmuck 2000, S. 125f.).

Die bisherigen *Ausbildungen* zur Kinder/Krankenschwester/-pfleger sind stark an der Vermittlung eines medizinischen Fachwissens orientiert, auch wenn im *Krankenpflegegesetz von 1985* dieser Anteil bereits abnahm gegenüber den Fachgebieten Pflege und Sozialwissenschaften. Die angeführten Auflistungen machen jedoch deutlich, dass die gegenwärtigen Veränderungen eine Vielzahl anders gearteter *beruflicher Qualifikationen* erforderlich machen.

3.2 Berufliche Qualifikationen

Was aber sind *„berufliche Qualifikationen*"? Es ist schon erwähnt worden, dass es sich dabei im Allgemeinen um Kenntnisse, Fähigkeiten und Fertigkeiten handelt, die bei der Ausübung einer beruflichen Tätigkeit erforderlich sind. Brater hat diesen Begriff genauer untersucht. Danach beschreiben berufliche Qualifikationen

> „...im Allgemeinen, wie man vorgehen muss, um ganz bestimmte erwünschte Wirkungen zu erzielen. Eine Qualifikation gilt als umso höher, je schwieriger oder voraussetzungsvoller es ist, diese Vorgehensweise zu erlernen bzw. zu beherrschen. Der Qualifikationsbegriff unterstellt also einen linearen Zusammenhang zwischen einer angestrebten Wirkung und bestimmten Handlungen bzw. Vorgehensweisen (ihren Ursachen). Will ich ein Brett mit bestimmter Dicke und ebenen, parallelen und glatten Flächen, muss ich den Hobel in bestimmter Weise führen können. Überträgt man dieses Qualifikationsverständnis auf die Pflege, bemerkt man zwei Probleme: Zum einen ist es gar nicht klar, was eigentlich die angestrebten Wirkungen und Zielzustände sind, und zum anderen lassen sich ihnen in relevanten pflegerischen Handlungsbereichen regelhafte Vorgehensweisen (Ursachen) nicht linear zuordnen"(Brater 1998, S. 30).

Worum es nun aber bei den angestrebten Zielzuständen geht, hängt entscheidend ab vom *Pflegeverständnis* der Pflegenden und von den *Pflegekonzepten* der jeweils Pflege anbietenden Dienstleistungsunternehmen. Absolute Maßstäbe fehlen, letztlich bestimmt das jeweilige Menschenbild diese Zielvorgaben. Dieses kann eine verrichtungsorientierte Sichtweise hervorbringen, dann werden die Zielzustände sich darauf reduzieren, dass dem zu Pflegenden Essen gegeben, dass er gewaschen, angekleidet, ihm der Blutdruck gemessen und ihm auf Anweisung Medikamente verabreicht werden. Solche trivialen Tätigkeiten, mehr oder weniger mechanisch im Sinne eines klassischen Rezeptwissens und -könnens ausgeübt, scheinen als Jedermann-Fertigkeiten keinen hohen *Qualifizierungsgrad* erforderlich zu machen. So betrachtet wäre auch der vorangestellten Debatte um die Begriffe *„Allgemeinbildung" und „Berufsbildung*" für diese Zusammenhänge keine besondere Bedeutung beizumessen. Hinter einer solchen verkürzten Sichtweise liegen jedoch sehr viel komplexere Probleme. Abgesehen von sozialen, seelischen und geistigen Bedürfnissen derjenigen, die Pflege benötigen, hat die Pflegeforschung (Krohwinkel 1993) gezeigt, dass die Art und Weise, wie Pflege stattfindet, gesundheitsfördernd oder gesundheitsschädlich sein kann, dass in der Pflege überwiegend nicht nach festen Regeln vorgegangen werden kann, sondern dass pflegerisches Vorgehen sich ständig wechselnden Situationen anpassen, also immer wieder individualisiert werden muss. Die *Arbeitssituation der* Pflegenden ist durch eine Fülle von Widersprüchen und Ambivalenzen gekennzeichnet, für deren Bewältigung es ebenfalls keine Regeln gibt, sie müssen abgewogen, strukturiert, geklärt und ausgehalten werden. Der Alltag ist in hohem Maße unvorhersehbar und voller Überraschungen, Unterbrechungen und Besonderheiten, die ständig neu integriert werden müssen. Hier sind Managementfähigkeiten sowie die Kunst der Selbstorganisation erforderlich, ein ständiges individuelles Ausbalancieren von persönlicher Nähe und professioneller Distanz sowie neben fachlichen auch rechtliche und ethische Kenntnisse. Darüber hinaus wird Pflege auch im Pflegeversicherungsgesetz als bewusster, geplanter und systematisch gesteuerter, jeweils zu dokumentierender Prozess beschrieben. Bei den benötigten *Qualifikationen* handelt es sich vor allem um die Befähigungen

> „zur Bewältigung offener, unbestimmter Situationen
> zur Wahl situationsangemessener Orientierungen
> zum flexibler Umgang mit Regeln
> zur Kontrolle nichtlinearer Wirkungen (Vernetzungen)
> und zur dynamischen Selbstorganisation" (Brater 1998, S. 33).

3.3 Anforderungen an das berufliche Können in den Pflegeberufen

Die gesellschaftlichen Wandlungsprozesse mit allen ihren Auswirkungen auf die Institutionen des Sozial- und Gesundheitswesens haben auf die beruflichen Anforderungen an die Angehörigen der Pflegeberufe erhebliche Auswirkungen. In Zukunft werden folgende spezielle Kenntnisse für erforderlich gehalten:

„- Kenntnisse der kooperativen Betreuung sowie der Kooperation zwischen professionellen und informellen Helfern
- Grundsätze der Teamarbeit innerhalb der gleichen Berufsgruppe und Einrichtung sowie der
- intersektoralen und interdisziplinären Kooperation
- Grundsätze der Teamarbeit in einem multidisziplinären Team
- Arbeitsteilung (mit andern Helfern, Diensten, den Klienten und informellen Helfern) bei Wahrung eigener Berufsidentität
- Kenntnisse der Gesundheitsförderung in verschiedenen Lebensphasen
- Kenntnisse des Verlaufs chronischer Erkrankungen, der Konzepte und Methoden des Verlaufsmanagements in Spätphasen
- Kenntnisse von Screenings und Assessments zum Aufspüren von Risikopersonen und wirklich hilfe- und betreuungsbedürftigen (alten) Menschen und zur Aufdeckung jener Bereiche des Alltagslebens dieser Bevölkerungsgruppen, die sie nicht bewältigen und in denen sie daher Förderung und Betreuung benötigen
- Kenntnisse der pflegerischen Funktionsdiagnostik und Kompetenzbeurteilung, Förderung der Funktionsfähigkeit, Selbstversorgungsfähigkeit, Gegenwartsverbundenheit und Zukunftsorientierung
- Moderne Pflegetechniken (einschließlich der Verwendung pflegeerleichternder technischer Geräte, etwa bei der Betreuung Schwerstkranker) und ebenso zeitgemäße Pflegetechniken
- Kenntnisse der Planung (Pflegeplanung, Zeitplanung und -management, Management eines fremden Haushalts, sparsamer Umgang mit „Hilfen") sind ebenso von größter Wichtigkeit
- Kenntnisse der Kommunikation, Konfliktlösung und der Erwerb psychosozialer Kompetenzen, speziell für die Angehörigenarbeit, Sterbebegleitung, Anleitung, Ansprechpartnerschaft, Unterweisung, Beratung mit entsprechenden Methoden,
- Kenntnisse der Qualitätssicherung (als präventive Vorgehensweise), permanente Evaluation eigener Leistungen (mit Kenntnissen der Methoden und Verfahren),
- Kenntnisse der Möglichkeiten der Förderung eigener Gesundheit und Erhaltung persönlicher Leistungsfähigkeit, der Psychohygiene der Mitarbeiter, damit ein ‚Burnout' und andere Schädigungen der Betreuer vermieden werden können" (Garms-Homolová 1998, S. 27).

Dieser Auflistung sind noch Kenntnisse in Bezug auf transkulturelle Pflege und die Fähigkeit zu interkultureller Kommunikation hinzuzufügen.

Die zentrale Anforderung an das berufliche Können der Angehörigen der Pflegeberufen liegt jedoch darin, dass diese *komplexe Situationen eigenver-*

antwortlich gestalten können. Das entspricht den Anforderungen, wie sie von Berufsbildungsexperten für praktisch alle Berufe formuliert werden (Bund-Länder-Forum Bildung, s.o.). Schwerpunkte der Ausbildung in den Pflegeberufen sollten laut Brater die Entwicklung folgender Fähigkeiten betreffen:

> „Umgang mit offenen Situationen
> Begleiten biographischer Entwicklungen
> Systematische Pflegeplanung
> Umgehen mit Widersprüchen und Ambivalenzen
> Wahrnehmung
> Situatives Handeln
> Gestaltung von Lebenssituationen
> Selbstorganisation“ (Brater, a.a.O., S. 35).

Diese Auflistung macht zweierlei deutlich: zum einen legt sie nahe, wie unhaltbar die traditionelle starre Trennung der Begriffe *allgemeiner und beruflicher Bildung* auch innerhalb der Ausbildung der Pflegeberufe geworden ist. Die aufgezählten Fähigkeiten, die in der aktuellen Diskussion in der Regel unter dem Begriff der *Schlüsselqualifikationen* subsumiert werden, lassen sich im Rahmen der pflegerischen Fachausbildung entwickeln und fördern; es bedarf dazu nicht den Rahmen allgemein bildender Fächer (Wittneben 1997, S. 40). Zum anderen wird sichtbar, wie weit innerhalb der beruflichen Praxis der Pflegeberufe der Rahmen einer verrichtungsorientierten Handlungsweise aufzubrechen ist, um zu situationsadäquatem beruflichem Handeln zu kommen. Dieser Rahmen dürfte auch in der Vergangenheit kaum jemals ausreichend gewesen sein für eine qualifizierte personenbezogene Pflege. Vielleicht liegt gerade hierin – neben allen ökonomischen und ideologischen Hintergründen – eine Ursache, warum sich die deutschen Pflegeorganisationen im 20. Jahrhundert so lange und so hartnäckig einer Formalisierung der Ausbildung zu vergleichbaren Bedingungen, wie sie für andere Ausbildungsberufe typisch sind, widersetzt haben: ihre Vertreter konnten sich nicht vorstellen, dass didaktische Konzepte darauf abzielen, eben dieses *situationsadäquate berufliche Handeln* lern- und lehrbar machen.

4. Zusammenfassung und Ausblick

Im Zeitalter der Aufklärung entstand ein Bildungsbegriff, der sich auf die Entwicklung der *Kräfte der Persönlichkeit* bezieht und mit dem *Emanzipationsgedanken* eng verknüpft ist. Der *Neuhumanismus* stellte die *Allgemeinbildung* über die *Berufsbildung,* es kam zu einer abgrenzenden Gegenüberstellung beider Begriffe. In der Folge lief dieser Bildungsbegriff immer wieder Gefahr, eine *lebensferne Bildung* zu umschreiben. Er erschwerte außerdem den Blick auf die *Abhängigkeit der Erziehungsinstitutionen von der Gesellschaft* und den ihr immanenten *Machtverhältnissen.* Frauen waren in diesem Konzept weitgehend ausgegrenzt.

Die Reformpädagogen des 20. Jahrhunderts unternahmen Versuche, die Trennung von *Allgemeiner Bildung und beruflicher Bildung* aufzuheben. Hier formierte sich einerseits Kritik am Unvermögen der Schule, individuelle Entwicklung zu fördern; anderseits rückte die Reformpädagogik die moderne Arbeitswelt stärker in den Mittelpunkt und sprach der Berufsbildung eine bildende Funktion zu.

In den sechziger Jahren des 20. Jahrhunderts wurde der *Bildungsbegriff* zunehmend kritisiert und nahm in seiner Bedeutung ab, es dominierte fortan *der Qualifikationsbegriff.*

Seit Anfang der siebziger Jahre ist eine Zunahme der Diskussion um die *Integration von Allgemeinbildung und Berufsbildung* zu verzeichnen. Der Begriff B*erufspädagogik* wird insgesamt jedoch selten reflektiert. Inzwischen erfordert die gegenwärtige gesellschaftliche Umbruchsituation, dass die Berufspädagogik ihr Augenmerk neben der Weitergabe von Fachwissen, das überdies immer schneller veraltet, auf den Erwerb von *Grundfähigkeiten* richten muss, mit denen der Einzelne leichter auf veränderte Situationen reagieren kann. Vor allem die Förderung *sozialer und personaler Kompete*nzen gewinnt an Bedeutung.

W. Klafki entwickelte *Grundzüge einer zeitgemäßen Allgemeinbildung* mit den Dimensionen der *Bildung für alle*, der Entwicklung eines Bewusstseins für *epochaltypische Schlüsselprobleme* und der *Allgemeinbildung im Sinne einer vielseitigen Bildung.* Diese gelten auch für das Handlungsfeld der *Berufspädagogik.* Hier geht es laut Klafki besonders um Aufklärung über die Rahmenbedingungen beruflicher Tätigkeit, über die Bedeutung des Berufs für die *Entwicklung der personalen Identität* und um die *Beziehung zwischen Arbeit und Freizeit.* In den neunziger Jahren forderte v. Hentig schließlich, das Adjektiv „allgemein" zu streichen und nur noch von *Bildung* zu sprechen sowie Kriterien aufzustellen, mit deren Hilfe sich messen lasse, woran sich Bildung bewährt.

Das aktuelle Bund-Länder-Forum Bildung betonte im Jahr 2001 die Notwendigkeit, die *Trennung zwischen den Begriffen Bildung und Qualifikation* aufzuheben. Beide würden gleichermaßen auf die *Entwicklung der Persönlichkeit*, auf *Teilhabe an der Gesellschaft* und *Beschäftigungsfähigkei*t abzielen. Die heutigen Qualifikationsanforderungen erstreckten sich zunehmend auf *personale und soziale Kompetenzen* und andere S*chlüsselqualifikationen*, wie. z.B. das Lernen von Methoden zur Anwendung und Verarbeitung von Informationen. Auf *Fachkompetenz* könne weiterhin nicht verzichtet werden. Welches *Fachwissen* jedoch vermittelt werden soll, müsse von Fach zu Fach und in bestimmten Zeitabständen neu ermittelt werden. Der Aspekt, dass zur Fachkompetenz unbedingt die Fähigkeit zur Anwendung dieses Wissens gehöre, solle in Bildungsprozessen stärker berücksichtigt werden. Auch die bisherige Abkoppelung der Ausbildungsprozesse von denen der Fort- und Weiterbildung ist nach diesen Überlegungen zu überwinden.

Im Verlauf der Entwicklung der beruflichen Pflege dominierten meistens andere Themen als bildungstheoretische Überlegungen zur Verzahnung von allgemein bildenden und berufsbildenden Unterricht. Durch die ganze Geschichte der *Krankenpflegeausbildung* und ihrer schrittweisen Veränderungen zieht sich als roter Faden die Auseinandersetzung um *strukturelle Reformen.* Nachdem es zunächst lange darum ging, ob es sich bei der Krankenpflege überhaupt um einen Beruf handelt, stritt man darum, ob dieser eine f*ormale Ausbildung* erfordert, schließlich um die Länge der Ausbildung, um den Umfang der theoretischen Stundenanteile und auf welchem Bildungsniveau diese anzusiedeln ist. Zu erwähnen ist das kontinuierliche Bemühen der Medizin, Inhalte der Pflegeausbildung so weit wie möglich zu bestimmen. Eine systematische Herleitung in Bezug auf die Inhalte auf der Grundlage *bildungstheoretischer Überlegungen* fiel fast durchgängig unter den Tisch. Je nach Träger der Ausbildung wurden die *allgemein bildenden Themen* ausgerichtet an weltanschaulichen und religiösen Interessen, so dass wohl eher von ideologischer Beeinflussung gesprochen werden kann. Die Anstrengungen vor allem von gewerkschaftlicher Seite in der Bundesrepublik, Pflegeausbildung auf der Grundlage des *Berufsbildungsgesetzes* zu organisieren, stießen auf Widerstand bei den konfessionellen Trägern; diesem schlossen sich im Wesentlichen auch die Berufsverbände an. Damit war eine wichtige Chance verspielt worden, frühzeitiger und auf breiterer Basis Anschluss an moderne *Berufsbildungskonzepte* sowie an die theoretischen Auseinandersetzungen zu finden, die zum damaligen Zeitpunkt in der Berufs- und Wirtschaftspädagogik sowie in der Allgemeinen Erziehungswissenschaft stattfanden. Inzwischen hat sich der Innovationsdruck noch einmal um ein Vielfaches erhöht.

Die wissenschaftliche *Berufspädagogik* in Deutschland hat in ihren Debatten in den achtziger Jahren, von denen die Pflegeberufe weitgehend ausgeschlossen waren, immer wieder betont, dass zu einer über das rein fachliche hinausgehenden *allgemeinen Berufsbildung* gehört, die historisch gewachsenen, gesellschaftlichen Rahmenbedingungen ihres beruflichen Umfeldes kritisch mitzureflektieren. Darüber hinaus ist unstrittig, dass der beruflichen Bildung für die Entwicklung einer *personalen Identität* ein hoher Stellenwert zukommt. Beide Momente lassen sich zusammen mit den Auseinandersetzungen über die Beziehungen zwischen Arbeit und Freizeit auch als Konzept eine neuen *zeitgemäßen Allgemeinbildung* (Klafki) deuten. Dabei soll hier abschließend noch einmal auf die *historische Problematik des Begriffs der Allgemeinbildung* verwiesen werden. Verstanden im Klafki'schen Sinn, als vielseitige Bildung für alle sowie mit der Dimension der Entwicklung eines Bewusstseins für die zentralen Probleme der Gegenwart und der Zukunft ist er sicherlich von hoher Bedeutung für die Pflegeberufe. Er bietet auch nach wie vor die Möglichkeit, das Wissen und die Kenntnisse zu akzentuieren, die die außerhalb der jeweiligen Beruflichkeit liegenden Sphären betreffen. Es wäre jedoch gerade aus Sicht der Pflege als eines traditionellen Frauenberufs wünschenswert, in Zukunft mit dem Begriff Allgemeinbildung bewusst umzugehen und sich dabei auch der Seite seiner ideologischen Überfrachtung, seiner selektierenden Wirkung und damit verbunden auch seiner nicht eben nur in positivem Sinn sehr deutschen Bildungstraditionen bewusst zu sein.

Mit den *Wandlungsprozessen im Gesundheitswesen*, mit den veränderten Anforderungen an die Pflegeberufe ist in deren Tätigkeitsfeldern zunehmend Voraussetzung, selbstständig und je nach Situation flexibel entscheiden und dabei aus einem Fundus schöpfen zu können, der in hohem Maße *Bildung und Qualifikation* in den vom Forum Bildung beschriebenen Dimensionen voraussetzt. Alle Anbieter der entsprechenden Dienstleistungen, gerade auch die Vielzahl kirchlicher Träger mit ihren in Leitbildern oftmals stark betonten ethischen Grundsätzen kommen hier in Dilemmasituationen, wenn sie etwa angesichts der tatsächlichen Aufgabenzuschnitte in pflegerischen Arbeitsfeldern die Rückführung der Komplexität von Pflegesituationen auf qualitativ angemessene Bildungsangebote verweigern. Moderne *didaktische Konzepte* für die Ausbildungen der Pflegeberufe müssen in Zukunft darauf abzielen, *adäquates berufliches Handeln* in *komplexen sozialen Situationen* lern- und lehrbar zu machen.

Wissens- und Transferfragen

1. Noch im 18. Jahrhundert wurden die Begriffe „Erziehung“ und „Bildung“ im deutschsprachigen Raum weitgehend synonym genutzt.
   a) Worauf zielte der neuhumanistische Bildungsbegriff ab etwa dem 19. Jahrhundert ab?
   b) Gegen welches Konzept wandten sich die Neuhumanisten mit diesem Begriff? Was strebten sie stattdessen an?
   c) Welche Folgen hatte diese neuhumanistische Schöpfung des Bildungsbegriffs vor allem hinsichtlich der Berufs- und Arbeitswelt?
   d) Welche Folgen hatte sie darüber hinaus?
2. Welche pädagogische Richtung in Deutschland problematisierte bereits zu Beginn des 20. Jahrhunderts die Trennung von allgemeiner und beruflicher Bildung?
3. Welche Überlegungen führten in der Zeit nach dem 2.Weltkrieg in der berufpädagogischen Diskussion zu einer Aufwertung der Berufspädagogik?
4. Welche zentralen Argumente lassen die Zweiteilung der Begriffe Allgemeine Bildung und Berufsbildung fragwürdig erscheinen?
5. Welche gesellschaftlichen Entwicklungen führten dazu, dass das dominante Prinzip der Vermittlung von Fachwissen in der Ausbildung zunehmend hinterfragt wird? Was tritt zunehmen an dessen Stelle?
6. Welche drei Dimensionen wurden von W. Klafki für das Konzept einer zeitgemäßen Allgemeinbildung formuliert? Was ist unter diesen jeweils zu verstehen?

7. Für welchen Zeitpunkt lassen sich die Anfänge der beruflichen Krankenpflege in Deutschland datieren? Ab wann gab es staatlich geregelte Ausbildungsgänge? Wie lässt sich die Rolle der allgemein bildenden Fächer in den formalen Ausbildungsgängen der Pflegeberufe charakterisieren?
8. Welche der gegenwärtigen gesellschaftlichen Veränderungen sind für die Pflegeberufe von Bedeutung? Welche Änderungen werden in diesem Zusammenhang in Bezug auf berufliche Qualifizierung notwendig?
9. Welche zentrale Anforderung wird als Folge der gegenwärtigen Veränderungsprozesse in Zukunft an das berufliche Können der Angehörigen der Pflegeberufe gestellt werden?
10. Welche Implikationen des Begriffs Allgemeinbildung lassen diesen problematisch erscheinen, besonders für die überwiegend weiblichen Angehörigen der Pflegeberufe?
11. Welche Bedeutung kann das Klafki'sche Konzept einer neuen zeitgemäßen Allgemeinbildung für die Angehörigen der Pflegeberufe haben?

Literatur

Abel, H.(1963): Das Berufsproblem im gewerblichen Ausbildungs- und Schulwesen Deutschlands (BRD), Braunschweig

Adorno, Th.(1980): Theorie der Halbbildung, in: ders.: Gesammelte Schriften 8, Soziologische Schriften 1, Frankfurt/Main, S. 93-121

Bals, Th. (1993): Berufbildung der Gesundheitsfachberufe, Alsbach/Bergstr.

Becker, W.(1991): Schlüsselqualifikationen – ein Schlüsselbegriff für Zielkonflikte in der beruflichen Bildung? Eine Entdeckungsreise in die Begriffsgeschichte, in: Meifort, B., Hrsg., Schlüsselqualifikationen für gesundheits- und sozialpflegerische Berufe, Alsbach/Bergstrasse, S. 125-149

Berufsrundschau. Beilage der Frankfurter Rundschau vom 1.9.2001

Blankertz, H. (1982): Die Geschichte der Pädagogik. Von der Aufklärung bis zur Gegenwart, Wetzlar

Brater, M.(1998): Beruf oder Tätigkeit – zur gesellschaftlichen Bewertung von Beruflichkeit und Fachlichkeit personenbezogener Dienstleistungsarbeit, in: Meifort, B., Hrsg., Arbeiten und Lernen unter Innovationsdruck. Alternativen zur traditionellen Berufsbildung in gesundheits- und sozialberuflichen Arbeitsfeldern. Bundesinstitut für Berufsbildung, Berlin und Bonn, S. 29-36

Brenner, R. (1994): Krankenpflegeausbildung – Berufsausbildung im Abseits, Frankfurt/Main

Cappell, E. (1996): Von der Hilfspflege zur Profession. Entstehung und Entwicklung des Altenpflegeberufs, Kuratorium Deutsche Altershilfe, Köln

Dehnbostel, P., Walter-Lezius, H.J. (1995): Einleitung, in: dies., Hrsg.,: Didaktik moderner Berufsbildung, Bonn und Berlin

Derbolav, J. (1967): Allgemeinbildung und Berufsbildung in bildungstheoretischer Sicht, in: DtBFsch, Heft 11, S. 801-808

Deutscher Bildungsrat (1970): Strukturplan für das Bildungswesen, Stuttgart

Ertl-Schmuck, R.(2000): Pflegedidaktik unter subjekttheoretischer Perspektive, Frankfurt/Main

Garms-Homolová, V. (1998): Gesundheitsberufe im Wandel, in: Meifort B., Hrsg., Arbeiten und Lernen unter Innovationsdruck. Alternativen zur traditionellen Berufsbildung in gesundheits- und sozialberuflichen Arbeitsfeldern, Berlin und Bonn, S. 13-27

Gauss, U.; Huber, J.; Stöcker, G.(1997): Situation der Ausbildungen in der Kranken-, Kinderkranken- und Altenpflege, in: Bundesausschuss der Länderarbeitsgemeinschaften der Lehrerinnen und Lehrer für Pflegeberufe Hrsg., Bildung und Pflege, Stuttgart, New York, S. 50-116

Geschichte der Erziehung (1966): Berlin (Ost)

Gonon, P. (1997): Kohlberg statt Kerschensteiner, Schumann und Kern statt Spranger, Habermas, Heydorn und Luhmann statt Fischer: Zum prekären Status der berufspädagogischen Klassik, in: Arnold, R., Hrsg., Ausgewählter Theorien beruflicher Bildung, Hohengehren, S. 3-24

Greinert, W.-D. (1995): Geschichte der Berufsausbildung in Deutschland, in: Arnold R., Lipsmeier A., Hrsg., Handbuch der Berufsbildung, Opladen, S. 409-417

Gudjons, H. (1995): Pädagogisches Grundwissen, Bad Heilbrunn

Hansmann, O., Marotzki, W. (1988): Zur Aktualität des Bildungsbegriffs unter veränderten Bedingungen der gegenwärtigen Gesellschaft, in: Pädagogik, Heft 7/8, S. 25-29

Heid, H. (1986): Über die Schwierigkeiten, berufliche von allgemeinen Bildungsinhalten zu unterscheiden, in: Tenorth, H.E., Hrsg., Allgemeine Bildung. Analysen zu ihrer Wirklichkeit, Versuch über ihre Zukunft, Weinheim und München, S. 95-116

Heid, H. (1987): Allgemeine Bildung und berufliche Bildung. Über einige Grundfragen ihres Verhältnisses, in: Comenius-Institut Münster, zugl.: Protokolldienst (25/87) der Evangelischen Akademie Bad Boll, Hrsg., Allgemeinbildung im beruflichen Schulwesen. Akademietagung vom 27.-29. März 1987 in der Evangelischen Akademie Bad Boll, S. 15-45

Hentig, H. v. (1999[2]): Bildung, Weinheim und Basel

Heuer, U. (2001): Der genderstrukturierte Bildungsbegriff, in: Gieseke W., Hrsg., Handbuch zur Frauenbildung, Opladen, S. 267-274

Heydorn, J. (1970): Über den Widerspruch von Bildung und Herrschaft, Frankfurt/Main

Kell, A. (1995): Organisation, Recht und Finanzierung der Berufsbildung, in: Arnold, R., Lipsmeier, A., Hrsg., Handbuch der Berufsbildung, Opladen, S. 369-397

Klafki, W. (1968): Arbeitslehre in der Gesamtschule, in: Klafki W., Schulz W., Arbeitslehre in der Gesamtschule, Weinheim, Berlin, S. 12-21

Klafki, W. (1977): Organisation und Interaktion in pädagogischen Feldern – Thesen und Argumentationsansätze zum Thema und zur Terminologie, in: Blankertz, H., Interaktion und Organisation in pädagogischen Feldern, Weinheim, Basel, S. 11-37

Klafki, W. (1985): Konturen eines neuen Allgemeinbildungskonzeptes, in: Klafki, W.: Neue Studien zur Bildungstheorie und Didaktik. Zeitgemäße Allgemeinbildung und kritisch-konstruktive Didaktik, Weinheim, Basel, S. 12-30

Klafki, W. (1986): Die Bedeutung der klassischen Bildungstheorien für ein zeitgemäßes Konzept allgemeiner Bildung, in: Zeitschrift für Pädagogik, 32. Jg. Heft 4, S. 455-476

Klafki, W. (1993[3]): Neue Studien zur Bildungstheorie und Didaktik. Zeitgemäße Allgemeinbildung und kritisch-konstruktive Didaktik, Weinheim, Basel
Klafki, W. (1996[5]): Neue Studien zur Bildungstheorie und Didaktik. Zeitgemäße Allgemeinbildung und kritisch-konstruktive Didaktik, Weinheim, Basel
Krohwinkel, M. (1993): Der Pflegeprozess am Beispiel von Apoplexiekranken. Eine Studie zur Erfassung und Entwicklung ganzheitlich-rehabilitierender Prozesspflege, Schriftenreihe des Bundesministeriums für Gesundheit Band 16, Baden-Baden
Kruse, A. (1995[2]): Krankenpflegeausbildung seit Mitte des 19. Jahrhunderts, Stuttgart, Berlin, Köln
Lippitz, W. (1992): Bildung im Fachunterricht, in: Deutsches Institut für Fernstudien an der Universität Tübingen, Hrsg., Bildung und Lernen im Fachunterricht, Erziehungswissenschaftliche Bestimmungen, Tübingen
Litt, Th. (1955): Das Bildungsideal der deutschen Klassik und die moderne Arbeitswelt, Bonn
Meifort, B. (2001): (Berufs-)Bildungspolitische Aspekte zur Entwicklung eines pflegewissenschaftlichen Profils. Gesundheits- und sozialberufliche Arbeitsfelder unter Innovationsdruck, in: Kriesel P., Krüger H., Piechotta G., Remmers H., Taubert J., Pflege lehren – Pflege managen. Eine Bilanzierung innovativer Ansätze, Frankfurt/Main, S. 81-97
Nicolin, F. (1978): Bildung im Spannungsfeld von Berufsqualifikation und Humanität. Kritische Reflexionen zu einem aktuellen Begriff, in: Pleines, J.E., Hrsg., Bildungstheorien. Probleme und Positionen, Freiburg, Basel, Wien
Panke-Kochinke, B. (2000): Der Politikunterricht an Fachschulen der Alten- und Heilerziehungspflege. Didaktische Grundlagen und Vorschläge zur Unterrichtsgestaltung, in: Pflegemagazin, Heft 1, S. 24-37
Peters, S. (1995): Didaktik beruflicher Bildung – Von der Dominanz des Fachprinzips in der Didaktik zu Aspekten einer Konzeptualisierung als Subjektorientierung, in: Dehnbostel, P., Walter-Lezius, H.J., Hrsg.: Didaktik moderner Berufsbildung, Bonn und Berlin, S. 307-330
Preuss-Lausitz, U. (1988): Auf dem Weg zu einem neuen Bildungsverständnis, in: Hansmann O., Marotzki, W., Diskurs Bildungstheorie, Bd. I, Weinheim, S. 401-418
Rennen-Allhoff B. (2000): Qualifikatorische Rahmenbedingungen, in: Handbuch Pflegewissenschaft, Weinheim und München, S. 283-306
Robert Bosch Stiftung (1996): Pflegewissenschaft. Grundlegung für Lehre, Forschung und Praxis, Stuttgart
Rübenstahl, M. (1994): „Wilde Schwestern". Krankenpflegereform um 1900, Frankfurt/Main
Sieger, M. (1997): Bildungsziele für die Berufsausbildung in Bildung und Pflege, in: Bundesausschuss der Länderarbeitsgemeinschaften der Lehrerinnen und Lehrer für Pflegeberufe, Hrsg., Bildung und Pflege, Stuttgart, New York, S. 104-110
Weinbrenner, P. (1995): Allgemeinbildende Inhalte in der beruflichen Bildung, in: Arnold, R., Lipsmeier, A., Hrsg., Handbuch der Berufsbildung, Opladen
Wittneben, K. (1997): Das Konzept der ASG zur Reform der Pflegeausbildung, in: DBfK (Hrsg.): Ausbildung in den Pflegeberufen. Dokumentation eines Expertengesprächs am 14.3.1997 in Eschborn. Eschborn, S. 33-41
Wolff, H.-P., Wolff, J. (1994): Geschichte der Krankenpflege, Basel

Roswitha Ertl-Schmuck

Pflegedidaktische Modelle – Einschätzung und Perspektiven

1. Ausgangslage – mögliche Wirklichkeiten und wirkliche Möglichkeiten

In den letzten Jahren sind bedeutsame Arbeiten zu pflegedidaktischen Fragestellungen veröffentlicht worden (Darmann 2000; Ertl-Schmuck 2000; Panke-Kochinke 2000; Kriesel u.a. 2001; Sahmel 2001; Sieger 2001; Görres u.a. 2002; Holoch 2002), in denen es vorrangig darum geht, zentrale Elemente für den Pflegeunterricht in Theorie und Praxis zu bestimmen und methodische Anregungen darzulegen. Inwieweit diese Erkenntnisse für die Lehrenden bei der Planung und Reflexion des Pflegeunterrichts eine Rolle spielen, ist derzeit noch eine offene Frage, da Berufsbildungsforschung im Pflegeausbildungssystem noch weitgehend in den Kinderschuhen steckt.

Im folgenden Beitrag geht es um pflegedidaktische Problemstellungen sowie um Interessenschwerpunkte, die sich gegenwärtig abzeichnen, und um die Frage, inwieweit diese zu einer Neuorientierung in der pflegedidaktischen Diskussion herausfordern. Die Darlegungen werden von der Frage geleitet, inwieweit das Subjektsein des Menschen in den hier diskutierten Ansätzen in den Mittelpunkt rückt. Dabei wird auf eine ausführliche Darstellung der veröffentlichten Pflegedidaktikmodelle verzichtet, da dies zum einen den Rahmen dieser Ausarbeitung sprengen würde, zum anderen liegen inzwischen einige Publikationen vor, in denen derartige Modelle und Konzepte dargestellt und kritisch bewertet werden (Ertl-Schmuck 2000; Panke-Kochinke 2000; Plaumann 2000; Sahmel 2001; Sieger 2001; Bögemann-Großheim 2002). Unberücksichtigt bleiben veröffentlichte Konzepte, in denen der Versuch unternommen wird, konkrete Handlungsanleitungen für die Unterrichtsplanung zu geben (u.a. Witte 1988; Martens u.a. 1996, sowie die vielen Unterrichtskonzepte, in: „Unterricht Pflege“).

In den vorliegenden Arbeiten fällt zunächst eine recht unterschiedliche Begriffsbestimmung ins Auge, die als Ausdruck der derzeitigen Positionierung einer sich entwickelnden Didaktik der Pflege bewertet werden kann. Dabei geht es um Begriffe wie „Fachdidaktik Pflege“, „Pflegedidaktik“, „Didaktik der Pflege“, „Pflegesituationsdidaktik“ oder „Pflegeberufsfelddidaktik". Dies bedarf der Erläuterung: Für die allgemeine Schulbildung und auch für viele Fachbereiche der Berufsbildung gibt es ausdifferenzierte entwickelte Fachwissenschaften, wobei das jeweilige Schulfach weitgehend klar abgrenzbar ist, und die Lehrenden sich in ihrem Unterricht darauf beziehen können. Für den Pflegebereich gilt dies nicht. Derzeit wäre es vermessen von einer „Fachdidaktik Pflege" zu sprechen, da die dazu gehörende Disziplin Pflegewissenschaft erst in den Anfängen der Entwicklung steckt und bisher nicht geklärt ist, was das Pflegewissen konkret ausmacht und welche Bezugswissenschaften dazu gehören. Eine Sachanalyse des Handlungsfeldes Pflege ist somit in umfassender Form, die eine Voraussetzung für eine didaktische Konzeption wäre, noch nicht entwickelt (Panke-Kochinke 2000: 54). Die Lehrenden sind, auch nach zehn Jahren Etablierung der Disziplin Pflegewissenschaft an Hochschulen, darauf angewiesen, das Wissen aus unterschiedlichen Disziplinen heranzuziehen, um die vielfältigen Pflegeaufgaben und inhaltlichen Problemfelder des Pflegehandelns erklären und Lösungsmöglichkeiten für deren Bewältigung aufzeigen zu können. Dabei können die Erkenntnisse aus den Bezugsdisziplinen nicht nahtlos übernommen werden, vielmehr müssen diese unter spezifisch pflegerischen Handlungsorientierungen und Problemstellungen reflektiert und rekonstruiert werden. Eine vertiefende didaktische Analyse ist somit erforderlich, um die Strukturen und Problembereiche pflegerischen Handelns sowie pflegearbeitsorganisatorische Entwicklungen aufzudecken, damit diese für den Unterricht aufgearbeitet werden können.

In dieser Ausarbeitung wird der Begriff „Pflegedidaktik" gewählt. Damit wird zum einen zum Ausdruck gebracht, dass das Fach Pflege nicht eindeutig abgegrenzt werden kann, da viele Inhalte aus verschiedenen Disziplinen dem Fachbereich Pflege zugeordnet werden. Zum anderen wird der Blick nicht nur auf fachwissenschaftliche Inhalte gerichtet, sondern Aspekte beruflicher Mündigkeit und interaktive Prozesse im Lern-Lehrgeschehen werden berücksichtigt. Mit dem Begriff „Pflege" wird die in beruflicher Form erbrachte Alten-, Kinder- und Krankenpflege verstanden. Zurzeit ist diese Perspektive ein schwieriges Unterfangen, da das pflegerische Handlungsfeld und die ihr innewohnenden Strukturen und Inhalte weitgehend nicht erfasst sind und zudem die Diskussionen um die Neugestaltung des Pflegeausbildungssystems auf recht unterschiedlichen Konzepten basieren und bislang noch keine Einigkeit darüber erzielt wurde.

2. Rückblick auf pflegedidaktische Ansätze der 90er Jahre

2.1 Das „Duisburger Modell"

Entscheidende Impulse für eine theoretische Auseinandersetzung mit pflegedidaktischen Frage- und Problemstellungen gingen mit der Veröffentlichung des *„Duisburger Modells"* (Bögemann u.a. 1989) einher. Die VerfasserInnen des „Duisburger Modells" sprechen von einer Fachdidaktik Pflege und wollen damit deutlich machen, dass das strukturierte Fachwissen der Pflege über ihr entwickeltes Strukturmodell zumindest annähernd bestimmt werden kann. Im Zentrum des Modells steht die fachliche Auseinandersetzung mit einem Pflegethema, dabei geht es um ‚objektive' pflegewissenschaftliche Inhalte, die den Pflegeunterricht bestimmen. Mit dem Begriff Pflege verbinden die VerfasserInnen soziale Betreuungssituationen, die in beruflichen und in privaten Kontexten bestehen (Bögemann-Großheim 2002: 393).

Da das ‚objektive' Wissen der Pflege aufgrund der sich erst entwickelnden Pflegewissenschaft für den Lehrenden in der Pflege noch nicht verfügbar ist, fungiert das „Duisburger Modell" als Ersatz für die noch fehlenden pflegewissenschaftlichen Erkenntnisse. Um das Pflegewissen erarbeiten zu können, werden folgende *Erkenntnisfelder* formuliert:

- Situation Pflegebedürftigkeit,
- Bedingungen der Institution,
- Interaktionsprozesse zwischen Pflegeperson und PatientIn,
- standardisierte Handlungsmuster, die für die Bewältigung pflegerischer Aufgaben erforderlich sind und
- gesamtgesellschaftlich-geschichtliche Wissens- und Erklärungszusammenhänge.

Bei der Erarbeitung von Pflegewissen müssen alle genannten Erkenntnisfelder in die Analyse integriert und deren Zusammenhänge aufgezeigt werden (Bögemann-Großheim 2002: 369f.). Der Bezug auf eine Pflegetheorie wird in diesem Erarbeitungsprozess ausdrücklich abgelehnt, um die Auszubildenden nicht auf bestimmte normative Implikationen festzulegen. Pflegerelevantes Wissen ist auf seine historisch, kulturell und gesellschaftlich bedingten Hintergründe zu befragen und kritisch zu bewerten. Somit können Auszubildende in der Pflege, die sich der problematischen Grundlagen propagierter Leitbilder wie „Patientenorientierung" oder dem Prinzip der „Ganzheitlichkeit" bewusst sind, diesen Konzepten nicht gedankenlos folgen, denn sie wissen um deren Bedingtheit (Stemmer 2001: 326).

Dem Duisburger Modell liegen keine curricularen Theorien zugrunde, es wird vorausgesetzt, dass im Rahmen unterschiedlich begründeter Curricula mit dem Modell gearbeitet werden kann, d.h. es setzt das Vorhandensein eines fachstrukturierten Curriculums, zumindest die Vorgabe von Themen voraus. Für die Unterrichtsvorbereitung wird vom Lehrenden eine umfangreiche Sachanalyse ausgearbeitet, in der die oben dargestellten Erkenntnisfelder berücksichtigt werden. Im zweiten Schritt erfolgt die didaktische Transformation der erarbeiteten Erkenntnisse. Die Struktur des Fachunterrichts entspricht dabei der Struktur der korrespondierenden Fachwissenschaft (Bögemann-Großheim 2002: 392). Wissenschaftsorientierung und rationale Wissenschaftskritik werden als didaktische Prinzipien erhoben. Die VerfasserInnen gehen davon aus, dass Bildung im Medium von kritischer Rationalität zu erreichen ist. Die Struktur der jeweiligen Disziplin und die in ihr ausgelegte Sachlogik bestimmen das Lerngeschehen.

2.2 Die „kritisch-konstruktive Didaktik der Krankenpflege" (Wittneben)

Eine der ersten Arbeiten, in der eine wissenschaftliche Untermauerung angestrebt wird, ist die „kritisch-konstruktive Didaktik der Krankenpflege" von Wittneben (Wittneben 1991). Der Begriff „Pflegedidaktik" und die Bezeichnung „Didaktik der Krankenpflege" werden von ihr synonym verwendet (Wittneben 1998: 188f.). Sie bezeichnet Pflegedidaktik-Ansätze als vorwissenschaftlich, „wenn in ihnen das angenommene Pflege- und Didaktikverständnis nicht explizit, nicht systematisch begründet und intersubjektiv nicht nachvollziehbar verwendet wird" (Wittneben 1994: 25). In ihren pflegedidaktischen Ausführungen rücken das Modell der „multidimensionalen Patientenorientierung" und die Kategorie „Bildung" in den Vordergrund. Wittneben geht von der Annahme aus, dass auf der Basis eines breit angelegten patientenorientierten Pflegebegriffs in der Pflegeausbildung eine schülerorientierte Bildung zur Selbst-, Mitbestimmungs- und Solidaritätsfähigkeit möglich sein soll. Eine „allseitige" Bildung ist für Wittneben eine wesentliche Voraussetzung, um patientenorientiert handeln zu können. Sie integriert Elemente der kritisch-konstruktiven Didaktik Klafkis in ihr Konzept. Von diesen ausgehend definiert sie Krankenpflege als Bildungsfach (Wittneben 1991: 320).

Wie kommt Wittneben nun zu den Bildungsinhalten für den Pflegeunterricht? Zunächst werden die zu bewältigenden Situationen und Probleme im pflegerischen Handlungsfeld über Mitteilungen von Pflegenden identifiziert, die das Pflegegeschehen erzählend darstellen. In einem weiteren Schritt wird das von ihr entwickelte „multidimensionale Modell der Patientenorientierung" als Analyseraster für die Vorbereitung von Unterricht herangezogen, das wie eine Folie auf die geschilderten Pflegesituationen gelegt werden kann. Das „multidimensionale Modell der Patientenorientierung" umfasst folgende Dimensionen: eine ablauforientierte, verrichtungsorientierte, symptomorientierte, krankheitsorientierte, verhaltensorientierte, handlungsorientierte, interkulturelle sowie interaktions- und kommunikationsorientierte Dimension. Diese Dimensionen werden in eine Taxonomie eingeordnet, die von patientenignorierend bis zu patientenorientierend abgestuft ist. Die Ablauforientierung wird demnach als besonders patientenignorierend und die Handlungsorientierung als besonders patientenorientierend eingestuft (Wittneben 1998: 115). Aus diesen Dimensionen erschließen sich wesentliche Themen für den Unterricht, die dann, in Verbindung mit den Elementen der kritisch-konstruktiven Didaktik Klafkis zu Bildungsinhalten transformiert werden können.

Wittneben hat inzwischen ihre Überlegungen erweitert und berücksichtigt berufs-pädagogische Erkenntnisse, in denen Handlungskompetenz als Zielkategorie beruflichen Lernens in den Vordergrund rückt. Für die Pflegeausbildung fordert sie die Entfaltung folgender Kompetenzbereiche:

- kognitive Kompetenz
- sprachlich-kommunikative Kompetenz
- generalisiertes Rollenhandeln
- postkonventionelles moralisches Bewusstsein
- psychomotorische Kompetenz und
- emotionale Kompetenz (Wittneben 1999: 5ff.).

Damit hochkomplexe Pflegesituationen bewältigt werden können, bedarf es neben pflegewissenschaftlichen Erkenntnissen einem noch zu entdeckenden anwendungsrelevanten Handlungswissen in einem handlungsorientierten Unterricht. „Eine Didaktik, die diese Bestimmungsstücke enthält, nenne ich vorläufig eine ‚kritisch-konstruktive Pflegesituationsdidaktik', die zu einer ‚Pflegeberufsfelddidaktik' erweitert werden könnte" (Wittneben 1999: 11).

Wittneben ergänzt ihre ursprüngliche Arbeit um den Kompetenzbegriff und den Begriff der Handlungsorientierung. Ihre Überlegungen zu einem patientenorientierten Verständnis werden allerdings nicht modifiziert. Dies bedarf einer kritischen Betrachtung, da die patientenorientierte Perspektive bei Wittneben grundlegend für die Auswahl der Unterrichtsinhalte ist: Trotz spürbarer Veränderungsversuche hin zu einer Patientenorientierung bleibt der zu pflegende Mensch Objekt pflegerischer Bemühungen. Auf der Dimension der Verhaltensebene wird der zu Pflegende auf seine physiologischen Gesetzmäßigkeiten hin reduziert, seine Einflussnahme auf das Pflegegeschehen bleibt unbeachtet. Die Wirkungen pflegerischer Bemühungen werden an den physiologischen Parametern abgelesen und nicht an der Zufriedenheit des Patienten, die subjektive Verarbeitungsweise und das subjektive Erleben werden nicht berücksichtigt. Der Patient wird erst in der letzten Stufe der Handlungsorientierung zum absoluten Souverän erhoben (Stemmer 2001: 209). Aber auch diese Sichtweise ist zweifelhaft, da eine absolute Autonomie subjekttheoretisch unerreichbar ist, da das Subjekt immer eingebunden ist in menschliches Dasein, in Gesellschaft und Kultur und den darin verstrickten Abhängigkeiten. Autonomie soll dabei nicht aufgegeben, sondern im Angewiesensein auf andere und der Begrenztheit im Handeln relativiert werden. Gerade im Kranksein wird die Begrenztheit deutlich, dies kann in Form von Verunsicherung, Ratlosigkeit und Schwankungen in der Deutung der Pflegesituation zum Ausdruck kommen (Ertl-Schmuck 2000).

Angesichts der Bestrebungen zur Entwicklung integrativer und generalistischer Ansätze zur Pflegeausbildung halte ich das Modell von Wittneben für nicht zukunftsweisend. Als Orientierungsrahmen zur Curriculumentwicklung einer integrativen oder generalistischen Pflegeausbildung kann es nicht herangezogen werden. Das Modell ist auf Positionen und Erfahrungen einer Krankenhauspflege ausgerichtet, wobei Begriffe wie Kranksein, Biografiearbeit, Realitäts- und Identitätsarbeit, Gesundheitsförderung, Erleben und Verarbeitungsmöglichkeiten, gesellschaftliche Einflussfaktoren keine Rolle spielen. Somit besteht die Gefahr, den „status quo" der jetzigen medizinorientierten Pflegeausbildung aufrechtzuerhalten und die vorhandenen eingespielten und daher als „natürlich" betrachteten Macht- und Herrschaftsstrukturen zu ignorieren.

2.3 Das „Fachdidaktikmodell Pflege" (Aarau)

Auch die VerfasserInnen des *„Aarauer Fachdidaktikmodells Pflege"* gehen davon aus, dass durch das von ihnen entwickelte Strukturmodell, die Pflegeinhalte ermittelt werden können (Kaderschule 1992). Bei der Erarbeitung von Pflegethemen kommen zunächst Pflege-Arbeitssituationen beruflich tätiger Pflegepersonen in unterschiedlichen Handlungsfeldern in den Blick. Relevante Problemstellungen und Themen werden dabei herausgefiltert. Um den wechselseitigen Bezug zwischen Theorie und Praxis zu sichern, sollen im Pflegeunterricht Pflegesituationen und daraus ableitbare Problemstellungen bearbeitet werden, deren Lösungen auf die Pflegepraxis übertragbar sind. Insbesondere durch die Beschäftigung mit sinnkonstituierenden Aspekten der beteiligten Interaktionspartner im pflegerischen Handeln können Pflegephänomene, Probleme und Themen bestimmt werden, die für den Pflegeunterricht von Bedeutung sind. Der Fokus der inhaltlichen Auswahl liegt auf dem pflegerischen Handeln und auf der besonderen Relevanz der Inhalte für den Pflegealltag. In den Blick gelangen die subjektiven Sichtweisen der verschiedenen Akteure im pflegerischen Handeln und Situationen aus dem Pflegealltag (Schwarz-Govaers 1993: 211).

Die Theoriebildung erfolgt in diesem Ansatz nur andeutungsweise, phänomenologische und konstruktivistische Ansätze werden zwar erkennbar, jedoch nicht explizit ausgearbeitet. Die Erarbeitung eines theoretischen Begründungsrahmens steht noch aus. Die Zuordnung der didaktischen Einzelentscheidungen in ein übergeordnetes Konzept bleibt der pädagogischen Kompetenz der Lehrenden überlassen. Das Modell ist somit offen, sowohl für eine bloße Funktionalität des Lehrens und Lernens als auch für weitergehende bildungstheoretische und pflegetheoretische Überlegungen (Ertl-Schmuck 2000: 200).

In dem auf die Ausbildung in der Schweiz ausgerichtetem Modell wird nicht nach pflegerischen Einzelberufen differenziert, da die Unterscheidung im Rahmen der neuen Ausbildungsbestimmungen in der Schweiz zugunsten einer generalistischen Pflegeausbildung aufgegeben wurde (Plattner 1999: 22).

2.4 Fazit

Auch wenn in den dargestellten Modellen unterschiedliche Positionen zum Ausdruck gebracht werden, so geht es doch in allen um eine *Inhaltsdidaktik* und somit um eine Konstruierung und Strukturierung *pflegerischen Wissens*. Die vorgestellten Ansätze basieren darauf, die Systematik des Pflegewissens mit fachwissenschaftlichen Relevanzkriterien aufzuspüren und zu erweitern. Die Lernenden bleiben jedoch – insbesondere in der Arbeit von Wittneben und in den Ausarbeitungen des Duisburger Modells – Objekte pädagogischer Entscheidungen und Aktivitäten. Ihre Mitbestimmung im Unterricht wird zwar theoretisch gefordert, letztlich aber durch eine stark strukturierte Unterrichtsverlaufsplanung, in der wenig Freiraum für die subjektiven Lernerfordernisse der Lernsubjekte bleibt, verhindert. Die Subjektseite bleibt damit rational verkürzt. Im Aarauer Modell werden Lern-Lehrprozesse gefordert, in denen die Lernproblematiken und Lernhandlungen der Lernsubjekte ernst genommen und im Lerngeschehen integriert werden. In diesem Modell fehlt jedoch eine übergeordnete normative Kategorie, die als Orientierungsrahmen herangezogen werden kann. Die theoretische Begründung bleibt schwach ausgeprägt (Ertl-Schmuck 2000: 214).

Waren die 90er Jahre noch von einer Aufbruchstimmung und einem viel verbreiteten Optimismus geprägt, so ist inzwischen Ernüchterung eingetreten: Egal welche pflege-didaktischen Modelle bei der Planung und Reflexion von Unterricht herangezogen werden, den Mangel an Erkenntnissen des Pflegewissens und den pflegetheoretischen Diskurs können diese nicht kompensieren. Der Begriff der beruflichen Handlungskompetenz mit Blick auf die Bestimmung pflegerischen Wissens konnte bislang weitgehend nicht geklärt werden.

Daraus ergeben sich Problembereiche, die alles andere als hinreichend breit bearbeitet worden sind: Die Lehrenden für Pflege müssen bei ihrer Planung von Unterricht auf Erkenntnisse anderer Wissenschaften zurückgreifen, um die komplexen Pflegephänomene erklären und pflegerische Interventionen unter Berücksichtigung berufsethischer Verantwortbarkeit begründen zu können. Durch die vorhandenen Pflegedidaktikmodelle bekommen Lehrende Strukturierungshilfen zur Erarbeitung von Unterrichtsinhalten und der Bestimmung von Zielen sowie Anregungen zur Gestaltung der jeweiligen Lehr-Lern-Arrangements. Diese reflexive theoriegeleitete Arbeit wird jedoch erheblich beeinflusst von der vorangegangenen beruflichen Sozialisation der Lehrenden und vom Entwicklungsstand der Disziplin Pflegewissenschaft. Genau hier fängt eine Verstrickung an, die derzeit höchst brisant ist: Solange das Eigenständige der Pflege, die dazu gehörenden Handlungsfelder der Pflege und die daraus resultierenden Lernerfordernisse nicht erforscht und kategorial bestimmt sind, obliegt es nach wie vor dem Erkenntnisstand und der pädagogischen Kompetenz der Lehrenden, inwieweit neue pflegewissenschaftliche und berufspädagogische Impulse sowie gesundheitspolitische Veränderungen aufgegriffen, gebündelt, Zusammenhänge reflektiert und für den Pflegeunterricht konkretisiert und nutzbar gemacht werden. Das dies einer Sisyphusarbeit gleichkommt ist nur unschwer zu erkennen, denn die geforderte analytische Arbeit ist vorrangige Aufgabe der PflegewissenschaftlerInnen.

Klar geworden ist auch, wie sehr die verkrusteten Strukturen in der Pflegepraxis sowie im Pflegeausbildungssystem wirken. Solange nicht radikal an den grundlegenden Strukturen etwas geändert wird, verpuffen viele innovative Ideen, personale Ressourcen und Projekte. Nach wie vor haben die Pflegeschulen den Sonderstatus, der sich hemmend auf die Bildungsmöglichkeiten der Lernenden, der Lehrenden und letztendlich auf die Entwicklungspotenziale der Pflege auswirkt. Von einer „Normalisierung" kann (noch) nicht die Rede sein und vor übertriebenen Erwartungen an Innovation und „Emanzipation" ist zu warnen (Sahmel 2001: 29).

3. Gegenwärtige Innovationen

In aktuellen berufspädagogischen Diskussionen geht es um eine stärkere Vernetzung von theoretischen und praktischen Ausbildungsanteilen, in der die Entfaltung beruflicher Handlungskompetenz sowie Modelle und Konzepte der Erwachsenenbildung in den Vordergrund rücken und die Curriculumbausteine so angelegt sind, dass die Verbindung von Fachtheorie und Fachpraxis möglich bleibt (Kaiser 1990; Pätzold 1992; Arnold/Lipsmeier 1995; Lisop 1999). Diese Erkenntnisse werden in neueren Modellen und Konzepten zur Pflegedidaktik berücksichtigt (u.a. Darmann 2000; Ertl-Schmuck 2000; Sieger 2001; Holoch 2002).

3.1 Ein curricularer Baustein zur Förderung der kommunikativen Kompetenz (Darmann)

Ausgehend von der beruflichen Wirklichkeit sowie kommunikationstheoretischen und pflegewissenschaftlichen Erkenntnissen und Normen entwickelt Darmann einen curricularen Baustein zum Thema Kommunikation für die Krankenpflegeausbildung. Dabei werden drei Bestimmungselemente fokussiert:

- Pflegewirklichkeit: Hier geht es um die Ermittlung der Situationen und Schlüsselprobleme, die von beruflich Pflegenden bewältigt werden müssen. Die Auswahl der Inhalte für den Unterricht erfolgt dabei über empirisch-theoretisches sowie technisch und strategisch verwertbares Wissen (Darmann 2000: 265).
- Pflegetheoretische Normen: Zur Begründung und Kritik der Richtigkeit normengeleiteter Handlungen wird (pflege)wissenschaftliches Wissen herangezogen (Darmann 2000: 266).

- Persönlichkeitstheoretische Grundlagen: Diese werden über ein psychoanalytisches und interaktionistisches Persönlichkeitsmodell erarbeitet (Darmann 2000: 195ff.). Damit können normative Ansprüche und individuelle Bedürfnisse sowie individuelle Verarbeitungsmuster der Auszubildenden erhellt und theoriegeleitet reflektiert werden.

Diese Elemente werden zu einem situations- und erfahrungsorientierten pflegedidaktischen Konzept zusammengeführt, wobei eine verständigungsorientierte Lehr-Lern-Gestaltung in den Vordergrund rückt, mit dem Ziel, die Lernenden dahingehend zu qualifizieren, dass sie in der Pflegepraxis problematische Kommunikationssituationen bewältigen können (Darmann 2000: 215ff.). Folgende Fähigkeiten sollen im Lehr-Lerngeschehen entfaltet werden:

- Die Fähigkeit zur Überprüfung der eigenen normativen Ansprüche und die Entwicklung eines realitätsgerechten normativen Standpunktes.
- Die Fähigkeit zur Realitätsprüfung; d.h. die Lernenden sollen am Ende der Pflegeausbildung in der Lage sein, Handlungsmöglichkeiten zu erkennen, die „sowohl im Hinblick auf ihre inneren Ansprüche als auch auf die Realität angemessen sind" (Darmann 2000: 221).
- Die Fähigkeit zum akzeptierenden und ehrlichen Umgang mit eigenen Wünschen und Phantasien (Darmann 2000: 217).

Als übergeordnete normative Kategorie pädagogischer Entscheidungen bezieht sich Darmann auf den Bildungsbegriff von Klafki, der Bildung in einem kritisch-emanzipatorischen Verständnis sieht, nämlich als Selbstbestimmungs-, Mitbestimmungs- und Solidaritätsfähigkeit (Klafki 1993: 52). Darmann erhebt den Anspruch, dass der von ihr entwickelte curriculare Baustein dazu beitragen soll, dass Lernende in der pflegeberuflichen Ausbildung „diesen anspruchsvollen Zielen näher kommen können" (Darmann 2000: 31).

Auch wenn die Überlegungen für die Krankenpflegeausbildung entwickelt wurden, so lassen sich die Bestimmungselemente auch auf andere Pflege-Handlungsfelder übertragen. Problematisch bleibt die Ausklammerung der nonverbalen Kommunikation. Gerade in der körperbezogenen pflegerischen Arbeit spielen nonverbale Mitteilungen eine bedeutsame Rolle und stellen einen pflegespezifischen Aspekt von Kommunikation dar. Somit wird der Eindruck eines verdeckten Dualismus erweckt. Ausgeklammert bleibt auch die Frage, auf welche Art und Weise Aushandlungsprozesse ablaufen, um den Pflegebedarf gemeinsam – Pflegeperson/PatientIn – zu bestimmen, zu planen, durchzuführen und zu bewerten. Dieser Aushandlungsprozess ist in einem Krankseinsprozess eingebettet, der erheblichen Schwankungen in der Deutung der Situation sowohl durch die PatientInnen als auch durch die Pflegenden unterworfen ist. Hier bedarf es dringend einer Klärung, denn genau hier liegt der Schwerpunkt pflegerischen Handelns, in welchem kommunikative Kompetenz entfaltet werden kann.

3.2 Berufsbildung als Subjektentwicklung (Ertl-Schmuck)

Der Theoriezugang bei *Ertl-Schmuck* (2000) erfolgt über den Subjektbegriff. Ausgangspunkt ihrer Überlegungen ist nicht irgendein allgemeindidaktisches und pflegetheoretisches Modell, sondern die Chiffre des „Subjekts", um das es sowohl in der Pflegepraxis als auch in der Lernarbeit geht. In den Blick gelangen der zu Pflegende als Subjekt seiner Ängste, seines Leidens, seiner Ohnmacht, seiner Hoffnungen, seiner Genesung, die Pflegenden als Subjekte von fachlicher Unterstützung und Hilfe und ihre Kommunikation mit dem zu pflegenden Menschen als Dialog. Aber auch die Lernenden, die in Theorie und Praxis auf die Arbeit mit zu Pflegenden qualifiziert werden, sowie die Lehrenden, die die Lernenden in ihrer beruflichen Ausbildung begleiten, werden in den Blick genommen.

Grundlegend ist ein dialektisches Verständnis des Subjektbegriffs. In dieser Perspektive impliziert der Begriff zum einen stets Erfahrungen und Strukturen des Objektseins, damit wird zum Ausdruck gebracht, dass der Mensch biologischen, gesellschaftlichen und sozialen Belangen ausgesetzt ist. Er steht in ihrem Wirkungsfeld und ist damit unterworfenes und abhängiges Objekt dieser Bedingungen. Darin kommt die ursprüngliche Bedeutung des Subjektbegriffs – das Unterworfensein – zum Ausdruck. Zum anderen ist der Mensch jedoch in seinem Handeln und in seinen Gestaltungsmöglichkeiten nie völlig fremdbestimmt (Meueler 1993). Damit das Individuum handlungsfähig wird, muss es Persönlichkeitsstrukturen entwickeln, die es ihm ermöglichen auf die Anforderungen seiner Umwelt funktional zu reagieren und ihm zugleich Wege für eine emanzipatorische Selbstreflexion und ein entsprechendes Handeln eröffnen. Dieser Anspruch ist verknüpft mit einer kritisch-reflexiven und sozial-kommunikativen Handlungskompetenz, die das Ergebnis der sie bestimmenden Bildung ist (Ertl-Schmuck 2000: 58).

Da „Bildung" und „Subjekt" von ihrem Wesensgehalt aufeinander bezogen sind, ist Bildung als dialektischer Prozess aufzufassen, in dem der Einzelne der vorgefundenen sozialisatorischen Erziehungswirklichkeit ausgesetzt und durch diese prägend beeinflusst wird. Demgegenüber nimmt das Subjekt gleichzeitig auch gestaltend und sich widersetzend Einfluss auf diese und stellt sich gegen einengende Herrschaftsmechanismen. Bildung übersteigt jedoch den funktionalen Bereich, dem Erziehung stets verhaftet bleibt. Gleichwohl kommt im Prozess der Erziehung Bildung zustande, in dem sich der Einzelne mit Fragestellungen, Erfahrungen, Informationen und Ereignissen seines Alltags auseinander setzt und sich gegen eine umfassende Fremdbestimmung wehrt. In diesem Prozess können Lehrende Hilfestellungen geben, Chancen und Freiräume können eröffnet werden, bestimmte Methoden können Subjektentwicklung fördern, die entscheidende Leistung muss jedoch von dem Individuum selbst erbracht werden, denn Subjekte im emanzipatorischen Sinne können sich nur selbst entwickeln (Ertl-Schmuck 2000: 57f.).

Für die Definition des Subjekts in der beruflichen Pflegeausbildung sind somit die jeweils unterschiedlichen Handlungskompetenzen des Lernenden und das Arbeits- und Lernfeld in Theorie und Praxis, dessen Zwänge, Widersprüche, aber auch das vorhandene Gestaltungspotenzial von zentraler Bedeutung. Alle Lern-Lehr-Arrangements enthalten somit beide Momente: Zum einen gibt es in schulischen und betrieblichen Einrichtungen immer Zwänge, Regeln müssen eingehalten und bestimmte Inhalte, Fertigkeiten und Handlungsroutine müssen erlernt werden, zum anderen können Freiräume dafür geschaffen werden, dass die handelnden, erkennenden und fühlenden Subjekte Erlebnisse mit ihrer Umwelt reflektieren, aber auch gänzlich Neues ausprobieren können (Meueler 1997: 215). In dieser Perspektive werden die in der Lern- aber auch in der Pflegearbeit auftretenden Widersprüche, Widerstände, Kränkungen und Einschränkungen thematisiert und reflexiv bearbeitet. Um diese zu erhellen, können anthropologische, psychoanalytische, interaktionistische und gesellschaftskritische Erklärungsansätze herangezogen werden. Die Sozialform im Lern-Lehrprozess ist der Dialog zwischen Lernenden und Lehrenden. Dabei geht es um Aushandlungsprozesse, die nicht nur für die Lernarbeit, sondern auch für die Pflegearbeit in den Mittelpunkt rücken. In dieser Perspektive werden Lernanforderungen bzw. Pflegeanforderungen und subjektive Bedürfnisse und Verarbeitungsmöglichkeiten der Lernsubjekte bzw. der zu Pflegenden von den Beteiligten verhandelt. Selbst- und Mitbestimmungsrechte der am Lern- bzw. Pflegeprozess beteiligten Subjekte werden dann nicht als normative Ziele festgelegt, sondern sozial erlebbar gemacht.

In der Arbeit von Ertl-Schmuck werden Entwicklungslinien einer kritischen Theorie des Subjekts dargelegt. Die Autorin argumentiert auf einer hohen Abstraktionsebene, so dass eine Konkretisierung wesentlicher Elemente noch aussteht. Insbesondere müssen die Unterschiede zwischen den Aushandlungsprozessen Lehrende/Lernende und Pflegende/zu Pflegende ausgearbeitet werden. Zudem wird die leibliche Subjektivität vernachlässigt, die in der Pflegearbeit eine bedeutende Rolle einnimmt. Hier bedarf es eingehender phänomenologischer Ergänzungen.

3.3 Schlüsselbegriff: Kommunikative Handlungsbefähigung (Sieger)

Sieger geht von einem curricularen Ansatz aus, in dem Berufssituationen analysiert und die für deren Bewältigung benötigten Qualifikationen unter bildungstheoretischer Perspektive bestimmt werden (Sieger 2001: 89). Da die Pflegearbeit insbesondere durch die Gestaltung einer professionellen Beziehung zwischen Pflegende und zu Pflegende charakterisiert wird, geht es insbesondere um den Erwerb kommunikativer Qualifikationen. Ihr Zugang zur Pflegedidaktik erfolgt über die kommunikative Didaktik (Schaller 1984). In dieser Perspektive „... verfolgt Erziehungshandeln nicht nur den Zweck, erkenntnis- und handlungsfähige Subjekte hervorzubringen, sondern im kommunikativen Handeln der beteiligten Subjekte selbst liegt der Selbstzweck von Unterricht. Somit werden Sinnorientierungen, Handlungsziele oder auch Lernziele, nur in einer Verständigung über sie verbindlich" (Sieger 2001: 84). Daraus ableitend stellt sie folgende didaktische Prinzipien in den Vordergrund:

- Handlungsorientierung: Der soziale Prozess des Lehr-Lerngeschehens rückt dabei in den Vordergrund. Um die Lernenden für kommunikatives Handeln vorzubereiten, muss Kommunikation im Unterricht praktiziert werden. Zugleich werden die Erfahrungen der Auszubildenden im Unterricht thematisiert, intersubjektiv aufgearbeitet und um neue Erkenntnisse erweitert (Sieger 2001: 90).
- Handlungsbefähigung: Hier spielt der Arbeitskontext der Lernenden eine wichtige Rolle. „Dispositionen, wie Initiative, Selbstständigkeit, Verantwortungsbereitschaft, Achtung vor der Menschenwürde und Entscheidungsfähigkeit, sind nicht einfach traditionell lehr- und lernbar. Neue Lehrformen und eine bewusste Arbeit an der Persönlichkeit während der Ausbildung können die in der Pflege gefragten Qualifikationen fördern" (Sieger 2001: 90).
- Situationsbezogenheit: Das zu erlernende Handeln wird in den Kontext von Berufssituationen gestellt. Dabei spielt die Mehrdimensionalität einer Situation eine große Rolle. Als konstitutive Merkmale einer Pflegesituation werden die objektiven Pflegeanlässe, die Rollenstruktur der an der pflegerischen Interaktion Beteiligten, die Interaktionsstrukturen sowie das Tätigkeitsfeld und dessen kontextuelle Einbettung genannt.
- Wissenschaftsorientierung: Die Unterrichtsinhalte beziehen sich auf Erkenntnisse einschlägiger Wissenschaften. Bei der Bearbeitung geht es um eine kritische Reflexion dessen, inwieweit diese Erkenntnisse für das Berufsfeld genutzt werden können (Sieger 2001: 91ff.).

3.4 Lernen im Prozess der Arbeit (Holoch)

In der Arbeit von *Holoch* werden wesentliche Elemente für Situiertes Lernen in der Pflegeausbildung entwickelt. Ausgehend von der Annahme, dass Wissen nicht abstrakt gespeichert und anschließend in konkreten Situationen angewandt wird, sondern vielmehr in der ständigen Interaktion mit sich und der Welt entsteht, wird für die pflegeberufliche Ausbildung ein Lernen in realen, didaktisch nicht konstruierten Pflegesituationen gefordert, in denen die Lernenden von PflegeexpertInnen und Mitlernenden begleitet werden. In diesem Prozess geht es um „Generalisierung und Transfer von Wissen und Können aus einer Praxis in die andere ... im Wechselspiel von Anwendung, Artikulation und Reflexion in enger Anbindung an die Bewältigung realer Situationen" (Holoch 2002: 66). Folgende Elemente des Situierten Lernens werden von ihr formuliert:

- Wissen ist immer in einem sozialen Kontext situiert.
- Wissen ist nicht Endzweck, sondern vielmehr Werkzeug zum Umgang mit Dingen und sozialen Gegebenheiten. Beim Erwerb von Wissen wird zugleich auch immer die Art seines Erwerbs und seiner Anwendung mit erlernt. Bei dieser Art von Lernen spielen ExpertInnen in einem spezifischen Fachbereich eine herausragende Rolle, indem sie die Lernenden im Arbeitsprozess begleiten und zugleich ihr implizites Wissen zum Ausdruck bringen.
- Neulinge können bereichsspezifisches, praktisches Wissen erwerben, indem sie ExpertInnen beobachten und sich mit ihnen über ausgeführte Handlungen austauschen.
- Im Lernprozess spielen Geschichten eine bedeutsame Rolle, denn sie transportieren etwas Allgemeines im Besonderen (Holoch 2002: 65f.).

Des Weiteren bestimmt Holoch den Gegenstand Pflege als Interaktion und als Fürsorge (Holoch 2002: 67ff.). In Verbindung mit den Elementen des Situierten Lernens entwickelt sie drei Modelle Situierten Lernens, in denen pflegekompetentes Handeln erlernt werden kann:

- „Narrativa zu Fürsorgesituationen“, hierbei wird aus Geschichten gelernt;
- „Das Erstgespräch als Lernsituation“, dabei steht das Lernen von und mit PflegeexpertInnen im Vordergrund;
- „Interaktion in komplexen Pflegesituationen“, wobei das selbstständige Planen von Pflegehandlungen fokussiert wird.

In der Erprobung und Auswertung dieser drei Modelle in einer Kinderkrankenpflegeschule kommt Holoch zu dem Ergebnis, dass ein Lernen von und mit PflegeexpertInnen dann möglich war, wenn die strukturell-organisatorischen Bedingungen gut waren und Pflegende ihr Handeln im Reflexionsgespräch mit den SchülerInnen begründen konnten. Als Schwachstelle führt sie an, dass ein Teil der Pflegenden ihr implizites Wissen, das ihrem Handeln zugrunde liegt, nicht zum Ausdruck bringen kann (Holoch 2002: 328f.). Dem Status des „Experten“ wird in diesem Ansatz ein hoher Stellenwert eingeräumt. Hier stellt sich die Frage, ob eine ausreichende Anzahl von sog. „PflegeexpertInnen“ tatsächlich in der derzeitigen Pflegepraxis zu finden sind – die Ergebnisse von Holoch sprechen eher dagegen – so dass gewährleistet werden kann, das jeder Auszubildende mit einem Expertenwissen konfrontiert wird. Zudem ist von Interesse, inwieweit bei einem derartigen Ansatz die Auszubildenden in ihrer beruflichen Ausbildung in der recht funktional ausgerichteten Pflegepraxis auch funktional trainiert werden. Lernen kann dabei stark verkürzt werden.

4. Ein Blick nach vorn – eine erste Annäherung an das Lernfeldkonzept

4.1 Elemente des Lernfeldkonzepts

In dem von der Kultusministerkonferenz (KMK) formulierten *Lernfeldkonzept*, wird die Handlungssystematik zum zentralen didaktischen Kriterium für den berufsbezogenen Unterricht in der Berufsschule erhoben. Die Rahmenlehrpläne der beruflichen Bildung werden seit einigen Jahren nach diesem Konzept entwickelt. Dafür hat die KMK Handreichungen erarbeitet, die als Orientierung für die Entwicklung von Rahmenlehrplänen herangezogen werden können (KMK 2000). Bei der Konstruierung des Lernfeldkonzepts geht es nicht mehr wie bislang, um detailliert gefasste, überwiegend fachsystematisch geordnete Lernziele, sondern vielmehr um handlungssystematisch gefasste Zielformulierungen, mit dem Ziel, Handlungswissen zu fördern (Lipsmeier/Pätzold 2000). Im Vordergrund stehen Formen der Lernorganisation, in denen selbstbestimmtes und soziales Lernen ermöglicht wird.

Im Folgenden werden wesentliche Elemente des Lernfeldkonzepts dargelegt, um anschließend Risiken und Chancen aufzuzeigen.

Damit Lernfelder ermittelt werden können, gilt es zunächst, Handlungsfelder in der beruflichen Praxis zu bestimmen. *Handlungsfelder* sind zusammengehörige komplexe Aufgabenbereiche mit beruflichen, lebens- und gesellschaftsbedeutsamen Handlungssituationen, zu deren Bewältigung in der beruflichen Ausbildung qualifiziert werden soll (Bader 2000: 41f.). Der Begriff „Feld“ ist ein Begriff aus der Sozialforschung und bezieht sich auf das soziale Feld als natürliche Lebenssituation von Gruppen, deren Mitglieder in ein sozio-kulturelles System eingebettet sind und von diesem bestimmt werden. In dieser Perspektive beinhalten Handlungsfelder fachliche, soziale sowie gesellschaftliche und subjektbezogene Belange ebenso wie praktisches Können und ethische Aspekte (Lisop 1999: 27f.). Die Kategorie „Feld“ deutet somit darauf hin, dass es sich in der beruflichen Bildung nicht ausschließlich um enge Aufgaben- und Handlungsabläufe handelt, sondern die zu erlernenden Handlungen sind stets in einem sozialen und gesellschaftlichen Kontext einzuordnen, Interdependenzen können aufgezeigt und theoriegeleitet diskutiert werden.

Aus den Handlungsfeldern und den in ihnen ermittelten Handlungssituationen lassen sich unter Berücksichtigung erziehungs- sozial- und fachwissenschaftlicher Erkenntnisse *Lernfelder* bestimmen. Lernfelder „sind durch Zielformulierung, Inhalte und Zeitrichtwerte beschriebene thematische Einheiten, die an beruflichen Aufgabenstellungen und Handlungsabläufen orientiert sind. (...) In den Lernfeldern sind die beruflichen Tätigkeitsfelder didaktisch aufzubereiten ... (KMK 2000: 14). In der Zielformulierung werden die erwünschten Qualifikationen und Kompetenzen formuliert, die am Ende des schulischen Lernprozesses in einem Lernfeld erwartet werden. Dabei geht es um die Entwicklung einer beruflichen Handlungskompetenz in den Dimensionen der Fachkompetenz, Selbstkompetenz und Sozialkompetenz unter Einschluss der Methodenkompetenz. Bei der Festlegung der Inhalte ist unter Beachtung der Aufgaben des Lernortes Berufschule eine didaktisch begründete Auswahl der berufsfachlichen Inhalte zu treffen (KMK 2000: 16). Lernfelder gehen zwar aus Handlungsfeldern hervor, um jedoch eine funktionale Verengung und Beliebigkeit zu vermeiden, ist es unabdingbar die Ziel- und Inhaltsauswahl über einen explizit ausgewiesenen erziehungs-, sozial- und fachwissenschaftlichen Referenzrahmen zu legitimieren. Die Differenz zwischen Handlungsfeld und Lernfeld ergibt sich somit über den Bildungsauftrag der berufsbildenden Schule.

Abb. 1: Curriculare Arbeit nach dem Lernfeldkonzept

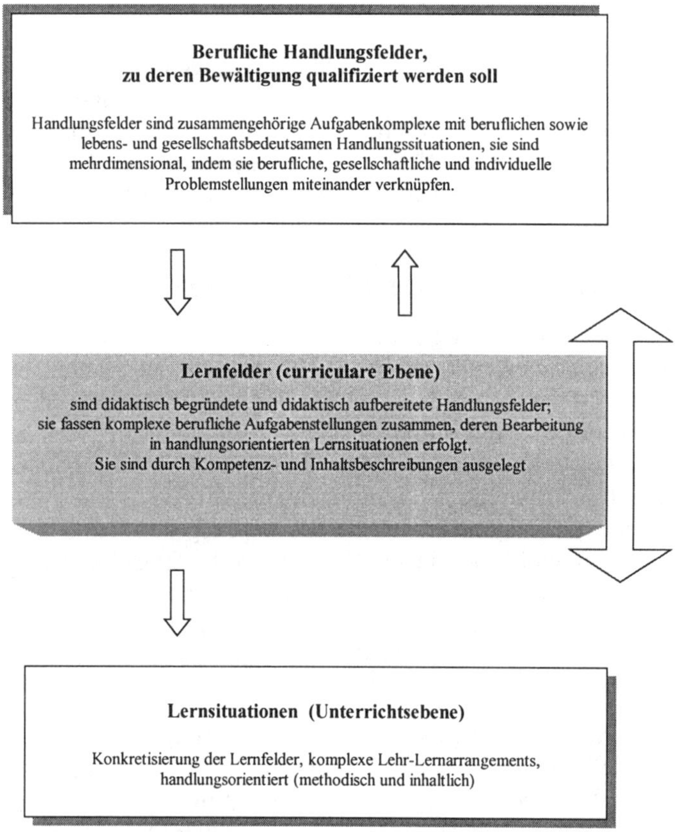

Quelle: Modifiziert nach Bader 2001: 26

Lernsituationen sind konkrete Lehr-Lern-Arrangements, in denen Lernfelder konkretisiert werden. In den Lernsituationen können eingegrenzte pflegerische Aufgabenstellungen und Problembereiche handlungsorientiert bearbeitet werden.

Abbildung 1 verdeutlicht den Zusammenhang von Handlungsfeld, Lernfeld und Lernsituation.

Wie kann nun der Entstehungszusammenhang von Lernfeldern und Lernsituationen für die pflegeberufliche Ausbildung legitimiert werden? Streng genommen müssten zunächst pflegerische Handlungsfelder und die ihnen zugrunde liegenden Handlungssituationen auf dem Weg der empirischen Forschung unter Berücksichtigung der standardisierten Berufsforschung erhoben werden, um darüber eine Handlungssystematik erschließen zu können. Wittneben schlägt zudem die Analyse von Erzählungen über authentische Pflegesituationen vor, in denen das Pflegegeschehen umfassend abgebildet ist (Wittneben 2002: 2). Diese Situationsbeschreibungen lassen sich dann – in einem weiteren Schritt – auf die in ihnen auffindbaren Handlungsproblematiken reduzieren, um daraus didaktisch konstruierte Lernsituationen herleiten zu können.

Da zum jetzigen Zeitpunkt für die Pflegeberufe umfassende empirische Berufsfeldforschungen fehlen, wird die Vorgehensweise eher pragmatisch sein, diese muss allerdings in der jeweiligen Curriculumgruppe verhandelt werden. Vorstellbar ist derzeit ein Hin- und Hergehen zwischen kasuistischen Analysen, schon vorhandenem Datenmaterial und pflegewissenschaftlichen sowie berufspädagogischen Erkenntnissen.

4.3 Risiken und Chancen – eine erste Einschätzung

Das Lernfeldkonzept kann zum gegenwärtigen Zeitpunkt als ein pragmatischer curricularer Ansatz bewertet werden, da theoretische Begründungen weitgehend fehlen. Auf den ersten Blick scheint das Lernfeldkonzept plausibel und das Problem der Auswahl der Inhalte scheint dadurch gelöst zu werden, dass Handlungsfelder erfasst werden, die dann unter Berücksichtigung didaktischer Gesichtspunkte zu Lernfeldern aufgearbeitet werden. Bei der Analyse der Handreichungen zum Lernfeldkonzept ergeben sich jedoch eine Menge von Fragen und Unklarheiten. Da das Lernfeldkonzept bislang in der pflegepädagogischen Fachöffentlichkeit kaum einer kritischen Analyse unterzogen wurde – eine erste kritische Bewertung erfolgte von Panke-Kochinke (2002) und Oelke/Menke (2002) – möchte ich einige Aspekte aufzeigen, die bei einer Übernahme zu reflektieren sind:

Zentrale Begriffe wie „Handlungsorientierung“, „Handlungskompetenz“, werden nicht klar definiert, es wird auf die Angabe von Referenztheorien verzichtet. Somit ist das Lernfeldkonzept offen, sowohl für eine Funktionalität des Lehrens und Lernens als auch für weitergehende bildungstheoretische Überlegungen.

Ein ausschließlicher Aufbau nach Lernfeldern ist dann kritisch zu beurteilen, wenn die beruflichen Handlungsfelder zu sehr aus der Sicht von funktionalen Qualifikationsanforderungen gesehen werden. Für die pflegeruflichen Ausbildungen ist dies besonders problematisch, da wesentliche Wissensinhalte pflegerischen Handelns noch nicht umfassend bearbeitet worden sind und zudem noch nicht klar ist, auf welchem Qualifikationsniveau die Pflegenden in Zukunft ausgebildet werden sollen. Diese prekäre Situation kann dazu führen, dass über den „status quo" Ausbildungsinhalte und Qualifikationen bestimmt werden. Dabei besteht die Gefahr einer funktionalistischen Einengung. Je mehr die Lernfelder die betrieblichen Arbeitsanforderungen abbilden, desto ausgeprägter ist die Funktionalisierung und desto größer sind die Lücken in einem breiten Orientierungswissen. Wenn nur noch die Funktionstüchtigkeit im Vordergrund steht, kann dies zu einer Entwissenschaftlichung der Curriculumdiskussion führen und anzulernenden Hilfskräften werden damit Türen geöffnet.

Hier ist sicherzustellen, dass die den Lernfeldern zugrunde gelegten Handlungsfelder nicht einseitig auf funktionale berufliche Aufgabenstellungen und Handlungsabläufe ausgerichtet werden, sondern sie in einem umfassenden Sinn unter Berücksichtigung der ethisch-sozialen, wissenschaftlichen, gesellschaftlichen und subjektbezogenen Gesichtspunkten verstanden werden. Erst eine mehrdimensionale Orientierung verhindert eine ausschließlich funktionale Ausrichtung. Zu Recht verweist Pätzold darauf, dass ohne bildungstheoretische Reflexion der Inhalte die Frage nach der Handlungssystematik nicht ausreichend beantwortet werden kann (Pätzold 2000: 74). Die komplexen Anforderungen in den vielfältigen pflegerischen Handlungsfeldern machen – meiner Meinung nach – Bildung dringend notwendig.

Trotz dieser Einwände kann in der Auseinandersetzung mit dem Lernfeldkonzept eingeschleifte pädagogische Routine aufgebrochen und es können vielfältige Veränderungen initiiert werden. Die mit dem Lernfeldansatz eingeräumte Autonomie bietet die Chance, starre Vorgaben zu lösen, verfestigte Rollenerwartungen aufzubrechen, curriculare Handlungsspielräume zu nutzen und eröffnet die Möglichkeit zur konstruktiven Schul- und Teamentwicklung, Evaluation und Lernortkooperation. In dieser Perspektive wird der Unterricht als Forschungsfeld gesehen, Veränderungen können im Prozess integriert und evaluiert werden (Panke-Kochinke 2002: 43f.). Das traditionelle Bild des Lehrenden, der „hinter sich die Klassentür schließt" und einsam seine Unterrichtsvorbereitungen macht, wird sich in Richtung einer teamorientierten Organisationskultur verändern. Auch die Kooperation zwischen Schule und Betrieb erfordert veränderte Formen der Zusammenarbeit, wie beispielsweise institutionalisierte Fachkonferenzen, in denen zusammen mit Lehrenden aus der Theorie, den Verantwortlichen aus der Praxis und den Lernenden Handlungs- und Lernfelder bestimmt werden. Hier wäre dann auch der Ort, gemeinsam ein Bildungskonzept zu formulieren, dies ist sogar zwingend, da die Lernfelder unter bildungstheoretischen Aspekten formuliert werden, wenn sie nicht gänzlich unter den Mantel der Funktionalisierung fallen sollen.

Die Implementierung des Lernfeldansatzes erfordert eine offene, kritisch-konstruktive Haltung der Lehrenden gegenüber der bislang praktizierten pädagogischen Arbeit und impliziert eine pädagogische Professionalität. Um einer Instrumentalisierung des Lernfeldkonzepts entgegenzuwirken, werden – in Anlehnung an Lisop (1999: 42) – einige Grundbedingungen aufgezeigt, die bei einer Übernahme des Lernfeldkonzepts in der pflegeberuflichen Ausbildung von Bedeutung sind:

- Bildung als Subjektentwicklung kann als bildungstheoretischer Rahmen herangezogen werden, dabei geht es um Selbstbestimmung und Angewiesensein auf andere mit dem Ziel der Stärkung der Person und der Reduzierung von Abhängigkeiten.
- Bezug zu ethischen Fragestellungen, Wissenschaftsbezug (interdisziplinär): Dazu gehört das Reflektieren von Spannungen und Widersprüchen zwischen Wissenschaft und Ethik; dieses Wissen kann zur Begründung und Kritik normengeleiteter Handlungen herangezogen werden.
- Berücksichtigung aktueller Forschungsergebnisse, Forschungslücken und Dissense.
- Bezug zu konkreten Arbeitswelten und Reflexion von Erfahrungswissen.
- Strukturen des Pflegehandelns klären. Konstitutive Merkmale einer Pflegesituation unter subjekttheoretischer Perspektive sind:
  - Der Pflegebedarf des zu pflegenden Menschen;
  - subjektive Bedürfnisse und Verarbeitungsmöglichkeiten des zu pflegenden Menschen;
  - Rollenstruktur;
  - Aushandlungsprozesse, in denen es um Verstehen geht, das auf Verständigung gründet;
  - pflegerische Interventionen und deren kontextuelle Einbettung und Organisation.
- Bezug zu gesellschaftlichen und gesundheitspolitischen Entwicklungen, Anforderungen und Anpassungsleistungen sowie Ausgrenzungserscheinungen.
- Exemplarische Inhaltsauswahl: Das bedeutet das Zurückführen des Besonderen auf sein Grundprinzip, Aufzeigen des Grundprinzips als strukturprägendes Moment in der Komplexität (Lisop 1999: 166f.). Hierbei kann aus authentischen Situationen gelernt werden. Die Lernenden werden dabei mit der unstrukturierten Wirklichkeit konfrontiert, aus der heraus Einzelheiten im Gesamtzusammenhang betrachtet werden, um schließlich erneut den Gesamtzusammenhang beurteilen zu können.

Abzuwarten bleibt, wie das Lernfeldkonzept in der pflegeberuflichen Ausbildung aufgegriffen und umgesetzt wird. Hier möchte ich mich der Prognose von Wittneben anschließen, die darauf verweist, dass die wissenschaftliche Legitimierbarkeit sowie die Brauchbarkeit und Praktikabilität des Lernfeldkonzepts davon abhängen werden, „wie konsequent auf der einen Seite authentische Handlungssituationen als Bezugsorte von Lernsituationen und Lernfeldern aufgesucht und andererseits theoretische Referenzrahmen zur Durchdringung bzw. zur Ordnung an naturgemäß chaotischen Handlungssituationen herangetragen werden“ (Wittneben 2002: 11).

Mit der Implementierung werden sich grundlegende Veränderungen auf der Makro-, Meso- und Mikroebene ergeben. Damit das Kreativitätspotenzial von Lehrenden eingesetzt werden kann, sind Teamteaching, Bildungsgangkonferenzen, Fortbildungen, Supervisionen, Lernortkooperation und ein kontinuierlicher Austausch zwischen den Lehrenden in Theorie und Praxis und den Lernenden zwingend. All dies kann für Weiterungen pädagogischer Professionalität genutzt werden.

5. Impulse für die Zukunft

In der beruflichen Bildung lässt sich derzeit eine eher pragmatische Wende konstatieren. Diese Ideen werden auch in aktuellen pflegedidaktischen Überlegungen erkennbar. Ein Aufbruch in so genannte „neue Lernwelten“ wird unter dem Druck gesellschaftlicher Bedingungen propagiert, wobei die Gefahr einer Instrumentalisierung des Lernsubjekts besteht (Keuchel 2001; Görres u.a. 2002). Eine derartige Wende ist aus meiner Sicht problematisch, da die bildungstheoretisch relevanten Fragen, was macht pflegerisches Handeln aus und welche Kompetenzen und Inhalte sind dafür erforderlich, nur unzureichend beantwortet werden können. Zudem bringen gesellschaftliche Veränderungen, die durch Rationalisierung, Individualisierung und Entsolidarisierung gekennzeichnet sind, neue Risiken und Zumutungen mit sich, die jetzt schon massiv die Pflegeausbildungen und somit auch den Pflegeunterricht in Theorie und Praxis berühren. Um die komplexen Anforderungen und Widersprüchlichkeiten innerhalb des Lern-Lehrprozesses verstehen und in diesem Geschehen die Lernenden auf dem schwierigen, immer wieder hinderlichen Lernweg professionell begleiten zu können, reicht ein pragmatischer Blick nicht aus.

Ich plädiere für eine kritische Bildungstheorie als übergeordnete normative Kategorie einer Pflegedidaktik, in der die Bildung zum Subjekt in den Blick kommt. In dieser Perspektive geht es um die Klärung von Funktions-, Struktur-, Wissens- und Sinnzusammenhängen, die für das jeweilige Arbeits- und Lernfeld von Bedeutung sind, um nicht gänzlich der Fremdbestimmung unterworfen zu sein. Es geht um ein aufgeklärtes Bewusstsein über pflegerisch relevante Prozesse und gesellschaftliche Zusammenhänge, um den Abbau von restriktiven Strukturen und es gilt auszuloten, wo Mitgestaltungsmöglichkeiten vorhanden sind. Letztendlich geht es um eine emanzipative Begleitung der Lernenden, damit diese wiederum befähigt sind, die zu pflegenden Menschen so zu begleiten, dass diese als Subjekte in ihrer Würde und Selbstbestimmung geachtet werden.

Wissens- und Transferfragen

1. Wie bewerten Sie den wissenschaftlichen Entwicklungsstand der bislang vorliegenden Pflegedidaktik-Ansätze?
2. Beschreiben und bewerten Sie den möglichen Nutzen der dargestellten Ansätze für die Planung, Durchführung und Analyse von Pflegeunterricht.
3. Welches Bildungsverständnis liegt Ihren didaktischen Vorbereitungen zugrunde?
4. Welchen sozialen Rang lassen Sie den Lernenden zukommen, als Ihre „SchülerInnen" oder als Subjekte, die fähig sind, sich die Wirklichkeit selbstbestimmt anzueignen?

Literatur

Arnold, Rolf; Lipsmeier, Antonius (Hrsg.) (1995): Handbuch der Berufsbildung. Opladen

Bader, Reinhard (2000): Konstruieren von Lernfeldern – eine Handreichung für Rahmenlehrplanausschüsse und Bildungsgangkonferenzen in technischen Berufsfeldern. In: Bader, Reinhard; Sloane, Peter F.E. (Hrsg.): Lernen in Lernfeldern. Markt Schwaben, S. 33-50

Bader, Reinhard (2001): Entwickeln von Rahmenlehrplänen nach dem Lernfeldkonzept. In: Müller, Martina; Zöller, Arnulf (Hrsg.): Arbeitshilfe für Rahmenlehrplanausschüsse. Stand 08/2001, S. 17-28

Bögemann, Ellen u.a. (1989): Beitrag zu einer Fachdidaktik Pflege – das „Duisburger Modell". In: Pflege. Die wissenschaftliche Zeitschrift für Pflegeberufe. Jg. 2, Heft 1, S. 16-26

Bögemann-Großheim, Ellen (2002): Die berufliche Ausbildung von Krankenpflegelehrkräften. Kontinuitäten, Verunsicherungen, Reformansätze und Zukunftsrisiken einer Ausbildung besonderer Art. Frankfurt/Main

Darmann, Ingrid (2000): Kommunikative Kompetenz in der Pflege. Stuttgart u.a.

Dubs, Rolf (2000): Lernfeldorientierung: Löst dieser neue curriculare Ansatz die alten Probleme der Lehrpläne und des Unterrichts an Wirtschaftsschulen?. In: Lipsmeier, Antonius; Pätzold, Günter (Hrsg.): Lernfeldorientierung in Theorie und Praxis. Stuttgart: Steiner

Ertl-Schmuck, Roswitha (2000): Pflegedidaktik unter subjekttheoretischer Perspektive. Frankfurt/Main

Ertl-Schmuck, Roswitha (2001): Pflegedidaktik heute – Stand, Entwicklungen, Perspektiven. In: Sahmel, Karl-Heinz: Grundfragen der Pflegepädagogik. Stuttgart u.a., S. 103-137

Görres, Stefan u.a. (Hrsg.) (2002): Auf dem Weg zu einer neuen Lernkultur. Wissenstransfer in der Pflege. Bern u.a.

Holoch, Elisabeth (2002): Situiertes Lernen und Pflegekompetenz. Bern u.a.

Kaderschule für die Krankenpflege (Hrsg.) (1992): Fachdidaktikmodell Pflege. Aarau

Kaiser, Arnim (1985): Sinn und Situation. Grundlinien einer Didaktik der Erwachsenenbildung. Bad Heilbrunn/Obb.

Kaiser, Arnim (1990): Wie arbeiten lebensweltorientierte Ansätze. Prinzipien und Methoden lebensweltorientierter Bildungsarbeit. In: GdWZ. Heft 1/1990, S. 13-18

Keuchel, Regina (2001): Lernen im Wandel – Impulse einer konstruktivistischen Didaktik für die Gestaltung innovativer Lernwege in der Pflegeausbildung. In: Kriesel, Petra u.a.: Pflege lehren – Pflege managen. Eine Bilanzierung innovativer Ansätze. Frankfurt/Main, S. 165-175

Klafki, Wolfgang (1993): Neue Studien zur Bildungstheorie und Didaktik. Zeitgemäße Allgemeinbildung und kritisch-konstruktive Didaktik. 3. Aufl., Weinheim, Basel

Klafki, Wolfgang (1994): Zum Verhältnis von Allgemeiner Didaktik und Fachdidaktik – Fünf Thesen. In: Meyer, Meinert A.; Plöger, Wilfried (Hrsg.): Allgemeine Didaktik, Fachdidaktik und Fachunterricht. Weinheim und Basel, S. 42-64

KMK – Sekretariat der Ständigen Konferenz der Kultusminister der Länder in der Bundesrepublik Deutschland: Handreichungen für die Erarbeitung von Rahmenlehrplänen der Kultusministerkonferenz (KMK) für den berufsbezogenen Unterricht in der Berufsschule und ihre Abstimmung mit Ausbildungsordnungen des Bundes für anerkannte Ausbildungsberufe. Bonn, Stand 15.09.2000

Knigge-Demal, Barbara (1999): Grundsätzliche Fragen an eine fächerübergreifende Didaktik der Pflegeberufe. In: Koch, Veronika (Hrsg.): Bildung und Pflege. 2. Europäisches Osnabrücker Kolloquium. Bern u.a., S. 31-44

Kriesel, Petra u.a. (2001): Pflege lehren – Pflege managen. Eine Bilanzierung innovativer Ansätze. Frankfurt/Main

Lipsmeier, Antonius.; Pätzold, Günter (Hrsg.) (2000): Lernfeldorientierung in Theorie und Praxis. Stuttgart

Lisop, Ingrid (1999): Bildungstheoretische und didaktische Dimensionen der Lernfeldorientierung – eine kritische Systematik. In: Huisinga, Richard u.a. (Hrsg.): Lernfeldorientierung. Konstruktion und Unterrichtspraxis. Frankfurt/Main, S. 15-48

Lisop, Ingrid; Huisinga, Richard (1999): Exemplarik – eine Forderung der KMK-Handreichungen. In: Huisinga, Richard u.a. (Hrsg.): Lernfeldorientierung. Konstruktion und Unterrichtspraxis. Frankfurt/Main, S. 163-216

Martens, Monika u.a. (Hrsg.) (1996): Didaktisches Handeln in der Pflegeausbildung. Dokumentation des 1. Kongresses zur Fachdidaktik Gesundheit. Brake

Meueler, Erhard (1993): Die Türen des Käfigs. Wege zum Subjekt in der Erwachsenenbildung. Stuttgart

Meueler, Erhard (1997): Erwachsene. In: Bernhard, Armin; Rothermel, Lutz (Hrsg.): Handbuch Kritische Pädagogik. Eine Einführung in die Erziehungs- und Bildungswissenschaft. Weinheim, S. 206-216

Muster-Wäbs, Hannelore; Schneider, Kordula (2001): Lernfeldumsetzung in der Ausbildungslandschaft. In: Unterricht Pflege. Schwerpunkt Lernfeldkonzept. Jg. 6, Heft 1, S. 10-15

Oelke, Uta; Menke, Marion (2002): Gemeinsame Pflegeausbildung. Modellversuch und Curriculum für die theoretische Ausbildung in der Alten-, Kranken und Kinderkrankenpflege. Bern u.a.

Panke-Kochinke, Birgit (2002): Lernfelder gestalten – ein neues didaktisches Konzept. In: Pflegemagazin. Jg. 3, Heft 5, S. 35-44

Pätzold, Günter (Hrsg.) (1992): Handlungsorientierung in der beruflichen Bildung. Frankfurt/Main

Pätzold, Günter (1999): Lernfeldorientierung und handlungsorientierte Gestaltung von Lehr-Lern-Situationen – Konsequenzen für die Lernortdiskussion. In: Huisinga, Richard. u.a. (Hrsg.): Lernfeldorientierung. Konstruktion und Unterrichtspraxis. Frankfurt/Main, S. 121-159

Pätzold, Günter (2000): Lernfeldstrukturierte Lehrpläne – Berufsschule im Spannungsfeld zwischen Handlungs- und Fachsystematik. In: Lipsmeier, Antonius; Pätzold, Günter (Hrsg.): Lernfeldorientierung in Theorie und Praxis. Stuttgart, S. 72-86

Plattner, Jean Michael (1999): Die Strukturreform der Berufsbildung im Gesundheitswesen. In: PflegePädagogik. Heft 3, S. 22-26

Plaumann, Ute (2000): Umrisse einer Fachdidaktik Pflege. Didaktische, erwachsenenbildnerische, berufspädagogische und pflegewissenschaftliche Aspekte. Frankfurt/Main

Sahmel, Karl-Heinz (Hrsg.) (2001): Grundfragen der Pflegepädagogik. Stuttgart u.a.

Schwarz-Govaers, Renate (1993): Wege zur Produktion von Erkenntnis in der Pflege – fachdidaktische Überlegungen. In: Pflege. Die wissenschaftliche Zeitschrift für Pflegeberufe. Jg. 6, Heft 3, S. 210-219

Sieger, Margot (2001): Didaktische Orientierungen für das Berufsfeld Pflege. In: Sieger, Margot (Hrsg.): Pflegepädagogik. Handbuch zur pflegeberuflichen Bildung. Bern u.a., S. 81-129

Sloane, Peter (2001): Das Lernfeldkonzept als didaktisches Konzept. In: Müller, Martina; Zöller, Arnulf (Hrsg.): Arbeitshilfe für Rahmenlehrplanausschüsse. Stand 08/2001, S. 8-16

Stemmer, Renate (2001): Grenzkonflikte in der Pflege. Patientenorientierung zwischen Umsetzungs- und Legitimationsschwierigkeiten. Frankfurt/Main

Witte, Adolf (1988): Zur Bedeutung der Strukturanalyse von Handlungsketten für eine Didaktik der Krankenpflege. In: Die Schwester/DerPfleger. Heft 12, S. 992-996

Wittneben, Karin (1991): Pflegekonzepte in der Weiterbildung zur Pflegelehrkraft. Über Voraussetzungen und Perspektiven einer kritisch-konstruktiven Didaktik der Krankenpflege. Frankfurt/Main u.a.

Wittneben, Karin (1994): Pflegedidaktik als Integrationswissenschaft. In: Schwarz-Govaers, Renate (Hrsg.): Standortbestimmung Pflegedidaktik. Referate zum 1. Internationalen Kongress zur Didaktik der Pflege. Aarau, S. 23-35

Wittneben, Karin (1998): Pflegekonzepte in der Weiterbildung zur Pflegelehrkraft. Über Voraussetzungen und Perspektiven einer kritisch-konstruktiven Didaktik der Krankenpflege. 4., überarb. Aufl. (1991), Frankfurt/Main u.a.

Wittneben, Karin (1999): Pflegeausbildung im Spannungsfeld von Pflegepraxis, Pflegewissenschaft und Didaktik. In: Koch, Veronika (Hrsg.): Bildung und Pflege. 2. Europäisches Osnabrücker Kolloquium. Bern u.a., S. 1-13

Wittneben, Karin (2002): Entdeckung von beruflichen Handlungsfeldern und didaktische Transformation von Handlungsfeldern zu Lernfeldern. Ein empirischer und theoretischer Zugriff für Bildungsgänge in der Pflege. Vortragsmanuskript. 12. Hochschultage Berufliche Bildung. Köln.

Andrea Kerres

Persönlichkeitsbildung – didaktische Möglichkeiten

Das Wertvollste im Leben ist
die Entfaltung der Persönlichkeit
und ihrer schöpferischen Kräfte.
Albert Einstein

1. Einleitung

Warum ist das ein Thema für Schulen bzw. Lehrende?[1]

Immer wieder liest man in der Presse Berichte von Schülern, die Waffengewalt einsetzten, um ihre Wut auf vermeidlich ungerechte Lehrer loszuwerden, um Aufmerksamkeit zu bekommen oder sonstige Enttäuschungen zu verarbeiten. Ursprünglich kamen diese Berichte vermehrt aus den USA, zunehmend häufiger passiert dies auch an heimischen Schulen. Dabei muss es sich nicht immer um Waffengewalt handeln, auch Delikte im ‚kleineren' Rahmen nehmen an Schulen zu. Gewalt wird ausgeübt gegen Mitschüler, weil diese besser sind im Unterricht, und deshalb bedroht werden, damit sie nicht mehr aufzeigen. Hass richtet sich auf ausländische Schüler, die durch ihre Andersartigkeit auffallen und dadurch Angst auslösen. Aber es gibt auch Konflikte, die nichts mit direkter Gewalteinwirkung zu tun haben, sondern unterschwellig ablaufen, wie z.B. das Meiden von einzelnen Schülern, das Ausgrenzen von Schülern aus Gruppen. Lehrer bekommen diese Situationen entweder direkt mit, indem sich Schüler an sie wenden, mit der Bitte ihnen zu helfen, oder sie erleben dies indirekt in Pausen, durch Fehlzeiten usw.

Vielfach lautet die Ansicht der Lehrer, dass diese erzieherische Tätigkeit nicht Aufgabe der Schule sein kann. Viele aber sind der Meinung, dass dies gerade Aufgabe der Schule sein muss, denn die Schüler verbringen sehr viel Zeit an diesem Ort und werden von hier sehr geprägt, egal um welche Altersstufe es sich handelt – denn die Art der Lenkung verändert sich entspre-

1 Im Folgenden wird aus Gründen der Lesbarkeit immer nur die männliche Form verwendet.

chend der Altersstufe. So wie man nicht nicht kommunizieren kann, kann man auch nicht nicht durch eine Interaktion eine Persönlichkeit beeinflussen. Es geht also um die Frage, findet eine Persönlichkeitsbildung durch den Lehrenden bewusst oder unbewusst statt.

Jede Interaktion beeinflusst, jede Interaktion prägt. Manchmal wird man sich der Prägung erst viele Jahre später bewusst. Man erinnert sich an Äußerungen eines Lehrers und versteht sie erst in seinem neuen Lebenskontext. Diese Persönlichkeitsbildung kann auch forciert werden, indem sich der Lehrende über seine Rolle und seine entsprechenden Möglichkeiten bewusst wird und sie zielorientiert und transparent einsetzt.

Im Folgenden wird davon ausgegangen, dass eine Beeinflussung des Schülers durch den Unterricht bzw. durch die Lehrkraft sehr wohl besteht. Die Lehrkraft muss sich darüber bewusst sein, dass sowohl durch die Auswahl des Inhaltes als auch über die Auswahl des methodisch-didaktischen Vorgehens eine Beeinflussung des Schülers besteht. Diese Beeinflussung findet sowohl auf inhaltlicher Ebene statt als auch in dem Bereich der Persönlichkeitsbildung. Insofern ist es ein Thema für Lehrende an Schulen.

Bildung ist somit als Persönlichkeitsbildung zu verstehen, die aus fachlichen und sozialen Lernprozessen besteht. Sie eröffnet dem Individuum, so Kron (1980, S. 17) „...erst jene Identität seines Ichs, die es ihm ermöglicht, als Ganzer Mensch, d.h. verantwortungsbewusst oder moralisch zu handeln.“ Als Prozess und als gesellschaftlicher Wert sollte Persönlichkeitsbildung u.a. oberster Zweck allen schulischen Lernens sein.

Die Persönlichkeitsbildung umfasst demnach mehr als Bildung und das Aneignen neuen Wissens. Für die Entwicklung der Person ist der seelische und gefühlsmäßige Bereich weitaus wichtiger.

Somit ist das Ziel des Beitrages, sich mit den Prozessen der Persönlichkeitsbildung auseinander zu setzen, und diese entsprechend überlegt und reflektiert zu gestalten.

Durch die Interaktion mit den Schülern findet im reziproken Prozess auch eine Beeinflussung des Lehrers statt. Die Erfahrung, die Lehrende im Unterricht mit Schülern machen, beeinflussen ihr späteres Tun genauso wie im umgekehrten Fall die Schüler beeinflusst werden, denn auch der Lehrende ist immer auch Lernender mit seiner Biographie. Daher sollten sich Lehrende u.a. in diesem Zusammenhang fragen:

- Warum habe ich den Schüler lieber als einen anderen?
- Warum nervt mich das Gerede mancher Schüler mehr als das von Anderen?
- Warum lehre ich den Inhalt lieber als einen anderen?

Hilfreich sowohl bei der Reflexion der eigenen Rolle als auch bei der bewussten Gestaltung von persönlichkeitsbildenden Prozessen ist das Wissen um entsprechende Theorien zu diesem Thema (vgl. 2.). Ebenso werden in diesem Artikel methodisch didaktische Anregungen (vgl. 3.1) vorgestellt sowie Auszüge aus entsprechenden Unterrichtsreihen (vgl. 3.2 und 3.3). Es wird dabei immer wieder versucht, die drei Elemente (vgl. Abb.1) bei der Gestaltung von Lernprozessen zu berücksichtigen. Als Voraussetzung des Handelns als Lehrende wird das fachliche Wissen angesehen. Darüber hinaus sollte aber gerade bei der Initiierung von persönlichkeitsspezifischen Prozessen pädagogisches (Formulierung von Lernzielen) und insbesondere psychologisches Wissen (Gruppendynamik; Rollenverständnis) vorhanden sein, sowie ein entsprechendes Wissen und Verstehen der eigenen Person (Übungen zur Reflexion des eigenen Tun).

Abb. 1: Inhalte des Beitrages

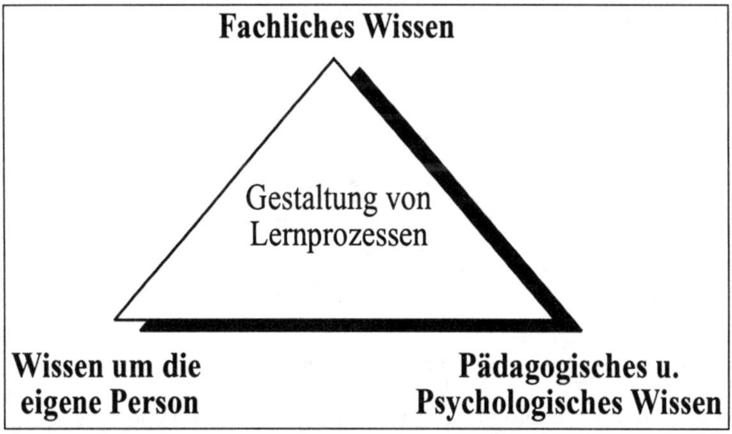

2. Theorien zum Thema Persönlichkeitsbildung

Persönlichkeit ist nach Zimbardo (1992) das, was ein Individuum charakterisiert. Der Begriff bezieht sich auf die einzigartigen psychologischen Merkmale eines Individuums, die eine Vielzahl von charakteristischen konsistenten Verhaltensmustern in verschiedenen Situationen und zu verschiedenen Zeitpunkten beeinflussen.

Persönlichkeitstheorien sind demgegenüber Gefüge von Annahmen über die Struktur und Funktion individueller Persönlichkeiten. Sie dienen zwei Zielen.

1. Es sollen verschiedene Aspekte der Persönlichkeit – ihre Geschichte, ihre Korrelate und ihre Konsequenzen verstanden werden.
2. Es sollen auf der Grundlage unseres aktuellen Wissens über die Persönlichkeit Vorhersagen über zukünftiges Verhalten getroffen werden. Die verschiedenen Persönlichkeitstheorien machen dazu unterschiedliche

Aussagen, wie sich Menschen unter bestimmten Bedingungen verhalten werden.

Die gegenwärtigen Theorien können in vier verschiedene Ansätze unterschieden werden, die im Folgenden kurz dargestellt werden sollen.

2.1 Die Eigenschaftstheorien

Grundlage dieses Ansatzes ist die Vorstellung, dass Menschen in eine spezifische Anzahl von Typen einzuteilen sind bzw. allen Menschen eine bestimmte Anzahl von Eigenschaften jeweils in einer unterschiedlichen Ausprägung vorliegen.

Die Ursprünge der Typologisierungen gehen bereits auf Hippokrates im fünften Jahrhundert v. Chr. zurück. Er unterteilte die Menschen anhand von vier Körperflüssigkeiten, denen jeweils ein Temperament (vgl. Tab. 1) zugeschrieben wird. Je nach Vorherrschaft einer Körperflüssigkeit zeigt sich das entsprechende Temperament.

Tab.1: Typologie nach Hippokrates

Körperflüssigkeit	Temperament
Blut	Sanguinisches Temperament, heiter, aktiv
Phlegma (Schleim)	Phlegmatisches Temperament, schwerfällig, teilnahmslos
Schwarze Gallenflüssigkeit	Melancholisches Temperament, traurig, grüblerisch
Gelbe Gallenflüssigkeit	Cholerisches Temperament, reizbar, erregbar

Eine weitere, in der Psychologie sehr bekannt gewordene Typologisierung der Persönlichkeit ist der Ansatz von Eysenck (hier zitiert nach Zimbardo 1992). Er unterscheidet die Persönlichkeit anhand von zwei unabhängigen Dimensionen (vgl. Abb. 2). Als Grundlage seiner Überlegungen dienen eine große Anzahl von Persönlichkeitstests. Die Ergebnisse zeigen, dass ein Großteil der Menschen nicht in den Extremwerten liegen, sondern im mittleren Bereich. Dennoch sind es die Extrempositionen, die die Menschen unterscheiden. So sind Extrovertierte im Vergleich zu Introvertierten nicht so schmerzempfindlich, Introvertierte lernen dafür schneller als Extrovertierte.

Die Kritik an diesen Ansätzen geht meistens in die Richtung, dass sie keine richtigen Theorien seien, da sie lediglich Verhalten erklären, aber nicht deren Entstehung. Sie setzen Verhalten und Eigenschaft als Korrelat voraus. Auch die Datengewinnung wird vielfach kritisiert, denn sie basiert auf einer Selbsteinschätzung der Versuchsperson, wobei die situativen Variablen nicht berücksichtigt werden. Der entsprechende Punktwert in einem Fragebogen sagt, wie sich die Person in einer gegebenen Situation x verhalten wird. Diese Korrelation ist allerdings sehr gering.

Abb. 2: Das Persönlichkeitsmodell nach Eysenck

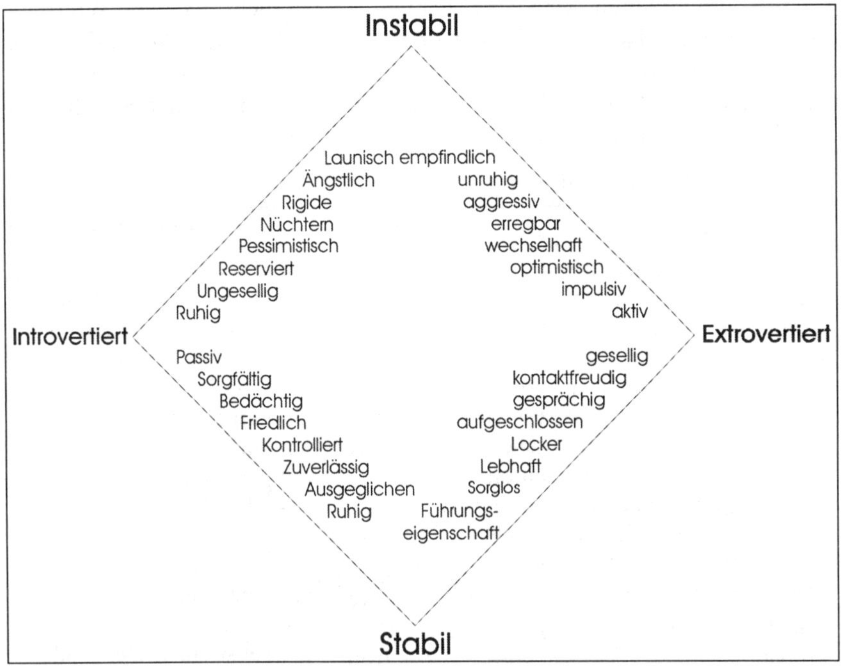

2.2 Die dynamische Persönlichkeitstheorie

Zu der bekanntesten dynamischen Persönlichkeitstheorie gehört die Persönlichkeitstheorie von Freud (1856-1939), die etwa 1915 entwickelt wurde. Der psychoanalytischen Persönlichkeitstheorie zufolge, liegen im Zentrum der Persönlichkeit intrapsychische Ereignisse, die das Verhalten oder das Handeln bewusst oder unbewusst motivieren. Jede Handlung hat einen Zweck, ein Ziel. Keine Handlung passiert einfach so. Die Ursachen für ein Verhalten lassen sich in Analysen der Assoziationen, der Träume oder durch die Gedanken und Erlebnisse der Person aufdecken.

Die wichtigsten Daten für die Freudschen Hypothesen entstammen seinen klinischen Beobachtungen sowie seinen Einzellfallstudien. Persönlichkeitsunterschiede erklärt Freud anhand seines Modells der Persönlichkeit. Hier unterscheidet er zwischen Es – Ich – Über-Ich (vgl. Tab. 2). Diese drei Instanzen sind hypothetische Konstrukte, die im Rahmen der Theorie dazu dienen, eine gewisse Orientierung und wissenschaftliche Verständigung zu ermöglichen.

Wenn Es (hat Hunger) und Über-Ich (ich muss abnehmen) in Konflikt geraten, arrangiert das Ich einen Kompromiss (iss Obst), der beide zum Teil zufrieden stellt. Wird der Druck von Es (hat immer noch Hunger) und Über-

Ich sehr stark, dann wird es für das Ich sehr schwer, einen optimalen Kompromiss auszuarbeiten. Manchmal gelingt es auch nicht. Extreme Wünsche des Es müssen dann verdrängt werden. Hierbei werden die Es-Impulse durch das Ich in das Unbewusste gerückt und abgewehrt. Diese Abwehrmechanismen (vgl. Tab. 4) sind Strategien des Ichs, um mit der Situation in der Realität zurecht zu kommen. Sie sind überlebensnotwendig.

Tab. 2: Das Persönlichkeitsmodell nach Freud (Tölle, S. 41ff., 1991)

Es	Ich	Über- Ich
Gesamtheit der Trieb, die Quelle der Strebungen, Bedürfnisse und Impulse. Es ist notwendigerweise unbewusst, nur in den seltensten Äußerungen insofern mittelbar zugänglich, als sie sich in Vorgängen innerhalb des Ichs widerspiegeln. Das Energiepotential der Triebe ist die Libido. Das Es folgt dem Lustprinzip.	Das Ich ist die zusammenhängende Organisation der seelischen Vorgänge in einer Person. Es grenzt sich im Laufe der Entwicklung eines Menschen durch die Konfrontation mit der Außenwelt ab und hat vor allem folgende Funktionen: Realitätsprüfung, Anpassung an die Umwelt, Abgrenzung gegen die Außenwelt, Kontrolle der Affekte und Triebe, Integration des Erlebten. Ein gesundes Ich ist erkennbar an der Fähigkeit, sich selbst abgrenzen zu können und doch mit anderen in Beziehung treten zu können. Das Ich folgt dem Realitätsprinzip.	Das Über-Ich hat die Funktion der Selbstkontrolle und der moralischen Zensur. Es vereinigt in sich ethische und soziale Normen. Diese werden dadurch tradiert, dass das Kind sein Über-Ich nach dem Über-Ich der Eltern und entsprechender Personen seiner Umwelt ausrichtet. Der Volksmund sagt auch dazu Gewissen.

Neben diesem Strukturmodell der Persönlichkeit und den damit verbundenen Mechanismen, geht Freud davon aus, dass der Mensch in seiner Entwicklung verschiedene Phasen – mehr oder weniger erfolgreich – durchläuft (vgl. Tab. 3).

Tab. 3:Phasenlehre nach Freud (Oerter, Montada, S. 99ff, 1982)

Phasenlehre nach Freund
Orale Phase: In den ersten Lebensmonaten wird alle Lust durch Stimulation des Lippen- und Mundraumes gewonnen. Dies bezieht sich nicht nur auf die Nahrungsaufnahme, sondern auch auf andere ‚orale' Aktivitäten wie z.B. Saugen am Finger oder Stoffen. Beim Versagen dieser Tätigkeit kommt es zu einer oralen Frustration.
Die anale Phase beginnt, wenn das Kind eine gewisse Kontrolle über den eigenen Körper – insbesondere den Schließmuskel und den Harnleiter hat. Dieser Ausscheidungsvorgang wird vom Kind als lustvoll erlebt. Es erlebt zudem, etwas Eigenes produziert zu haben.
In der phallischen Phase wird die Lust real und symbolisch erstmalig am Genital gewonnen. Hier beginnt die Geschlechtsdifferenzierung. Ihre entscheidende Prägung erfährt sie durch die Lösung des Ödipuskomplexes. Diese Situation beginnt, wenn der Junge eine Beziehung zwischen sexueller Lust und seiner Mutter herstellt. Der Junge wird in der Phantasie jetzt der Rivale des Vaters. In der griechischen Sage tötet Ödipus seinen Vater. Das tut der Junge nicht, da er den Vater auch liebt. Er eifert ihm daher besonders nach, da er u.a. auch die Vergeltung des Vaters fürchtet. Der Junge fühlt sich für seine Gedanken schuldig, er bekommt ‚Kastrationsängste'. Seine sexuellen Bedürfnisse werden nicht befriedigt, er sublimiert und unterdrückt diese. Er identifiziert sich mit dem Vater immer mehr, um ihm gleich zu werden. Ein vergleichbarer Vorgang findet bei den Mädchen statt (Elektrakomplex).
In der Latenzphase – zwischen dem sechsten Lebensjahr und Beginn der Pubertät – stellt Freud eine Art Ruhephase fest. Die Libido wird entsexualisiert und anderweitig disponibel. Diese Zeit dient der Ausprägung der Arbeitshaltung und der eigenen Tüchtigkeit.
In der Adoleszenz (Geschlechtsreife) endet die Latenzperiode. Die physiologisch bedingten Veränderungen führen zu Turbulenzen. Frühkindliche Manifestationen werden wiederbelebt, die orale, anale und phallischen Partialtriebe tauchen wieder auf und müssen unter dem Primat der Genitalität vereinigt werden.

Tab. 4.: Auszug möglicher Abwehmechanismen des Ichs (Zimbardo, S. 412, 1992)

Begriff	**Definition**
Verleugnung	Schutz vor einer unangenehmen Wirklichkeit durch die Weigerung, sie wahrzunehmen. Beispiel: Ein Lernender hat bereits sehr viele Fehlstunden und unternimmt diesbezüglich nichts.
Verschiebung	Entladung von aufgestauten, gewöhnliche feindseligen Gefühlen auf Objekte, die weniger gefährlich sind als diejenigen, welche die Emotionen ursprünglich erregt haben. Ein Lernender wurde von der Lehrkraft für sein häufiges Fehlen kritisiert. Der Lernende lässt seine schlechte Laune an der Familie aus.
Identifikation	Erhöhung des Selbstwertgefühls durch Identifikation mit einer Person oder Institution von höherem Rang. Ein schlechter Schüler identifiziert sich mit der Lehrenden.
Projektion	Übertragung der Missbilligung eigener Unzulänglichkeiten und moralischer Wünsche auf andere. Die Unzuverlässigkeit wird bei Mitschülern ständig kritisiert. Die eigene Unzuverlässigkeit steht nicht zur Diskussion.
Rationalisierung	Der Versuch, sich einzureden, dass das eigene Verhalten verstandesmäßig begründet und so vor sich selbst und vor anderen gerechtfertigt ist. Der Lernende erklärt sich seine Unpünktlichkeit damit, dass er abends ständig für die Schule lernt und deshalb morgens schon mal verschläft.
Reaktionsbildung	Angstbeladene Wünsche werden vermieden, indem gegenteilige Intentionen und Verhaltensweisen überbetont und diese als Schutzwall verwendet werden. Ein sehr korrektes Verhalten soll von der Wut auf die Lehrenden ablenken.
Regression	Rückzug auf eine frühere Entwicklungsstufe mit primitiven Reaktionen und in der Regel auch niedrigerem Anspruchsniveau. Eine Kritik der Lehrenden führt dazu, dass der Betroffene ständig mit seinem Nachbarn redet oder ‚blöde' Bemerkungen in den Raum wirft.
Verdrängung	Verhinderung des Eindringens unerwünschter oder gefährlicher Impulse ins Bewusstsein. Die Tatasche, dass die Fehlzeit schon über dem möglichen Rahmen liegt, wird verdrängt. Sie ist zu bedrohlich, da die Fortführung der Schule damit gefährdet ist.
Sublimierung	Befriedigung nicht erfüllter sexueller Bedürfnisse durch Ersatzhandlungen, die von der Gesellschaft akzeptiert werden.

Kritisiert wird die Unüberprüfbarkeit von Freuds Lehre. Die Begriffe sind wissenschaftlich schwer zu operationalisieren. Zudem sagt die Theorie kein Verhalten voraus, sondern erklärt es rückwirkend. Sie verlässt sich dabei auf die Erinnerung des Betroffenen.

2.3 Die Humanistischen Theorien

Humanistische Ansätze der Persönlichkeit sind geprägt durch das angeborene Streben nach Selbstverwirklichung als Organisator der unterschiedlichen Kräfte, deren Zusammenspiel das ausmacht, was eine Person darstellt. Motivation für das Verhalten entspringt der biologischen und erlernten Neigung einer Person, sich auf das Ziel der Selbstverwirklichung hin zu entwickeln. Dieses angeborene Streben nach Selbsterfüllung und nach Realisierung des eigenen, einzigartigen Potentials ist eine konstruktive leitende Kraft, die jede Person zu positiven Verhaltensweisen und zur Weiterentwicklung des Selbst bewegt.

Im weiteren betonen sie den Bezugsrahmen des Individuums, die subjektive Wirklichkeitsauffassung einer Person (Phänomenologie). Außerdem wird das ‚Hier und Jetzt' betont, die Gegenwart, wie diese von der Person wahrgenommen wird. Einflüsse aus der Vergangenheit sind nur insoweit wichtig, als sie die Person in die Situation gebracht hat, in der sie im Moment steht bzw. lebt. Als bekannte Vertreter dieses Ansatzes sind Carl Rogers oder Abraham Maslow zu nennen.

Kritisiert wird vielfach die Unschärfe der Begriffe (z.B.: das Selbst), die damit der wissenschaftlichen Überprüfung entzogen werden.

2.4 Die Lerntheorien

Das wichtigste lerntheoretische Prinzip ist das des Konditionierens. Beim klassischen Konditionieren nach Pawlow werden psycho-physiologische Reaktionen mit neuen Umweltreizen (Signalen) gekoppelt. Wenn diese Kopplung mehrfach unterbleibt, dann werden die Reaktionen abgeschwächt bzw. gelöscht. Das, was bei einem solchen Vorgang ‚in' der Person abläuft, ist dem klassischen Behavioristen egal. Diese Vorgänge sind nicht valide und somit ohne Bedeutung. Das Verhalten einer Person wird daher primär durch die Umwelt geprägt. Persönlichkeit wird als Summe offener und verdeckter Reaktionen betrachtet, die als Verstärkungsgeschichte einer Person in der Regel zuverlässig ausgelöst werden können. Wenn Menschen in gleicher Situation sich unterschiedlich Verhalten, so liegt das an den unterschiedlichen Verstärkerplänen – nicht aber an den unterschiedlichen Persönlichkeiten.

In der Weiterentwicklung dieses Ansatzes wurden allerdings diese inneren Vorgänge (Gefühle und Gedanken) miteinbezogen. In Kognitiven Ansätzen wird der Unterschied der Personen durch die Verschiedenartigkeit des Denkens über eine Situation erklärt. Die Auswahl der Situation geschieht aktiv. Der Mensch wählt sich die Situation aus, in der er handeln will.

Als Vertreter dieses Ansatzes sind Kelly und seine Theorie der persönlichen Konstrukte, Bandura mit seiner Theorie des sozialen Lernens oder die kognitive Theorie des sozialen Lernens von Mischel zu nennen.

Als eine Weiterentwicklung der kognitiven Ansätze und der humanistischen Vorstellungen gelten die Theorie zum Selbst bzw. Selbstkonzept. Für die Humanistische Psychologie ist das Selbst eine nicht reduzierbare Einheit, aus welcher die Kohärenz und die Stabilität der Persönlichkeit hervorgeht. Unter dem Selbstkonzept wird im Allgemeinen (Kerres, 1993; S. 31): „,... die Gesamtheit relativ stabiler Kognitionen und Bewertungen' verstanden, die eine Person auf sich bezieht. Dies bedeutet, dass es sich hierbei um ein globales Konzept von der eignen Person handelt, welches sowohl kognitive als auch affektive Komponenten enthält.“ Welche Inhalte ein Selbstkonzept aufweist, wird durch die Biographie bestimmt, hier insbesondere durch die Rückmeldungen seitens der sozialen Interaktionspartner. Das Selbstkonzept steuert die kognitiven und die Verhaltensprozesse zur Konstruktion der sozialen Welt, die wiederum zur Aufrechterhaltung und Bestätigung des Selbstkonzeptes dienen.

Die Kritik an den Lerntheorien lautet, diese vernachlässige wichtige Eigenarten des menschlichen Organismus. In der Weiterentwicklung des Ansatzes durch die kognitiven Theorien wird die mangelnde Sicht der Emotionen und des Unbewussten kritisiert.

2.5 Zusammenfassung

Nicht in dem, was man besitzt, sondern in dem, was man ist, äußert sich die Persönlichkeit – so Oscar Wilde. Wie man zu einer Persönlichkeit wird, dazu haben sich unterschiedliche theoretische Richtungen herausgebildet. Ihr Unterschied liegt in der Betonung von

- Erbe oder Umwelt,
- Lernprozessen oder angeborenem Verhalten,
- Bewussten oder unbewussten Prozessen zur Persönlichkeitsbildung oder
- Innerer Disposition oder äußerer Situation (Zimbardo 1992).

Welchen Standpunkt ein Lehrer nun bezieht, hängt von seinem Menschenbild und dem eigenen Rollenverständnis ab. Beides sollte die Lehrkraft in regelmäßigen Abständen reflektieren. Denn Tatsache ist, dass er allein mit seinem Dasein mindestens auf drei Arten Auslöser für Lernprozesse und somit auch für persönlichkeitsbildende Prozesse ist (Fittkau & Schulz v. Thun 1980):

1. Der Lehrer ist Modell durch sein Handeln. Angefangen von der Übernahme seiner spezifischen Wörter oder Gesten bis hin zur Übernahme von Wertvorstellungen. Diese Prozesse laufen meist auf beiden Seiten – Lehrer wie Schüler – unbewusst ab.
2. Der Lehrer als selektiver Bekräftiger. Durch das Loben bzw. Tadeln werden Verhaltensweisen aufrechterhalten oder gelöscht. Leider werden vielfach auch durch kritische Äußerungen erwünschte Verhaltenweisen mit gelöscht.
3. Der Lehrer als Organisator von äußeren Lernbedingungen. In welcher Weise Schüler aktiv sind, hängt von der Unterrichtsorganisation des Lehrers ab. Schüler lernen das, was ihnen die Lehrer zutrauen – angefangen von der Planung einer Klassenfahrt bis hin zu einer Projektarbeit.

Es findet also immer eine Art Lernen statt und somit auch immer eine Persönlichkeitsbildung, die aus fachlichen und sozialen Lernprozessen erwächst, wenn diese reflexiv gemacht werden. Sie eröffnet dem Individuum erst jene Identität seines Ichs, die es ihm ermöglichen als ‚ganzer Mensch', d.h. verantwortungsbewusst oder moralisch zu handeln (Kron 1980).

Im Anschluss werden zur Unterstützung dieser Prozesse einige allgemeine Hinweise dazu gemacht und zwei Unterrichtsreihen beispielhaft vorgestellt.

3. Vorstellung didaktischer Möglichkeiten für Lehrende

Im Folgenden werden auszugsweise die Unterrichtseinheiten ‚Selbstmanagement' und ‚Konfliktmanagement' vorgestellt, die bedingt durch den Inhalt schon mehr mit der Person selbst zu tun haben. Für die Gestaltung von persönlichkeitsbildenden Lernprozessen sind drei Ebenen zu berücksichtigen (vgl. Abb. 3).

Abb. 3.:

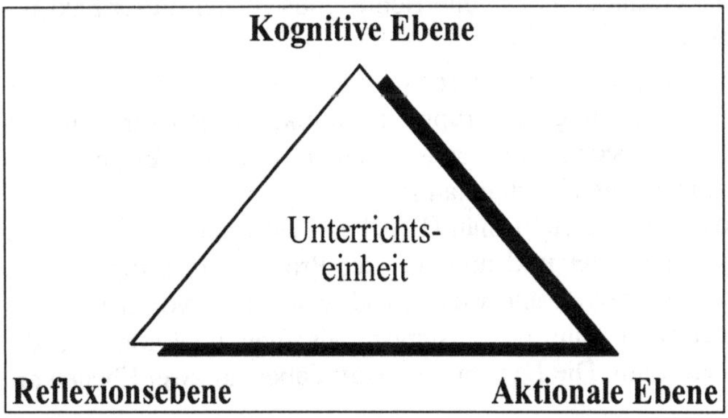

1. Lehrende wie Lernende brauchen einen theoretischen Hintergrund (Kognitive Ebene) für die entsprechenden Themen, denn das gibt Handlungssicherheit.

2. Lehrende wie Lernende brauchen die Möglichkeit, ihr Wissen zu erproben (Aktionale Ebene). Sie brauchen praktische Erfahrungen im Umgang mit den Themen.
3. Lehrende wie Lernende müssen ihre Einstellung, ihre Rolle, ihr Selbstkonzept zu diesen Themen reflektieren, um so ihre Gefühle einschätzen zu lernen (Reflexionsebene).

Nur so können künftig Mitarbeiter im beruflichen Alltag Konflikte bewältigen und zum Wohle der Kollegen und der Kunden mit diesen produktiv umgehen. Nur so kann ein gelungenes Selbstmanagement zu einer langfristigen Zufriedenheit des Mitarbeiters, des Lehrenden und des Lernenden führen.

3.1 Allgemeine methodische Hinweise zum Thema persönlichkeitsorientierter Unterricht

Im Folgenden sollen einige theoretische Grundlagen[2] angerissen, sowie praktische Hinweise zur Durchführung gegeben werden.

Theoretische Grundlagen für den Lehrenden

- Die Besonderheit der Lehrsituation in Schulen des Gesundheits- und Sozialbereichs liegt u.a. darin, dass die Lernenden mehr oder weniger erwachsen sind. Versucht man nun, Erwachsene mit Methoden eines Schülers zu unterrichten, dann wendet sich vielfach ein Teil der lernbegierigen Erwachsenen ab, weil er fürchtet, in die Situation eines unwissenden Kindes zurückversetzt zu werden. Frühere Schulerfahrungen sind für viele emotional belastend. Das heißt in der Fortbildung Erwachsener kann dies ein Lernhindernis darstellen, ebenso die Aneignung von neuem Wissen, wenn dies ein hohes Veränderungsmaß darstellt. Die Bedrohung, die sich daraus ergibt, kann dazu führen, dass neues Wissen nicht angenommen wird. Für die Gestaltung des Unterrichtes muss daher dieser Fakt berücksichtigt werden.
- Ein weiterer wichtiger Punkt im Bereich des persönlichkeitsorientierten Unterrichts ist die Bedeutung der Gruppendynamik, die sich zum einen in jedem Fall bei einer Ansammlung von Menschen/Lernenden ergibt, andererseits bei selbstbezogenen Themen an Bedeutung gewinnt.
  Unter Gruppendynamik versteht man (Brocher 1999), die Lehre von der Gesetzlichkeit vorbewusster und unbewusster Prozesse in Gruppen, unabhängig vom Intelligenzgrad und weitgehend unabhängig von der Sozialschichtung. Dabei wird Führung verstanden als eine Funktion, die die Gruppe selbst übernimmt. Die Dynamik verläuft dabei auf zwei Ebenen ab.

2 Notwendige theoretische Grundlagen können hier nur im Ansatz vorgestellt werden, da das den Umfang des Artikels sprengen würde. Die Hinweise gelten als Anregung für denjenigen, der sich weiter mit dieser Thematik auseinander setzen möchte.

Die erkennbare Dynamik ist das sichtbare Verhalten der Einzelnen zueinander und dem Leiter gegenüber. Die zweite Ebene sind die unausgesprochenen Erwartungen, Befürchtungen, Wünsche und Hoffnungen der Einzelnen, die das Verhalten unbewusst mitbestimmen. Dem Leiter kommt eine wichtige Funktion zu, nämlich die Gruppe entsprechend ihres Entwicklungsstandes zu führen, so dass sich z.B. keine infantile Abhängigkeit entwickeln kann. Dadurch würde zudem die Lernfähigkeit des Einzelnen und der Gruppe stark beeinträchtigt werden. Das Verhalten entsprechender Lernender erinnert dann vielfach an trotzige Jugendliche.
Beim Eintritt in eine neue Gruppe wiederholt sich nun unbewusst das Modell der frühen Sozialbeziehungen und zwar solange, bis eine befriedigende und angstfreie Kommunikationsmöglichkeit der Gruppenmitglieder untereinander und der Leitung gefunden wurde. Dann erst kann die Gruppe sich auf eine Aufgabe konzentrieren. Die Dynamik entsteht u.a. dadurch, dass sich dies für jedes Gruppenmitglied wiederholt.
Nach Brocher (S. 44, 1999) sind daher die affektiven Reaktionsmöglichkeiten des Gruppenleiters für die Bedeutung des Lernprozesses einer Gruppe besonders wichtig. „Sie sollten weitgehend vom Bewusstsein kontrolliert sein, d.h. der Gruppenleiter sollte die erforderliche Reflexionsfähigkeit besitzen, um wahrnehmen zu können, was zwischen ihm selbst und dem Teilenehmer sowie in den Beziehungen der Gruppenmitglieder untereinander vorgeht.“ Der Lehrende benötigt demnach eine erhöhte Sensibilität für die Vorgänge in der ihm anvertrauten Gruppe. Er wird sich dann nicht der Illusion überlassen, er sei lediglich der Vermittler von Wissen und brauche sich um nichts anderes mehr zu kümmern. Eine solche Auffassung wird sich in der Erwachsenenbildung allein schon deshalb nicht halten, weil die Teilenehmer freiwillig kommen und u.U. als gleichberechtigte Partner angesehen werden sollten.

- Entwicklungsphasen einer Gruppe

  Die erste Phase ist gekennzeichnet durch das Kennenlernen. Jeder Lernende muss seinen Platz in der Gruppe finden, man probiert Interaktionen aus, testet Grenzen. Im Volksmund würde man sagen ‚man beschnuppert sich'. Man versucht Gemeinsamkeiten zu finden, die ersten Sympathieäußerungen werden gewagt, die ersten Koalitionen und Untergruppen formieren sich.

  Die zweite Phase ist gekennzeichnet durch Konflikte innerhalb der Gruppe. Rangkonflikte werden ausgetragen. Es existiert noch kein ‚Wir'-Gefühl. Es gibt Widerstände bezüglich der Gruppen- und Unternehmensnormen.

  In der dritten Phase entwickelt sich die Zusammengehörigkeit. Die Akzeptanz der Lernenden erhöht sich im Hinblick auf die Zielerreichung.

  In der vierten Phase stehen die aufgabenbezogenen Tätigkeiten im Vordergrund. Funktionale Rollenbeziehungen werden gefestigt, wodurch berufliche Anforderungen geleistet werden können (Kerres 1997).

Das Wissen um den Entwicklungsstand einer Gruppe oder auch, dies entsprechend analysieren zu können, hilft, mit Interventionen zielgerichtet einwirken zu können.

Praktische Hinweise für die Leitung

- Gerade beim Einsatz von gruppendynamischen Spielen/Übungen gilt als Voraussetzung für den Leiter eine gewisse Selbsterfahrung mit diesen Methoden. Zumindest aber sollte der Leiter, wenn er die Struktur und das Ausmaß einer Übung nicht kennt, oder sich auch nicht über das Ausmaß der Übung im Klaren ist, die Übung vorher mit sich selbst erlebt haben. Der Leiter sollte nur solche Übungen durchführen, hinter denen er wirklich steht, denen er vertraut und vor deren Auswirkungen er keine Angst hat. Tritt ein Unwohlsein bei dem Gedanken der Durchführung einer Übung auf, dann sollte er die Übung nicht durchführen.
- Neben der kritischen Reflexion der eigenen Person bzw. der eingenommenen Rolle muss auch bei der Durchführung einer Übung der augenblickliche Stand einer Gruppe überdacht werden. Durch eine vorherige genaue Analyse der Gruppe (Zusammensetzung der Gruppe, Vorerfahrung, Lernbereitschaft, Bekanntheit usw.) kann vermieden werden, dass eine Gruppe überfordert wird und womöglich für die Zukunft Lernbarrieren aufbaut. Eine solche Analyse wiederholt sich immer wieder.
  Zur Durchführung einer Übung gehört es, den Sinn und Zweck vorher zu erläutern sowie die Übung in ihrem vollen Umfang vorzustellen. Die Freiwilligkeit der Teilnahme gilt es mitzuteilen. Je transparenter das Vorgehen der Lehrkraft, umso höher ist die Wahrscheinlichkeit, dass Ängste und Hemmungen abgebaut werden können. Im Volksmund herrscht vor solchen ‚Psychospielen' eine gewisse und manchmal auch berechtigte Vorsicht.
- Eine weitere wichtige Voraussetzung ist der Faktor Zeit. Eine Übung, die gruppendynamische Aspekte beinhaltet sowie persönlichkeitsorientiert ausgelegt ist, benötigt Zeit – manchmal mehr als geplant ist. Daher gilt auch hier das Motto: ‚Weniger ist mehr'.
- Der Moderator übernimmt deutlich die Leitung der Gruppe, gibt Anweisungen und klärt Fragen zum Vorgehen.
- Voraussetzung für die Durchführung solcher Übungen/Spiele sind zu mindestens oben erwähnte theoretische Grundlagen zum Thema Gruppe und Gruppendynamik – besser sind eigene Erfahrungen zu diesem Thema. Unterstützend kann für einen Lehrenden zu mindestens phasisch auch eine Supervision oder ein Coaching sein.
- Für die Durchführung von Rollenspielen gilt es, eine Art rituellen Ablauf vorzustellen oder aber mit der Gruppe zu erarbeiten. Die Angst vor Rollenspielen herrscht fast überall. Man will sich nicht blamieren, traut sich das nicht zu oder aber es kommt zu Äußerungen wie: Das ist ja nur ein Spiel – die Realität sieht ganz anders aus. Fakt ist, dass auch in einem

vermeintlichen Spiel die eigene Person immer zum Ausdruck kommt, die Teilnehmer sich aber gerne hinter der Rolle verstecken möchten. Lassen sie diesen vermeintlichen Schutz zu!

Vorschlag zur Durchführung von Rollenspielen

1. Betroffene Person (Protagonist) stellt eine für sie schwierige Situation verbal da. Die Gruppe fragt nach solange bis die Situation für alle geklärt ist.
2. Die berichtete Person verteilt Rollen und die geschilderte Situation wird als Rollenspiel dargestellt.
3. Die Teilenehmer des Rollenspiels werden zu ihrer emotionalen Befindlichkeit befragt. Sie bekommen zudem zu ihrer Rolle eine Rückmeldung von der Gruppe.
4. Die Gruppe erarbeitet Lösungsmöglichkeiten.
5. Die betroffene Person sucht sich eine Lösungsmöglichkeit aus und spielt die Situation diesmal unter diesem neuen ausgewählten Aspekt erneut durch.
6. Die betroffene Person wird zu ihrem emotionalen Befinden befragt.
7. Abschluss

Eine weitere Möglichkeit beschreibt Gudjons (1990, S. 43):

1 Phase: Fallbericht, die Gruppe hört aktiv zu, beobachtet und registriert eigene Emotionen.

2. Phase: Blitzlicht unter der Fragestellung: Was hat der Fall bei mir ausgelöst?

3. Phase: Äußere Wahrnehmungen und Beobachtungen werden formuliert unter der Leitfrage: Was ist mir an der Falldarstellung aufgefallen?

4. Phase: Innere Wahrnehmung

5. Phase: Durcharbeiten. Interpretationen, Theoretische Hintergründe, diagnostische Hinweise usw.

6. Phase: Lösungsmöglichkeiten

3.2 Beispiel: Unterrichtseinheit Selbstmanagement[3]

Beruflicher Erfolg und Karriere haben für viele Mitarbeiter einen hohen Preis, den in erster Linie der Mitarbeiter selbst zahlen muss. Nahezu zwangsläufig scheint Aufstieg einen Lebensstil zu fordern, der über kurz oder lang die eigenen physischen und psychischen Kraftreserven angreift und damit die individuelle Leistungsfähigkeit in erheblichem Maße beein-

---

3 Die Punkte 3.2.1-3.2.4 sind als Anregung zu verstehen. Sie erheben keinen Anspruch auf Vollständigkeit.

trächtigen kann. Für manche Mitarbeiter sind Arbeitstage von 12 Stunden und eine Wochenarbeitszeit von 50-60 Stunden eher die Regel als die Ausnahme, die persönliche Freizeit im mittleren (Stationsleitung) und höheren Management (Pflegedirektor) beträgt das Wochenende mit eingeschlossen oft nicht mehr als 4-6 Stunden pro Tag.

Die hohen und vielfältigen Anforderungen des Berufslebens, denen Mitarbeiter gerecht werden müssen, der permanente Verantwortungsdruck, die ständige Terminkontrolle, der Schichtdienst, die Hektik und die zu fällenden vielfach lebenswichtigen Entscheidungen, lassen manchen Mitarbeiter die momentane Berufssituation als außerordentlich belastend und kraftzehrend erleben. Hinzu kommt noch, dass viele frustriert sind durch die vermeintlich Fülle an Sachzwängen und das Gefühl haben, den eigentlichen Aufgaben nicht nach kommen zu kommen.

Man beklagt diese Situation der Überforderung, der ständigen Hetze und der Fremdbestimmtheit, der man sich ausgesetzt fühlt und die einem immer weniger Zeit für Lebensbereiche außerhalb des Berufes lässt, hält es aber für unabdingbar.

Es gehört zum Alltag die Frage nach dem persönlichem Befinden mit folgendem Satz zu beantworten „Ich habe so viel zu tun.“ Antworten Sie anders, verwundert es den Gesprächspartner vielfach. Vielfach hört man auch: „Ja, ja in ein zwei Jahren wird es besser, dann bin ich eingearbeitet, dann ist alles ruhiger“ usw.

Im Grunde weiß man aber, dass diese Hoffnung, der Stress werde auf einer höheren Stufe möglicherweise weniger, ein Trugschluss ist. Durch diese Einstellung gerät man in einen Zustand, bei dem das Leben außerhalb des Berufes (Freizeit, Familie usw.) zu einer Restgröße zusammenschrumpft. Spätestens hier wird deutlich, dass nicht nur der Mitarbeiter die Kosten für eine solche Lebenseinstellung mittragen muss. Daraus resultiert bei den Betroffenen vielfach ein schlechtes Gewissen, das sich darin anzeigt, dass Seminare zum Thema Stressbewältigung oder Selbst- und Zeitmanagement recht voll sind, und die Teilnehmer dort häufig den Wunsch nach einer umfassenden Veränderung bzw. Neuordnung ihres beruflichen und privaten Alltags äußern.

Auffallend dabei ist, dass gerade diejenigen, die erfolgreich und verantwortungsvolle Führungskräfte oder Mitarbeiter sind, erstaunlich hilflos sind, ihr eigenes Leben genauso effektiv zu managen wie ihren beruflichen Alltag. Sie haben gelernt, ihre Mitarbeiter oder Schüler zu motivieren, die Schüler haben gelernt, die Gedanken der Prophylaxe an den Patienten weiterzugeben usw. aber die Technik auf sich selbst zu übertragen scheitert oft.

Das haben Sie möglicherweise selbst schon erlebt, dass Ratschläge eines Außenstehenden, doch einmal zu entspannen, sich Zeit zu nehmen, Muße zu gönnen, neue Kräfte zu sammeln, nicht selten mit dem Hinweis abgelehnt werden, dass die Erledigung anderer Dinge zurzeit wichtiger und dringlicher ist. Das Reaktionsmuster ist vergleichbar mit der Antwort eines vom stundenlangen Sägen erschöpften Waldarbeiterns, der auf eine Nachfrage eines Spaziergängers, warum er nicht eine kurze Pause mache, um die Säge neu zu schärfen, zur Antwort bekommt: dazu habe er schließlich keine Zeit, er müsse schließlich sägen.

Gefangen von der Alltagsroutine, versäumen viele sich ausreichend um ihr Handwerkszeug als Voraussetzung zur Erfüllung der Aufgabe zu kümmern – und dazu gehört ein gelungenes Selbstmanagement, denn nur so kann langfristig eine Zufriedenheit aufrechterhalten werden.

3.2.1 Theoretische Grundlagen

Wird nun davon ausgegangen, dass qualitativ gute Pflege definiert wird durch zwei Achsen mit der Beschriftung ‚technisches Handwerk' und ‚Beziehung', dann hat die Pflegekraft sowie die PDL als Führungskraft die Aufgabe, dafür zu sorgen, dass für beide Variablen gute Voraussetzungen vorhanden sind. Die Pflegekraft weiß für gewöhnlich, wann sie welche Spritze nehmen muss, wann welcher Patient wie gelagert wird usw. – also die technische Seite der Pflege – um aber die Qualität der Beziehungsseite zu bestimmen, um also auch dieses Handwerkszeug zu beherrschen, ist ein gewisses Selbst-Management vonnöten. Wenn es der Pflegekraft, dem Lehrer, dem Lernenden gut geht – dann wird er das auch weitergeben. Das heißt die Qualität der Beziehungs-Pflege wird durch den Ausführenden – durch sein Selbstmanagement erheblich bestimmt. Damit wird auch als logische Folge die Zufriedenheit des Patienten mit beeinflusst.

Das heißt, das wesentliche Werkzeug einer Führungskraft, einer Pflegekraft oder eines Lernenden, ist die Person selber, ihre eigene körperliche und geistige, physische Ressource, ihre Motivation und ihr Energiepotential. Diese Kräfte sind nicht unerschöpflich, sondern müssen wie die Säge des Waldarbeiters, immer wieder neu geschärft werden. Denn nur wer sich selbst führen kann, wird auch andere verantwortungsbewusst führen und in eine verantwortungsvolle Beziehung eintreten können.

Was heißt nun Selbstmanagement? Wie kann das gehen?

In der neueren Literatur wird auch von Persönlichkeitsmanagement gesprochen. Prinzipiell gliedert sich das Wort in zwei Teile. Selbst-Management. Zum Thema Selbst gibt es interessante theoretische Ansätze, die hier im Folgenden kurz erwähnt werden.

Was versteht man unter einem Selbstkonzept?

Es vergeht kaum ein Tag, an dem wir nicht über uns selber nachdenken. Bereits morgens wenn wir aufstehen, fragen wir uns was wir anziehen, ob wir frühstücken und wen ja was. Wir fragen uns, was am heutigen Tag passieren wird, ob der Mitarbeiter X noch sauer auf uns ist, ob die PDL uns wohl die Fortbildung genehmigt usw. Die Aufmerksamkeit ist sowohl auf die eigene Person als auch auf die Beziehung der Person zur sozialen Umwelt gerichtet, ob wir gemocht werden, ob uns jemand etwas zutraut usw. Solche Vorstellungen und Bewertungen verschiedener Aspekte der eigenen Person lassen sich unter dem Begriff Selbstkonzept zusammenfassen.

Je nach Situation, je nach Stimuli werden verschiedenen Inhalte des Selbstkonzeptes aktiviert. Dieses Wissen über die eigene Person leitet unser Handeln, unser Denken und Fühlen. Welche Inhalte das Selbstkonzept aufweist, wird durch unsere Biographie bestimmt. Unser Selbstkonzept wird nach Meinung vieler Autoren durch Rückmeldungen sozialer Interaktionspartner geformt.

Je wichtiger uns ein Bereich ist, desto ausgeprägter bzw. vielfältiger ist das Selbstkonzept in diesem Bereich und umso eher kann es aktiviert werden.

Bezieht man den Inhalt nun auf das Thema, dann bedeutet dies, dass die Betroffenen ein sehr ausgeprägtes Selbstkonzept zum Thema Arbeit haben, dass es einen wichtigen Stellenwert hat – wichtiger als Freizeit, Familie usw. – und sehr schnell, auch bei kleinen Anreizen aktiviert wird. Wenn Arbeit für höchste Priorität hat, dann bedeutet das überspitzt formuliert, wenn derjenige im Garten Unkraut sieht, sieht er Arbeit und nicht Freude an den Pflanzen die daneben wunderschön blühen. Das Thema Freizeit braucht viel Energie und Aufmerksamkeit, um von der betroffenen Person aktiviert zu werden: Meist handelt es sich um kritische Lebensereignisse wie z.B. Krankheit, Trennung usw.

Selbstmanagement bedeutet also, das selbstbestimmte Ausüben seines Berufes in Bezug auf die eigene Person und das eigene Lebensumfeld mit der Zielsetzung, das eigene Selbst zu stärken und von unnötiger Fremdbestimmung frei zu halten. Das geht durch die Reflexion der eigene Biographie, wenn z.B. dabei der Stellenwert der Arbeit im Selbstkonzept erkannt, geachtet und möglicherweise auch akzeptiert wird. Es geht nicht unbedingt darum, seine Einstellung zu diesem Thema zu verändern, sondern einen Standpunkt zu finden, und den entsprechend zu leben – und damit zufrieden zu sein.

Die Bedeutung der eigenen Biographie, der Vorbilder, die man durch Eltern und Großeltern erlebt hat, gilt es dabei zu überdenken, wobei es wichtig ist zu wissen, dass Persönlichkeitsentwicklung nicht im Kindes- und Jugendalter aufhört, sondern die ganze Lebensspanne anhält. Auch die erwachsene Person, befindet sich in einem Prozess stetigen Lernens, Entwickelns und Veränderns. Selbstmanagement ist der Versuch, diesen Prozess durch bewusste Reflexion und selbstbestimmtes Planen und Steuern aktiv zu gestalten.

Wichtigste und unabdingbare Voraussetzung für ein erfolgreiches Selbstmanagement ist die innere Haltung, aktiv für sein Leben Verantwortung zu übernehmen. Der Glaube an den persönliche Einfluss, in Zukunft Verantwortung für das Leben übernehmen zu können und nicht passiv dem Leben ausgeliefert zu sein, ist ein wesentlicher Schritt für ein gelungenes Selbstmanagement. Nicht die Umstände sind verantwortlich für mein mangelndes Privatleben sondern der Betroffene selbst. Die Frage, die sich stellt ist: Warum und Wovor habe ich Angst, diese Verantwortung zu übernehmen? Das heißt, es geht um eine bewusste Auseinandersetzung mit den eigenen Wünschen, Bedürfnissen, Unzulänglichkeiten, Forderungen, Ängsten usw. Dies ist die Grundlage für die Entwicklung kurz, mittel- und langfristiger Lebensziele, die zu einer veränderten Lebenszufriedenheit führen soll.

Selbstmanagement bedeutet daher (Linneweh & Hofmann,1995):

- eine Identität zu entwickeln und zu leben, d.h. sich als eigenständige Persönlichkeit zu erkennen und zu akzeptieren.
- die Selbstkontrolle über das eigene Leben zurück zu gewinnen und selbstbestimmte Verhaltensmuster zu verwirklichen, die nicht unbedingt mit den tatsächlichen oder vermuteten Rollenerwartungen der Gesellschaft übereinstimmen müssen.
- die individuellen Handlungsmuster in den unterschiedlichen Lebensbereichen voll auszuschöpfen.
- Konfliktpotential zu reduzieren und Lösungen für festgefahrene Konfliktsituationen zu entwickeln.
- ein stabiles Gleichgewicht zwischen Beruf, Freizeit und Privatleben aufzubauen.

Dieser Prozess umfasst dabei die gleichen Schritte wie in ökonomischen Abläufen: Er beginnt mit einer Situationsanalyse, führt über die Zielsetzung zum Treffen von Grundsatzentscheidungen, an die sich dann die Umsetzung dieser Entscheidung anschließt, und mündet schließlich in die Ergebniskontrolle, den Soll-Ist-Vergleich.

3.2.2 Didaktische Reduktion

Im Rahmen der didaktischen Reduktion soll im Folgenden die Frage ‚Welche Bereiche sind besonders wichtig für den beruflichen Alltag?' beantwortet werden (Kerres & Falk 1996).

Welche Bereiche sind besonders wichtig für den beruflichen Alltag?

Die Aussteigerquote in sozialen Berufen ist besonders hoch. Immer wieder stellt sich die Frage nach dem Warum? Die Belastung ist sehr hoch, Schichtarbeitszeit, Wochenenddienste, Frauenberufe – Rollendiffusion! Gerade im sozialen Bereich wird immer wieder vom Helfer-Syndrom (Schmidtbauer 1992) gesprochen, das den Betroffenen aussaugt und an den Rande der eigenen Kraft bringt. Ein gelungenes Selbstmanagement könnte dem entgegenstehen, denn dann erkennt derjenige seine diesbezüglichen Anteile und kann, wenn er möchte, mit Veränderungsprozessen ansetzen – auch, indem er professionelle Hilfe annimmt. Insofern ist eine theoretische Grundlage und eine reflexive Anregung für den Einzelnen von größter Bedeutung sowohl für das Gelingen des beruflichen Einstiegs als auch für das letztendliche berufliche Durchhalten.

3.2.3 Methodische Anregungen

A: Ist-Analyse bezüglich des Stellenwertes der Arbeit

• Durchführung

Die Lernenden bekommen die Fragen in kopierter Form vorgelegt. Sie beantworten diese schriftlich (Dauer: 30 Min.). Danach findet ein Austausch in Kleingruppen mit beliebiger Größe statt – so wie es die Lernenden möchten. Im Plenum kann pro Gruppe ein kurzes Fazit abgegeben werden.

• Fragen

Warum ist mir Arbeit zurzeit so wichtig?

Was bekomme ich dadurch?

Welches Ziel erreiche ich damit?

Welches Ziel erreiche ich damit nicht?

Was vermeide ich mit der Arbeit?

Welches Bild von meinen Mitarbeitern habe ich? Was hindert mich diese Aufgaben zu delegieren?

Welches Selbstbild habe ich von mir?

Was denken Mitarbeiter und Führungskräfte von mir?

Was sollen diese auf jeden Fall von mir denken bzw. nicht denken?

Durch wen werde ich bestimmt? Was hindert mich aus diesem Prozess der Fremdbestimmung auszutreten? Was könnte ich dadurch gewinnen bzw. verlieren?

Welche Ziele erreiche ich zurzeit durch mein Verhalten nicht?

B: Fallbeispiel

• Durchführung

Das Fallbeispiel wird an jeden Lernenden verteilt. Es bilden sich Kleingruppen mit max. 6 Personen. Folgende Fragen werden diskutiert und schriftlich beantwortet:

Welche Anteile von Frau Schmidt kennen Sie bei sich selber?

Welches Selbstkonzept weist Frau Schmidt auf?

Charakterisieren Sie das Selbstmanagement von Frau Schmidt?

Was würden Sie Frau Schmidt raten, um ihre Zeit besser in den Griff zu bekommen?

• Fallbesprechung

Frau Schmidt kommt mit ihrer Abteilungseinteilung nicht zurecht. Sie ist 36 Jahre alt, Krankenschwester von Beruf, arbeitet seit fünf Jahren im Krankenhaus. Sie ist seit einem Jahr Stationsleiterin. Das Krankenhaus hat 300 Betten. Es gehört eher zu den älteren Häusern. Die Renovierungsarbeiten sind immer wieder verschoben worden, sodass die räumlichen Bedingungen nicht optimal sind. Die Mitarbeiter von Frau Schmidt haben bei der Pflege ihrer Patienten weite Wege zu laufen. Die Räume mit den Pflegemitteln liegen sehr ungünstig. Frau Schmidt hat Gruppenpflege eingeführt und betreut daher zwei Teams auf ihrer Station. Viele der Patienten auf ihrer inneren Station sind schwerstpflegebedürftig, einige sind psychisch verändert und brauchen intensive Zuwendung und Unterstützung. Da in diesem Haus die Gruppenpflege eine hohe Bedeutung hat, fühlt sich Frau Schmidt für ihre Patienten und deren Versorgung verantwortlich. Da die einzelnen Teams jeweils eine getrennte Übergabe vornehmen, ist sie jeden Tag bei einem Team bei der Dienstübergabe dabei. Außerdem hilft sie immer, wenn krankheitsbedingte Engpässe auftreten.

Durch die starke Arbeitsbelastung kommt sie jedoch nie mit ihrer Arbeitszeit aus. Viele Dinge nimmt sie dann mit nach Hause, um in Ruhe Dienstpläne zu schreiben oder sonstige Verwaltungsarbeiten zu erledigen. Frau Schmidt lehnt es wegen ihrer Arbeitsüberlastung ab, an Arbeitsgruppen, Qualitätszirkeln oder Fortbildungsveranstaltungen teilzunehmen, da sonst der ‚Laden ja nicht läuft'.

Sie als PDL haben beobachtet, dass die Arbeitseinteilung von Frau Schmidt chaotisch ist. Frau Schmidt greift ständig in den Arbeitsprozess der beiden Teams ein. Bei aktuellen Problempatienten überzeugt sie sich persönlich, ob alles Notwendige getan wurde. Darüber hinaus ist Ihnen aufgefallen, die Arbeitsergebnisse von Frau Schmidt in bestimmten Bereichen mangelhaft sind. Die Dienstpläne weisen z.B. Rechenfehler auf. Einerseits ist Frau Schmidt bei ihren Mitarbeitern sehr beliebt, weil sie stets ein offenes Ohr für die Probleme und Nöte der Mitarbeiter hat, anderseits gibt es laufend Ärger, weil bestimmte Tätigkeiten von Frau Schmidt nicht korrekt ausgeführt werden (aus: Kerres, Falk & Seeberger (1999): Lehrbuch Pflegemanagement, Springer Verlag).

C: Lebensarbeitskurve[4]

• Durchführung

Jeder Lernende bekommt ein Blatt Papier sowie so viele Farbstifte wie Fragen zu beantworten sind. Danach wird die Instruktion verteilt. Die Durchführung erfolgt in Einzelarbeit, die Auswertung in Kleingruppen (Zeit: circa 1 Std.).

---

4 Diese Übung wurde in Anlehnung an eine Übung aus Gudjons (1990) konzipiert.

• 1. Schritt:

Zeichnen Sie entlang Ihres Alters eine Arbeitskurve. Beantworten Sie danach folgende Fragen und ordnen Sie die Werte der Kurve zu.

Wie viel Stress haben Sie dabei erlebt (1-6)

Wie war Ihr körperliches Befinden (1-6)

Wie zufrieden/glücklich waren sie in der Zeit mit Ihrem Leben? (1-6)

Was war Ihnen in der Zeit wichtig?

Wer hat Sie zu der Zeit stark beeinflusst?

• 2. Schritt:

Bilden Sie bitte fünf Gruppen zu 2 Personen. Stellen Sie sich gegenseitig Ihre Arbeitskurve vor und diskutieren Sie Ihre Ergebnisse unter folgenden Fragestellungen:

Was fällt Ihnen als Außenstehender zu der Kurve ein?

Welche Bedeutung hat Arbeit für den Betroffenen? Welche Bedürfnisse werden dadurch befriedigt?

Welchen Stellenwert hat Arbeit im Selbstkonzept und wer hat diesen Stellenwert beeinflusst?

3.3 Konfliktmanagement

> Es kann der Stärkste nicht in Frieden leben,
> wenn es dem bösen Nachbarn nicht gefällt.
> Schiller

Konflikte gehören zum Alltag wie der Gang in die Kantine oder das tägliche Aufstehen. Überall wo Menschen miteinander zu tun haben, kommt es unweigerlich zu Konflikten. Im sozialen Kontakt mit anderen Menschen stößt man im Laufe der Zeit immer wieder auf die Tatsache, dass bei auftauchenden Fragen und Problemen, die eigene Sichtweise gar nicht oder nur zum Teil mit der Ansicht der anderen Personen übereinstimmt. Gerade im Berufsleben, wo es darauf ankommt, bestimmte Tätigkeiten gemeinsam zu verrichten, Termine einzuhalten, mit anderen Arbeitskollegen zu kooperieren, ergeben sich nahezu täglich solche Beobachtungen. Deshalb sollte man gar nicht erst versuchen, Konflikte zu verhindern oder zu vermeiden. Stattdessen geht es um eine produktive Auseinandersetzung mit Konflikten, ihre Chance zu nutzen und die negativen Konsequenzen zu verringern, denn Konflikte binden Potentiale und Energien und wirken somit dem Ziel kontraproduktiv entgegen. Daraus ergibt sich, dass die Bewältigung von Konflikten, der produktive Umgang mit Konflikten ein wesentliches Kriterium für ein effizientes Führungsverhalten darstellt. Führung ist immer dann besonders wichtig und notwendig, wenn die Einheitlichkeit und das Funktionieren eines Systems wie z.B. einer Abteilung bedroht ist.

3.3.1 Theoretische Grundlagen

Ursprünglich bedeutet der Begriff Konflikt (lat. conflictus) Zusammenstoß oder Kampf – was alles andere als angenehm klingt. Auch bei vielen Lesern hat der Begriff einen negativen Beigeschmack.

Unter dem Begriff Konflikt wird eine Interessenskollision verstanden. Eine Unvereinbarkeit zwischen Denken, Vorstellung und Wahrnehmung. Dieses Aufeinanderprallen verschiedenere Interessen kann zu einem Konflikt innerhalb einer Person oder zwischen Personen führen.

Ein Konflikt liegt dann vor, wenn eine oder beide Parteien zum gleichen Zeitpunkt Handlungen beabsichtigen oder durchführen, die zur Folge haben könnten oder haben, dass sich die andere Partei behindert, blockiert oder verletzt fühlt (Berkel 1995). Ein Konflikt existiert demnach, wenn miteinander unvereinbare Verhaltensweisen oder -absichten aufeinander stoßen. Dabei ist es von geringer Bedeutung, ob diese Verhaltensweisen tatsächlich unvereinbar sind. Es ist vielmehr entscheidend für das Entstehen von Konflikten, dass sie subjektiv als unvereinbar erlebt werden. Demnach bewirkt ein Konflikt eine Störung des reibungslosen Ablaufs der Beziehung in einem sozialen System wie z.B. einer Gruppe oder Abteilung.

Die Auseinandersetzung mit Interessenskollisionen macht verschiedene Standpunkte und Vorstellungen deutlich; gleichzeitig lernt man sein Gegenüber besser kennen. Konflikte sind somit auch ein Ausdruck von Individualität. Konfliktmanagement kann deshalb nur heißen: Streit nicht aus dem Weg gehen, sondern die Chance nutzen einander kennen zu lernen.

Trotz dieser positiven Chancen, die Konflikte in sich bergen, werden diese vielfach emotional negativ bewertet. Viele meiden Konflikte oder haben Angst davor. Viele schlafen schlecht, wenn Sie wissen, dass am nächsten Tag ein Konfliktgespräch (vgl. Tab. 5) ansteht.

Eine eindeutige Kategorisierung von Konfliktauslösern und Ursachen gibt es nicht. Je nach Autor werden unterschiedliche Vorschläge gemacht u.a. Folgende (vgl. Tab. 5).

- Unklare Situation

Die Wahrscheinlichkeit, eine Situation unterschiedlich aufzufassen, ist dann sehr groß, wenn die Situation selbst unklar ist. Innerhalb einer Organisation kann die Unklarheit einer Situation z.B. dadurch entstehen, wenn die Abgrenzung der verschiedenen Kompetenzbereiche oder der Entscheidungsspielräume nicht eindeutig geregelt sind (z.B.: wer ist für die Bestellung der Medikamente zuständig). In solchen Fällen versucht jeder die Situation nach seinen Kriterien zu strukturieren und zu gestalten. Solche Organisationsfehler sind Ursachen vieler Konfliktherde. Diese Situationskomponenten sind als Konfliktursachen jedoch lösbar und künftig vermeidbar.

Tab. 5: Woher kommt die Angst vor Konflikten?

Schon als Kind bekommt man beigebracht, nicht mit anderen zu streiten, denn Streit ist unproduktiv und ‚führt zu nichts'. Eltern sagen: ‚Der Klügere gibt nach'. Manche von uns haben vielleicht auch erfahren, dass man nach einem Streit unter Kindern auch noch Streit mit den Eltern bekommen hat. Dann ist es z.B. zu folgender Verknüpfung gekommen:

Situation →	Reaktion →	Konsequenz
Konflikt mit Kindern	Streit mit Eltern	Fernsehverbot Hausarrest

Darüber hinaus haben manche die Erfahrung gemacht, dass man als Kind im Streit mit Erwachsenen meist den Kürzeren gezogen hat. In manchen Familien gibt es auch keine Streitkultur, keine Riten, wie man streitet. Eltern knallten lediglich die Türen, oder zogen sich in sich zurück. Das alles ermutigt Kinder nicht, sich weiter mit dem Thema auseinanderzusetzen.

Die vielfach durch die Kindheit geprägte Konfliktangst ist in vielen Menschen tief verwurzelt. Viele haben nicht gelernt Konflikte konstruktiv zu nutzen. Die Regelung von Konflikten wird dann zu einem schwierigen Unterfangen und stellt oftmals die Ursache für neue Konflikte dar.[5]

Für viele bedeutet ein Konflikt – Angst vor der Konfrontation mit dem, was sie glauben sich anhören zu müssen – und was dann vielfach in der Realität gar nicht so ist. Hier holen einen oftmals ‚alte' bisher nicht verarbeitete Geschichten ein, z.B. wenn ein Mitarbeiter durch den Vorgesetzten an seinen eigenen Vater erinnert wird, vor dem er in der Kindheit Angst gehabt hat.

- Interpersonale Beziehung

Eine weitere innerbetrieblich Konfliktursache ergibt sich aus disharmonischen zwischenmenschlichen Beziehungen. So kann es durch gruppendynamische Prozesse zu Störungen der Kooperation und zu typischen Missverständnissen kommen. Beispiele dafür sind: Rangkonflikte, Beförderungen, Versetzungen oder verschieden wertige Beziehungen der Mitarbeiter zu Vorgesetzten. Hier liegt die Ursache für Konflikte in der Dynamik des sozialen Systems selbst, somit handelt es sich um unvermeidbare Schwierigkeiten. Er ist leichter lösbar, wenn sich der Konflikt auf einzelne Personen bezieht, die in spezifischen sozialen Beziehungen Schwierigkeiten ha-

5 Dennoch kann – und das soll hier auch erwähnt werden – das Streiten auch lustvoll erlebt werden. Es kann Kraft und Energie spenden. Die Vorstellung mit der mit der Faust auf den Tisch zu schlagen, Luft abzulassen oder ‚reinen Tisch' zu machen, kann positive Gefühle wachsen lassen.

ben (Neuling). Wesentlich problematischer sind Konflikte zwischen einzelnen Gruppen z.B. zwischen verschiedenen Pflegeschichten.

Schwierig wird es auch, wenn die Konfliktursachen in persönlichen Verhaltensweisen liegen, die eine Person bereits vor Eintritt in die Organisation erworben hat. Beispiele für solche Eigenarten können Empfindsamkeit, Unpünktlichkeit und Egoismus sein.

- Globale Grundüberzeugungen

Eine weitere wichtige Konfliktursache besteht in globalen Grundüberzeugungen, die bei Personen sehr unterschiedlich ausgeprägt sein können. Es handelt sich dabei um unterschiedliche Modellvorstellungen des menschlichen Zusammenlebens, der kollektiven Zielvorstellungen, der politischen Grundüberzeugungen und Ideologien. Auch hier handelt es sich um externe Faktoren, die Einfluss auf das Verhalten von Personen in der Organisation haben. Sie sind innerbetrieblich schwer zu verändern, da sie durch große Bezugsgruppen gestützt werden (Parteien, Religion).

Für den Vorgesetzten, der an einem reibungslosen Verlauf der Arbeit interessiert ist, besteht naturgemäß die Tendenz, auftretende Konflikte – egal welcher Art und welcher Ursache – als Abweichung von der geplanten und bewährten Organisationsform zu betrachten. Als Konsequenz eines solchen Erkennens bedeutet es Spannungen zu beseitigen, um das Gewohnte wieder herzustellen bzw. zu erhalten. Die Beseitigung der Spannung liegt dabei oftmals in einer Anpassung des Verhaltens der abweichenden Person an das bisherige System.

Diese Sichtweise – das abweichende Verhalten stets an die Organisation anzupassen – führt dazu, dass Organisationen schnell veralten. Auftretende Konflikte können in der Regel ein Signal sein, anstehende Veränderungen vorzunehmen. Konflikte können als Gradmesser für den sozialen Wandel angesehen werden. Überspitzt formuliert heißt das dann, dass Konflikte einen Beitrag zum Verändern liefern und somit eine Chance für die Suche nach einer kreativen Lösung darstellen.

Das Ziel eines solchen Gespräches ist es eine Lösung zu finden. Nun lassen sich Lösungen auf verschiedenen Ebenen (Ury, Brett & Goldberg 1991) anstreben. Vielfach findet man im Rahmen von Organisationsanalysen die Strategie der Konfliktlösung auf der Machtebene, d.h. hier wird ein Konflikt über die Positionsmacht, über die Hierarchie, gelöst z.B. über eine entsprechende Dienstanweisung oder einen Eintrag in der Personalakte. Der zweit häufigste Lösungsschritt ist ein Rechtsstreit. Die Parteien finden sich vor dem Arbeitsgericht wieder. Die am seltensten eingesetzte Strategie, obwohl sie am wenigsten Unkosten macht und gleichzeitig die höchste Mitarbeiterzufriedenheit herstellt, ist der Interessensausgleich, was dem Prinzip ‚Gewinner – Gewinner' gleichkommt (vgl. Abb. 4). Im politischen Leben findet sich dies unter dem Begriff ‚Schlichtungsverfahren' wieder. Beide

Seiten wahren ihr Gesicht und kommen sich auf halbem Wege entgegen. Dabei kann sichergestellt werden, dass beide Seiten ‚gewinnen' und somit der Konflikt tatsächlich beigelegt wird. Die beiden erstgenannten Strategien haben als Konsequenz immer einen ‚Gewinner' und einen ‚Verlierer', und tragen somit langfristig zu einem negativem Betriebsklima bei[6] (Kerres 1999).

Abb. 4: Lösungsebenen für Konflikte (Kerres 1998)

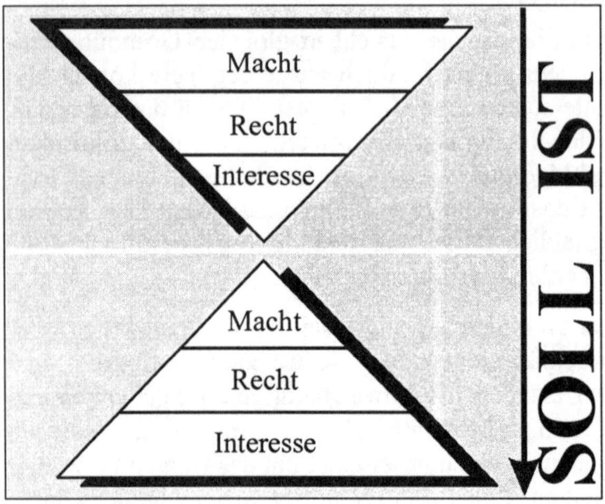

Die Kosten, die Zufriedenheit mit den Ergebnissen, die Auswirkung auf die Beteiligten und die Gefahr neu aufflammender Konflikte müssen bei diesen Vorgehensweisen ins Kalkül gezogen werden. Bei einem Interessensausgleich sind die Ergebnisse zufriedenstellend und die Kosten niedriger als bei der Bestimmung der Rechtsposition. Die Bestimmung von Rechtspositionen hat wiederum geringere Kosten zur Folge und führt zu befriedigenderen Ergebnissen als die Bestimmung von Machtpositionen. Ziel kann es daher nur sein, ein System zu finden, das Konflikte durch Interessensausgleich möglich macht. Für ein kreatives Konfliktmanagement ist das Prinzip des Interessensausgleich für alle Beteiligten am besten. Hilfreich sind zur Zielerreichung spezifische Grundregeln des Konfliktmanagements.

Für das konstruktive Auseinandersetzen mit Konflikten bedarf es einiger Erfahrungen mit Kommunikationsformen, die helfen die Ursachen für Konflikte zu identifizieren. Wichtig dabei ist, dass ein Konflikt in einem Prozess entsteht, dessen Rahmenbedingungen verändert und dessen Ablauf unterbrochen werden kann. Konflikte sind beeinflussbar, lenkbar und nutzbar. Nicht der Konflikt ist das Problem, sondern die Unfähigkeit des Menschen oder einer Organisation ihn zu regeln. Es setzt eine Gesprächskultur voraus,

6 Es gibt sicherlich Konfliktsituationen, die auf Grund einer Machtentscheidung oder eines Rechtsstreits geklärt werden müssen. Die in der Einleitung angesprochenen Konflikte gehören dazu aber eher nicht.

die sich z.B. in spezifischen Abläufen (Ritualen) anzeigen kann, die z.B. über Fortbildungsmaßnahmen eingeübt werden können. Für ein Unternehmen ebenso wie für eine Klasse kann es hilfreich sein, eigene verbindliche Rituale zu erarbeiten. Sie geben Mitarbeitern wie Teilnehmern Sicherheit und Orientierung.

Neben dem theoretischen Wissen zum Konfliktmanagement benötigen Mitarbeiter auch Modelle. Da ein Großteil des Tages im Unternehmen verbracht wird, sind die Führungskräfte Modell. Um dieser Aufgabe nachzukommen, ist es wichtig, die eigene Biographie diesbezüglich zu reflektieren. Dazu können diese Leitfragen dienen:

- Vor welchen Konflikten habe ich Angst?
- Wie ist meine Lerngeschichte im Umgang mit Konflikten?
- Was haben mir meine Eltern beigebracht? Gehe ich auf Konflikte zu oder gibt es spezifische Themen denen ich privat wie beruflich ausweiche?
- Wie ist die Konfliktkultur im Unternehmen?
- Wie wird hier mit Konflikten umgegangen?
- Wer spricht sie an?
- Wie gehen die Vorgesetzten mit Konflikten um?
- Gibt es Sündenböcke? Und wenn ja, wofür brauchen wir diese?
- Was würde mir persönlich im Umgang mit Konflikten gut tun? Welche Unterstützung würde mir helfen?
- Welche Strukturen würden mir als Mitarbeiter/Führungskraft helfen?

3.3.2 Didaktische Reduktion

Im Rahmen der didaktischen Reduktion soll im Folgenden die Frage ‚Welche Bereiche sind besonders wichtig für den beruflichen Alltag?' beantwortet werden (Kerres & Falk 1996).

Welche Bereiche sind besonders wichtig für den beruflichen Alltag?

Der Umgang mit Konflikten gehört zu jedem Alltag, unabhängig von Position und Bereich. Je produktiver sich dieser Umgang gestalten lässt, umso zufriedener werden Mitarbeiter sein, je geringer ist die Fluktuation und der Krankenstand, umso besser wird die Qualität der Dienstleistung sein. Daher ist es zum einen sehr wichtig, seine eigene Biographie bezgl. der eigenen Konfliktkultur zu reflektieren, als auch eine produktive Konfliktkultur in seinem Unternehmen mit zugestalten. Die Einführung von Konfliktritualen kann dabei eine Möglichkeit sein.

3.3.3 Methodische Anregungen

Im Folgenden sollen zwei Anregung für die Reflexion und das Einüben von Konfliktbewältigungsmaßnahmen vorgestellt werden, die sowohl in Teams als auch allein durchgeführt werden können.

A: Das Konfliktei (Lummer 1988, S. 170)

Durchführung
Der Lehrende gibt in etwa folgenden Inhalt an seine Lernenden weiter: In der beruflichen Arbeit werden sie tagtäglich mit verschiedenen Konfliktsituationen, die von außen auf Sie einwirken, konfrontiert. Ihre Aufgabe besteht nun darin, mehrere solcher Situationen, die Konflikte hervorrufen aufzuschreiben und ihre typische Reaktion zu vermerken (Zeitdauer circa 30 Minuten).

Im Anschluss daran können Sie zu zweit, im Team oder in Kleingruppen miteinander sprechen, welche persönlichen Stärken im Umgang mit den erwähnten Konflikten deutlich werden (Zeitdauer circa 30 Minuten).

B: Strukturierter Perspektivenwechsel

Durchführung
Der Lehrende macht folgende einführende Worte. In einem Team kommt es häufig zu den gleichen Konflikten. Es bilden sich stets die selben Fronten, die eine gemeinsame Lösung unmöglich erscheinen lassen. Eine Möglichkeit, diese Situation anders anzugehen, bietet diese Methode.

Schreiben Sie die gemeinsamen Problemstellungen an ein Flipchart.

Machen Sie gemeinsam eine Liste mit den noch offenen Fragen.

Bilden Sie Gruppen, die auch innerhalb der Gruppe unterschiedlicher Meinung sind. Dort sollen die Fragen (s.o.) beantwortet werden.

Vergleichen Sie die Lösungsvorschläge.

Erstellen Sie ein Flipchart, auf dem die gemeinsamen Lösungen stehen und eines, auf dem der Diskussionsbedarf steht.

Diskutieren Sie (Zeitdauer vorher festlegen) die strittigen Punkte in einer vorher über Punkteabfrage festgelegten Reihenfolge.

Jeder Lösungsvorschlag wird nach Vor- und Nachteilen betrachtet.

Vorschläge auf die man sich einigen kann, kommen auf das Lösungs-Flipchart.

Nach einer bestimmten, vorher festgelegten Zeit wird der Perspektivenwechsel eingeleitet. Fragen Sie nach, wer für Vorschlag A oder B ist. Entsprechend werden die Gruppen gebildet.

Dann soll die Gruppe A Argumente für den Vorschlag B und umgekehrt suchen und in der Diskussion vortragen und vertreten.

Nach einer festgelegten Zeit wird erneut nach einer gemeinsamen Lösung gesucht.

Auswertung
Wie habe ich das Vorgehen erlebt? Was hat es mir gezeigt?

4. Chancen und Grenzen einer persönlichkeitsorientierten Lehr- Lernkultur

Persönlichkeitsentwicklung findet nicht nur in der Kindheit bzw. im Jugendalter statt, sondern es umfasst die ganze Lebensspanne. Auch die erwachsene Person befindet sich in einem anhaltenden Prozess stetigen Lernens, und somit in einem Prozess der Entwicklung und Veränderung.

Dieser Prozess wird durch den Lehrenden beeinflusst, die Inhalte eines Unterrichtes ebenso wie durch sein methodisch-didaktisches Vorgehen. So kann unter Umständen das ausschließlich passive Vortragen im autokratischen Führungsstil entsprechende Vergeltungswünsche der Gruppe sowohl auf den Lehrenden, als auch auf das schwächste Gruppenmitglied oder auf Familienmitglieder übertragen. Die Möglichkeit des aktiven Lernens bietet dazu eine Alternative verbunden mit dem Wissen des Lehrenden über gruppendynamische Vorgänge.

In einer mit einem Laisser-faire-Stil geführten Gruppe kann eine gewisse Gleichgültigkeit der Lernenden vermutet werden. Gründe dafür sind vielfältig. Wichtig in diesem Zusammenhang ist das Wissen darum, dass, egal ob Kinder, Jugendliche oder Erwachsene, viele sich eine Bindung zum Lehrenden wünschen und erleben möchten. Stellt sie sich nun in einer negativen Art dar, dann kann es u.U. zu Lernschwierigkeiten der Gruppe kommen.

So gilt wohl auch erst recht für die Erwachsenenbildung das allgemeine Prinzip, dass eine Pädagogik nicht viel tauge, wenn diese nur den Zögling verändere und nicht den Lehrenden (Brocher 1999). Es gilt also einen Mittelweg zu finden zwischen einem autoritärem Führungsstil und einer falschen Freizügigkeit, die vielfach als modern oder kreativ beschrieben wird. Nach Brocher (1999, S. 75) wäre hier eine Wandlung nur möglich ‚... durch die einfache, aber zu selten gestellte Frage, was eigentlich Lehrende mit den sich ihm Anvertrauenden tatsächlich machen.' Gemeint ist damit nicht, wie oder auf welche Weise er sie beschäftigt, sondern die Grundfrage des mitmenschlichen Umgangs von einem mit dem Anderen. Diese Frage wird in der Erwachsenenbildung noch zu wenig gestellt, d.h. das Kommunikationsverhältnis ist meist zu naiv, zu unreflektiert, ohne die Frage: Was mache ich eigentlich mit der Gruppe und was machen die Menschen dieser Gruppe mit mir?

Die Stoffbewältigung kann nur dann gelingen, wenn die Aufgabe eines Miteinanders bewusst bleibt und entsprechend Beachtung findet. Und dafür ist u.a. die Institution mit verantwortlich. Heutzutage spricht man auch von der Lehr- und Lernkultur eines Unternehmens. Vonseiten der Institution müssen dafür entsprechende Strukturen vorgegeben werden wie z.B. Räumlichkeiten, in denen man sich treffen kann sowie Kommunikationsstrukturen, wie entsprechende Dozentenkonferenzen, die unter einem solchen Thema einberufen werden. Dazu könnten z.B. auch unterstützende Prozesse eingesetzt werden, wie z.B. Supervision für ein Team oder Einzelcoaching für einen Lehrenden – vielfach oft für die Leitungskraft. Das eine entsprechenden Lern-Lehrkultur sich entfalten kann, dafür ist die Leitung zuständig. Sie dient sowohl als Modell als auch als Ideengeber, als Initiator und als diejenige die für die Strukturen eben verantwortlich ist. Hier stellt sich auch unweigerlich die Frage nach dem Menschenbild der Führungskraft, dem Lern-Lehrverständnis und nach de eigenen Biographie – und so schließt sich dann auch der Kreis. Die Gestaltung diese und jeder anderen Kultur in einem Unternehmen wird stark beeinflusst von der entsprechenden Führungskraft und sie ist immer so gut wie die Führung sich zu diesem Thema reflektiert und einen entsprechenden Standpunkt kommunikativ vertritt. Es ist eine Führungsaufgabe, die wesentlich zur Zufriedenheit der Lernenden und auch der Lehrenden beitragen wird und – damit sind wir wieder beim Anfang des Beitrages – das Wertvollste.

Das Wertvollste im Leben ist
die Entfaltung der Persönlichkeit
und ihrer schöpferischen Kräfte
Albert Einstein

Wissens- und Transferfragen

Was bedeutet Persönlichkeitsbildung für Sie?

Welche Menschen haben Sie wie auf Ihrem Lebensweg geprägt und warum?

An welche Lehrer aus Ihrer Schulzeit erinnern Sie sich? Welches Menschenbild lag deren Handeln wohl zu Grunde?

Skizzieren Sie kurz die wesentlichen Unterschiede der dargestellten Persönlichkeitstheorien. Welche der erwähnten Theorien findet sich am ehesten in Ihrem Handeln wieder?

Welche Rolle spielten Sie in Gruppen als Sie 10 Jahre, 20 Jahre oder 30 Jahre alt waren? Welche Bedeutung hat Ihr Kollegium für Sie und wie ist Ihre Rolle da?

Sind Sie mit Ihrem Selbst- und Zeitmanagement zufrieden? Was ist daran positiv, was verbesserungswürdig?

Was bedeuten Konflikte für Sie? Wie ist die Konfliktkultur an Ihrer Schule?

Literatur

Berkel, K. (1995): Konflikte in und zwischen Gruppen. S. 359-376. In (Hrsg.): L. v. Rosenstiel, E. Regnet & M. Domsch: Führung von Mitarbeitern. Schäffer Poeschel. Stuttgart

Brocher, T. (1999): Gruppenberatung und Gruppendynamik. Rosenberger Fachverlag

Fittkau, B. & Schulz von Thun, F. (1980): Soziales Interaktionsklima und die Möglichkeit des sozialen Lernens in Gruppen. S. 98-109. In (Hrsg.) F. Kron

(1980): Persönlichkeitsbildung und Soziales Lernen. Klinkhardts Pädagogische Quellentexte. Regensburg
Gudjons, H. (1990): Spielbuch Interaktionserziehung. Klinkhardt Verlag. Bad Heilbrunn
Kerres, A. (1993): Ängstlichkeit und Selbstkonzept. Peter Lang. Verlag. Frankfurt
Kerres, A. & Falk, J. (1996): Kommunikative Unterrichtsdidaktik an Schulen des Gesundheitswesen. Brigitte Kunz Verlag
Kerres, A. (1997): Mitarbeiterführung. Kerres, A. & Seeberger, B. (1997): Führung einer ambulanten Sozialstation. Spitta Verlag: Juli 1997. Loseblattsammlung: 16 Ergänzungslieferung
Kerres, A. (1998): Konfliktmanagement. Unveröff. Manuskript
Kerres, A. (1999): Kritikgespräche führen: Wie sage ich's meinem Mitarbeiter? S. 7-10. Pflege Intern 15/99
Kerres, A., Falk, J. & Seeberger, B. (1999): Lehrbuch Pflegemanagement, Springer Verlag
Kron, F. (1980): Persönlichkeitsbildung und Soziales Lernen. Klinkhardts Pädagogische Quellentexte. Regensburg
Linneweh, K. & Hofmann, L. (1995): Persönlichkeitsmanagement. S. 73-82. In L .v. Rosenstiel, E. Regnet & M. Domsch (Hrsg.): Führung von Mitarbeitern. Schäffer Poeschel
Lummer, K. (1988): Strategien der Konfliktlösung. Windmühle GmbH
Oerter R. & Montada, L. (1982): Entwicklungspsychologie. Urban und Schwarzenberg. München
Schmidtbauer, T. (1992): Hilflosen Helfer. Rowohlt TBV
Tölle, R. (1991): Psychiatrie. Springer Verlag. Heidelberg
Ury, W., Brett, J. & Goldberg, S. (1991): Konfliktmanagement. Campus Verlag
Zimbardo, P. (1992): Psychologie. Springer Verlag. Heidelberg

Pädagogische Anforderungsprofile in der Lehr-Lern-Interaktion

Manfred Bönsch

Belehrung contra Beratung – zwei sich ausschließende Kategorien?

Einleitung: Zum Stand der allgemeindidaktischen Diskussion

Die allgemeindidaktische Diskussion (Bönsch 1996 und 2001[3]) hat in den letzten 20 Jahren einen Paradigmenwechsel vorgenommen. Der Wechsel lässt sich so markieren, dass die Dominanz lehrer/innenzentrierten Unterrichts aufgegeben worden ist zu Gunsten schüler/innenzentrierten Unterrichts, dass die Fixierung auf Vermittlung von Lerninhalten beziehungsorientierten Unterrichtsmethoden gewichen ist.

Wie so häufig bei weit ausschlagendem Pendel ist dabei mitunter über das Ziel hinausgeschossen worden, so als wenn die Beziehungspflege (adressatenorientierte Didaktik) nur allein noch wichtig wäre und die Inhalte belanglos seien. Die tägliche Praxis war ohnehin widerständig. Alle vorliegenden Untersuchungen zeigen auf, dass der lehrer/innenorientierte Unterricht seine Übermacht (90% der Unterrichtszeit) behalten hat (Hage u.a. 1985, Kelber 1998). Das eigentliche pädagogische Anforderungsprofil in der Lehr-Lern-Interaktion ist wie bei so vielen pädagogischen Fragen in Balancen zu suchen.

Die hier zu entwickelnde Balance kann als *didaktische Balance von Lehr- und Lernaktivitäten* bezeichnet werden. Sie geht von der Annahme aus, dass Lernen immer nur von Lernenden realisiert werden kann, dass jedwede Art von Unterricht also immer nur Hilfe zum Lernen sein kann. Gleichwohl sind eine *interessante Vermittlung*, die *Moderation* von kommunikativem Lernen und die *Beratung* von Lehr-/Lern-Experten/innen immens wichtig für guten Unterricht, für gelingende Lernprozesse.

Die Bedeutung der folgenden Ausführungen liegt für jeden Lehrenden darin, eine Prüfhilfe zu bekommen, mit der man den eigenen Unterricht analysierend und planend daraufhin überdenken kann, welche Qualitäten der Anregung (von mir als Lehrendem) der Transparenz und Strukturierung (für die Lernenden) und der Trassierung von Lernwegen (zur guten Bearbeitung der Unterrichts-/Lerninhalte) man eigentlich anbietet, ob ein Optimum erreicht ist, ob Schlagseiten vorhanden sind oder ob Ergänzungen/Alternativen anzubieten wären.

Das Balancekonzept besteht aus vier Subkonzepten (der gut vermittelnde und erklärende Unterricht, Moderationsmethode, beziehungsorientierte Unterrichtsmethoden, Beratung) und stellt sich in einer Übersicht folgendermaßen dar:

Abb. 1: Didaktisch-methodisches Balanceprogramm

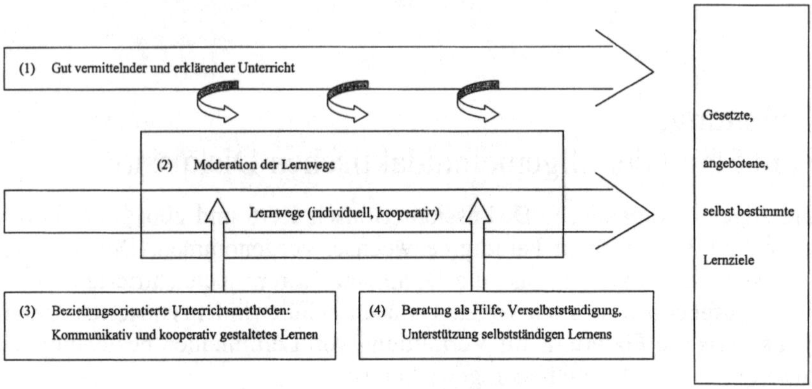

1. Subkonzept: Der gut vermittelnde und erklärende Unterricht

Ein Tabu ist aufzubrechen!

Seit längerer Zeit steht die Revitalisierung eines Themas an, das wie ein Tabu behandelt wird und trotzdem den Unterrichtsalltag dominiert: welche Anforderungen sind an einen guten lehrerorientierten, vermittelnden Unterricht zu stellen? Die große ‚Unterrichtslüge', die hier vorliegt, ist aufzubrechen. Die Angst davor, dass die eigene Unterrichtsarbeit einem veralteten, autoritären Unterrichtsstil zugerechnet werden könnte, hat dieses Thema zum Tabuthema werden lassen, obwohl andererseits klar ist, dass Schüler Anspruch auf einen verständlichen Unterricht, auf eine gute Erklärung haben, und dass ein gut vermittelnder, erklärender Lehrer für das schulische Lernen unerlässliche Voraussetzung ist. Dazu kommt, dass ein Lehrer, der mit Interesse/Engagement für die von ihm/ihr vertretenen Fächer/Lernbereiche steht, allemal anregender ist als das ewige Neutrum, das nicht erkennen lässt, was es eigentlich selbst von Chemie, Geschichte oder anderen Fächern hält. Das Motto ‚müssen wir heute wieder machen, was wir wollen' kann die Unterrichtsmethodik in ihrer Gänze nicht bestimmen. Um Missverständnisse zu vermeiden, sei deutlich gesagt, dass mit diesen Feststellungen nicht dem alten Frontalunterricht das Wort geredet wird. Phasen der guten Vermittlung, der Aufschlüsselung von noch Verschlossenem, der guten Erklärung aber werden für guten Unterricht für unaufgebbar gehalten.

Ein Strukturschema als Basalinformation

Mit folgendem Strukturschema (Übersicht 1) soll erst einmal ein Überblick gegeben werden. Es enthält als Basalinformation die zentralen Gesichtspunkte.

Übersicht 1: Strukturschema

Die didaktisch-methodische Grundstruktur	Gute Vermittlungstechniken	Infrastrukturelle Solls
• Metastruktur • Plan • Advance Organizer (vorauslaufende Grundbegriffe) • Basistext • Grundbegriffe, -aufgaben • Merkstrukturen	• Das Veranschaulichen, Zeigen • Das Problematisieren • Das Anregen, Fragen • Das Informieren • Das Strukturieren • Das Vormachen/ das gute Beispiel • Engagement, Identifikation – der personale Faktor	• Verständlichkeit - Einfachheit - Gliederung/Ordnung - Prägnanz - Stimulanz • Nachvollziehbarkeit • Sinn • Das Ganze und das Detail: Repräsentativität

Das vorstehende Strukturschema zeigt ein *Drei-Schichten-Modell.* Die untere Schicht (linker Kasten) soll die Grundstruktur deutlich machen. Die mittlere Schicht (mittlerer Kasten) listet gute Vermittlungstechniken auf. Die obere Schicht (rechter Kasten) markiert die infrastrukturellen Solls, die Grundstruktur wie Vermittlungstechniken bestimmen sollen. Dies ist näher zu erläutern.

1.1 Die didaktisch-methodische Grundstruktur

Das Anliegen von Vermittlungsphasen ist die Weitergabe einer jeweils zu bestimmenden Menge von Informationen, die für die Kenntnis einer Sache oder die Beherrschung einer Fertigkeit unerlässlich ist. Erfolgt diese Weitergabe ungeordnet oder in zu großen Mengen (etwa ein 45-min. Vortrag in einer 5. Klasse), kann man den Lernerfolg von vornherein als gering einstufen. Die Vergessensraten, z.B. bei einer 90-min. Vorlesung, sollen weit über 50% des Vermittelten hinausgehen. Folgende Elemente können einer Optimierung dienen.

- Die Einführung einer sog. *Metastruktur* neben bzw. über der eigentlichen Vermittlungsstruktur (Vortrag, Erläuterung, Erklärung) dient der Verabredung der für beide Seiten (Redner, Hörer) günstigen Vorgehensweise (Ihr könnt jederzeit fragen, ich gebe zunächst eine Übersicht, gehe dann

Punkt für Punkt vor, ich stelle den Sachverhalt in etwa 15 Min. vor, dann kann darüber geredet werden, ich zeige vier Folien und erläutere diese, die Übersichten auf den vier Folien bekommt jeder sofort, das Mitschreiben ist dadurch entlastet usw.).

Übersicht 2:

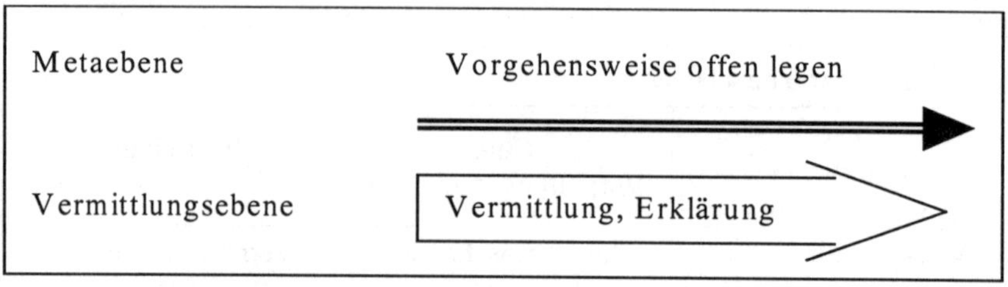

- Der Vermittelnde legt seinen Lehrplan offen und macht ihn dadurch zum *Lernplan*: ich verorte zunächst das Darzustellende, konzentriere mich heute auf diesen Inhalt, werde zwei Grundaufgaben durchgehen und entwickle dann eine Zusammenfassung. Ein sog. Basistext stellt den Sachverhalt im Kern (ohne Beispiele und Erläuterungen) dar; ihr bekommt ihn alle in die Hand (Übersicht 2).
- Sog. advance organizer geben eine Vorstruktur (Überschrift, Abschnitte, neu zu lernende Begriffe und Operationen). Sie dient der Vororientierung und dem besseren Behalten. Der Zuhörer kennt die wichtigen Elemente gleich (Benennungsfunktion) und kann die folgenden Ausführungen als Ausfüllung der Vorstruktur verstehen und einordnen. Zunächst im Verständnis offen bleibende Stellen werden markierbar und nachfragbar. Wenn es z.B. um das Thema ‚Lernwerkstätten' geht, kann folgende Begriffsübersicht die ‚Vorstruktur' sein:

Übersicht 3: Didaktik der Lernwerkstätten

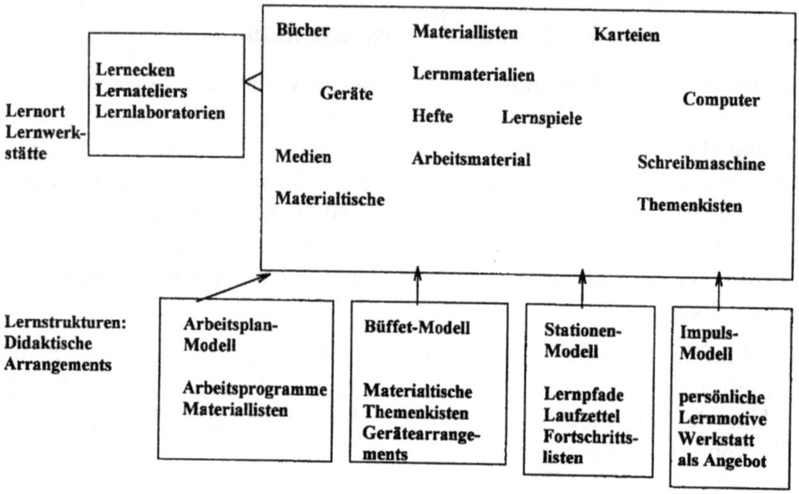

- Gerade wenn jemand anschaulich und konkret mit Beispielen, Geschichten gewürzt, darstellt, ist es für den Zuhörer häufig schwer, das Wesentliche zu identifizieren. Mitunter erscheint die ‚Verpackung' interessanter als der Kern der Sache. So wäre es häufig hilfreich, einen sog. *Basistext* bereitzuhalten, der das zu Lernende knapp, prägnant und ohne Schnörkel wiedergibt. In der Vielfalt des zu Vermittelnden in den vielen Unterrichtsstunden über das Schuljahr hinweg wären Basistexte die Kerne, die Knoten, die für das Behalten besonders hilfreich wären.
- Das ‚*Knochengerüst*' für diese wären Grundbegriffe bzw. -aufgaben, die das Gesprochene in Begriffe (Spracherweiterung) und Algorithmen (Verfahrensregeln) fassen und damit die größte Verdichtung darstellen (siehe Übersicht 3).
- Zum Schluss sind *Merkstrukturen* für die Speicherung immer effektiv: Übersichten, Diagramme der verschiedensten Art, Begriffsbäume, Systematisierungen. Mit dem Begriff des ‚mapping' werden heute gern all diese Möglichkeiten beschrieben, die von Begriffsdefinitionen über Merksätze bis zu visuell gut nachzuvollziehenden Übersichten der verschiedensten Art reichen. Wenn z.B. das Thema ‚Wochenplanarbeit/Freie Arbeit' ist, kann folgende Übersicht eine Zusammenfassung der wichtigen Gesichtspunkte sein:

Übersicht 4: Gesichtspunkte für Wochenplanarbeit/Freie Arbeit

1. Gründe

Selbstständigkeit, Kreativität, Freude an der Sache, Selbsttätigkeit, Problemlösung, Interesse entwickeln, mit Spaß lernen (Kreativitätsfördernde Funktion, lernfördernde Funktion)

2. Biotop Klassenraum

- anregende Lernumgebung
- Regale/Raumteiler
- Funktionsbereiche (Lese-, Bau-, Info-Arbeitsecken-, Raum für Stuhlkreis, Tischformation)
- Ausstellungstisch
- Pinnwände

3. Lern- und Arbeitsmaterialien

- Klassenbücherei
- Lexika
- Kartenmaterial
- Sachbücher
- Spiele verschiedener Art
- Pflegematerialien
- Mal- und Werkmaterial
- Werkzeuge zur Materialbearbeitung (Scheren u.a.m.)
- Gebrauchsgegenstände

4. Regeln
- Bewege dich leise
- Wenn du nicht zurechtkommst, frage jemanden.
- Störe nicht andere Lernende.
- Führe zu Ende, was du angefangen hast.
- Kontrolliere deine Ergebnisse.
- Stelle das benutzte Material wieder an seinen Platz.
- u.a.m.

5. Arbeitstechniken
- Informationsentnahme aus Lexika
- Aufgabenbearbeitung nach Karteikarten
- Benutzung von Büchern
- Umgang mit Kassettenrecorder
- u.a.m.

Vorgehensweise der Lehrer
- Mit kleinen Schritten anfangen (Aufgaben, Zeitumfang)
- dann langsam ausweiten
- ständig Materialien sammeln, ergänzen, ersetzen
- Kooperation ist wichtig
- (Anregungen, Austausch, Klassentür öffnen, gemeinsame Zeiten, freier Arbeit,
- Raumwechsel möglich machen, Flure nutzen)
- klare Struktur schaffen (für sich selbst, für die Lernenden)

1.2 Gute Vermittlungstechniken

Ergibt sich die didaktisch-methodische Grundstruktur vor allem von der jeweiligen Sache her, so ist für eine gute Vermittlung die Gestaltung einer zweiten Schicht wichtig, die hier mit guten Vermittlungstechniken überschrieben wird. Man könnte auch sagen, auf die Inhaltsebene ist eine Vermittlungsebene zu setzen, die wesentlich personale Aspekte hat und damit die Beziehungsebene kultiviert.

- Das Veranschaulichen, das Zeigen

Eine gute Vermittlung ist sicher dadurch bestimmt, dass Lernende eine klare Anschauung von einer Sache bekommen. Damit wird nicht einer schlichten Abbilddidaktik das Wort geredet. Anschauung bedeutet, über sinnliches Wahrnehmen hinaus ein ‚kategoriales Schema' von einer Sache zu gewinnen, sie damit schließlich auf den Begriff bringen zu können. Je nach dem Ansatzpunkt der Vermittlung bedeutet dies unterschiedliche Vorgehensweisen. Wenn der Vermittlungsmodus die Sprache ist, bedeutet Veranschaulichen das Zeigen von realen oder bildlichen vermittelten Beispielen, Exemplaren, Phänomenen.

Wenn der Lern-Gegenstand Ausgang der Vermittlung ist (z.B. das Experiment mit dem Hebelgesetz, der Felgaufschwung u.a.m.), sind das Zeigen oder das Vorführen oder das Vormachen der ‚idealen Gestalt', das Zeigen des Prototyps zunächst wichtig, um dann über die Sprache die Sache nachgehend so zu klären, dass der Lernende einen Begriff von der Sache gewinnt. Deutlich wird, dass das Reden über einen Sachverhalt relativ hohl bleibt, wenn deutliche Anschauungen nicht vorliegen (bloße Kreidephysik). Der schwierige Fall ist dabei der, dass der Sachverhalt von vornherein nur in der Sprache vorliegt und zu fassen ist (Bearbeitung einer Novelle, historische Sachverhalte u.a.m.) Veranschaulichungen sind dann von vornherein nur über Hilfskonstruktionen (Schemata, Bildfolgen usw.) zu gewinnen.

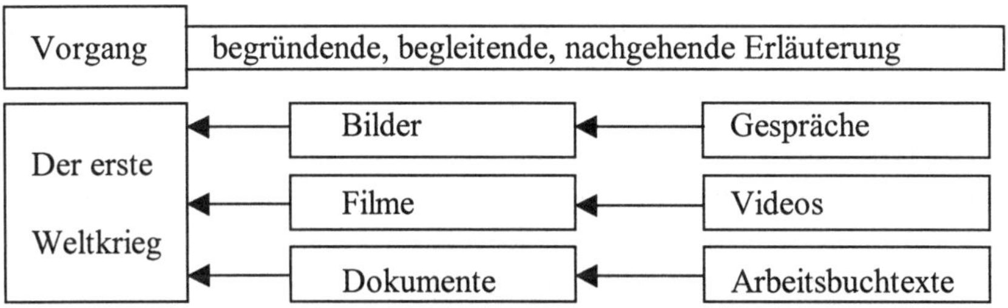

Die beiden Grundformen können etwa so veranschaulicht werden: Soll ein konkreter Vorgang wie etwa das Waschen eines Patienten in der Krankenpflege erklärt werden, ist die gute Demonstration an einem realen oder gespielten Patienten der zentrale Vorgang, der mit Hilfe der Sprache in seinen Schritten begründet begleitet (erklärt) und nachgehend erläutert wird. Ist ein nur sprachlich fassbarer ‚Lerngegenstand' zu erarbeiten, ist die Sprache das zentrale Transportmittel, das durch eine Reihe von veranschaulichenden, konkretisierenden, belegenden Hilfen unterstützt wird.

- Das Problematisieren

Wenn ein Lernender noch keinen Zugang zu einem Lerngegenstand hat, läuft eine ‚fertige' und glatte Vermittlung schnell an ihm vorbei. Deshalb ist das *Problematisieren* eine wichtige Vermittlungshilfe. Dies bedeutet in diesem Zusammenhang, den Sachverhalt zunächst in eine Ausgangssituation zurückzuführen, in der mehr Fragen, Lücken, Zweifel, Ungelöstes, Probleme bestehen und das zu Vermittelnde dann als Antwort darauf verstanden werden kann. Das Hebelgesetz versteht man besser, wenn es tatsächlich zur Erleichterung eines Lastentransportes dienen kann. Man kann mit einem Demonstrationsversuch oder mit einer Tafelzeichnung das Funktionieren einer Wechselschaltung erklären. Man kann aber auch eine Problemsituation entwickeln: wir kennen alle den Fall, dass man in eine Wohnung hineinkommt, mit einem Schalter an der Wohnungstür eine Lampe anschaltet und beim Hineingehen vom Flur in das Wohnzimmer mit Hilfe eines anderen Schalters die Lampe wieder ausschaltet. Wir haben auf unseren Tischen das Experimentiermaterial, mit dem wir versuchen können, solch eine Anlage, die man Wechselschaltung nennt, aufzubauen. Das Problematisieren ist also im Kern der Versuch, Lernende in ein Verhältnis zum zu Vermittelnden zu bringen.

• Das Anregen und Fragen
Direkt damit in Zusammenhang steht, das Anregen und Fragen als Teil einer guten Vermittlung zu verstehen. Mit Impulsen (lat. pellere = stoßen) Gedanken, *Such- und Aufnahmeaktivitäten* in Gang zu setzen, um der Vermittlung den entsprechenden Resonanzboden zu verschaffen, ist das Anliegen, das über einen rein von der Sache her konzipierten Vortrag weit hinausführt. In einer schulinternen Lehrerfortbildung geht es um das Thema ‚Schulprogramm'. Der Referent regt vor seinen Ausführungen ein kurzes Brainstorming an, um das Vorwissen zu aktivieren. Er entwickelt auf Zuruf eine *Themenlandkarte* mit Hilfe von Stichworten und gruppiert sie so, dass praktisch die Grundanlage seiner Ausführungen visualisiert wird.

• Das Informieren
Beim Informieren selbst (Vermittlung pur!) geht es dann um den Aufbau des Vortrages (sprachliche Information), das Vorführen eines Experimentes mit Erläuterung (demonstrative und sprachliche Information), das Vormachen einer Handlungssequenz (psychomotorische Information) wie etwa das Anlegen eines Verbandes. Aufbau und Folge von Informationsstücken, die Dichte ihrer Darbietung, eine lernadäquate Sprache, der Veranschaulichungsgrad, die Prägnanz der Darstellung sind wichtige Elemente. Eine Methodik des Informierens wäre hier zu entwickeln (Bönsch 1995[2]). Ein Beispiel: Im naturwissenschaftlichen Unterricht hat der Lehrer eine Destillationsanlage vorbereitet. Seine Instruktion besteht nun aus folgenden ‚Stücken':

1. Zielangabe: Es geht heute um...
2. Erklärung der Anlage: Ich habe hier folgende Anlage aufgebaut: die Teile werden erklärt.
3. Erklärung des Destillationsprozesses: ich bringe jetzt den Destillationsprozess in Gang. Folgendes tue ich, Folgendes soll sich ereignen.
4. Begleitende Versprachlichung des Destillationsprozesses: Ihr könnt jetzt beobachten, dass ...
5. Nachgehende Zusammenfassung: Was haben wir beobachtet?

• Das Strukturieren
Wiederum ganz in der Nähe zu dem eben Ausgeführten steht die Vermittlungstechnik des Strukturierens. Sie wird hier gesondert behandelt, weil für Lernende eine Strukturierung nach vorn (was werden wir heute wie behandeln?), eine Strukturierung in der jeweils aktuellen Situation (im Unterrichtsgespräch sind zwischenzeitliche Vergewisserungen für die Teilnahme möglichst vieler Schüler wichtig), eine nachgehende Strukturierung (was haben wir gefunden, welches sind unsere Ergebnisse?) den Lernprozess

entscheidend steuern. So kann man als Subtätigkeiten des Strukturierens die Wegbeschreibung, das Ordnen, das Systematisieren, die Ortsbestimmung nennen.

Unser Unterrichtsgespräch zum Thema ‚Ausländische Mitbürger' hat folgende Aspekte erbracht:

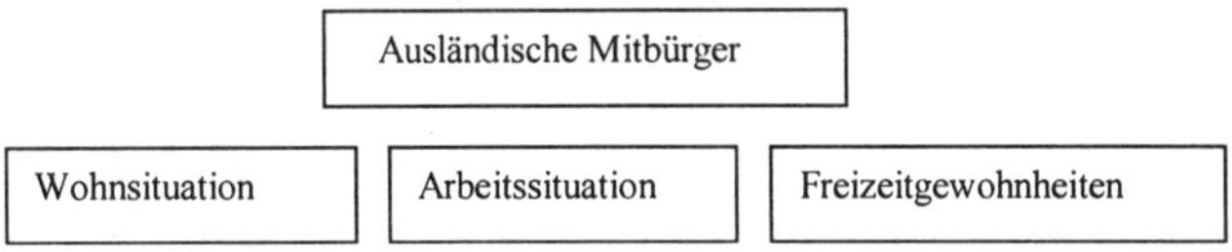

Wir werden uns im Weiteren diesen Teilthemen gezielt zuwenden.

- Das Vormachen/das gute Beispiel

Sowohl die sprachliche Vermittlung (Erklärung einer Pflegemaßnahme) als auch (und mehr noch) das Vormachen haben für das Lernen eine eminent beispielhafte Bedeutung, weil das gute Beispiel (der kann gut erklären!) die entscheidenden ‚Spuren' für das Lernen legt (ich mache es so, wie X es vorgemacht hat). Das allzu starke Alleinlassen der Schüler bei der Erarbeitung kann unter lerntheoretischen Gesichtspunkten sicher hinterfragt werden.

- Engagement und Identifikation (der personale Faktor)

Die vorstehenden Ausführungen führen zu einem Sachverhalt, der für eine gute Vermittlung mitunter unterschätzt worden ist. Animation zum Lernen und Überzeugung (dies ist wichtig, lasst euch darauf einmal ein!) hängen zum Schluss von dem Engagement eines Lehrers, von der zu erkennenden Identifikation mit den eigenen Fächern, vom Spaß und Interesse an den Inhalten ab. Was sollte man von Schüler erwarten, wenn Lehrer totales Desinteresse an den Lerninhalten signalisieren würden? Der personale Faktor ist bei aller Vermittlung von entscheidender Bedeutung!

1.3 Infrastrukturelle Solls

Nach dem anfangs entwickelten Bild von drei Schichten, durch die hindurch eine gute Vermittlung bestimmt werden soll, geht es jetzt noch um die dritte Schicht der sog. ‚infrastrukturellen' Solls. Gemeint sind damit Gesichtspunkte, die jede Vermittlung unabhängig von Intentionen und konkreten Gestaltungselementen bestimmen sollen.

- Verständlichkeit

Eine sicher nicht angezweifelte Grundqualität ist *Verständlichkeit.* Lernprobleme für Schüler ergeben sich wahrscheinlich gar nicht so selten durch mangelhafte Verständlichkeit von Vermittlungssequenzen. Das sog. Hamburger Verständlichkeitskonzept (Schulz von Thun u.a. 1974) gibt vier Dimensionen an, von denen her sich Verständlichkeit bestimmen lässt. Die Erste ist Einfachheit in der Sprache. Eine überschaubare Syntax, das heißt einfache Sätze, klare Aussagen (keine Verschlüsselung), bekannte Begriffe – wenn Fachtermini unerlässlich sind, werden sie erklärt – sind Elemente von Einfachheit, die Verständlichkeit fördert. Ganz wichtig ist die Gliederung/Ordnung einer Darstellung. Diese hat zwei Aspekte: einmal geht es um die innere Gliederung/Ordnung. Gedanken werden folgerichtig entwickelt, der rote Faden ist immer erkennbar. Der induktive oder deduktive Weg einer Darstellung ist gut erkennbar. Die äußere Gliederung/Ordnung zeigt sich in Elementen, die z.B. einen Text gut lesbar machen: Absätze, Teilüberschriften, Unterstreichungen, unterschiedliche Schrifttypen, die Hervorhebung zentraler Begriffe durch Herausnahme nach links oder rechts. Für die mündliche Vermittlung kann man analog eine Begriffsauflistung, eine Schemaentwicklung auf Tafel oder Folie angeben, die im Entstehen den gedanklichen Prozess abbilden hilft. Dabei ist die entstehende Übersicht besser als die fertige. Kürze und Prägnanz sind die Begriffe für die dritte Dimension. Sie meint die sorgfältige Wahl der Worte, die Ausrichtung der Sprache auf das Vermittlungsziel (kein Wort ist überflüssig!), sodass das zu Vermittelnde eine prägnante sprachliche Gestalt erfährt. Schließlich wird eine vierte Dimension angegeben: Stimulans. Mit ihr sind Gestaltungselemente gemeint, die anregenden Charakter haben: Beispiele, Persönliches, Anekdoten, Anschauliches, Anregendes.

Übersicht 5 zeigt prägnant die vier Dimensionen in der Gegenüberstellung von positiver und negativer Markierung auf.

Übersicht 5: Merkmale der Verständlichkeit
- Hamburger Verständlichkeitskonzept -

1. Einfachheit

Einfachheit	*Kompliziertheit*
einfache Darstellung	komplizierte Darstellung
kurze, einfache Sätze	lange, verschachtelte Sätze
geläufige Wörter	ungeläufig Wörter
Fachwörter erklärt	Fachwörter nicht erklärt
Konkret, anschaulich	abstrakt, unanschaulich

2. Gliederung – Ordnung

Gliederung, Ordnung	*Ungegliedertheit, Zusammenhanglosigkeit*
gegliedert, folgerichtig, übersichtlich	ungegliedert, zusammenhanglos wirr, unübersichtlich
gute Unterscheidung von Wesentlichem und Unwesentlichem	schlechte Unterscheidung von Wesentlichem und Unwesentlichem
der rote Faden bleibt sichtbar	man verliert oft den roten Faden
alles kommt der Reihe nach	alles geht durcheinander
die äußere Gliederung hilft	die äußere Gliederung bietet keine Hilfe

3. Kürze – Prägnanz

Kürze, Prägnanz	*Weitschweifigkeit*
kurz	zu lang
aufs Wesentliche beschränkt	viel Unwesentliches
gedrängt	breit
aufs Vermittlungsziel konzentriert	abschweifend
knapp	ausführlich
jedes Wort ist notwendig	vieles hätte man weglassen können

4. Zusätzliche Stimulans

Anregende Zusätze	*keine anregenden Zusätze*
anregend	nüchtern
interessant	farblos
abwechslungsreich	gleich bleibend neutral
persönlich	unpersönlich

Übersicht 6: Strukturschema zur Nachvollziehbarkeit

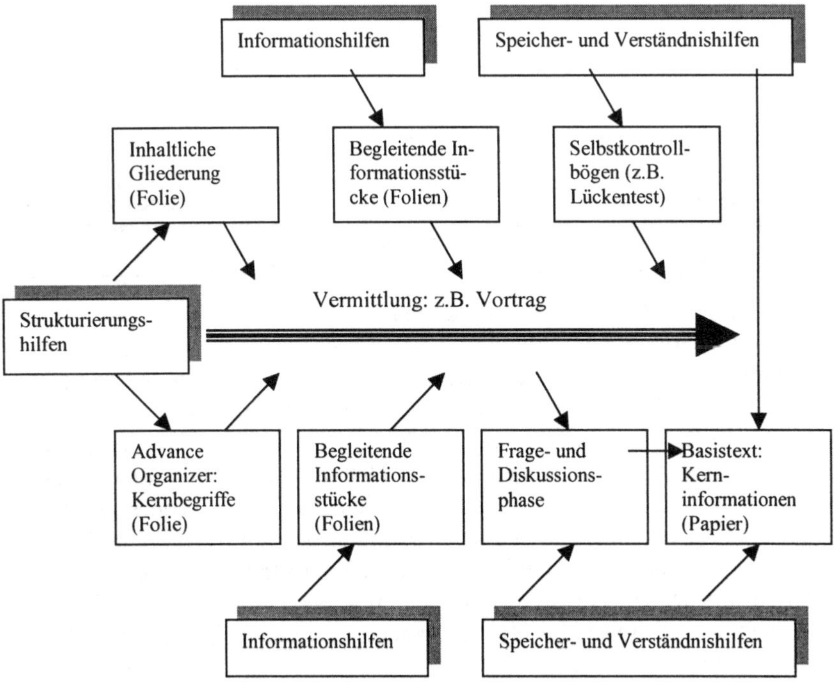

• Nachvollziehbarkeit
Eine gute Vermittlung muss Nachvollziehbarkeit gewährleisten. Ein Lernender kann vielleicht den Sinn einer Sache noch nicht erkennen. Aber es muss sich bei ihm schnell die Erfahrung einstellen, dass man der Darstellung gut folgen kann, dass der entwickelte Gedankengang plausibel ist, dass man genügend Anker angeboten bekommt, dass die Sache in sich stimmig ist. Dies meint dann, Verständlichkeit mit dem richtigen Darstellungstempo zu verbinden und genügend Verstehens- und Speicherhilfen anzubieten.

Eine gute Vermittlungsstruktur, die Nachvollziehbarkeit zu gewährleisten trachtet, sei mit Übersicht 6 aufgezeigt.

• Sinn
Das Wichtigste ist im Prinzip der Sinn, der eine Vermittlung und ihre Rezeption bestimmt. Unterricht wird generell immer wieder vorgeworfen, dass Sinn eine Mangelkategorie sei. Die Entwicklung von Sinn durch Begründung, diskursive Verständigung, Handlungszusammenhänge, in denen Vermittlungsanliegen bedeutsam werden oder einfach zunächst interessante, interessant gemachte Sachverhalte sind gewissermaßen die Krönung der Lehre!

Kategorien sinnstiftenden Unterrichts sind:

1. Die kognitive Begründung: Wir müssen uns damit befassen, weil ...	2. Aktuelle Lebens- und Lernprobleme als Ausgang: Wir haben in unserer Klasse dauernd Streit. Wie können wir damit fertigwerden?	3. Handlungszusammenhänge stiften Sinn: Wenn wir in unserer Schule eine Cafeteria einrichten wollen, müssen wir folgende Fragen klären!
4. Situationen wirken sinnstiftend: Wenn wir in 4 Wochen nach England fahren, brauchen wir noch folgende Sprachkompetenzen!	5. Persönliches Wichtigmachen: Ich möchte euch Folgendes einmal zeigen!	6. Fachzusammenhänge fordern Ausdifferenzierungen: Wenn wir den Nationalsozialismus verstehen wollen, müssen wir uns mit dem Thema befassen!

• Das Ganze und das Detail: Repräsentativität
Ist Sinn im Grunde eine interaktive Kategorie, ist mit *Repräsentativität* die Bedeutung des Inhaltes einer Vermittlungssequenz von der Sache her gemeint: Welche Bedeutung hat das heute zu Vermittelnde im Fach, im Lernbereich, wofür steht es, wie weit reicht seine Bedeutung, wo liegen seine Grenzen? Das Ganze zu sehen und am Detail arbeiten zu können, dies ist wohl das große Kunststück. Man kann sich im Detail verlieren und man kann im oberflächlichen Überblick verfangen bleiben (man weiß alles und gar nichts!). Repräsentativität kann das Detail verorten und das Ganze exemplarisch anleuchten. Der Lernende kann Wichtigkeiten und Beiläufigkeiten, Allgemeines und Spezielles über diese Kategorie einschätzen lernen. Für den emotional-kognitiven Haushalt eines Lerners ist dies sicher wichtig:

Übersicht 7: Repräsentationsebenen

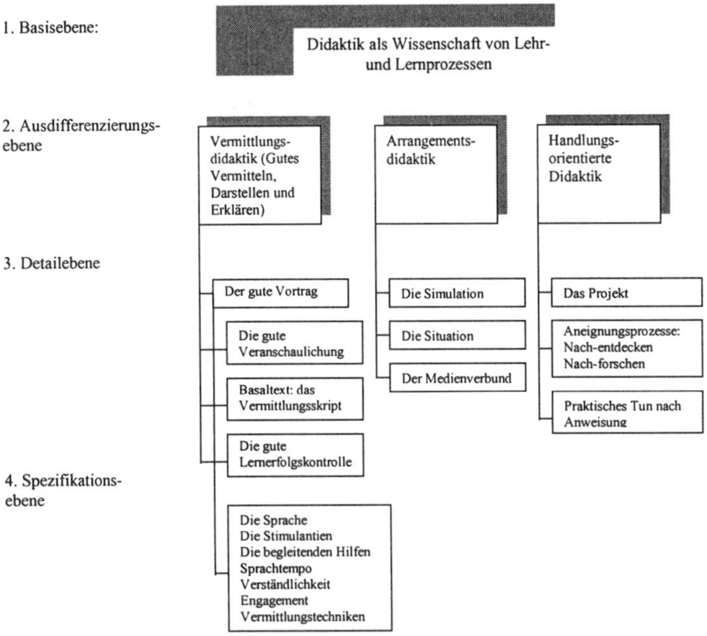

Einige flankierende Maßnahmen

Zu einer differenzierten Kultur der Informationsvermittlung können unterstützend einige sog. flankierende Maßnahmen eingesetzt werden. Dazu gehören beispielsweise:

Raumunterstützende Maßnahmen

Für eine Unterrichtseinheit über das Gesundheitssystem in Südafrika wird der Klassenraum quasi zum Ausstellungsraum. Plakate, Prospekte, Landkarten, Postkarten, Bilder schaffen ein visuelles Informationsangebot, das anregend und begleitend die Arbeit stützt. Stellflächen dienen als Präsentationswände, als Stichwortgeber und unterteilen den Raum gleichzeitig in Arbeitsecken. Wenn das Raumangebot üppiger ist (Gruppenräume, Flur), könnte der freinetsche Gedanke der Einrichtung von Ateliers für unterschiedliche Arbeitszwecke aktiviert werden.

Geräteunterstützende Maßnahmen

Wichtig ist weiterhin, dass Geräte für eine abwechslungsreiche Informationsvermittlung zur Verfügung stehen. Eine Wandzeitung muss unkompliziert entstehen können. Overheadprojektoren ermöglichen die Entfaltung variabler visueller Informationen (mehrfarbige Folien, Ab- und Aufdecktechniken). Dia- und Epidiaskop-Geräte erlauben den Einsatz von Dias und gedruckten Bildern. Das Filmgerät muss leicht einsetzbar sein. Ein Vervielfältigungsgerät muss die schnelle Bereitstellung von Arbeitsblättern und Textblättern sichern.

Lernortbereichernde Maßnahmen
Für Vermittlungs- wie für Erarbeitungsphasen ist die wechselnde Nutzung verschiedener Lernorte anregend. Das Arbeiten in der Schulbibliothek, der Weg zu Gesundheits- und Sozialeinrichtungen, die Nutzung von Volkshochschulangeboten, das alles kann die Informationskultur bereichern.

Handlungsorientierte Konstellationen
In der Didaktikdiskussion wird gern der handlungsorientierte Ansatz gegenüber dem vermittlungsorientierten favorisiert. In dem hier zur Rede stehenden Ansatz geht es darum, handlungsorientierte Konstellationen zur Bereicherung zu schaffen. Da kann man z.B. einen Politiker zu einem Vortrag oder zu einer Diskussion über bestimmte Themenaspekte einladen. Die Organisation und Durchführung eines Literatur- oder Musikabends mag begleitend zur inhaltlichen Arbeit verabredet werden.

Handlungsorientierte Elemente der Lehr-/Lernarbeit bereichern ungemein. Vielleicht hat die Rede vom handlungsorientierten Unterricht ihren eigentlichen Stellenwert in den beschriebenen Ansätzen. Aber es ist auch klar, dass im Unterrichtsalltag nicht für jedes Thema und nicht für jede Unterrichtseinheit der Aufwand immer so groß sein kann und muss.

Schluss
Im Kern geht es darum, der mitunter verformten Vermittlung und Erarbeitung von Informationen einen positiven Stellenwert zurückzugewinnen. Dies wird am ehesten gelingen, wenn dieser Teil unerlässlicher Lehr-/Lernarbeit im oben beschriebenen Sinne einfallsreich, variabler und produktiv geschieht.

2. Subkonzept: Moderation

Die Moderationsmethode hat zum Denkausgang, dass Denkbewegungen und Erarbeitungen mit einer Lerngruppe gemeinsam realisiert werden können. Für den Lehrenden kommt es dann darauf an, Lenk-, Strukturierungs- und Impulsaktivitäten einzusetzen, um den gemeinsamen Denk- und Erarbeitungsprozess voranzubringen und zu einem Ergebnis zu bringen. Systematisch gesehen geht es um Folgendes:

2.1 Begriffliches

Moderation und Mediation sind relativ neu gehandelte Begriffe, zunächst mehr in der Erwachsenenbildung (Fort- und Weiterbildung), zunehmend aber auch in der Schulpädagogik. Der Begriff der *Moderation* ist geläufig in den Medien: Ein Moderator führt durch eine Sendung, er leitet ein, kündigt das Programm an und verbindet einzelne Programmteile mit Überleitungen und Hinführungen. Der Begriff der Mediation meint die Vermittlung in einem Streit/Konflikt zwischen zwei oder mehr Beteiligten. Der Mediator ist ein Vermittler. Auf Lehr-/Lernveranstaltungen gewendet ist der Moderator (lat. Lenker) der Leiter eines Gesprächs- oder Lernkreises. Unter Berücksichtigung der situativen Bedingungen (Raum, Zeit, Gruppengröße, Zusammensetzung der Gruppe, Klima usw.) soll er durch Einleitungen, Fragen, Impulse, Strukturierungen, Zusammenfassungen, Spielregeln, den Einsatz von Medien einen Interaktionsprozess so gestalten, dass sich jeder einzelne Teilnehmer möglichst erfolgreich und in persönlich zufrieden stellender Weise einbringen kann. Der Mediator soll für zwei oder mehr Konfliktparteien mit großer Sensibilität für die inhaltlichen Positionen und für die verbalen und nonverbalen Botschaften der Teilnehmer/innen den Austausch über einen Konflikt, einen Streit, eine Meinungsverschiedenheit anregen können mit dem Ziel, zu einer Lösung, einem Kompromiss zu kommen (Konfliktartikulation und Kompromisshandel).

Kritisch könnte man sagen, das seien immer schon elementare Kompetenzen eines Lehrers/einer Lehrerin gewesen. Zunehmende Defizite in Kommunikation und Kooperation, wachsende Vereinzelung und Egozentrizität aber führen wohl zu einem vermehrten Interesse an Moderation und Mediation.

2.2 Die Moderationsmethode

Die Moderationsmethode beinhaltet Strategien und Techniken für unterschiedliche didaktisch-methodisch gestaltete Veranstaltungen (einzelne Unterrichtsstunden, Projekte, Workshops, Konferenzen, Seminare), in denen ein hoher Grad von Transparenz hinsichtlich der zu bearbeitenden Themen und des Verlaufs (sinnvoll aufeinander folgende Phasen) angestrebt wird und damit ein hoher Grad an Beteiligung und Aktivierung der Teilnehmer/innen sowie eine größere Teilnehmerzufriedenheit und möglichst bessere Ergebnisse angestrebt werden. Es muss noch einmal betont werden, dass in der Unterrichtsmethodik diese Anliegen nicht gerade neu sind (Impuls-Unterricht, erarbeitender Unterricht, Lernarrangements, kommunikatives und offenes Lernen, Werkstattunterricht, Projektarbeit, Partner- und Gruppenarbeit u.a.m.). Der Akzent der neueren Diskussion liegt auf der genaueren Ausarbeitung der Verfahrenstransparenz für Teilnehmer/innen, der Kultivierung der Beziehungsebene und der Moderatorenrolle.

2.2.1 Verfahrenstransparenz

Die Aktivität von Teilnehmern/innen hängt wesentlich von deren Wissen, Eingeweihtsein, Beteiligtsein in Bezug auf Thema, Intentionen und Verlaufsstrukturen (Prozeduren) und einzusetzende Medien ab. Das Grundmodell ist so zu beschreiben:

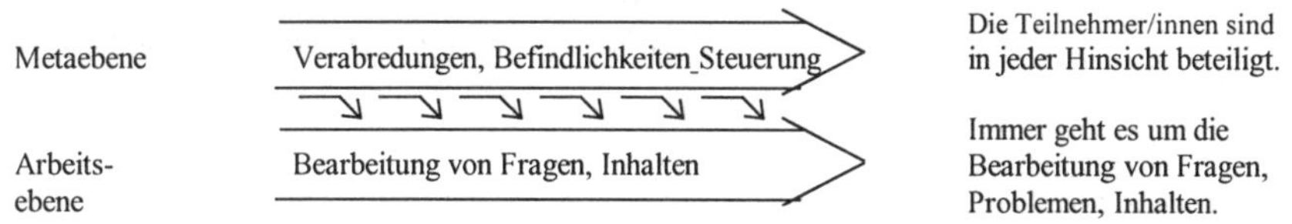

Differenziert man dieses Grundmodell aus, sind folgende Strategien und Techniken zu beachten.

Die Dramaturgie eines Moderationsprozesses liegt dann in der Verlaufsstrukturierung, die allgemein gesehen fünf Phasen beinhaltet:

1. Einstieg
   Begrüßung, ggf. Vorstellungsrunde, Klärung der Spielregeln (Prozess geht vor Programm), Zielplakat, evtl. schon Ablaufplan, Hinführung zur eigentlichen Thematik (warming-up), guter Themenaufriss, Grundinformation.
2. Orientierungsphase
   Thema bedeutsam machen, Problembewusstsein entwickeln mit Hilfe von Karten- oder Zurufabfragen, Punktabfragen (Gewichtung der Interessen, Brainstorming (Ideenentwicklung), Cluster- oder Klumpenbildung (zusammenhängende Themenkomplexe markieren), Themenliste entwickeln, Problemspeicher anlegen (die Probleme, die auch zu bearbeiten wären, aber evtl. zunächst zur Seite gestellt werden)).
3. Problem- bzw. Themenbearbeitung
   Nun geht es an die eigentliche Arbeit: Frage- und Materialaufteilung, Bildung von Teilgruppen, klarer Arbeitsauftrag, Zeitdisposition, Klärung der Form des Arbeitsproduktes, Arbeitsschema entwickeln, Arbeitsschritte angehen (Texte lesen, Informationen sammeln, Frage und Antworten in Beziehung setzen u.a.m.
4. Ergebnissicherung
   Wichtig ist die Sicherung eines Arbeitsergebnisses, das in interessanter Form präsentiert werden kann (Wandzeitung, Collage, Text, Folie, mündlicher Bericht, Protokoll, gegenständliches Produkt).
5. Abschluss
   Diskussion des Ergebnisses, Reflexion des Arbeitsprozesses insgesamt, Befindlichkeiten, Störungen, Gewinne.

Ist damit eine Strategie für den/die Moderator/-in gegeben, so sind dann einzelne Techniken wichtig.

• Fragen formulieren

Moderatorenhaltung ist *Fragehaltung*! Das Repertoire der Fragetechniken ist daher bedeutsam. Die Funktion der Fragen muss klar sein, ihre Formulierung muss die Adressaten erreichen. Man kann Sammelfragen, Bearbeitungsfragen und Transparenzfragen unterscheiden. Ihre Qualität bemisst sich nach den Kriterien der persönlichen Aussprache, der Anregung, der Kürze, der Konkretheit und der Offenheit (im Sinne der Bearbeitungsspielräume).

• Visualisierung (Metaplan-Technik)
Obwohl die Nutzung von Filzstiften, Karteikarten, Klebepunkte, Wandzeitungen, Pinnwänden, Stelltafeln mitunter als modisch, etwas gewollt empfunden wird, ist die Visualisierung von Inhalten, Verläufen, Regeln, Stellungnahmen von moderierten Prozessen im Sinne der Transparenz ganz wichtig, leichter sind das Sammeln und Ordnen von ausgefüllten Karteikarten, das einmalige Aushängen von Verfahrensregeln, die Sichtbarmachung von Stimmungen, Einstellungen, Verlaufsdiagrammen. Schwieriger sind didaktische Landkarten (die Sichtbarmachung von Themenfeldern), Themenbäume (Stamm = zentrales Thema, Äste-Verzweigungen, Verästelungen), Ideenlandschaften, Historiogramme, Entwicklungsschemata zu entwickeln, vor allem dann, wenn sie nicht ‚fertige Produkte' sein sollen, sondern im Verlauf eines moderierten Prozesses entstehen sollen. Das Maß der spontan verfügbaren fachlichen Kompetenz muss recht groß sein, wenn die zweite Gruppe von Visualisierungen gelingen soll. Gelegentlich wird der Begriff der ‚optischen Rhetorik' für Visualisierungstechniken verwendet.

• Strukturieren
Unter inhaltlichem Aspekt ist die Technik des Strukturierens entscheidend. Moderatoren verstehen sich gelegentlich nur als ‚Verfahrensexperten', als Animateure, als Sozialingenieure. Die Gefahr dabei ist, dass zwar alles sehr kommunikativ ist, aber nicht viel herauskommt. Von daher ist die inhaltliche Strukturierung von Arbeitsprozessen sehr wichtig. Der gute Moderator verfügt über mehrere Strukturierungstechniken: das geordnete Sammeln, der Problemaufriss, das Systematisieren, die zwischenzeitliche Ortsbestimmung, der Planungsaufriss, die Ergebnisstrukturierung sind im Einzelnen zu nennen. Das Strukturieren schafft in mehrfacher Hinsicht Transparenz. Unklarheiten, Undurchschaubares, überladene Komplexität schaffen Unbehagen, Desorientierung, Unlust.

• Blitzlichter (Befindlichkeiten rückmelden lassen)
Moderation zielt auf die Aktivierung der Teilnehmer/innen. Die Kultivierung der Beziehungsdimension ist deshalb ein entscheidender Auftrag einer guten Moderation. Begleitend zu allen Initiativen, die Inhalt und Verlauf betreffen, sind sog. Blitzlichter zwischendurch immer wieder wichtig, um Kenntnis von Befindlichkeiten zu bekommen, die zum Störpotenzial oder zum Anregungspotenzial werden können. Das Erste kann einen Moderationsprozess zerstören, jedenfalls stark beeinträchtigen, das andere wäre sehr positiv zu nutzen, wenn man es kennt. Bei Blitzlichtern kann es sich um Antworten auf einzelne Fragen handeln (Wie fühlen Sie sich jetzt?), um genauere Einschätzungen mit Hilfe eines Kriterienkataloges oder um Visualisierungen durch Verwendung von Klebebildern (heitere, gleichgültige, ablehnende Gesichter) zu bekommen.

- Ergebnispräsentation

Da Ergebnispräsentationen häufig ernüchternd sind, ist ihre Didaktisierung frühzeitig als Aufgabe des Moderators anzusehen. D.h., dass in die Moderation der jeweiligen Veranstaltung das Bedenken der Ergebnisart und ihrer Präsentation hineingenommen werden muss. Wenn die Intentionen geklärt sind, ist auch schon der Umriss der Ergebnisse – nicht ihr Inhalt – geklärt. Die Art und Weise ihrer Darstellung aber ist eine Aufgabe eigener Dignität, die erörtert und antizipiert werden muss.

2.3 Die Kultivierung der Beziehungsebene

Es war schon gesagt worden, dass wesentlich zur Moderationsmethode die Gestaltung des Interaktionsprozesses in der Weise gehört, dass die Teilnehmer/innen möglichst aktiv und in persönlich zufrieden stellender Weise teilnehmen können. Die Kultivierung der Beziehungsebene ist auf zweierlei Weise zu sichern:

- Der Einzelne kann sich umso eher positiv einbringen, je besser die thematische Strukturierung und die Verlaufsstrukturierung sind. *Transparenz* dient dem Prozess des Sich-Einbringens und minimiert Einstellungen des Abwartens. Wenn zudem das Selbstverständnis so zu entwickeln ist, dass sich alle Teilnehmer/innen für Verlauf und Ergebnis verantwortlich fühlen und jederzeit ihre Beiträge und ihre Kompetenz einbringen und einbringen wollen, ist ein Zweites gegeben.
- Darüber hinaus aber ist vom Moderator sensibel auf gruppendynamische Prozesse zu achten. Da kann es Dauerredner und Selbstdarsteller geben, da kommen Stimmungen und evtl. auch Spannungen auf, da beginnen Rückzüge und evtl. Beleidigtheiten. Die Moderation hat frühzeitig aufkommende dysfunktionale Phänomene (Dominanzen und Passivitäten, Aggressivität und Konkurrenz, Über- und Unteraktivitäten) zu bemerken. Sie muss ihnen gegensteuern. Die oben schon genannten ‚Blitzlichter' dienen der zusätzlichen Offenlegung von Befindlichkeiten. Der Idealfall ist sicher eine gelungene themenzentrierte Interaktion, in der sich Thema, Gruppe und Individuum in einem Gleichgewicht befinden. Das Soll aber ist schneller formuliert, als es zu erreichen ist. Und so sind gruppendynamische Instrumentarien und Praktiken wichtig, um die Beziehungsebene zu pflegen.

2.3.1 Die Moderatoren/innenrolle

Die Moderationsmethode hat als wesentlichen Hintergrund Grundaussagen der humanistischen Psychologie. Dies bedeutet für den Moderator/für die Moderatorin, dass die Grundhaltung geprägt ist von der Wertschätzung der Teilnehmer/innen. Das Äquivalent dazu zeigt sich schnell in der Atmosphäre, die entsteht: Offenheit, aktives Zuhören, mit Freude dabei sein bestimmen das Verhalten. Das Bemühen um Balancen zwischen Sachanspruch und Teilnehmerbefriedigung ist zentral. Identifikation mit der Aufgabe ist mindestens ebenso wichtig wie das Ergebnis selbst. Um der Sache willen können sich Differenzen ergeben, Angriffe auf Personen sind zu vermeiden. Wärme und Wertschätzung sind die notwendigen Äquivalente zu Sachorientierung und demokratischen Verfahren. Aber es wäre auch falsch, den Moderator nur als Sozialingenieur zu sehen. Seine Sachkompetenz (er muss gut vorbereitet sein!) und seine Moderationskompetenz (Verfahrensorganisation und situativ bedingte Steuerung) sind gleich wichtig. Insofern beinhaltet die Moderationsmethode in der Tat hohe Anforderungen, die über ein gutes Referat, einen guten Vortrag, zu denen sich ggf. eine rege Diskussion entwickelt, weit hinausgehen.

2.4 Mediation

Mediation ist als Vermittlung in Streit- und Konfliktsituationen definiert worden. Es ist sinnvoll, sie von der Moderation zu unterscheiden. Wenn sie gelingt, wird sie zur Schlichtung. Ihre Grundlagen kann man in quasi philosophischer Weise bei Gandhi und Martin Luther King suchen. Vereinbarungen bei Wahrung des Gesichts, Versöhnung seien die große Kunst der Mediation. Das Übel sei zu bekämpfen, nicht der Übeltäter. Druck erzeuge nur Gegendruck. Wenn man Frieden wolle, müsse man bei sich selbst anfangen. Es gibt keinen Frieden, wenn nicht schon der Weg Frieden ist. Verlierer geben keinen Frieden. Mediation ist eine Streitkultur, die Frieden stiftet.

Mediation ist dann zu methodisieren (Mediationsmethode):

1. *Vorgespräche mit den Streitparteien*, um zu erfahren, wo die Streitpunkte, die Verhärtungen, die Betroffenheiten, die scheinbaren oder tatsächlichen Unversöhnlichkeiten liegen.
2. *Beteiligte zusammenbringen*, um eine Schlichtung einzuleiten. Dafür ist eine angenehme Atmosphäre wichtig, ein ansprechender Raum und ein Mediator, der Mitgefühl zeigt, der die beteiligten Personen achtet und ihr Selbstwertgefühl achtet. Die Konfliktparteien müssen schnell den Eindruck gewinnen, dass sie mit Zuversicht in das Gespräch gehen können.
3. *Standpunkte vortragen*
   Wichtig ist dann, dass zunächst jede Partei ihren Standpunkt, ihre Sicht der Dinge, ihre Betroffenheit vortragen kann, nicht auf dem Wege des Vorwurfs, der schnellen Schuldzuschreibung, sondern als Ich-Botschaft, damit die andere Seite kennen lernt, was das eigene Verhalten verursacht hat. Die Annahme dabei ist, dass die Möglichkeit des Sich-Aussprechens schon die Hälfte der Konfliktbearbeitung ist, weil sie eine Art der Emotionsverarbeitung ist. Es wird dabei auch möglich, den eigenen Anteil an der Konfliktentstehung zu erkennen und Fehler zuzugeben. Wenn gefühlsbeladene Sperren abgebaut werden können, entsteht eine Situation, in der man Fehler zugeben und Lösungen angehen kann.

4. *Lösungen finden*
   Die Streitschlichtung hängt dann von der Bearbeitung der Fragen ab: Was bin ich bereit zu tun? Und: Was erwarte ich vom anderen? Wir vertragen uns wieder, ich kann mich für meine Fehler entschuldigen, ich kann wieder gut machen und ich kann in Zukunft Regeln des Umgangs einhalten. Das ist in dem Teil der Streitschlichtung herauszufinden.
5. *Vereinbarungen schriftlich festhalten*
   Rituale sind wie in allen sozialen Situationen auch hier wichtig. Formalitäten haben ihr eigenes Gewicht. So können das schriftliche Festhalten der gefundenen Lösung, die Unterschrift beider Parteien und der alles besiegelnde Händedruck wichtig sein, um den Ernst der Schlichtung zu betonen. Wichtig ist, dass es keine Verlierer und keine Sieger gibt, beide Seiten etwas gewinnen.
6. *Nach der Schlichtung*
   Der Erfolg einer Schlichtung zeigt sich darin, wie die beiden Streit/Konfliktparteien sich hinterher verhalten. Wenn sie mit dem Ausgang zufrieden sind, brauchen sie keine Angst voreinander zu haben. Keiner hat verloren, niemand muss eine Gelegenheit suchen, um sich zu „rächen". Die Beziehung kann einen neuen Anfang nehmen. Die Erfahrung, dass ein Konflikt gewaltfrei aus der Welt geschafft werden kann und die Verbindlichkeit einer Lösung trägt, hat die Chance, künftige Situationen zu bestimmen im Sinne einer angenehmen Streitkultur und größerer Friedensbereitschaft.

Deutlich ist, dass die Anforderungen an einen Mediator hoch sind. Von seinen Grundeinstellungen (Mitgefühl, Achtung vor der Würde der Konfliktpartner) war schon die Rede. Dazukommen kommunikative Kompetenzen, die sich in den drei „neudeutschen" Worten bündeln lassen: *Feeling, Handling, Timing!* Mit ‚Feeling' sind Kompetenzen gemeint wie zuhören können, Geduld haben, anderen Botschaften zu senden, auf den eigenen Körper als Signalgeber zu achten, die Körpersprache anderer deuten zu können. Mit dem Wort ‚Handling' ist das Geschick gemeint, Gespräche führen zu können, Sperren abzubauen, die Konfliktartikulation zu ermöglichen, behutsam einen positiven Kompromisshandel voranzutreiben. Mit dem Wort ‚Timing' ist die Kompetenz gemeint, ein Streitgespräch auch zeitlich richtig zu steuern. Die endlose Aussprache kann kontraproduktiv werden, die Chancen der Kompromissfindung können verpasst werden. So bedeutet das richtige Timing im Einzelnen die zeitgerechte Ansetzung eines Schlichtungsgesprächs, das Zeit lassen für das notwendig zu sagende, die Chance zur Lösung im richtigen Moment zu ergreifen, ein Schlichtungsgespräch im richtigen Zeitpunkt zu beenden.

Streiten gehört zum Leben wie die Luft zum Atmen. Aber es kommt entscheidend darauf an, dass jeder etwas dabei gewinnt, dass er in der Situation bleibt, dass er sein Gesicht wahren kann, dass er aber auch versöhnlich, entschuldigungsbereit, du-bezogen, korrekturbereit ist. Insofern ist Mediation die große Kunst, Menschen zur Kultur des Miteinanders in Situationen zu bringen, in denen das Angenehme zunächst einmal nicht überwiegend oder überhaupt fehlt.

3. Subkonzept: Der Set an beziehungsorientierten Unterrichtsmethoden

Auf der Linie ‚Vermittlung – Moderation – adressatenorientierte Methoden – Beratung' geht es jetzt einen Schritt weiter. Konsequenter als bei der Moderationsmethode werden Möglichkeiten, über die Beziehungsdimension konsequent die jeweils beteiligten Lernenden zu Subjekten ihrer Lernprozesse und Mitbeteiligten der gemeinsamen Arbeitsprozesse zu machen. Man kann in aufsteigender Linie vier modellartig zu verstehende Ansätze beschreiben.

3.1 Lern- bzw. arbeitsklimatische Bemühungen

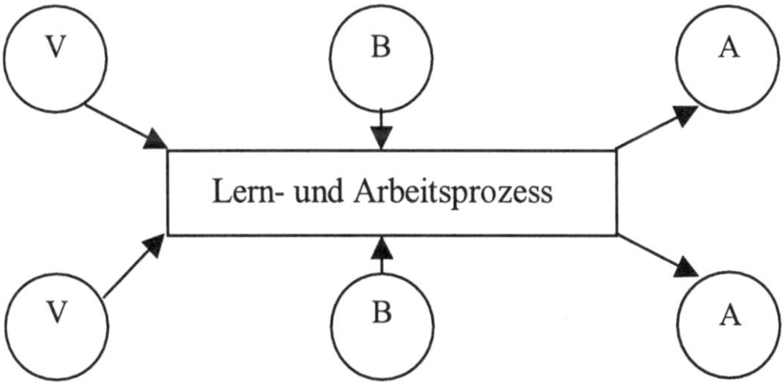

Bei diesem Ansatz ist die Behandlung von Inhalten durch einen Lehrenden vorgegeben (Lern- und Arbeitsprozess). Vorlaufende (V), begleitende (B) und abschließende (A) kommunikationsfördernde Möglichkeiten werden je nach Personenkonstellation, Engagement des Lehrenden und angenommener Notwendigkeit praktiziert, um die sozialen Beziehungen zu verbessern.

I. Vorlaufende kommunikationsfördernde Möglichkeiten
   1. Vorstellung des Kursleiters/des Lehrers (teilt sich mit) Name, Beruf, private Situation, Vorstellungen über Kurse
   2. Unterschiedliche Vorstellung der Kursteilnehmer: Selbstvorstellung, durch Liste
      Partnerinterview
      Zwei Partner (möglichst fremde) stellen sich gegenseitig vor (haben dazu z.B. fünf Minuten Zeit)
      Kursleiter/Lehrer stellt auch einen Partner vor, danach stellt der Partner 1 den Partner 2 in der Gruppe vor.
   3. Konzept darstellen

4. Namensschild: Zugehörigkeit, soziale Anerkennung, Herausheben aus der Anonymität
5. Erwartungen der Teilnehmer erfahren
6. Gemeinsame Erarbeitung von Schwerpunktthemen
7. Direkte Kommunikationsmöglichkeiten durch Musik, Bewegung und Berührung
8. Vertraut machen mit Räumen und Unterrichtsmaterial (Matten, Tee, Kindereinrichtung), Haus zeigen
9. Kaffee/Tee trinken
10. Gesprächsnachmittag/-abend

II. Begleitende kommunikationsfördernde Möglichkeiten

11. Partnerübungen
12. Pausengespräche
13. Erkundigungen nach fehlenden Teilnehmern – Anruf, evtl. Grußkarte Krankenhaus
14. Bereit sein und Zeit haben für begleitende Gespräche
15. Flexibel sein: thematische Interessen und aktuelle Bedürfnisse berücksichtigen
16. Situationsbedingtes Feiern: z.B. „Babyparty" im Säuglingspflegekurs
17. Erwartungshaltungen aufgreifen, sie annehmen und zurückspielen (kein Patentrezept geben: „Was sagen Sie/sagst du dazu?")
18. Persönliche Probleme und Stimmungen annehmen, auffangen, Pausengespräche ermöglichen, auch mit dem Lehrer; Ängste und Unsicherheiten abbauen
19. Kritik aufspüren und darauf reagieren
20. Interaktionsanalysen
21. Soziogramm
22. Gesellige Treffs

III. Abschließende kommunikationsfördernde Möglichkeiten

23. Treffen Abschlusskreis
24. Gruppenarbeit: themenreflektiert, überprüfend, rückblendend, kontrolliert
25. Möglichkeiten des Adressenaustauschs, des Kontaktausbaus
26. Hilfe über den Kurs/Unterricht hinaus anbieten
27. Zwanglose Gesprächsrunde, unter Umständen von Teilnehmern gestaltet, im Seminarraum, außerhalb (gemeinsames Gehen), Feed-back: Manöverkritik
28. Wunsch nach Kontaktfortführung: auf diesen einzugehen versuchen (privat und von der Institution aus).

Es handelt sich, wie man bei den aufgeführten Beispielen sieht, die sicher nicht vollständig sind, um Handlungsmöglichkeiten, die nicht eigentlich in den Lern- und Arbeitsprozess integriert sind, sondern um diesen herum platziert werden in der Absicht, die gruppenklimatischen Bedingungen für die Arbeit an den Inhalten zu verbessern. Wenn man so will, könnte man sie als funktionale Maßnahmen bezeichnen, die ihren Wert nicht in sich tragen, sondern diesen in Bezug auf die inhaltliche Arbeit haben.

Dennoch sind sie natürlich von großer Bedeutung und verschaffen Teilnehmern häufig Erlebnisse und Erfahrungen eigener Qualität. Sie können den Lern- und Arbeitsalltag ohne Frage angenehmer, d.h. sozial befriedigender und anregender machen.

3.2. Kooperative Arbeitsformen

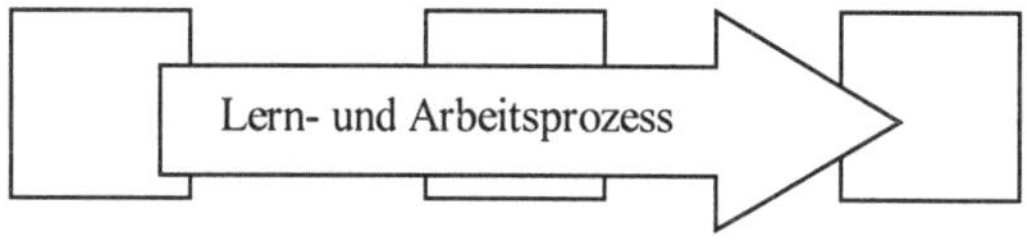

In der schulpädagogischen Literatur sind *Partner- und Gruppenarbeit* gut bekannt. Die Partnerarbeit, definiert als Kooperation von zwei Schülern, die Gruppenarbeit, definiert als Kooperation von mindestens drei, möglichst nicht mehr als sechs Schülern, werden aber doch überwiegend funktional auf die Erarbeitung von inhaltlichen Aufgaben hin erörtert. D.h., es steht in der Regel gar nicht zur Diskussion, welche Inhalte mit welchen Intentionen behandelt werden sollen – dies ist vom Lehrer vorausgeplant –, in bestimmten Phasen des Lern- und Arbeitsprozesses wird der lehrerzentrierte Unterricht abgelöst durch schülerorientierte Arbeitsweisen zwischen Partnern oder in kleinen Gruppen. Von der Funktion für den vom Lehrer geplanten Lern- und Arbeitsprozess her kann man grob drei Aufgaben solch kooperativer Arbeitsformen bestimmen:

- Die Exploration

Zu Beginn der Bearbeitung eines Themas wird Partnern oder Gruppen die Aufgabe gestellt, Aspekte, Ideen, Vorwissen zu sammeln, um daraus die eigentliche Bearbeitung zu gewinnen und zu strukturieren. Dies kann in Form eines spontanen Brainstormings geschehen, dies kann mit Hilfe einer bereitstehenden Sammlung von Arbeitsbüchern, Arbeitsheften, Arbeitsblättern passieren. Dies ist auch vor Beginn des Unterrichts über das betreffende Thema in der Form möglich, dass Informationen, Arbeitshilfen aus Bibliotheken, Zeitungen, Zeitschriften gesammelt werden, audiovisuelle Medien zum Thema beschafft werden (Filme, Dia-Reihe u.a.m.), ehe dann auf der Basis des zusammengebrachten Materials die eigentliche Arbeit strukturiert wird.

- Die Erarbeitung

Gruppenarbeit ist in arbeitsgleicher oder arbeitsteiliger Form häufig für Phasen der Erarbeitung beschrieben worden. Nach der Entwicklung des

Themas durch den Lehrer werden vorbereitete Aufgaben an Gruppen oder Partner verteilt. Die Arbeitsergebnisse sind dann später dem Klassenplenum vorzutragen. Je nach der inhaltlichen Struktur der Aufgaben bietet sich eher arbeitsgleiches oder eher arbeitsteiliges Vorgehen an. Bei naturwissenschaftlichen Experimenten kann das arbeitsgleiche Vorgehen zweckmäßig sein, um Vergleichsmöglichkeiten hinsichtlich der Gruppenergebnisse zu schaffen. Bei arbeitsteiliger Vorgehensweise lässt sich ein komplexes Thema aufschlüsseln und zunächst zeitökonomisch bearbeiten. Die Gruppen streben je eigene Teilergebnisse an, die später auszutauschen sind. Wie stark diese Arbeitsmöglichkeit auf die Verbesserung der Erarbeitung schulischer Inhalte hin gedacht werden, geht daraus hervor, dass Slotta vom zeitökonomischen Effekt sprach, der mit arbeitsteiliger Gruppenarbeit zu erreichen wäre: mehr Inhalt in weniger Zeit!

- Die Ergebnissicherung

Schließlich sind Partner- und Gruppenarbeit immer wieder als methodische Abwechslungen im mühsamen Prozess der Ergebnissicherung betrachtet worden. Partnerübungen bei dem Erlernen von Pflegetechniken oder beim Überprüfen anatomischer Kenntnisse u.a.m. wären dafür Konkretionen. Der Übungseffekt kann durch solche Übungsformen erhöht werden, weil der einzelne Schüler in der Übung mit dem Partner oder mit der Kleingruppe viel stärker aktiviert wird, häufiger dran kommt und Spaß an solchen Übungsformen gewinnt.

Die vorgenommenen Aufgabenbestimmungen lassen sich folgendermaßen veranschaulichen:

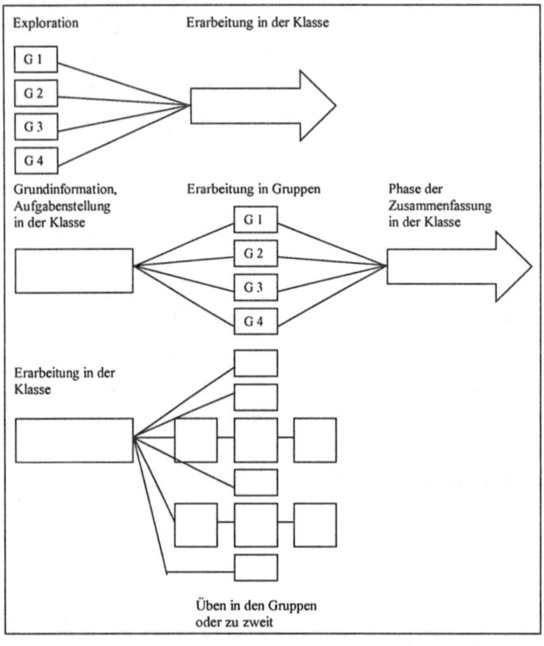

Vor einigen Jahren hat Vettiger über andere Modelle der Gruppenarbeit geschrieben und dabei das Moment der Planung viel stärker zum Schüleranliegen gemacht. Darauf wird später noch zurückzukommen sein.

Bei einer Bewertung dieser kooperativen Arbeitsformen wird man feststellen müssen, dass sie für täglich auftretende Lernprozesse von großer Bedeutung sind, auch wenn sie im Grunde genommen nur funktional zu verstehen sind. Einmal erwächst aus ihrer Realisierung methodisch gesehen Abwechslung und eine stärkere Aktivierung der Schüler, zum anderen hat die Untersuchung von Dietrich gezeigt, dass sowohl die Wissensspeicherung als auch die Entwicklung von sozialen Verhaltensweisen eine wesentliche Förderung durch solche kooperativen Arbeitsformen erfahren. Und dies ist Begründung genug, um auch in diesem begrenzten Rahmen Kooperation zu initiieren.

3.3 Der Kurs, der Lehrgang, das Seminar, die Unterrichtseinheit als Gruppenanliegen

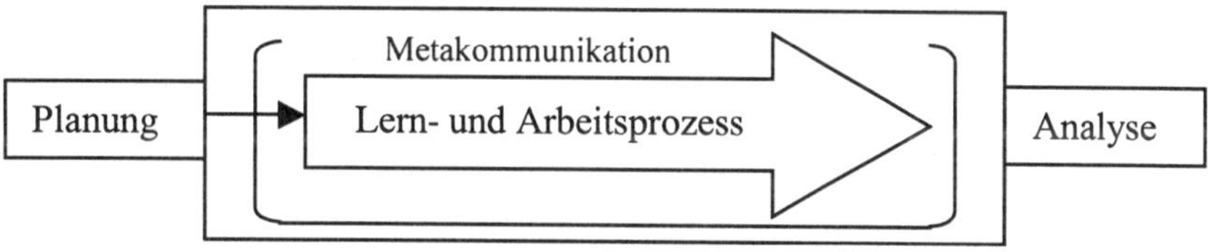

Gruppenpädagogische Anliegen bekommen eine neue Qualität, wenn sie über eine Funktionalität hinaus Lern- und Arbeitsprozesse konstituieren und steuern. Die vorstehende Skizze soll Folgendes veranschaulichen: Eine Gruppe von Lernenden (Schülern) unterzieht sich nicht nur der Vermittlungsabsicht und der Planung eines Lehrers, tut im Übrigen nur etwas für das Lern-/Arbeitsklima, sie kommt vielmehr auf Grund einer gemeinsamen Lernidee oder auch aus Anlass eines vielleicht interessant werdenden Lernangebots zusammen. Die genaue Planung der Intentionen, Inhalte, Methoden und Medien aber ist ein Gruppenanliegen. D.h. ein Lehrender legt ein Rahmenkonzept vor, innerhalb dessen Spielraum bleibt für die Auswahl der in dieser Veranstaltung zu bearbeitenden Inhalte. Damit ist auch die genauere Festlegung der Arbeits- und Lernintentionen ein Anliegen der Gruppe. Die Vorgehensweise, die einzusetzenden Methoden, die zu berücksichtigenden Arbeitsmittel (Bücher, Programme, Arbeitsblätter, Filme, Tonbänder u.a.m.), das alles ist den Entscheidungen der Gruppe unterworfen.

Es ist folgerichtig, dass der dann beginnende Lern- und Arbeitsprozess der Steuerung, der Besprechung, der Korrektur durch die Gruppe unterliegt. Mit dem Begriff der *Metakommunikation*, die sich um den gesamten Lern- und Arbeitsprozess legt, ist genau dies gemeint. Die Gruppe fühlt sich dem Ablauf verpflichtet. Jeder Teilnehmer ist gleichzeitig Lernender und Lehrender insofern, als er aufgefordert ist, auf die Effektivität der Lernarbeit und die Befriedigung der emotionalen Grundbedürfnisse (Anerkennung und Erfolg für den einzelnen, Zugehörigkeitsgefühl für jeden, befriedigende Lern- und Arbeitsfortschritte für die Gruppe) mit zu achten. Jederzeit muss Raum sein für Zwischenreflexionen, Korrekturen oder Bestätigungen der Lernarbeit.

3.4 Der Kurs, der Lehrgang, das Seminar, die Unterrichtseinheit als themenzentrierte Interaktion

Man kann die These wagen, dass die beste Kultivierung der sozialen Beziehungen bei einer erfolgreichen Anwendung der *themenzentrierten Interaktion*, entwickelt von Ruth Cohn, gelingen kann. Die themenzentrierte Interaktion soll lebendiges Lernen in Gruppen stimulieren. Sie kann auf alle Gruppen Anwendung finden, weil sie das Thema, die Aufgabe als einen zentralen Faktor neben der Person und der Gruppe ansieht. Ich, Wir und Es sollen in ein dynamisches Gleichgewicht gebracht werden im Unterschied zu gruppendynamischen Anliegen, bei denen allein die Prozesse; die unter Beteiligten ablaufen, eine Rolle spielen.

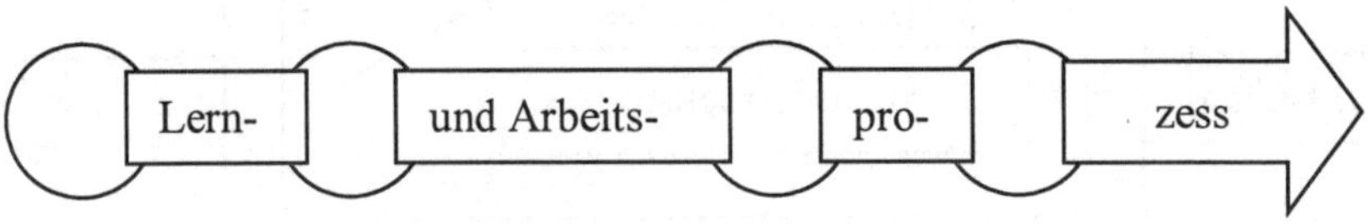

Bei der themenzentrierten Interaktion sollen Selbstverwirklichung, Kooperation und Aufgabenlösung Hand in Hand gehen. Dafür ist es notwendig, dass alle das dynamische, aber labile Gleichgewicht zwischen den Ich-, Wir- und Es-Faktoren erhalten helfen. Dafür sind Voraussetzungen die Kenntnis der Axiome (der Mensch ist eine psycho-biologische Einheit, die autonom und interdependent ist; Ehrfurcht gebührt allem Lebendigen; freie Entscheidungen sind innerhalb innerer und äußerer Grenzen möglich) und die Befolgung der sog. Postulate und Hilfsregeln.

Wenn man die Postulate einmal kurz rekonstruiert, wird die Chance zur Kultivierung der sozialen Beziehungen besonders deutlich. Ein erstes Postulat lautet: Sei dein eigener Chairman! Es fordert auf, seinen eigenen Standpunkt und seine eigenen Bedürfnisse jederzeit zu vertreten. Der Einzelne soll sich so, wie er ist, akzeptieren und einbringen, Chairman seiner körperlichen Empfindungen, seiner wechselnden Gefühle und tief verankerten Grundstimmungen sein. Dies kann aber nur zum Positivum werden, wenn gleichzeitig die anderen mit ihren Empfindungen und Bedürfnissen wahrgenommen werden.

Ruth Cohn sagt: Schenk dir und den anderen die gleiche menschliche Achtung, respektiere dich und deine Umgebung so, dass du den Freiheitsraum deiner Entscheidungen vergrößerst! Diese Dialektik von individuellen und sozialen Aufmerksamkeiten ist das Grundanliegen einer kultivierten Interaktion, in der jeder sich uneingeschränkt verwirklichen kann und gleichzeitig den anderen genug Spielraum lässt. Das Postulat appelliert an die Bewusstheitsfähigkeit und Verantwortlichkeit jedes Gruppenmitglieds; damit soll er weder blind tun, was er gerade möchte, weil ihm so zu Mute ist, noch soll er unterwürfig ein äußeres oder inneres irrationales Soll befriedigen. Er soll vielmehr hier und jetzt Entscheidungen zum Nutzen der Gruppe und seiner selbst fällen können.

Das zweite entscheidende Postulat lautet: Störungen haben Vorrang. Störungen sind im Sinn von emotional bestimmten Spannungen in der Gruppe, von leidenschaftlichen Gefühlen des Einzelnen gemeint. Sie sollen Vorrang vor themenbestimmten Erörterungen haben, weil ein Mensch diesen nicht folgen kann, wenn er beispielsweise gelangweilt, gespannt oder zerstreut ist. Kein Gegenstand des Lernens soll das Humane unterdrücken, sagt Ruth Cohn. Störungen schaffen sich ohnehin Vorrang. Als Schmerz, als Freude, als Angst, als Zerstreutheit besetzen sie ein Individuum. Die Frage ist nur, wie man sie bewältigt. Antipathien und Verstörtheiten können den Einzelnen versteinern und die Gruppe unterminieren. Die Diktatur der Störung kann sinnvolle Arbeit unmöglich machen. Jeder einzelne Mensch aber soll mit seinen Fähigkeiten, Sorgen und Freunden ein tragendes Ich der Interaktion in der Gruppe sein. Die Gruppe sollte also das Recht des Einzelnen anerkennen, sich über seine Gedanken, Gefühle und Wertungen mitteilen zu können. Das genügt meistens, um das innere Gleichgewicht so weit wieder herzustellen, dass er sich der Gruppe und der gemeinsamen Aufgabe wieder zuwenden kann.

Die Skizze soll zum Ausdruck bringen, dass der Lern- und Arbeitsprozess, der zunächst einmal themen- und aufgabenorientiert ist, jederzeit durch Kommunikationsbedürfnisse unterbrochen werden kann und muss, wenn die Beziehungen der Ichs zur Gruppe und damit das Wir der Gruppe gefährdet sind. Sowohl über Befindlichkeiten als auch über Störungen im Lern- und Arbeitsprozess kann unter den Anforderungen, die Ruth Cohn formuliert, gesprochen werden. Wird dies in eine Gruppe möglich, kommen Ich, Wir und Es so zueinander ins Gleichgewicht, dass die Arbeit am effektivsten fortschreitet.

Die themenzentrierte Interaktion muss sicher erst erlernt werden. Sie erfordert viel Sensibilität für soziale Beziehungen und ein kritisch-konstruktives Selbstbewusstsein. Sie erfordert Interaktionstechniken, wie sie z.B. in den sog. Hilfsregeln, die hier nicht darzustellen sind, beschrieben werden.

4. Subkonzept: Beratung

Beratung ist ein Grundphänomen pädagogischer Aktivitäten und wird im Kontext pädagogischer Begriffe (Führen, Erziehen, Helfen, Unterrichten, Lehren, Betreuen, Begleiten) seit langem als besonderes Anliegen dargestellt und diskutiert.

Entscheidend ist, dass Beratung in seiner pädagogischen Funktion das Subjekt-Objekt-Verhältnis (Lernende sind Objekte der Lehre) radikal aufgibt zu Gunsten eines konsequenten Subjekt-Subjekt-Verhältnisses. Der Andere kann prinzipiell sein Leben und sein Verhalten/Tun selbst gestalten. Aber jeder Mensch braucht dann und wann Hilfe in Gestalt von Beratung. Ratlosigkeit, Hilflosigkeit, Misserfolg, Demotiviertheit kann er allein nicht überwinden. Er muss aber aus einer bloßen Lageorientierung (das kann ich sowieso nicht, ich bin wohl zu dumm, da muss ich passen) wechseln können in eine Handlungsorientierung (dann versuche ich das einmal, ich nehme mir kleinere Ziele vor), um zu Lebensfragen, Berufsfragen oder in schlichten Lernfragen weiter zu kommen. Das *Aktionszentrum* bleibt das Individuum, der Berater kann nur personelle und inhaltliche Angebote machen. Für Lehrende ist diese Situation häufig schwer auszuhalten. Direktives Verhalten ist konsequent aufzugeben. Geduld und Warten sind hohe Tugenden. Herkömmliche Zeitmargen (Unterrichtsstunden) gelten nicht mehr. Und trotzdem ist man wichtig, im Grundansatz als einer, der da ist, Zeit hat und im konkreten Fall als Gesprächspartner und als kompetenter Helfer. Systematisch lässt sich das Phänomen ‚Beratung' folgendermaßen beschreiben:

4.1 Was ist Beratung?

Für Junker z.B. war Beratung generell sozialtherapeutischer Dienst, auf den in unserer Gesellschaft Menschen aller Altersgruppen und Bevölkerungsschichten angewiesen sind. Die Frage nach der Motivation ist gerechtfertigt, weil sie ein notwendiges Bindeglied zwischen spontanen Impulsen und sozial sinnhafter Interaktion bildet (Junker 1973).

Folgendes Beispiel einer sozialen Interaktion soll den Motivationsbereich erläutern: Das Kind, das sich auf der Straße von der Hand der Mutter losgerissen hat und gestolpert ist, würde wohl fast jeder Passant aufheben. Die Handlung, um die es beim Aufheben geht, wäre in jedem Fall dieselbe, die Motivation jedoch sehr verschieden. Gleichgültig, ob sich der Erwachsene mit der Situation des Kindes oder mit der eines Erwachsenen (gleich Eltern) identifiziert, in beiden Fällen wird er das Kind aufheben, sofern er das frühe Beziehungsmuster Kinder-Eltern in diesem Augenblick affektiv realisieren kann. Das Ich des Erwachsenen wird durch eine Situation (Ratlosigkeit, Hilfsbedürftigkeit des Klienten) stimuliert, sich vorübergehend aufzulösen, in eine neue, von früheren Erfahrungen durchdrungene psychosoziale Situation einzutauchen, darin eine kurzzeitige Befriedigung zu finden und wieder aus ihr aufzutauchen.

Soziale Arbeit wird mittels Beratung, also durch Sprechen, durch verbale Kommunikation geleistet. Wer eine sprachliche Beratung durchführt, braucht eine Motivation und Ich-Struktur, d.h. eine Persönlichkeitsstruktur, in der die erlebten Enttäuschungen nicht allzu sehr mit der Verbalisierung gekoppelt sind. Wie es ein Urvertrauen in menschliche Wärme gibt, bedarf es eines Vertrauens in sprachlichen Ausdruck, der lebensgeschichtlich erworben sein muss. Der Berater muss erlebt haben, dass Wörter Träger von verlässlichem interpersonalem Austausch sind, er muss über diese Wörter verfügen und sie vermitteln können. In der verbalen Beratung muss es gelingen, in die Eltern-Kinder-, Kinder-Eltern- und Geschwister-Bereiche einzutauchen und dennoch weder in autoritärer Macht- noch in Kindersprache zu kommunizieren.

4.2 Die Beratungssituation

Klient wie Berater treffen mit einem fremden Menschen zusammen, den keiner von den beiden persönlich kennt. Soll es zu einer Beratung kommen, muss man versuchen, so rasch wie möglich eine Situation herzustellen, in der menschliche Nähe und wechselseitiges Verständnis wenigstens ansatzweise vorhanden sind. Anfangs hat man nur die soziale Fiktion, der Berater sei wohl wollend, der Klient ratbedürftig und von vornherein motiviert, den Rat zu akzeptieren.

Die Psychoanalyse qualifiziert „Beratung" als ein unkritisches und vorwissenschaftliches Konzept ab. Erst durch einen spezifischen Kontakt, nämlich die psychoanalytische Situation, werde der Klient in die Lage versetzt, sich und seine psychische Gesamtheit darzustellen. Sie umfasst Es, Ich, Über-Ich, Bewusstes und Unbewusstes, Strukturelles und Fließendes. Die Konflikte sind nie objektiv bestimmbar, sondern werden allein im psychoanalytischen Prozess deutlich und erfahrbar. Erst in lang dauernden Beziehungen (Analytiker – Klient) formiert sich das Psychische des Klienten.

Grundlegende Bedeutung für das gesamte Beratungswesen (Counseling) haben nach C. R. Rogers folgende Bedingungen eines therapeutischen Verhältnisses, das zu einer Persönlichkeitsänderungen führen kann:

1. Klient und Behandelnder müssen einen psychischen Kontakt zueinander haben.
2. Die eine Person, die wir Klient nennen, ist in einem Zustand der Disharmonie, Verletzbarkeit und Angst.
3. Die andere Person, die wir den Behandelnden oder den Berater nennen, muss in der Beratungssituation flexibel, natürlich und ausgeglichen sein.
4. Der Berater muss eine unbedingt positive Einstellung gegenüber dem Klienten haben, er muss ihn akzeptieren.
5. Der Berater muss Einfühlungsvermögen in die psychische Situation des Klienten entwickeln und er muss dieses Verständnis auch mitteilen können.

6. Das einfühlende Verständnis und die unbedingt positive Einstellung des Beraters müssen zu einem gewissen Grad von Klienten erfahren werden können.

Im Gegensatz hierzu folgte die Verhaltenstherapie dem lerntheoretischen Ansatz und sie versteht das, was Psychoanalyse und Psychotherapie als durch eine unbewusste Konfliktkonstellation bedingte Symptome bezeichnet haben, lediglich als ein soziales Fehl-Lernen, das ebenso abgelernt werden kann, wie es gelernt wurde. Die Verhaltenstherapie hat eine Reihe von Methoden entwickelt, nach denen Symptome abgelernt werden.

Im Beratungsbereich werden heute die verschiedensten Ideen praktiziert, die von gemeinsamer religiöser Besinnung über westlich adaptierte östliche Versenkungsübungen bis hin zu gemeinsamen Übungen im Rahmen von Sensitivity-Trainings reichen. All diese Versuche sollen zur Selbstbefreiung des Menschen aus seiner neurotischen oder wie auch immer sonst zu nennenden Befremdung führen.

Für die Erfassung und Überprüfbarkeit kommunikativer Vorgänge auf der Beratungsebene bieten sich im Wesentlichen folgende Kriterien an, die theoretischen und praktischen Charakter haben:

1. *Kontinuität der Beziehung*: Einmalige oder seltene menschliche Interaktionen dauern nicht lange genug und sind so stark von situativen Faktoren überlagert, dass sich in ihnen Erlebensvorgänge kaum gestalten können. Bei relativ konstanten situativen Bedingungen sind für das emotionale Lernen daher Zeiträume anzusetzen, die mindestens mehrere Monate betragen.
2. *Zur Überprüfung von Beratungs- bzw. Therapieergebnissen ist die Befragung von Experten angezeigt*: Wissenschaftliches Verständnis von Interaktionsprozessen ist nicht gleich bedeutend mit allgemein verständlich-umgangssprachlicher Beurteilung. Diese Trennung ist schwierig, weil es sowohl ein intuitives, von eigener Bedürfnisbefriedigung als auch ein erlerntes, nach berufsspezifischen Kriterien reflektiertes gesteuertes Verstehen gibt.

Etwas allgemeiner könnte man danach Beratung so beschreiben:

- Das Grundmuster der Beratungssituation besteht darin, dass jemand, der ein Problem hat und damit nicht zu Rande kommt, bereit und willens ist, sich von einem anderen bezüglich dieses Problems helfen zu lassen. Dabei kann dieser ‚jemand' auch eine Gruppe, Organisation, Institution sein (Hornstein 1977).
- Damit solche Beratungssituationen überhaupt entstehen, muss von Formen der Erziehung und Unterrichtung ausgegangen werden, die nicht im traditionellen Verständnis problemlos sind und von professionellen Machern beherrscht werden, die vielmehr so viel an Offenheit haben, dass

die in sie hinein Geratenen ihrer Herr bleiben und ihre Lernverhältnisse aktiv mitgestalten können. Dann erst werden Sachverhalte zu Problemen und Beratungsanlässen werden.

- Wenn Beratung nicht nur ein anderer Begriff für Erziehung, Führung, Unterrichtung sein soll, sind Freiwilligkeit bei der Inanspruchnahme von Beratung, die Vermeidung von schnellen Situationsdefinitionen und Problemfestlegungen, Beratung als Angebot wichtige Momente.
- Beratung ist – positiv gefasst – ein Angebot des Gespräches zur Problemidentifikation, Problembearbeitung und Problemlösung. Dabei hat der Beratende seines Funktionen als die des Klärenden, Besprechens, Stützens zu sehen, die es dem Beratungssuchenden erlauben, Herr seines Handelns, seiner Entschlüsse und seiner Autonomie zu bleiben.

4.3 Beratung (heute) im Kontext einer kritisch-kommunikativ-aufklärerischen Pädagogik

Der parallel zur Diskussion über vermehrte Beratungsbedarfe und ihre schnelle organisatorische Bewältigung geführte Diskurs über eine qualitativ andere Bestimmung des Lehrer/innen-Schüler/innenverhältnisses (Bönsch 2001[2]) muss das Phänomen der Beratung heute etwas anders fassen und einordnen.

Die Grundthese ist, dass alle Beeinflussung von jungen Menschen im Grunde nur Beratung sein kann. Die Achtung vor der Würde des Anderen verbietet unschlüssige Prägungs- und Disziplinierungsabsichten. Erziehungs- und Bildungsintentionen können nur auf dem Wege der Beratung und Anregung verfolgt werden. Ein *Grundaxiom von Pädagogik* ist, dass sie nur in der Dialektik von Anregen, Beraten, Überzeugen und der Nichtverfügbarkeit des aufwachsenden Individuums Handlungschancen bekommen kann und nutzen darf. Dieses Grundverständnis macht Beratung zum zentralen *Interaktionsphänomen*, lässt sie nicht mehr nur als zusätzliches Interventionsphänomen stehen, das administrativ organisiert werden kann. Führungsstilfragen, Disziplinierungs- und Sanktionsmechanismen, dic Lehrer, alle diesen den Schulalltag massiv bestimmenden Aktionselemente stehen unter dem Verdacht, dass man Schüler/innen nicht in der direkten Verfügung hat und haben darf. Also ist Beratung (und Verabredung) der zentrale Handlungsansatz.

Und so stellt sich Beratung als Phänomen und Prozess wie in Übersicht 8 dar.

Wesentlich ist, dass Beratungsanlässe/-gegenstände immer Lebens-, Lern-, Motivations-, Entscheidungs-, Beziehungsprobleme sind, also Sachverhalte, die jemanden bedrängen, beschäftigen, mit denen er allein nur schwer zurechtkommen wird. Die Grundkonstellation also ist: da ist jemand (Klient), der durch Ratbedürftigkeit, Ratlosigkeit, Disharmonie mit sich oder anderen, Verletzbarkeit, auch Inkompetenz bestimmt ist, und es wäre schön, wenn da jemand wäre (ein potenzieller Berater), der mit Erfahrungsvorsprung, Kompetenz und Empathie ein Kommunikationsangebot (Beratungsangebot machen könnte.

Übersicht 8: Beratung (die qualitativen Unterschiede zur Vermittlung)
Beratungsgegenstände: Lebens-, Lern-, Motivations-, Entscheidungs-, Beziehungsprobleme

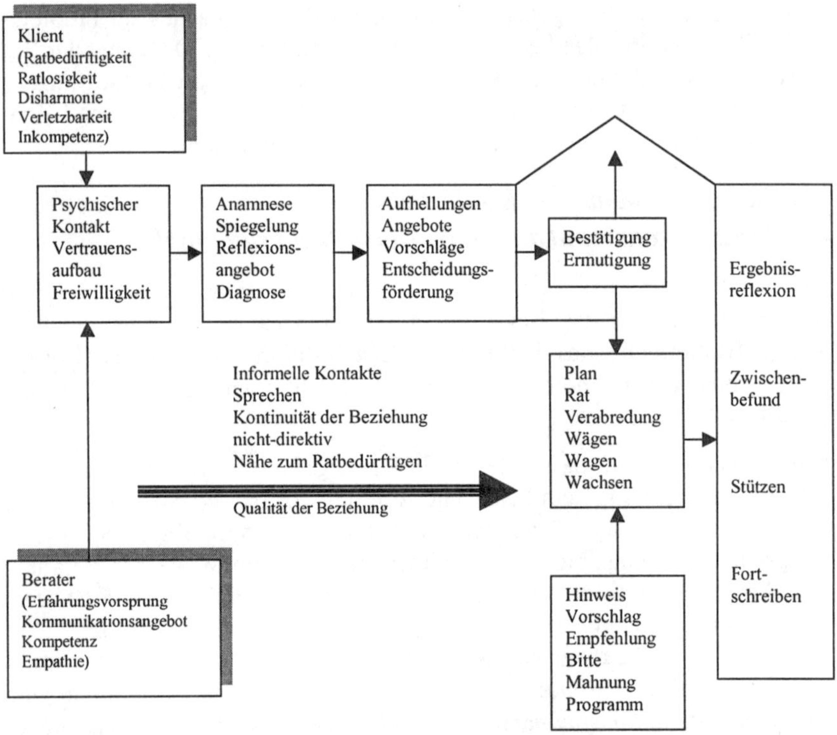

Ein psychischer Kontakt, der Vertrauen aufbaut und durch Freiwilligkeit gekennzeichnet ist, ist am Anfang notwendig. Die Qualität der Beziehung ist für die Erfolgschance von Beratung die conditio sine qua non.

Die im Weiteren wichtigen 2 Schritte werden auch nur Erfolg haben, wenn die Qualität der entstehenden Beziehung stimmt. Der erste Schritt ist der der Anamnese, Spiegelung, des Reflexionsangebotes, der Diagnose. Die verschiedenen Begriffe sollen die Nuancen der Freilegung des tatsächlichen Beratungsbedürfnisses markieren. Für den einen mag die Spiegelung der eigenen Lage durch einen guten Zuhörer genügen, für einen anderen ein gemeinsames Reflektieren, für einen Dritten müssen genauer Ursachen von Problemlagen erhoben werden. Für den Ratsuchenden ist als zweiter Schritt wichtig, dass ihm Aufhellungen, Angebote, Vorschläge, entscheidungsfördernde Hinweise langsam Wege eröffnen, die er gehen könnte.

Für ein Ergebnis ist wichtig, dass Entscheidungen beim Ratsuchenden verbleiben. Aufgestülpte Direktiven, wohl gemeinte Rezepte, Überredungen können nicht als Beratungsergebnisse gelten. Da ist eine der schwierigsten Stellen im Beratungsprozess: der zu Beratende muss im Kern selbst entscheiden, was für ihn aus der Beratung wichtig, hilfreich, übernehmbar erscheint. Eine erste Trasse der Beratungsangebote mögen dann Hinweise, Vorschläge, Empfehlungen, Bitten, Mahnungen, gar ein entwickeltes Programmangebot bestimmen. In einer zweiten Trasse kann ein Plan, eine Verabredung beschlossen werden, die Prozesse des (Ab-) Wägens, des Wagens, des Wachsens in Gang bringen können. Immer aber muss auch kalkuliert werden, dass zunächst einmal nur Bestätigung als Person und Ermutigung als interaktive Hilfe in einer defizient bleibenden Situation möglich sind.

Ein Beratungsprozess wird nicht schnell zuende kommen. Eine Ergebnisreflexion, die Feststellung von Zwischenbefunden, das Fortschreiben eines *Handlungsprogramms* oder auch „nur" das zwischenzeitliche Stützen wird neue Phasen bis zu einem Ende häufig bestimmen.

Die individuellen Hilfen zielen zentral auf die (veränderte) Einstellung zu Problemlagen. Das Umstrukturieren *(Reframing)* einer erlittenen Situation, das Beschützen vor weiteren Versagenserlebnissen, das jemanden neu Positionieren in seinen Lebenskontexten sind jedenfalls von ganz anderer Dimension als die Beratung gegenüber einem Lernproblem.

4.4 Konzepte der Beratung

Obwohl in der Breite gesehen Beratung heute häufig noch kein fest etabliertes Element institutionellen Lehrens und Lernens ist, lassen sich aus unterschiedlichen Praxisbereichen (schulischen Institutionen) mehrere Beratungskonzepte beschreiben. Sie setzen unterschiedlich an. Gemeinsam ist ihnen, dass sie eine systemunterstützende Funktion haben.

4.4.1 Der/die Beratungslehrer/in

Beratungslehrer/innen sind Lehrer/innen, die neben ihrem Hauptamt als Teilzeitberater in der Schule tätig sind. Sie erhalten dafür eine Entlastung im Lehrdeputat. Mit ihnen wird Beratung institutionalisiert. Während zunächst Schullaufbahnberatung und Einzelfallhilfe im Vordergrund standen, hat sich das Aufgabenfeld inzwischen erweitert:

- Beratung bei der Schulentwicklung (Innovation)
- Vorbeugende und fördernde Maßnahmen (Prävention)
- Kollegiale Beratung (Konsultation)
- Zusammenarbeit mit schulexternen Beraterinnen und Beratern (Kooperation)
- Beratung bei besonderen Lern- und Verhaltensstörungen (Intervention)

- Beratung über Bildungsangebote und Schullaufbahnen/Ausbildungslehrgänge/Qualifikationsmöglichkeiten (Information)

Die Aufgaben sind also außerordentlich komplex und das Anforderungsprofil ist anspruchsvoll.

Man kann es mit Sach- oder Feldkompetenz und Prozess- oder Kommunikationskompetenz focussieren. Schulprogramme – und daraus folgende Schul(organisations-)entwicklung, das große Feld der pädagogisch-psychologischen Diagnostik, Förderkonzepte, Unterrichtsevaluation, ein differenziertes Wissen über schulinterne und -externe Bildungsangebote und Ausbildungs- bzw. Qualifikationsmöglichkeiten machen die Sach- oder Feldkompetenz aus. Bei Beratungsanlässen wird dann zusätzlich die Prozess- oder Kommunikationskompetenz wichtig, die Voraussetzung für Problem- und Konfliktlösungskompetenz ist. Etwas modisch hat man gelegentlich von Interaktions-Manager, Empathiespezialisten, bescheidener vom Trainer, Designer, Analytiker, Evaluator gesprochen.

Entsprechend des vorstehend entwickelten Verständnisses von Beratung muss der/die Beratungslehrer/in quasi seismografisch Problemlagen erspüren, eine sehr sensible Kontaktbereitschaft repräsentieren, eine angst-/repressions- und konkurrenzfreie Gesprächsatmosphäre schaffen können, Beratungssuchenden Sicherheit und Selbstbewusstsein vermitteln und sie zu Partnern des Problemlösungsprozesses machen können.

Während (Schul-)Psychologen und Psychoanalytiker spezifische Analyse- und Therapiekompetenzen haben, bleibt der/die Beratungslehrer/in für Lern- und Verhaltensprobleme sowie für (Schul-)Systemfragen. Die Arbeitssituation ist dadurch gekennzeichnet, dass die Doppelrolle als Lehrer/in und Beratungslehrer/in, in der Schule wie jede/r Kolleg/in zu arbeiten und gleichzeitig eine herausgehobene Stellung (spezielle Qualifikationen, Stundenermäßigung) quer zur Schulhierarchie zu haben. Das kann immer wieder zu Konflikten und Rollenüberschneidungen führen und fordert schon deshalb viel Sensibilität und Behutsamkeit. Die Qualifikation ist entsprechend eine doppelte: Lehrer/in und Beratungslehrer/in. Letztere wird in der Regel über eine Zusatzqualifikation erworben (Rollett 2001^2).

In jedem Fall drückt die institutionelle Einrichtung von Beratungslehrern/innen eine steigenden Beratungsbedarf aus. Dort, wo die professionelle Einrichtung mit Zusatzqualifikation und Stundenentlastung nicht möglich ist, kann eine Schule eine/n Vertrauenslehrer/in mit den genannten Aufgaben beauftragen. Diese/r hat meistens nur wenig Entlastung in seinem/ihrem Hauptamt, wird aber als Berater/in und Ansprechpartner/in vom Kollegium akzeptiert und kann deshalb Initiativen ergreifen, um Problemlagen individueller oder institutioneller Art zu thematisieren und Lösungen näher zu bringen.

4.4.2 Supervision

Ein anderes Konzept ist das der Supervision. Der Begriff weckt heute noch unterschiedliche und zum Teil falsche Assoziationen. Wenn er mit der Wirtschaft in Verbindung gebracht wird, meint er Kontrolle durch Führungskräfte. Im Bereich der Pädagogik ist er anders zu verstehen. Er meint dann praxisbegleitende Arbeit von Lehrer/innen. Ziel ist die Sensibilisierung eigener Anteile in schwierigen beruflichen Situationen und deren Klärung, die Stärkung der Person und der Wiedergabe von Sicherheit im beruflichen Handeln, um eine erfolgreiche und befriedigende Ausübung des Berufs zu erreichen (Miller 1993[3]).

Richtet eine Schule eine Supervisionsgruppe ein, geht es um die kollegiale Bearbeitung von Alltagsproblemen. Die Teilnehmer/innen bringen Anliegen/Situationen/Probleme zur Sprache. Sie werden gemeinsam erörtert, reflektiert und ggf. durch ‚Probehandeln' Lösungen näher gebracht. Im Mittelpunkt steht jeweils ein/e Kollege/in mit seinen/ihren Schwierigkeiten, Klärungswünschen und Veränderungsabsichten, wobei ihm/ihr die Gruppenmitglieder zur Seite stehen. Die „Lösung" besteht also aus Klärung und ggf. Probehandeln in der Supervisionsgruppe und dem eigentlichen Handeln „vor Ort". Man kann drei Komponenten unterscheiden:

- Das Anliegen/Problem aus der Sicht des Berichtenden. Es werden schul- und berufsbezogene Probleme, Fälle, Schwierigkeiten unter dem Aspekt der Eigenanteile bearbeitet: Was haben die Probleme mit einem selbst zu tun? Es findet also ein individueller Klärungsprozess statt.
- Das Anliegen/Problem im Spiegel der Gruppe. Die Darstellung aus der subjektiven Sicht des Betroffenen wird von den Teilnehmern beleuchtet, gemeinsam in der Gruppe einer Analyse unterzogen, durch die der Berichtende für sich Lösungsmöglichkeiten gewinnt. Die Gruppe als Ganzes hat dafür einen großen Anteil, wobei der Gruppenleiter sich als Klärungshelfer und Gruppenprozessmoderator versteht.
- Das Anliegen/Problem in seinen strukturellen und institutionellen Bedingungen. Die Schilderungen des Betroffenen und die Einschätzung der ganzen Gruppe werden unter dem Gesichtspunkt der Rahmenbedingungen betrachtet: Der Fall im Kontext der Institution.

Dieses Konzept zielt also nicht auf den Experten und seine Beratungskompetenz, sondern auf die kollegiale Reflexion und Beratung. Die Nachfrage nach Supervisionsgruppen in Schulen steigt. Wenn es erfolgreich sein soll, sind die Offenheit, Empathie und Hilfsbereitschaft der Gruppe entscheidend, gleichzeitig die Ehrlichkeit, Angstfreiheit und das Vertrauen des Betroffenen. Entscheidend sind wohl auch Einstellung und Fähigkeit des/der Gruppenleiters/in, die Gruppenreflexion so zu gestalten, dass man über das Problem wirklich sprechen kann und Blockaden, Vorwurfshaltungen, Besserwisserposen vermieden werden.

Der Prozess der kollegialen Beratung und Reflexion bedarf einer alle öffnenden Kontaktaufnahme und Gruppenbildung, der Verabredungen über Verfahrensweisen (Problemdarstellung, Rückfragen, Feedbackqualitäten, Analyse, Bearbeitungsweisen und Metakommunikation in der Gruppe), um Verfahrenstransparenz und Sicherheit zu schaffen. Das erfordert die Einlösung hoher kommunikativer Kompetenzen bei allen Teilnehmer/innen. Erfahrungen mit gelungener Supervision deuten darauf hin, dass hier eine große Chance der Verbesserung des beruflichen Alltags liegt (vgl. dazu den Beitrag von Ruth Hoh i.d.B.).

4.4.3 Schüler/innen als Streitschlichter (Mediatoren) bzw. Kontaktschüler/innen

In den letzten Jahren hat sich ein Konzept stark verbreitet, dass Schüler/innen in die Lösung von Alltagskonflikten einbindet: Der Einsatz von Streitschlichtern/innen (Mediatorenmodell). Dieser prinzipiell gute Gedanke ist für schulische Institutionen immer wieder noch ungewohnt, weil das dominante Subjekt-Objekt-Verhältnis in Lehr-/Lernprozessen Schüler/innen häufig keine eigenverantwortliche Rolle zugesteht und weil natürlich die Anforderungen nicht gering sind.

Der Grundgedanke ist, dass Schüler/innen mit Hilfe eines Streitschlichters (Mediator, Vermittler) einen Weg finden, mit Kontrahenten wieder zum Frieden zu kommen, sich weiterhin in die Augen sehen zu können und sie zufrieden mit sich und der Situation sind. Der Streitschlichter soll die Konfliktpartner in ein Gespräch ziehen. Die Methodik wird immer wieder in gleicher Weise beschrieben:

- Die Schlichtung wird durch einen freundlichen Empfang eingeleitet. Eine positive Atmosphäre und ein angenehmer Raum sollen Ängste und Unsicherheiten abbauen. Vertraulichkeit und Neutralität werden zugesichert. Notwendige Regeln werden für das Schlichtungsgespräch verabredet (sich nicht zu beschimpfen, den anderen ausreden lassen, zuhören können, die eigene Meinung vertreten).
- Der Sachverhalt ist dann aufzuklären. Beide Seiten tragen ihre Sicht des Konfliktes vor. Der Schlichter wiederholt jeweils, was er verstanden hat (Spiegelung). Eventuell fragt er nach. Er versucht, die Gefühle herauszufinden, von denen beide Seiten bestimmt sind. Die emotionale Aufarbeitung ist wichtig.
- Lösungen suchen und Verständigung finden steht an, wenn die Konfliktparteien zugegeben haben, was sie getan haben. Jeder wird angeregt, Vorschläge zu machen, ggf. schriftlich: Was wünsche ich mir vom anderen, was bin ich bereit zu tun, damit der Konflikt beendet wird. Die Vorschläge, mit denen beide einverstanden sind, werden ausgewählt.
- Vereinbarungen schriftlich festzuhalten, gehört in der Regel zum Ablaufritual. Sie werden in ein Schlichtungsformular eingetragen. Bei Zustim-

mung unterschreiben alle drei. Ein Handschlag soll die Lösung zusätzlich bekräftigen.

Unter dem Aspekt der Beratung ist es wichtig, dass der Streitschlichter die Lösung nicht selbst findet, sondern die „Streithähne“ in eigener Verantwortung. Das heißt, dass Mediation (Vermittlung) eine Form der Verhaltensberatung ist. Mediatoren müssen also lernen, das Schlichtungsverfahren auf der Verlaufsebene konsequent zu praktizieren und auf der emotionalen Ebene die Souveränität besitzen, mit Zorn, Verärgerung, Blockaden umzugehen, dass man auf jeden Fall im Gespräch bleibt, Emotionen aber auch nicht unterdrückt werden. Dies erfordert elaborierte kommunikative Kompetenzen, die häufig erst einmal trainiert werden müssen, weshalb für Streitschlichter Schulungsprogramme entwickelt werden.

Alternativ zu diesem Ansatz habe ich das Modell Kontaktschüler/innen entwickelt. Es soll präventiv wirken, nicht erst, wenn Konflikte da sind. Wenn man Kontaktschüler/innen ausbildet, anregt und ermutigt, mögliche Herde von Unfrieden, sich hoch schaukelnde Situationen früh genug zu erkennen und dann durch Kontaktaufnahme, Gespräche, Sicht-Einmischen, Anregungen für gemeinsame Aktivitäten (Konstrukturierung von Situationen) freundlich zu intervenieren, könnten wohlmöglich viele Konfliktsituationen im Keim erstickt werden. Das einfache Dazukommen, das Verwickeln in Gespräche, das Begleiten von sich bedroht fühlenden Schüler/innen wären Aktivitäten, die man zu zweit wahrnimmt. Kontaktschüler/innen sollen keine Sheriffs sein, sie sollen aber die Courage und die Handlungsmöglichkeiten haben, Situationen zu entgiften, Mitschüler/innen zu beruhigen, Schwache zu beschützen, in der Grundhaltung humorvoll und gelassen, konsequent, aber nicht bedrohend sein. Auch dafür müsste man sich wohl qualifizieren. Der Ansatz wäre ein konsequent präventiver, wohlmöglich aber viel wichtiger als die nachgehende Streitschlichtung.

Beratung kommt also hier ins Spiel als von Schüler/innen initiierte Vorschläge und Aktivitäten zur frühzeitigen Umstrukturierung evtl. unfreundlich werdender Situationen.

4.4.4 Externe Beratung bei Prozessen der Schulentwicklung

Nach wie vor unterliegt externe Beratung von Schulen schnell Bedenken. Gedanken an Kontrolle, Überprüfung, Oberlehrerattitüden kommen auf. Da korrespondierend mit solchen Befürchtungen häufig in Schulen die „Politik der geschlossenen Klassentür“ praktiziert wird, sind die Vorbehalte wechselseitig vorhanden.

Wenn man sich externe Berater/innen in die Schule holt, ergeben sich aber auch große Chancen. Ein sog. kritischer Freund kann, wenn er sich auf die Schule, ihr Programm und ihre Realität einlässt, ohne Betriebsblindheit Realitäten beobachten und begleiten, er kann mit Fragen die Selbstverständlichkeiten problematisieren, er kann Sachverhalte aufdecken, die man im

Alltag schon nicht mehr wahrnimmt. Aber einige Voraussetzungen sind wichtig:

- Jede Art von Kontroll- oder Überprüfungsattitüde muss vermieden werden.
- Schulprogramm und -anliegen müssen erst einmal genauer kennen gelernt werden.
- Das ‚Eintauchen' in den Schulalltag muss intensiv genug erfolgen, wenn nicht zufällige Beobachtungen allzu stark die Nachfragen bestimmen sollen.
- Der Beratungsansatz muss konsequent verfolgt werden. Ein Stück weit muss die Identifikation mit der Schule vorhanden sein. Die Ohnmacht des Externen ist nicht zu verdrängen. Das heißt, dass Einschätzungen, Beobachtungen, Rückfragen im Kontext von Schulprogramm und -realität erfolgen.
- Das Aufspüren-Können von unterschwellig in der Schule wirkenden Problemen ist wichtig.
- Beratung ist also hilfreich, wenn zunächst einmal Befindlichkeiten thematisiert, die Sicht der Realisierenden erhebt und erst dann gemeinsam zu erörternde Weiterentwicklungen thematisiert werden.

Der/die externe Berater/in muss also in gewisser Weise zum Insider werden, der die Innenansichten wahrnehmen kann und dann seine Kompetenzen im Sinne von Vorschlägen einbringt. Dann allerdings kann er/sie eine sehr produktive Rolle spielen, weil die Außenansichten Realitäten so spiegeln, dass sie hilfreich sind. Externe Beratung erfordert Zeit und häufigere Teilnahme am Schulalltag. Ist der Beratungsansatz der des Helfenwollens, Spiegelns und Kompetenzvermittlung, kann der/die Berater/in weit über das sog. ‚Im-eigenen-Saft-Kochen' hinaus führen. Die Ambivalenz von Kontrolle/Überprüfung und tatsächlicher Beratung wird besonders am Anfang gegeben sein. Sie zum Positiven zu wenden, hängt wesentlich vom Beraterverhalten ab.

Schluss

Der im Titel formulierte Dualismus ‚Belehrung contra Beratung' kann jetzt als aufgelöst gelten. Es geht nicht um das eine *oder* andere, sondern um ein Kontinuum, auf dem wichtige pädagogische Anforderungsprofile für die Lehr-Lern-Interaktion liegen und die den Lehrberuf so außerordentlich anspruchsvoll machen. Gleichzeitig füllen sich die Lehr-/Lernsituationen in ihrer Vielfalt auf und machen die Welt des Lernens interessant und anregend. Inhaltliche Kompetenz der Lehrer/innen kann voll zum Tragen kommen, das personale Angebot ist gesichert und die Beziehungsdimension wird gepflegt. Dies ist wohl der mehraspektige Ansatz der Zukunft!

Wissens- und Transferfragen

1. Benennen Sie bitte die vier Subkonzepte der im Text entwickelten didaktischen Balance von Lehr-/Lernaktivitäten!
2. Benennen Sie bitte wenigstens fünf gute Vermittlungstechniken!
3. Welches sind die vier wichtigen Merkmale einer guten Vermittlung?
4. Wie ist die Metaebene oberhalb der eigentlichen Vermittlungsebene zu charakterisieren?
5. Wie ist Verständlichkeit genauer zu beschreiben (vier Merkmale)?
6. Wie ist Moderation zu definieren?
7. Benennen Sie bitte die fünf Phasen eines Moderationsprozesses!
8. Können Sie die Moderatorenrolle genauer beschreiben?
9. Was ist Mediation im Unterschied zu Moderation?
10. Wie ist themenzentrierte Interaktion genauer zu beschreiben?
11. Definieren Sie bitte Beratung!
12. Wie ist die Beratungssituation zu beschreiben (Was sagt C. R. Rogers?)?
13. Können Sie eine Skizze der klassischen Beratungssituation entwickeln?
14. Können Sie jetzt die jeweiligen Charakteristika der vier Subkonzepte nebeneinander stellen?

Transferaufgaben für die Praxis

1. Protokollieren Sie bitte einmal für eine Woche die Unterrichtssituationen, die sie realisieren. Finden Sie bestimmte Schwerpunkte/Schlagseiten? Sind Sie in der beschriebenen Balance?
2. Lassen Sie sich von einem/einer hospitierenden Kollegen/Kollegin einmal eine Rückmeldung über die Qualität ihrer Vermittlung geben. Beachten Sie die infrastrukturellen Solls?
3. Lassen Sie sich immer wieder einmal mit Hilfe des beiliegenden Rückmeldebogens von einer Klasse die Beziehungsqualitäten Ihres Unterrichts rückmelden! Finden Sie dabei vernachlässigte Aspekte?
4. Sind Sie ein(e) gute(er) Moderator/in? Lassen Sie sich von einem Schüler/einer Schülerin einmal ein Verlaufsprotokoll anfertigen!
5. Wie beraten Sie bei Lernproblemen?
6. Nehmen Sie sich bitte gezielt Verbesserungsaktivitäten vor, wenn kleine Defizite festgestellt worden sind:
   - bei Vermittlungssequenzen,
   - bei Moderationen von Unterrichtsgesprächen,
   - bei der Kultivierung der Beziehungsdimension,
   - bei Beratungsanlässen!

Das sollten immer nur kleine, überschaubare Aufgaben sein!

Beziehungsqualitäten des Unterrichts (aus der Sicht von Schüler/innen)

	gut	mittel	schlecht
Wie fühle ich mich in der Gruppe/Klasse?			
Wie weit waren die Ziele heute klar?			
Wie arbeitete die Gruppe/Klasse?			
Wird nur über Sachinhalte gearbeitet oder wird auch etwas für die Beziehungen getan?			
Sind die Mitglieder nur darauf aus, Punkte für sich zu sammeln?			
Werden abweichende Ansichten genügend gehört?			
Fühle ich mich der Mehrzahl der Teilnehmer gegenüber frei und offen?			
Kann ich mich mit der Gruppe/Klasse identifizieren?			
Bekam ich Hilfe, wie ich sie gebraucht hätte?			
Welche Mitwirkung war mir in der Gruppe/Klasse heute möglich?			
Was halte ich im Augenblick von der Gruppe/Klasse?			
Wie geht der Lehrer/die Lehrerin mit der Gruppe/Klasse um?			

Literatur

Berg, H./Schulze, Chr. (1995): Lehrkunst, Neuwied

Besemer, Chr. (1995[3]): Mediation. Vermittlung in Konflikten, Königsfeld

Bönsch, M. (1973[2]): Verlaufsgestalten und Aktionsstrukturen des Unterrichts, Essen

Bönsch, M. (1994): Grundlegung sozialer Lernprozesse heute, Weinheim/Basel

Bönsch, M. (1996): Differenzierung in Schule und Unterricht, München 1995

Bönsch, M.: Didaktisches Minimum, Neuwied

Bönsch, M. (1997): Das Methodenrepertoire ausschöpfen, In: Haarmann, D. (Hrsg.): Handbuch Elementare Schulpädagogik, Weinheim und Basel, S. 131-164

Bönsch, M. (2000): Praxishandbuch gute Schule, Baltmannsweiler 2000

Bönsch, M. (2000[3]): Variable Lernwege. Ein Lehrbuch der Unterrichtsmethoden, Paderborn

Bönsch, M. (2000): Unterrichtsmethoden konstruieren Lernwege, In: Seibert, N. (Hrsg.): Unterrichtsmethoden kontrovers, Bad Heilbrunn
Bönsch, M. (2001^2): Das Lehrer/in-Schüler/in-Verhältnis, in: L. Roth (Hrsg.): Pädagogik. Handbuch für Studium und Praxis, München
Cohn, R. (1981^5): Von der Psychoanalyse zur themenzentrierten Interaktion, Stuttgart
Dietrich, G. (1969): Bildungswirkungen des Gruppenunterrichts, München
Dreikurs, R. u.a. (1992): Lehrer und Schüler lösen Disziplinprobleme, Weinheim
Ehinger, W./Hennig, Cl. (1994): Praxis der Lehrersupervision. Leitfaden für Lehrergruppen mit und ohne Supervisor, Weinheim
Glöckel, H. (1990): Vom Unterricht, Bad Heilbrunn
Gordon, Th. (1992^4): Lehrer-Schüler-Konferenz. Wie man Konflikte in der Schule löst, München
Hage, K. u.a. (1985): Das Methoden-Repertoire von Lehrern, Opladen
Jofferys-Duden, K. (2000): Konfliktlösung und Streitschlichtung, Weinheim/Basel
Junker, H. (1973): Das Beratungsgespräch, München
Junker, H. (1976): Konfliktberatung in der Schule, München
Kelber, Th. (1998): Planung und Durchführung von Unterricht in der Selbsteinschätzung von Lehrer/innen, Hannover (Bd. 67 der Reihe „Theorie und Praxis", hrsg. von M. Bönsch und L. Schäffner)
Klebert, K./Schrader, E./Straub, W. G. (1987^3): Moderations-Methode, Hamburg
Lade, E./Kowalczyk, W. (1998): Konkrete Handlungsanleitungen für erfolgreiche Beratungsarbeit mit Schülern, Eltern und Lehrern, Kissing
Langer, I./Schulz von Thun, F./Tausch, R. (1994): Verständlichkeit, München-Basel
Miller, R. (1993^3): Beziehungsdidaktik, Weinheim/Basel
Miltz, J. (1999): Schule in Bewegung – Beiträge von Supervision und OE, in: Pühl, H., Hrsg., Supervision und Organisationsentwicklung, Opladen, S. 429-451
Mollenhauer, K./Müller, C. W. (1965): ‚Führung' und ‚Beratung' in pädagogischer Sicht, Heidelberg
Nissen, P./Iden, U. (1995): Kurskorrektur Schule. Ein Handbuch der Moderations-Methode im System Schule für die Verbesserung der Kommunikation und des miteinander Lernens, Hamburg
Rogers, C. R. (1972): Die nicht-direkte Beratung, München
Roth, L. (1977^2): Effektivität von Unterrichtsmethoden, Hannover
Schwarzer, Chr. (1997): Beratung in der Schule, in: Weinert, F. E., Hrsg., Enzyklopädie der Psychologie, Bd. 3: Psychologie des Unterrichts und der Schule, Göttingen, S. 772-804
Schwarzer, Chr. (2001^2): Beratungslehrer/Beratungslehrerin, in: Roth, L., Hrsg., Pädagogik-Handbuch für Studium und Praxis, München, S. 1172-1182
Slotta, G. (1954): Die Praxis des Gruppenunterrichts, Heidelberg
Sprey, Th. (1968): Beraten und Ratgeben in der Erziehung, Weinheim
Vettiger, G. (1977): Gruppenunterricht, Stuttgart
Wagenschein, M. (1965): Ursprüngliches Verstehen und exaktes Denken, Stuttgart
Wagenschein, M. (1968): Verstehen lehren, Weinheim und Berlin

Claudia Bischoff-Wanner

Bedingungen schulischer Lernmotivation – Klassische und neuere Ansätze und ihre Bedeutung für den Lehr-Lernprozess

1. Einführung

Das Thema Motivation hat Hochkonjunktur in der pädagogischen Diskussion. Das zentrale Anliegen der Lernmotivationsforschung ist die Frage nach den motivationalen Bedingungen von Lernen und Lernleistung sowie deren Förderung oder auch: Was ist aus pädagogischer und lernpsychologischer Sicht guter Unterricht?

Die unverminderte bzw. wieder aktuelle Relevanz des Themas lässt sich u.a. auf zwei Tendenzen zurückführen:

1. Im Lauf der Schule/Ausbildung lässt das Interesse an Fächern immer mehr nach, obwohl Anfangs bei den Schülern/Auszubildenden durchaus eine hohe Lernmotivation vorhanden war. Die häufig beobachtete Abnahme der Lernfreude mit zunehmender schulischer Dauer und das gleichzeitige Ansteigen der Prüfungsangst ist in vielen Untersuchungen bestätigt worden und stellt ein ernst zu nehmendes motivationales Problem dar.
2. Aktuelle Tendenzen wie selbstbestimmtes und selbstreguliertes Lernen als zentrale Zielvorstellung, eine in diesem Zusammenhang als notwendig erachtete Abkehr von der direkten Instruktion hin zur lehrerunabhängigeren Lerninstruktion[1] sowie die Vorbereitung auf lebenslanges Lernen werfen die Frage der Motivation wieder ganz neu auf, und verweisen auf die Notwendigkeit einer in diesem Sinn motivationsfördernden Gestaltung von Lernumgebungen.

---

1 Edelmann (2000) mahnt hier allerdings zur Vorsicht. Die Forschungslage zur Effektivität und den Auswirkungen der neuen Lernverfahren sei unübersichtlich und unsicher. Niemand könne heute genau sagen, was ein selbstgesteuertes, problemlösendes, kooperatives und lebenslanges Lernen eigentlich ist und wie genau man es herstellt bzw. ermöglicht. Deshalb seien alle derartige Aussagen zwar als wünschenswert aber als vorläufig zu betrachten und stellten eher einen Zielzustand her, der noch zu erreichen sei.

Trotzdem: „Motivieren“ ist in Misskredit geraten. So behauptet Sprenger (1997), dass man Menschen nicht motivieren könne. Er unterscheidet im Bereich der Arbeitsmotivation – wobei dies durchaus auf die Lernsituation zu übertragen ist – die Begriffe Motivation und Motivierung voneinander. Motivieren heißt bei ihm: Wie bringe ich einen Mitarbeiter (Auszubildenden) dazu, das zu tun, was er nicht tun will? Beim Motivieren gehe es um Techniken, Instrumente der Verhaltensbeeinflussung, um Mechanik und Manipulation, gesteuert durch Bestrafungs- und Belohnungssysteme, wodurch der Eigenantrieb, die intrinsische Motivation sinke: „Alles Motivieren ist Demotivation“ (S. 9). Motivieren verbindet Sprenger also mit Fremdsteuerung (S. 18). Dahinter vermutet er ein asymmetrisches, pessimistisches Menschenbild, das Mitarbeiter als Betrüger sieht, die Leistung vorenthielten und denen man grundsätzlich mit Misstrauen begegnen müsse (S. 49). Motivation, beschrieben als Zustand aktivierter Verhaltensbereitschaft, ist dagegen nach Sprenger mit Selbstverantwortung und Eigensteuerung verbunden. Da alle Menschen grundsätzlich erst einmal als motiviert anzusehen sind, geht es Sprenger vor allem darum, Demotivation zu vermeiden.

In der pädagogischen und psychologischen Lernmotivationsforschung, auf die diese Überlegungen übertragbar sind, wird das Problem der Motivierung nicht ganz so negativ gesehen. So wird Motivieren grundsätzlich als eine Aufgabe der Lehrperson gesehen, ist hier allerdings begrifflich anders gefasst: nicht als Technik und nicht als direkte Beeinflussung, sondern eher durch Gestalten der Bedingungen des Lernens, durch eine Ermöglichungsdidaktik, die autonomes Lernen fördert. Kein Zweifel wird an der bedeutenden Rolle der Motivation im Lehr-Lernprozess geäußert, ob es sich nun um herkömmlichen Unterricht handelt oder um selbstverantwortliches und selbstgesteuertes Lernen im Unterricht. Zu beachten ist allerdings, dass die Entwicklung von Lernmotivation nicht nur als Aufgabe des lernenden Individuums und seiner Lehrkräfte zu betrachten ist, sondern auch von den sozialen Lernumfeldbedingungen abhängt (vgl. Wild 2000). Ohne die Optimierung der Lernumfeldbedingungen sind selbst bei guten individuellen Lernfähigkeiten kaum befriedigende Leistungsergebnisse zu erwarten. Lernmotivation fördern heißt also auch, die Bedingungen dafür schaffen, dass sie sich entfalten kann.

Im Folgenden geht es zunächst um den Zusammenhang von Motivation, Kognition und Emotionen, um die besondere Rolle und die Bedeutung von Gefühlen beim Lernprozess herauszuheben. Anschließend werden die klassischen Motivationstheorien kurz dargestellt und hinsichtlich ihrer Konsequenzen für einen motivationsfördernden Unterricht befragt. Neuere Ansätze der Lernmotivationsforschung sowie Ergebnisse der empirischen Forschung schließen sich an. Im letzten Teil wird versucht, diese Ergebnisse auf schulisches Lernen an beruflichen Schulen für Pflegeberufe zu übertragen, das am Prinzip der Autonomie, Selbstverantwortung und Kompetenz orientiert ist.

2. Kognitive, emotionale, motivationale und neurobiologische Aspekte des Lernens

Kognitive Prozesse sind immer von Gefühlen begleitet. Sie sind einerseits Ergebnis von Informationsverarbeitungsprozessen, beeinflussen aber ihrerseits alle Informationsvorgänge. Informationsverarbeitung umfasst somit kognitive Daten (Wissen von Objekten und Vorgängen) und emotionale Daten (persönliche Bewertungen), d.h. Emotionen fügen den sachlichen Informationen eine subjektive Bedeutung hinzu (Edelmann 1996, 356). Gefühle kann man somit als ein kognitiv-emotionales Interpretationssystem auffassen. Auch motivationale Vorgänge sind aufs engste mit Gefühlen verbunden. Alle Bedürfnisse sind von Gefühlen begleitet und Gefühle können selbst motivierend wirken. Vereinfacht ausgedrückt wird die Befriedigung von Bedürfnissen als angenehm, Frustration als unangenehm erlebt. Gefühle sind aber nicht nur Begleiterscheinungen, sie können auch selbst aktivierende oder hemmende Funktion hinsichtlich der Motivationslage ausüben.

Beim Lernen handelt es sich ebenfalls um ein Zusammenwirken kognitiver und emotionaler Prozesse: So sind während des Lernens z.B. Gefühle der Anstrengung, der Erfolgszuversicht, der Zufriedenheit oder Unzufriedenheit, der Langeweile oder der Misserfolgserwartung ausschlaggebend für die tatsächliche Lernleistung. Gefühle wirken weiter bei der Informationsaufnahme und -verarbeitung als selektiver Filter, der nur für die Informationen durchlässig ist, die mit der Stimmung der erlebenden Person übereinstimmt. So wird die Assimilation neuen Lernstoffes u.U. nur dann vollzogen, wenn ein ausreichendes Maß an intellektueller Neugier vorhanden ist oder wenn der gesamte Unterricht durch eine emotional positive Grundstimmung geprägt ist. Unterstützend für die Gedächtnisleistung ist z.B. ein intensives begleitendes Gefühl bei der Informationsaufnahme und ein hoher Grad an Bedeutsamkeit des Lernmaterials. Es gibt somit einen engen Zusammenhang zwischen Gefühlen und Informationsverarbeitung sowie der motivierenden Funktion der Gefühle für Lernvorgänge. Positiv gestimmte Personen lernen in der Regel besser als negativ gestimmte.

Diese enge Verbindung zwischen Kognition, Motivation und Emotionen wird deutlich, betrachtet man sich die neurobiologischen Grundlagen von Emotionen. Gefühlsreaktionen und- zustände werden im limbischen System erzeugt. Das limbische System liegt zwischen den phylogenetisch sehr alten Strukturen des Stammhirns (mesenzephale Strukturen, Hypothalamus) und der Neokortex (ZNS). Es gehört somit zu den subcortikalen Strukturen des Gehirns und besteht aus einem mehr vegetativ-emotionalen Anteil mit der Amygdala (Mandelkern) und dem Hippocampus, der eher cortikale Funktionen hat und vor allem die Gedächtnisvorgänge steuert. Reize aus der Außenwelt werden über die Sinnesorgane zum limbischen System übermittelt, der zentralen Verteilerstelle im Gehirn. Hier „entscheiden" Hippocampus und Amygdala über den Transfer von Informationen aus dem Kurz- in das Langzeitgedächtnis. Informationen, die ins Langzeitgedächtnis sollen, bleiben wahrscheinlich längere Zeit im Hippocampus gespeichert, erst nach einiger Zeit erfolgt ihre dauerhafte Speicherung an verschiedenen Orten der Großhirnrinde. In den beiden Großhirnhälften findet die bewusste Informationsverarbeitung statt. Gefühle sind den Informationen begleitend zugeordnet und erhalten den Charakter von Bewertungen (Belohnung, Bestrafung, Lust, Unlust). Durch das Gefühlssystem wird dem Organismus „gesagt", was gut oder schlecht für ihn ist. In Verbindung mit dem Triebsystem (Stammhirn) wird vermittelt, mit welchem Verhalten das Individuum reagiert (Annäherung, Verhaltenshemmung, Kampf-Flucht). Auf diese Weise bestimmen Emotionen die Informationsverarbeitung, d.h. die Aufnahme und die Speicherung von Informationen sowie die nachfolgenden Handlungen wesentlich mit.

Eine wichtige Rolle spielt hierbei auch das dopaminerge Verstärkersystem mit dem der Botenstoff Dopamin, das unterhalb der Großhirnrinde liegt und vom Mittelhirn aus bis ins limbische System und das Stirnhirn verläuft. Dieses System ist für das Vorwärtsdrängende unseres Verhaltens verantwortlich. Hierbei werden Empfindungen von Freude und Befriedigung vermutlich über die vom limbischen System absteigenden endorphinen Fasern mit endogenen Opiatzellen (körpereigene Opiate) bewirkt. Die endogenen Opioide werden mit der positiv affektiven Tönung bei der Informationsverarbeitung von Belohnungsanreizen in Verbindung gebracht.

Sinneseindrücke und Informationen, die für das Lernen eine Rolle spielen, werden nicht nur über den Weg der bewussten Verarbeitung über die Hirnrinde bearbeitet und im Nachhinein emotional bewertet. Beim Lernprozess gibt es noch einen anderen Weg der emotionalen Bewertung von Lernsituationen. Hierbei werden die Sinneseindrücke von den Sinnesorganen über direkte Nervenverbindungen vorbewusst zunächst vom Hippocampus und der Amygdala emotional bewertet und aufgeschlossen, ehe sie kognitiv im Großhirn bearbeitet werden. Dieses zweifache System unterstreicht noch einmal die Bedeutung, die den Emotionen beim Wahrnehmen, Verarbeiten und Lernen zukommen (vgl. Men's Health 12, 1999).

Empirisch gut belegt sind die Auswirkungen von Emotionen (z.B. Angst, Unsicherheit, Selbstwertgefühl) auf die Lern- und Gedächtnisleistung bzw. die Reproduktion des Gelernten. So untersuchte Pekrun (1998, 230ff.) Emotionen bei verschiedenen Studenten- und Schülerpopulationen. Gegenstand seiner Untersuchungen war die Prüfungsangst als häufigste negativ empfundene Emotion, aber auch andere Lern- und Prüfungsemotionen, wie Lernfreude, Langeweile usw. Positive und negative Emotionen hielten sich die Waage, d.h. positive waren mit 46,5% und negative mit 44,5% repräsentiert. Zu den positiven Emotionen gehörten Freude, Hoffnung, Interesse und Neugier, Zufriedenheit, Erleichterung und Stolz. Zu den negativen gehörten Ärger, Angst, Hoffnungslosigkeit, Enttäuschung, Unzufriedenheit und Unlust, Langeweile sowie Scham und Schuldgefühle. Die Frage, wie sich solche Emotionen auf die Motivation bzw. das Lern- und Leistungsverhalten der Schüler auswirken, konnte wie erwartet beantwortet werden: positive Emotionen wirken sich günstig, negative ungünstig auf das Lernen aus. Die Auswirkungen von Emotionen auf die kognitive Leistung können also fördernd sein (z.B. eine angenehme, angstfreie Lernsituation) oder sie können behindernd wirken (z.B. bei Panik, Langeweile oder Angst).

Diese Ergebnisse unterstreichen noch einmal die große Bedeutung der Emotionen beim Lernprozess. Förderung der Lernmotivation heißt deshalb auch immer, die emotionale Qualität von Lernprozessen positiv zu beeinflussen, wobei es um eine Stärkung des Selbstwertgefühls, der Autonomie und Kompetenz der Auszubildenden sowie um den Abbau destruktiver Gefühle gehen muss. Dies ist eine genuine Aufgabe von Lehrenden.

3. Lernmotivation: Konzepte und Modelle der klassischen Motivationstheorien

Wenn im Folgenden einige der klassischen Motivationstheorien vorgestellt werden, muss vorausgeschickt werden, dass diese keineswegs in dem Sinne „klassisch" sind, dass sie uns heute nichts mehr zu sagen hätten. Im Gegenteil sind die Theorien von Heckhausen, Atkinson, Lewin, Weiner, Herzberg u.a. nach wie vor in dem Sinne aktuell, dass sie zum einen empirisch gut belegt sind, zum anderen die Schlussfolgerungen, die daraus für Lernen und Unterricht gezogen werden können, in der Lehr-Lernprozessgestaltung immer noch zu wenig berücksichtigt werden.

3.1 Intrinsische und extrinsische Motivation

In den klassischen Motivationstheorien werden im Zusammenhang mit Lernen die Begriffe intrinsische und extrinsische Motivation unterschieden. Heckhausen (1989) ist der Auffassung, dass intrinsisches Verhalten um seiner selbst willen erfolge, es also nicht bloßes Mittel für einen anderweitigen Zweck sei. Extrinsisch bedeute dagegen, eine Sache um anderer Zwecke willen zu betreiben, z.B. aufgrund äußerer Bedingungen. So beschreiben z.B. behavioristische Lerntheorien menschliches Verhalten häufig als durch Belohnungen oder Zwang extrinsisch motiviert.

Wenn auch gelegentlich bezweifelt wird, dass es so etwas wie intrinsische Motivation überhaupt gibt, sind doch Erfahrungen mit intrinsischer Motivation im Alltag relativ häufig: Ich will etwas tun, lernen, herausfinden, entdecken, weil mich die Sache selbst interessiert, weil ich sie spannend finde. Dieses Verhalten ist durchaus nicht nur im Bereich der Freizeit und des Hobbys zu finden, wie Czikszentmihaily (1985) nachweisen konnte, sondern durchaus auch in beruflichen Zusammenhängen. Auch kann ein zunächst extrinsisches Verhalten in intrinsisches übergehen. Beschäftigt man sich nämlich längere Zeit – vielleicht zunächst gezwungenermaßen durch drohende Zensuren oder Prüfungen – mit einem Inhalt, einer Aktivität, einem Projekt, kann auch ein zunächst uninteressantes Thema interessant werden, es entwickelt sich Forscherdrang, Neugier- und Suchverhalten, d.h. intrinsische Motivation entsteht. Vor allem Erfolgserlebnisse setzen „Flow" in Gang – „das freie Fließen unserer eingeborenen Energie", wie Sprenger (1997, 169) es benannte. Extrinsische und intrinsische Motivation müssen einander also nicht ausschließen, sondern können sich sogar gegenseitig verstärken. In neuen pädagogisch-psychologischen Ansätzen wird denn auch beiden Formen der Motivation eine je eigene Bedeutung für das Lernen beigemessen. Trotzdem ist die intrinsische Motivation im Unterricht sicher ein erstrebenswerter Zielzustand.

3.2 Motivationstheoretische Ansätze

Motivation (von lat. in movitum ire – in das einsteigen, was bewegt) ist eine Sammelbezeichnung für psycho-physiologische Vorgänge, deren gemeinsamer Kern darin besteht, dass ein Lebewesen sein Verhalten an den erwarteten Folgen ausrichtet und hinsichtlich Richtung und Energieaufwand steuert. Motivation lässt sich als Wechselwirkung zwischen Person- und Situationsfaktoren verstehen. Dabei werden unterschieden: innere Prozesse (Bedürfnisse, Instinkte, Triebe) und äußere Prozesse (Reize). Determinanten von Motivationsprozessen sind nach Edelmann (1996, 353):

a. Das Motiv (angeborenes, überdauerndes Bedürfnis oder gelernte Disposition)
b. Der Anreiz (emotionale Valenz des Zielzustandes)
c. Kognitive Prozesse (Entscheidung, Erwartung, Handlungskonzept)

Motive sind, wie gezeigt wurde, immer mit Emotionen verbunden. Das macht sie so wirksam.

Obwohl sich in der klassischen Motivationspsychologie eine ganze Reihe grundlegender Modelle unterscheiden lassen – so triebtheoretische, behavioristische und lerntheoretische –, interessiert hier vor allem der Beitrag der klassischen Motivationstheorien zum Thema intrinsische Motivation. Im Wesentlichen gibt es drei Formen der intrinsischen Motivation

- Neugiermotivation (kognitive Qualität der Aufgabe)
- Anreizmotivation (emotionale Qualität der Aufgabe)
- Leistungsmotivation/Erfolgsorientierung

A. Neugiermotivation

Kennzeichen der Neugiermotivation, die den Modellfall der intrinsischen Motivation darstellt, ist nach Berlyne (1974, in Edelmann 1996, 361ff.) das

Bedürfnis, die Umwelt zu erkunden. Sie ist auf Objekte gerichtet, die durch relative Neuheit, Komplexität und Ungewissheit ausgezeichnet sind. Es wird angenommen, dass Menschen (und Tiere) ein angeborenes Explorationsbedürfnis haben, das aber nicht wahllos funktioniert, sondern sich in einem Konflikt zwischen Aufsuchen und Vermeiden, zwischen Neugier und Furcht vor Neuem bewegt. Organismen bevorzugen dabei, so die Theorie, einen mittleren Erregungszustand als Optimum. Situationen mit sehr hohem oder sehr niedrigem Reiz-Input erzeugen ein hohes Aktivitätsniveau, das auf die eine oder andere Weise reduziert werden muss. Berlyne unterscheidet das gerichtete Neugierverhalten, das durch bestimmte Reizqualitäten ausgelöst wird und das diversive Neugierverhalten, das in reizarmen Situationen auftritt.

1. Das gerichtete Neugierverhalten
Situationen erregen dann Interesse und Explorationsverhalten, wenn es eine *optimale Inkongruenz* zwischen aktueller Information (Reiz-Input) und bereits vorhandenen Schemata (Vorwissen) gibt. Dieser optimale Widerspruch zwischen neuem und alten Wissen darf nicht zu groß und nicht zu klein sein. Nur ein mittleres Aktivationsniveau bedeutet ein geringes bis mittleres Erregungsniveau, das motivierend wirkt. Reizqualitäten sind hier *Neuheit* (optimal ist ein mittleres Ausmaß an Neuheit), Komplexität (bevorzugt werden Aufgaben, die etwas komplexer sind, als die bisher gewohnten, auch hier die Regel vom mittleren Bereich. Ein individuell zu geringes oder zu hohes Ausmaß von Komplexität verhindert Neugiermotivation) und *Ungewissheit* (Bedürfnis nach Widerspruchsfreiheit und Sicherheit, ungewisse Situationen werden aufgeklärt). Alle drei Aspekte schaffen in der Person eine subjektive Unsicherheit. Daraus entsteht das Bedürfnis, die entstandenen kognitiven Konflikte durch Explorationsverhalten abzubauen.

2. Das diversive Neugierverhalten
In monotonen, reizarmen Situationen weisen Menschen ein Verlangen nach Abwechslung und Stimulation auf. Wird die optimale Inkongruenz zwischen neuer Information und bisherigem Wissen in einem bestimmten Ausmaß überschritten, dann wird durch ein gerichtetes Neugierverhalten die Erregung vermindert. Wird sie dagegen unterschritten, dann wird die Erregung durch ein diverses Explorationsverhalten vermindert. In beiden Fällen liegt ein mäßig erhöhtes Aktivitätsniveau vor.

Die Neugiermotivation ist somit ein Musterfall für intrinsische Motivation, die ohne Belohnungen oder Zwang auskommt. Die von der Sache selbst erzeugte Dissonanz ist die stärkste Triebfeder beim kognitiven Lernen.

B. Anreiztheorie
Lewin (1969, in Edelmann 1996, 366ff.) geht in seiner Anreiztheorie davon aus, dass vorhandene, latente Motive (Persönlichkeitsdispositionen) durch den *Aufforderungscharakter* oder die emotionale Valenz einer Situation oder eines Objektes angeregt werden und dadurch in den Zustand der aktuellen

Motivation übergehen. Durch den Aufforderungscharakter, also den Anreiz oder die Attraktivität, entsteht Spannung. Ein solches gespanntes System drängt nach Spannungsausgleich (Prinzip der Homöostase). Der Spannungsausgleich erfolgt, wenn durch eine Handlung der attraktive *Zielzustand* erreicht wird. Folgende Annahmen kennzeichnen die Theorie:

- In der Person sind Motive vorhanden, die latent ruhen. Sie sind Persönlichkeitsdispositionen.
- Wenn sie von Situationsfaktoren angeregt werden, gehen sie in den Zustand der aktuellen Motivation über.
- Der Aufforderungscharakter (Anreiz, Attraktivität) kann als eine vorrangig emotionale Valenz aufgefasst werden.
- Dieser Aufforderungscharakter ist häufig erlernt.

Die wichtigste motivationale Komponente in dieser Theorie ist somit der *Aufforderungscharakter*, der wesentlich bedeutsamer ist als Persönlichkeitsfaktoren. Zwischen beiden besteht jedoch eine Wechselbeziehung. Bestimmte Bedürfnisse verhelfen Objekten erst zu deren Valenz, weil diese der Bedürfnisbefriedigung dienen. Von der Valenz geht eine Kraft aus, die die Person veranlasst, in Richtung auf das Objekt zu agieren.[2]

C. Leistungsmotivation

Die Leistungsmotivation hat besonders Atkinson (1975, in Edelmann 1996, 374ff.) untersucht. Die individuelle Leistungsbereitschaft, das Bedürfnis nach Leistung also, bezeichnet er als Leistungsmotiv. Leistungsmotivation ist die Gesamtheit der Bedingungsfaktoren des leistungsorientierten Handelns. Das latent ruhende Motiv wird in der aktuellen Situation durch die *Erfolgserwartung* und den *emotionalen Anreiz* angeregt. Das Erfolgsmotiv ist ein überdauerndes Leistungsbedürfnis (Disposition). Die subjektive Erwartung, dass der Erfolg mit einer gewissen Wahrscheinlichkeit eintreten wird und der emotionale Anreiz des Erfolges sind Variablen einer Situation, die in Verbindung mit dem Motiv den Vorgang der aktuellen Motivation herbeiführen. Eine Leistung liegt dann vor, wenn ein bestimmter Standard erreicht oder verfehlt werden kann. Bei diesem Gütemaßstab kann es sich um fremdgesetzte Kriterien oder um selbstgesetzte Standards handeln. In letzterem Fall spricht man von Anspruchsniveau. Ziel des Leistungsmotivs ist der Erfolg.

Atkinson unterscheidet bei der Leistungsmotivation einen intrinsischen und einen extrinsischen Anteil. Der intrinsische Anteil besteht aus dem Zusam-

---

2 Dies lässt sich am Beispiel von Bergsteigern oder Dampflokomotivenfans demonstrieren. In beiden Fällen geht von der Valenz der Objekte (Berg/Dampflok) eine Kraft aus, die die Akteure aufgrund bestimmter Persönlichkeitsdispositionen veranlasst, Zeit, Geld und Kraft zu investieren, um ihre Bedürfnisse (Abenteuer, Grenzerfahrung usw.) zu befriedigen.

menwirken der Faktoren „Hoffnung auf Erfolg“ und „Furcht vor Misserfolg“. Leistungsmotivation ist demnach das Ergebnis eines Konfliktes zwischen Annäherungs- und Vermeidungstendenzen und abhängig von „Hoffnung auf Erfolg“ (Stolz) bzw. „Furcht vor Misserfolg“ (Scham). Der entscheidende Faktor ist die *subjektive Erfolgswahrscheinlichkeit.* Ganz leichte oder ganz schwierige Aufgaben können kein Gefühl der Befriedigung oder der Enttäuschung auslösen. Die meisten Menschen wählen Aufgaben mit einem mittleren Schwierigkeitsgrad (realistisches Anspruchsniveau). Diese Tendenz ist bei hoch leistungsmotivierten Menschen stärker ausgeprägt als bei niedrig leistungsmotivierten Menschen, die oft Aufgaben wählen, die zu einfach oder zu schwierig sind (unrealistisches Anspruchsniveau). Leistung ist immer auch bewertete Leistung. Ein wesentlicher Impuls zum Leistungshandeln ist die Vorwegnahme der Gefühle von Stolz bei Erfolg und Beschämung bei Misserfolg. Ein aktuelles leistungsmotiviertes Handeln findet dann statt, wenn „Hoffnung auf Erfolg“ die „Furcht vor Misserfolg“ überwiegt.[3] Das ist in der Regel bei hochmotivierten Personen der Fall. Aber auch bei niedrigmotivierten Personen kann es zu einem mittleren bis hohen Maß von Anstrengung und Ausdauer kommen, wenn eine extrinsische Komponente hinzutritt (positive Verstärkung).

Die Tendenz, Erfolg anzustreben, wird als Produkt von drei Faktoren angesehen: dem Erfolgsmotiv, der subjektiven Erfolgswahrscheinlichkeit und dem Erfolgsanreiz. Analog besteht die Tendenz, Misserfolg zu vermeiden aus dem Misserfolgsmotiv, der subjektiven Misserfolgswahrscheinlichkeit und dem Misserfolgsanreiz. Die resultierende Tendenz, eine Leistungsaufgabe durchzuführen, ergibt sich aus der Zusammenfassung beider Tendenzen:

Hoffnung auf Erfolg	Furcht vor Misserfolg	Resultierende Leistungsmotivation
Hoch	Niedrig	Hoch
Hoch	Hoch	Mittel
Niedrig	Niedrig	Mittel
Niedrig	Hoch	niedrig

Verallgemeinernd lässt sich sagen: leistungsmotiviertes Handeln findet dann statt, wenn „Hoffnung auf Erfolg“ die Tendenz „Furcht vor Misserfolg“ überwiegt. Die aktuelle Leistungsmotivation drückt Atkinson in einer Formel aus:

3 Hier sollte jedoch eine geschlechtsspezifische Variante nicht vernachlässigt werden: die Furcht vor Erfolg, die bei Mädchen (Frauen?) auftreten *kann*, wenn sie mit Jungen (Männern) konkurrieren müssen. Sie neigen dann u.U. dazu, „ihr Licht unter den Scheffel zu stellen“, d.h. ihre Intelligenz zu verleugnen, um nicht „besser“ als Jungen oder Männer zu sein. Dies ist ein durchaus realistisches Verhalten von Mädchen, werden doch „unweibliche“ Verhaltensweisen, d.h. „Übergriffe“ von Frauen auf sogenannte Männerdomänen, immer noch sanktioniert.

Leistungsmotivation =		
Hoffnung auf Erfolg – Furcht vor Misserfolg	+	Belohnung oder Zwang
Intrinsische Motivation		Extrinsische Motivation

D. Attributionstheorie

Menschen haben das Bedürfnis, Ereignisse wie Erfolg oder Misserfolg auf bestimmte Bedingungen zurückzuführen, also zu attribuieren. Weiner (1972, in Edelmann 1996, 378ff.) geht in seiner Theorie davon aus, dass für Erfolg oder Misserfolg innere (in der Person liegende) und äußere (in der Situation) liegende Gründe bestimmend sind. Sowohl bei internen als auch bei externen Attributionen können die Gründe zusätzlich stabil (zeitlich überdauernd) oder variabel (innerhalb einer Zeitspanne sich verändernd) sein.

Daraus ergibt sich ein Vier-Felder-Schema:

	Internal	External
Stabil	Fähigkeit	Schwierigkeit
Variabel	Anstrengung	Zufall

Erfolg oder Misserfolg können durch die handelnde Person (ihre überdauernden Fähigkeiten oder einmalige Anstrengung) oder durch situative Faktoren (Schwierigkeit einer Aufgabe verändert sich normalerweise nicht oder zufälliges Glück oder Pech) attribuiert werden.

Beispiel einer Attribuierung:

Stell dir vor, du hast eine sehr gute Klausur geschrieben. Warum war die Arbeit sehr gut?

a. Die Arbeit war ziemlich leicht. (external-stabil)
b. Ich bin bei schriftlichen Arbeiten meistens gut. (internal-stabil)
c. Ich war zufällig an dem Tag gut in Form. (external-variabel)
d. Ich habe mir sehr viel Mühe gegeben, die Arbeit gut zu schreiben. (internal-variabel) (Edelmann 1996, 378)

Wenn jemand eine misslungene Arbeit auf mangelndes Lernen oder Anstrengung zurückführt, ist diese Person vermutlich motiviert, sich zukünftig besser vorzubereiten. Führt die Person den Misserfolg aber auf mangelnde Begabung zurück, wird sie auch später wenig lernmotiviert sein. Leistungsmotivation ist demnach gekennzeichnet durch Erfolgsorientierung und Anstrengungsbereitschaft. Es sollte also auf eine *internal-variable Attribuierung* hingewirkt werden.

E. Maslows Hierarchie der Bedürfnisse

Maslow ist ein Vertreter der Humanistischen Psychologie, die sich betont von Psychoanalyse und Behaviorismus absetzte. Sie propagiert ein Menschenbild der gesunden und schöpferischen Persönlichkeit. Der zentrale Begriff *Selbstaktualisierung* weist auf das grundlegende menschliche Verlangen nach Selbsterfüllung hin, also die Tendenz, das zu aktivieren, was man an Möglichkeiten besitzt. Carl C. Rogers spricht von Selbstverwirklichung. Diese Tendenz ist gekennzeichnet durch Selbstbewusstsein, Selbstakzeptanz, Spontaneität und Kreativität. Maslow (1977) hat eine Theorie der Bedürfnishierarchie entworfen, die auf einer ganzheitlichen Sichtweise der Persönlichkeit beruht, in der er fünf grundlegende Bedürfniskategorien unterscheidet, die hierarchisch aufgebaut sind.

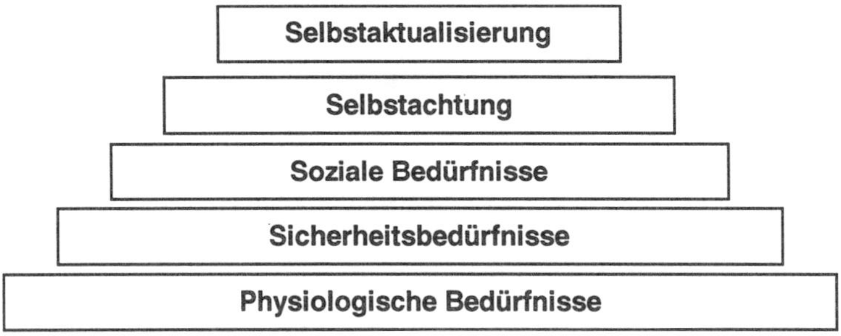

Maslow unterscheidet dabei Defizitmotive (1-4), deren Befriedigung im Sinne des Homoöstasemodells zu einer Spannungsreduktion führt und Wachstumsmotive (Selbstaktualisierungsbedürfnisse), die bei ihrer Befriedigung ein lustvolle Spannungssteigerung ergeben und so immer stärker werden. In ihnen wird die zentrale Motivation des Individuums gesehen. Seelische Gesundheit ist von der Befriedigung aller Grundbedürfnisse abhängig, wobei die hierarchieniedrigen Bedürfnisse zuerst befriedigt werden müssen, ehe die hierarchiehöheren ihre Wirkung entfalten können. Auch wenn dieses Modell empirisch noch nicht bestätigt ist, erscheint es doch in Bezug auf Lernsituationen von einiger pragmatischer Plausibilität.

F. Herzbergs Hygiene- und Motivationsfaktoren

Herzberg (1966, in Decker 1984, 407ff.) hat eine zweidimensionale Motivationstheorie formuliert, wobei er annimmt, dass der *Zufriedenheit beim Lernen und Arbeiten* eine zentrale Bedeutung zukommt. Eine Verbesserung der Lernmotivation sieht er durch Berücksichtigung so genannter *Hygiene-Faktoren* und durch direkte *Motivationsfaktoren* gegeben. Die Hygiene-Faktoren decken sich überwiegend mit dem Anreizsystem, die direkten Faktoren sind unmittelbar auf die Person bezogen.

Hygiene-Faktoren	Motivationsfaktoren
Lernvoraussetzungen, die bewusst wenig zur Lernzufriedenheit beitragen, jedoch bei Nichterfüllung zur Unzufriedenheit führen	*Lernvoraussetzungen, die auf den Lernprozess bezogen sind und wesentlich zur Lernzufriedenheit beitragen*
Äußere, institutionelle Lernbedingungen (Raumausstattung, usw.) Lernmittel, Medien Methodische Gestaltung Lehr-Lernorganisation Lern- bzw. Aufgabenstruktur	Lernerfolgserlebnisse Anerkennung Lernziele und -inhalte Interaktion, Kommunikation Mitwirkungs- und Gestaltungsmöglichkeiten Persönlichkeitsentfaltung Verhalten des Lehrers/Dozenten

3.3 Zusammenfassung und Konsequenzen für Unterricht und Lernen

Die Theorie der Neugiermotivation macht darauf aufmerksam, dass Lernsituationen dann Interesse und Explorationsbedürfnis erzeugen, wenn eine *optimale Inkongruenz*, d.h. ein optimaler Widerspruch zwischen dem aktuellen Lernstoff und bereits vorhandenem Wissen besteht. Der optimale Widerspruch darf nicht zu groß und nicht zu klein sein, Lernaufgaben sollten also einen mittleren Schwierigkeitsgrad aufweisen. Reizqualitäten sind dabei: relative Neuheit, Komplexität und Ungewissheit. Diese schaffen in der Person eine subjektive Unsicherheit. Daraus entsteht das Bedürfnis, die entstandenen kognitiven und emotionalen Konflikte durch Explorationsverhalten abzubauen. Monotone, reizarme Situationen dagegen drängen auf Abwechslung und Stimulation. Das Neugierverhalten wird abgelenkt und auf diverse Reize gerichtet: Unrast, Unruhe, Störungen in der Konzentration oder im Unterricht sind das Ergebnis. In der Anreiztheorie ist der Erfolgsanreiz zum Lernen der *positive Aufforderungscharakter* einer Situation. Für den Unterricht bedeutet das: Anreize setzen durch Gestaltung der Lernumgebung, durch Einbau attraktiver Lernelemente, durch aktivierende Methoden und durch das eigene Lehrverhalten. Aber auch ein kontroverser Inhalt, etwas Unfertiges, dessen Lösung selbst entdeckt werden muss, hat Aufforderungscharakter.

Die Theorie der Leistungsmotivation besagt, dass Auszubildende, wenn sie überwiegend intrinsisch motiviert sein sollen, es unverzichtbar ist, dass sie beim Lernen häufig *Erfolg erzielen*. Besonders bei niedrig leistungsmotivierten Personen steigert Erfolg die Leistung, während Misserfolge ihre Leistungsbemühungen hemmen. Bei Personen mit hoher Leistungsmotivation können dagegen Misserfolge die Leistungsbemühungen noch steigern. Aufgaben sollten also so gestellt werden, dass Erfolg häufig möglich ist.

Positive Rückmeldungen verstärken diesen Prozess. Als extrinsische Verstärker sind die Belohnungen vorzuziehen. Zwang, Drohungen oder Missachtung führen zu negativen Emotionen wie Angst oder Scham und sind dem Lernen abträglich. Sie sind, wenn überhaupt, nur situationsspezifisch wirkende Maßnahmen und nicht überdauernd.

In der Attributionstheorie ist von Bedeutung, dass Lerner bei Erfolg und Misserfolg zu einer *internal-variablen Attribution* angeregt werden sollten, nicht zu einer external-variablen oder internal-stabilen. Dann nämlich würde Erfolg auf ausreichende, Misserfolg auf mangelnde Anstrengung zurückgeführt werden können und ist damit durch das lernende Individuum veränderbar. Erfolge können auch schadlos auf die eigenen Fähigkeiten attribuiert werden. Misserfolge sollten aber nur selten mit widrigen Umständen oder Pech begründet werden, da diese dann außerhalb von Veränderungen durch eigene Anstrengungen liegen. Die subjektive Erfolgswahrscheinlichkeit wird gesteigert, wenn Lernstoff und -aufgaben mit einem mittleren Schwierigkeitsgrad verbunden werden, Neues auf Bekanntem aufbaut und damit besser verknüpft werden kann. Damit wird die *Anstrengungsbereitschaft* langfristig verbessert.

Aus dem Ansatz von Maslow ergibt sich, dass die Bedürfnisse von Auszubildenden auf den verschiedenen Ebenen wahrgenommen und möglichst alle Bedürfnisse berücksichtigt werden. Erst wenn die grundlegenden Bedürfnisse, so z.B. das nach Sicherheit oder nach sozialem Kontakt, im Unterricht befriedigt sind, kann Lernmotivation entstehen. Die Theorie von Herzberg macht darauf aufmerksam, dass neben den Motivationsfaktoren auch die Hygienefaktoren eine große Rolle spielen, deren Verbesserung wesentlich zur Lernzufriedenheit beitragen kann. Gerade dies, die Gestaltung der Lernumgebungen (Räume, Farbe, Licht), wird oft noch zu wenig beachtet. Und nicht vergessen werden darf die Bedeutung der Emotionen für Lehr-Lernprozesse, die auf die Herstellung eines positiven, wertschätzenden Lernklimas verweisen.

Motivationsfördernd sind nach diesen Theorien somit: ein optimales Stimulationsniveau, Anreize und positiver Aufforderungscharakter in einer Lernsituation durch Neuheit, Komplexität und Ungewissheit, Erfolgserlebnisse mit Hilfe von Aufgaben eines mittleren Schwierigkeitsgrades sowie positiver Rückmeldungen über den individuellen Lernprozess, Anstrengungsbereitschaft, Anregung zu einer internal-variablen Attribuierung, die Befriedigung grundlegender Bedürfnisse im Unterricht, eine Verbesserung der Hygiene- und Motivationsfaktoren sowie ein positives Lernklima.

Die klassischen Motivationstheorien bieten somit eine Fülle von Anregungen zur motivierenden Gestaltung von Unterricht. Noch kaum eine Bedeutung hat dagegen in diesen Theorien die Motivation durch Selbstbestimmung, Autonomie und Kompetenz beim Lernen, die in den neueren Ansätzen eine große Rolle spielen.

4. Neuere Ansätze der Lernmotivation

Die Lernmotivationsforschung hat in den letzten 20 Jahren große Aufmerksamkeit auf die intrinsische Lernmotivation gerichtet. Ein Teil der Forschung befasst sich dabei mit der Möglichkeit der Korrumpierung der intrinsischen Lernmotivation durch externe Einflüsse. Ein anderer Teil beschäftigt sich mit der Gegenüberstellung von intrinsischer Lernmotivation und extrinsischer Lernmotivation. Inzwischen liegen eine beachtliche Anzahl von Belegen dafür vor, dass intrinsische Lernmotivation positivere Folgen für das Lernen hat als extrinsische Lernmotivation. Die Folgen betreffen das emotionale Erleben, das Selbstwertgefühl, das Bewältigungsverhalten nach Misserfolg und die Ergebnisse von Lernprozessen. Intrinsische Lernmotivation gilt infolgedessen als pädagogisch wünschenswert, was impliziert, nach Methoden zu suchen, die intrinsische Lernmotivation im Unterricht zu erhöhen.

Unter Lernmotivation wird die Bereitschaft der Person, bestimmte Lernaktivitäten vornehmlich deshalb auszuführen, weil sie sich davon einen Lernzuwachs verspricht, verstanden. Wichtig dabei ist aber, zu beachten, dass beim Lernen nicht nur die Motivation eine Rolle spielt. Bei auftretenden Widerständen oder langfristiger Zielverfolgung spielen auch Willensprozesse und Handlungssteuerung eine wichtige Rolle. Rheinberg (in Möller/Köhler 1996) unterscheidet denn auch bei der Lernleistung

- geistige Fähigkeiten, Begabung, Intelligenz (Kausalfaktoren)
- Anstrengung, Arbeitseinsatz, Arbeitshaltung (Motivationsfaktoren)

Während Letztere sicher durch Unterricht zu fördern sind, ist dies bei den Kausalfaktoren schwieriger.

4.1 Differenzierung der Motivationsarten

Die in den klassischen Motivationstheorien relativ grobe Unterscheidung in intrinsische und extrinsische Lernmotivation wird in neueren Ansätzen ebenfalls aufgegriffen, hier aber weiter ausdifferenziert. Unter intrinsischer Lernmotivation (ILM) wird der Wunsch oder die Absicht verstanden, eine bestimmte Lernhandlung um ihrer selbst willen auszuführen, weil diese als interessant, spannend und befriedigend erlebt wird. Die Gründe für die Durchführung der Lernhandlung liegen also in dieser selbst, sie kommen nicht von außen, die Handlung ist sozusagen ihre eigene Belohnung. Unterschieden werden muss dabei zwischen ILM als *aktuellem Zustand*, der spontan entsteht und ILM als *stabilem Personmerkmal*, das eine habituelle motivationale Haltung bezeichnet, die sich besonders in zwei Aspekten ausdrückt:

a. Lernen aus Interesse und Neugier. Dies ist die eindeutigste überdauernde Tendenz, in Lernsituationen motiviert zu sein.

b. Präferenz für schwierige Aufgaben und Kompetenzerweiterung.

Eine weitere Unterscheidung kann zwischen den Aspekten einer Handlung getroffen werden, die als intrinsisch belohnend erscheinen: entweder die Aktivität selbst (ich mache gern Partnerarbeit, ich diskutiere gern) oder der Gegenstand der Handlung (ich interessiere mich besonders für Pflegetheorien oder Gerontologie). Daraus ergibt sich eine *tätigkeitszentrierte* und eine *gegenstandszentrierte* Form der ILM (Schiefele & Schreyer 1994, 1f.).

Unter extrinsischer Lernmotivation (ELM) wird dagegen der Wunsch bzw. die Absicht verstanden, eine Lernhandlung durchzuführen, weil damit positive Folgen herbeigeführt bzw. negative vermieden werden. Diese Folgen haben per se nichts mit der Lernhandlung oder dem Lerngegenstand zu tun. Je nachdem, welche Folgen angestrebt werden, lassen sich verschiedene Formen von ELM unterscheiden:

- Leistungsmotivation (eigenen oder fremden Leistungsansprüchen genügen, bzw. negative Bewertung vermeiden wollen) und
- Soziale Motivation (z.B. vom Lehrer anerkannt werden wollen).

ILM und ELM können gleichzeitig vorhanden sein und korrelieren im Kontext der Schule erheblich. Es ist somit auch nicht sinnvoll, eine Unterscheidung in intrinsische oder extrinsische Lerner zu treffen, hängt die Lernmotivation doch auch von situativen und anderen Faktoren und Bedingungen ab.

Prenzel u.a. (2002, 6f.) nehmen weitere Differenzierungen vor und unterscheiden 6 Arten motivationaler Zustände:

1. Amotiviert (Zustand der Gleichgültigkeit gegenüber einem Lerninhalt)
2. Externale Lernmotivation (Lernen aufgrund äußerer Bedingungen; fremdbestimmtes Lernen)
3. Introjizierte Lernmotivation (das äußere Bekräftigungssystem ist verinnerlicht worden)
4. Identifizierte Lernmotivation (Lernen für das Erreichen eigener Ziele)
5. Intrinsische Lernmotivation (Lernen aufgrund der Anreize der Sache oder der Tätigkeit; selbstbestimmtes Lernen)
6. Interessiert (Variante der intrinsischen LM; Faszination, die von einem Gegenstandsbereich ausgeht)

Diese Varianten unterscheiden sich in zweifacher Hinsicht (a.a.O., 7):

1. danach, in welchem Ausmaß das Lernen durch Anreize oder Bedeutungen veranlasst wird (intrinsisch motiviertes oder interessiertes Lernen),
2. nach dem Ausmaß der Selbstbestimmung. Das nur durch äußere Aspekte gesteuerte Lernen ist in hohem Maß fremdbestimmt; es verringert sich bei den anderen Motivationsarten bis hin zum selbstbestimmten Lernen.

Die unterschiedlichen Motivationsarten beeinflussen das Lernen hauptsächlich über die Gefühle, die damit verbunden sind. Während bei den Formen des fremdbestimmten Lernens eher (nicht immer!) Gefühle von Unlust, Langeweile oder sogar Angst auftreten können, ist das selbstbestimmten Lernen überwiegend mit angenehmen Gefühlen (Freude, Faszination, Spannung, Stolz) verbunden. Motivationsarten, die mit angenehmen Gefühlen verbunden sind, wirken sich auch kognitiv im Sinne besserer Lernleistungen aus. Beim intrinsisch motivierten Lernen wird das Wissen zudem tiefer verarbeitet und besser verstanden als bei den Formen des extrinsischen Lernens, die Bereitschaft, selbständig weiterzulernen sowie der Transfer auf neue oder reale Situationen wird gefördert (Prenzel u.a. 2002, 8).

4.2 Intrinsische Lernmotivation und Lernen

4.2.1 Theoretische Konzeptionen von intrinsischer Lernmotivation

Vor allem zwei Ansätze behandeln Lernmotivation in einem allgemeinen und grundlegenden Sinn: Deci & Ryan (1985, in Schiefele & Schreyer 1994) und Csikszentmihalyi (1985). Übereinstimmend postulieren beide Theorien eine nicht-physiologische Energiequelle (nicht auf Instinkten oder Trieben beruhend) als Bedingung intrinsischer Motivation, deren „Ort" in beiden Fällen das Selbst ist.

Deci und Ryan haben, nachdem triebtheoretische und behavioristische Ansätze Motivation nicht umfassend erklären konnten, eine Theorie entworfen, die sie „Selbstbestimmungstheorie" nennen. Grundlegend ist hier die Annahme von Grundbedürfnissen nach Selbstbestimmung und Kompetenz. Beide Bedürfnisse hängen eng miteinander zusammen und sind die Bedingung für das Auftreten intrinsisch motivierten Verhaltens. Intrinsisch motiviertes Verhalten ist nur dann möglich, wenn die handelnde Person sich als kompetent und selbstbestimmt erlebt. Intrinsische Motivation wird eingeschränkt, wenn die Selbstbestimmung durch externe Kontrolle oder das Kompetenzgefühl durch negative Rückmeldung untergraben wird.

Der Ansatz des amerikanischen Soziologen Csikszentmihalyi (auszusprechen: Tschiksentmihail) von der Universität Chicago nähert sich dem Thema Motivation von einer anderen Seite her und soll etwas ausführlicher betrachtet werden. Er geht davon aus, dass in unserer Arbeitswelt die unausgesprochene Grundannahme herrscht, dass ernsthafte Arbeit hart, schwer oder unangenehm ist. Diese Annahme bringe es mit sich, dass wir tatsächlich die meiste Zeit damit verbrächten, Unangenehmes zu tun. Wir alle hätten gelernt, zwischen Arbeit und Freizeit zu unterscheiden, oder zwischen Arbeit und Spiel. Arbeit müssen wir gegen unseren Willen machen, deswegen fühlen wir uns oft gelangweilt und frustriert. Freizeitaktivitäten, Spiele, seien keine Arbeit und bringen keinen Nutzen und deshalb fühlten wir uns – weil wir alle ein bestimmtes Arbeitsethos im Kopf haben – schuldbewusst. Eine Folge davon sei die Entfremdung von der eigenen, tagtäglichen Arbeit.

Arbeits- und Freizeitaktivitäten, so meint Csikszentmihalyi, müssten aber nicht notwendig zwei völlig verschiedene Dinge sein. Vielleicht könne man durch das Studium spielerischer Tätigkeiten herausfinden, wie auch Lern- und Arbeitstätigkeiten erfreulicher gestaltet werden könnten, um daraus Hinweise auf eine Motivationsform zu gewinnen, die zu einer wichtigen Kraftquelle werden kann.

Um nun herauszufinden, was manche Aktivitäten so lohnend macht, dass Menschen sich intensiv und immer wieder damit beschäftigen, und zwar ganz ohne eine äußere Belohnung oder sogar trotz äußerer Belohnung, hat Csikszentmihalyi zunächst Personen mit verschiedenen Freizeitaktivitäten (Schach, Klettern, Tanzen) befragt. Alle diese Personen zogen offensichtlich große Befriedigung aus ihren Tätigkeiten, und diese Befriedigung selber war der Lohn. Es ergab sich, dass die befragten Personen tatsächlich die intrinsischen Belohnungen als die wichtigsten erachteten, sie erlebten die Aktivitäten selbst als befriedigend, und weder Ruhm, Macht noch Geld hatten darauf einen wesentlichen Einfluss. Gewisse Aktivitäten haben also ganz offensichtlich ein Potenzial an intrinsischer Befriedigung. Csikszentmihalyi fragte nach der Erlebnisqualität dieser Aktivitäten und fand heraus, dass das besondere Erleben in der Tätigkeit selbst begründet war. Was die befragten Personen an ihren Aktivitäten so faszinierte und was sie nahezu übereinstimmend berichteten, war

- die Nähe zu kreativem Entdecken und Explorieren: etwas Neues entwerfen oder entdecken, einen unbekannte Ort oder Bereich erkunden;
- ein Problem lösen, Anforderungen bewältigen, Schwierigkeiten lösen;
- Erfahrungen machen, deren Ausgang offen ist und der vom Ausübenden bestimmt werden kann;
- Hinausgehen über das Erreichte und Bekannte, ein Gefühl der Selbstentgrenzung erleben;
- ein Gefühl der Kontrolle über die Handlung und die Umwelt;
- das Ausschöpfen der Fähigkeiten, persönliches Können;
- klare Handlungsanforderungen und eindeutige Rückmeldungen über die Handlung.

Interessant war, dass bei den verschiedenen Aktivitäten keineswegs der Aspekt der Entspannung oder Passivität im Vordergrund stand, sondern ein erhöhtes Lebensgefühl durch Anstrengung, Herausforderung und Erweiterung der eigenen Fähigkeiten. Csikszentmihalyi fand heraus, dass intrinsisch motivierte Tätigkeiten oft mit einer bestimmten Erlebnisweise einhergehen, die er als Flow-Erleben bezeichnete. Flow ist ein ganzheitlich erlebtes angenehmes Gefühl des völligen Aufgehens in einer Tätigkeit zusammen mit dem Gefühl der Kompetenz und Kontrolle. Die intrinsische Motivation betrifft hier die Erlebnisqualität einer Handlung. Das Flow-Erleben stellt die „Belohnung“ dar, weswegen eine Handlung ausgeführt wird.

Flow-Aktivitäten haben also ganz bestimmte Merkmale: sie sind eingegrenzt, d.h. auf einen bestimmten und überschaubaren Bereich beschränkt, die jeweiligen Aktivitäten haben klare Handlungsregelungen, und es müssen Kontroll- oder Einflussmöglichkeiten auf die Aktivität bestehen. Sind Institutionen oder Situationen so strukturiert, dass sie Menschen keinerlei Kontrolle erlauben und keine persönliche Autonomie ermöglichen, wenden Menschen sich innerlich ab. Und schließlich muss die Aufgabe zu bewältigen sein. Flow scheint nur dann aufzutreten, wenn ein Gleichgewicht zwischen Handlungsmöglichkeiten einerseits und Fähigkeiten andererseits besteht. Die Aktivität muss also im Verhältnis zu den Fähigkeiten einer Person optimale Herausforderungen bieten. Flow-Aktivitäten bieten somit weitgehende Kontrolle, aber in eng definierten Erfahrungsbereichen. Die Wichtigkeit dieser Beziehung zwischen Kontrollerfahrung einerseits und Ausweitung der Selbstgrenzen andererseits kann kaum überschätzt werden, sie ist hochmotivierend, da sie ein Gefühl des Könnens, des Beherrschens und des Erfolges ermöglicht.

Interessant ist, sich auch einmal die Gegenposition zu betrachten, nämlich, was das Flow-Erleben nicht ist:

- es ist nicht langweilig
- es ist nicht mit Angst besetzt
- es tritt keine Sorge auf, es nicht zu schaffen.

Wird eine Person mit Anforderungen konfrontiert, zu deren Bewältigung sie sich außerstande fühlt, entsteht ein Zustand der Angst, etwas abgeschwächt, der Sorge. Dann ist das Fließen der Energie blockiert.

Csikszentmihalyis hat seine Untersuchungen, die sich zunächst auf den Freizeitbereich bezogen, später auf den beruflichen Bereich ausgeweitet. Die Flow-Kriterien waren auch hier zu finden. So kam er zu dem Ergebnis, dass beinah jede beliebige Situation sich in eine Flow-Aktivität verwandeln lässt. Jede Aktivität kann innerlich lohnend sein, vorausgesetzt, sie ist passend strukturiert und die Fähigkeiten sind ihren Herausforderungen angepasst. Die Aufgabe besteht darin, herauszufinden, wie dieses Potential verwirklicht werden kann. Das Flow-Konzept erlaubt es möglicherweise, Lernen und Arbeit flexibler zu sehen, als das allgemein der Fall ist.

4.2.2 Forschungsansätze zum Thema Interesse und intrinsische Lernmotivation

Die Komponenten der allgemeinen Lernmotivation intrinsische Motivation (ILM) und extrinsische Motivation (ELM) werden in der Motivationsforschung einander gegenüber gestellt. Diese zunächst plausible Gegenüberstellung bereitet, wie Krapp (2001, 1) feststellt, in der wissenschaftlichen Diskussion erhebliche Probleme, nämlich dann, wenn Unterscheidungskriterien gefunden werden sollen. Das Konzept der ILM wird in verschiedenen Denk- und Forschungsrichtungen unterschiedlich definiert. Es ist also wichtig, die dem Konzept jeweils zugrunde liegenden theoretischen Modelle zu identifizieren. Krapp führt drei Forschungsrichtungen, die sich vor allem mit ILM befassen:

1. Die kognitive Motivationsforschung
2. Überlegungen im Kontext der Zieltheorien
3. Die pädagogisch-psychologische Interessenforschung

Die kognitive Motivationsforschung
Zur ersten Richtung gehört nach Krapp (ebenda) der erwartungswerttheoretische Forschungsansatz, der die Bedeutung von ILM im Rahmen eines handlungstheoretischen Paradigmas untersucht. Dem liegt eine Erwartungs-Wert-Konzeption als theoretisches Basismodell zugrunde , welche den Handlungsverlauf als einen zweckrationalen Entscheidungsakt definiert. In diesem Ansatz besitzen ausschließlich die Folgen einer Handlung einen motivationalen Anreiz, der Handlungsvollzug selbst hat keine motivationale Valenz. Wie Rheinberg (1989) gezeigt hat, ist ein solches strikt zweckrationales Modell wenig geeignet, ILM abzubilden. Eine Erweiterung des Modells bezieht denn auch ein weiteres Anreizsystem ein, die so genannten tätigkeitsspezifischen Anreize. Rheinberg (1989) hat die Art dieser Anreize in einer Reihe von empirischen Untersuchungen exploriert, in denen Jugendliche nach der Attraktivität bestimmter Freizeitaktivitäten befragt wurden. Er konnte dabei erlebnismäßige Anreizstrukturen feststellen, d.h. die jeweilige Tätigkeit „an sich“ war befriedigend und wirkte motivational im Sinne der ILM.

Mit dem Konzept der tätigkeitsspezifischen Vollzugsreize lassen sich intrinsisch motivierte Handlungen beschreiben, für die das Endergebnis oder die Folgen einer Handlung keine Rolle spielen. Für die Erklärung einer zielgerichteten intrinsisch motivierten Lernleistung ist das Konzept dennoch wenig geeignet, da ein solches Lernen aus der Perspektive des Erwartungs-Wert-Modells wegen seiner Zielsetzung stets zweckrational ist und deshalb zur Klasse der extrinsisch motivierten Handlungen gerechnet werden muss. Die kognitive Motivationspsychologie hält dennoch am Konzept der ILM fest: Erstens gehen sie davon aus, dass in einer Handlung intrinsische und extrinsische Motive zusammenwirken und zweitens postulieren sie, dass es neben der tätigkeitszentrierten auch eine gegenstandzentrierte ILM gibt, die aus Interesse an einem bestimmten Lerngegenstand resultiert.

Ansätze im Kontext der Zieltheorien
Der zweite Forschungsansatz befasst sich mit intrinsischer Motivation als motivationale Orientierung (Krapp 2001, 2ff.). Motivationale Orientierungen sind generalistische, habituelle Präferenzen für bestimmte Handlungsfolgen. Diese Ansätze betrachten ILM aus der Perspektive von habituellen oder dispositionellen Lernmerkmalen. Das zentrale Konzept ist das der motivationalen Orientierung. Damit ist ein Konstrukt gemeint, welches die

Funktion hat, Unterschiede des Lernverhaltens und der Lernleistung im schulischen Kontext zu erklären und vorherzusagen. Schüler betonen unterschiedliche Aspekte des Lernens und daraus ergeben sich Unterschiede in der motivationalen Orientierung. Teilweise werden in der Forschung die Bedingungen, Merkmale und Konsequenzen intrinsischer Motivation beschrieben, ohne zu unterscheiden, ob ILM ein vorübergehender, situationsspezifischer Zustand ist oder ein dauerhaftes, generelles Personmerkmal. ILM als Personmerkmal gewinnt dann an Bedeutung, wenn es darum geht, das Konzept auf bestimmte Anwendungsbereiche zu übertragen. So ist es z.B. im schulischen Kontext wichtig zu erfahren, ob in unterschiedlichem Ausmaß intrinsisch motivierte Schüler sich auch hinsichtlich ihrer Lernleistung unterscheiden. Die Erfassung und Präzisierung interindividueller Unterschiede ist deshalb ein Anliegen besonders der pädagogischen Psychologie. Derartige Konzeptionen sind in die Literatur als „Zieltheorien" eingegangen.

Harter (1981, in Schiefele & Schreyer 1994, 3) hat eine Konzeption intrinsischer vs. extrinsischer motivationaler Orientierung entworfen. Sie unterscheidet drei bipolare Komponenten: a. Herausforderung, b. Neugier/Interesse und c. Bewältigung. Die intrinsischen bzw. extrinsischen Pole dieser Komponenten lauten:

1. Präferenz für komplexere Aufgabenstellungen vs. Präferenz für leicht lösbare Aufgaben
2. Lernen aus Neugier oder Interesse vs. Streben nach Anerkennung oder guten Noten
3. Selbständige Aufgabenerfüllung vs. Orientierung an Vorgaben oder Hilfestellungen durch den Lehrer.

Ähnliche Konzeptionen haben u.a. Nicholls, Dweck, Gottfried und Amabile u.a. (1981, in Schiefele & Schreyer 1994, 3f.) formuliert. So konnten Amabile u.a. (1991) folgende Aspekte von ILM unterscheiden: a. Selbstbestimmung (Präferenz für Wahlmöglichkeiten und Autonomie); b. Kompetenz (Bewältigungsorientierung); c. Aufgehen in der Aufgabe (Flow); d. Neugier (Präferenz für Komplexität und Herausforderung); e. Freude am Lernen; f. Interesse am Lernen oder Fach. ELM umfasst dagegen die Aspekte: a. Bewertung (Gedanken kreisen um die Bewertung des eigenen Handelns); b. Anerkennung (Bemühen um soziale Anerkennung); c. Wettbewerb (besser sein als andere); d. Materielle Belohnung; e. Wahrgenommener Druck von anderen Personen.

Allen Ansätzen gemeinsam ist, dass sie motivationale Orientierung als relativ stabiles Persönlichkeitsmerkmal konstruieren. Es gibt zwischen ihnen eine Reihe von Gemeinsamkeiten, was die Komponenten überdauernder ILM betrifft:

a. Präferenz für schwierige Aufgaben

b. Lernen aus Neugier und Interesse

c. Streben nach Kompetenzerweiterung und Aufgabenbewältigung

Die Komponente b. ist diejenige, die am eindeutigsten die überdauernde Tendenz einer Person erfasst, in Lernsituationen intrinsisch motiviert zu sein. Empirische Befunde zeigen, dass das Konzept der motivationalen Orientierung eine gewisse Relevanz hat. Schiefele & Schreyer (1994) haben in ihrer Metaanalyse neuerer empirischer Untersuchungen feststellen können:

1. Intrinsische Orientierung korreliert meist höher mit Lernleistung als extrinsische Orientierung.
2. Intrinsische Orientierung erweist sich als vorteilhaft, wenn es um konzeptuelles Lernen geht.
3. Es gibt einen relativ engen Zusammenhang zwischen intrinsischer Orientierung und der Verwendung tiefenorientierter Lernstrategien.
4. Extrinsische Orientierung korreliert nur mit der Verwendung oberflächlicher Lernstrategien.

Pädagogisch-psychologische Ansätze der Interesseforschung
Der dritte Forschungsansatz befasst sich mit Interesse als Bedingung intrinsischer Lernmotivation. Krapp (1998; auch Schiefele 1986) weist jedoch darauf hin, dass Interesse nicht identisch mit Motivation ist. Interesse ist die kognitiv repräsentierte Verknüpfung eines Gegenstandes oder Fachgebietes mit positiven Gefühlen (gefühlsbezogene Valenzen) und Zuschreibungen persönlicher Bedeutsamkeit (wertbezogene Valenzen). Interesse kann so zu habitueller intrinsischer Motivation führen. Allerdings ist Interesse dabei nur eine unter mehreren potentiellen Bedingungen, so dass trotz hohem Interesse die extrinsische Motivation überwiegen kann.

Theorien des Interesses greifen die Gegenstands- oder Inhaltsspezifik intrinsischer Lernmotivation auf. Eine solche Konzeption ist die Person-Gegenstands-Theorie des Interesses (vgl. Prenzel, Krapp & Schiefele 1986; Krapp 2001). Interesse wird hier als Phänomen bezeichnet, welches die besondere Beziehung einer Person zu bestimmten Gegenständen ihrer Umwelt beschreibt und erklärt. Alles, womit sich eine Person lernend auseinandersetzt, kann vorübergehend oder auf Dauer Gegenstand von Interesse werden, konkrete Dinge ebenso wie abstrakte Ideen oder Wissensbestände. Bereiche und Gegenstände individuellen Interesses sind dabei in gewisser Weise sozial vordefiniert (z.B. Schulfächer, Freizeitaktivitäten). Generelles Kennzeichen von Interesse ist die intrinsische Bereitschaft zur Erweiterung des Wissens über diesen Interessengegenstand. Merkmale von Interesse liegen im Bereich emotionaler und wertbezogener Charakteristika. In emotionaler Hinsicht zeichnet sich Interesse durch eine positive Erlebnisqualität aus (Spannung, Freude). Eine positive emotionale Färbung kann im Rahmen der Selbstbestimmungstheorie von Decai & Ryan (1985) mit der Möglichkeit zur Aktivierung und Erfüllung grundlegender Bedürfnisse nach

Kompetenzerfahrung, Selbstbestimmung und sozialer Eingebundenheit in Zusammenhang gebracht werden. Der Interessengegenstand hat für die Person eine herausgehobene subjektive Bedeutung. Hier besteht ein enger Zusammenhang zum Selbstkonzept, denn das Erleben subjektiver Bedeutsamkeiten hängt ab vom Ausmaß der Identifikation mit Objekten, Themen oder Handlungen innerhalb eines Interessengebietes.

Die Interessentheorien berücksichtigen die intrinsische Motivation auf zwei Ebenen:

1. Auf der Ebene der emotionalen Erlebnisqualität während der Lernhandlung.
2. Auf der Ebene der rational begründeten oder begründbaren Wertzuordnungen.

Intrinsisch bedeutet auf der emotionalen Komponente von Interesse, dass es eine Verknüpfung von positiven oder gefühlsbezogenen Valenzen gibt (Pekrun 1988). Bei der wertbezogenen Komponente bedeutet intrinsisch, dass der Gegenstand des Interesses vorübergehend oder dauerhaft in das handlungssteuernde Selbstkonzept integriert ist, was möglich ist, wenn die mit dem Interessengegenstand verbundenen Informationen (Handlungsziele) mit dem das „Selbst" konstituierenden Einstellungen, Erwartungen und Werten kompatibel sind.

Die Befunde empirischer Untersuchungen, die Interesse als abhängige oder unabhängige Variable im Lehr-Lern-Geschehen untersuchten, lassen erkennen, das eine auf Interesse beruhende ILM für das intentionale Lernen in mehrfacher Hinsicht günstig ist:

1. bevorzugen Hochinteressierte tiefenorientierte Lernstrategien (Baumert & Köller 1996);
2. steuern Hochinteressierte ihr Lernverhalten mit einem hohen Grad an Autonomie;
3. berichten sie relativ häufig von positiven Erlebnisqualitäten während des Lernens;
4. führt interessenbestimmtes Lernen zu einer qualitativ höheren Wissensstruktur.

Auch in Untersuchungen zum Textlernen (vgl. zusammenfassend Schiefele 1996) zeigte sich, dass Hochinteressierte sich gedanklich vertieft mit dem Lehrstoff auseinandersetzen und ein tieferes Verständnis für den Text entwickelten. Leider gibt es bisher nur wenige Untersuchungen zur Entstehung und Entwicklung von Interesse. Insgesamt gibt es viele neue Erkenntnisse, aber kein einheitliches Bild. Auch fehlen übergreifende Systematisierungsversuche.

4.2.3 Studien zum Zusammenhang von intrinsischer Lernmotivation und Lernen

In theoretischen Ansätzen wird die These vertreten, dass sich ILM positiv auf den Lernprozess auswirkt und das ILM günstigere Folgen für das Lernen hat, als ELM. Schiefele und Schreyer (1994) haben eine Metaanalyse von 30 einschlägigen Publikationen vorgenommen, die die motivationale Orientierung hinsichtlich bestimmter Kriterien, wie z.B. Schulnoten, untersuchten. Folgende Ergebnisse konnten festgehalten werden

Noten: Einerseits sind Noten ein problematischer Indikator für Lernleistung, andererseits sind sie die bevorzugte Evaluationsmethode an Schulen. Festgestellt werden konnte, dass zwischen ILM und Noten ein konsistenter und positiver Zusammenhang geringer Ausprägung besteht, der nicht von einer Fachspezifität abhängt. Intrinsische Motivation beeinflusst Leistung weitgehend unabhängig von kognitiven Fähigkeiten. Ob es eine kausale Beziehung in dem Sinn gibt, dass sich Motivation und Leistung gegenseitig beeinflussen, ist nicht eindeutig geklärt.

Leistungstests: Leistungstests erfassen den Wissensstand, den ein Schüler über einen längeren Zeitraum erreicht hat. Als Ergebnis konnten niedrige positive Durchschnittskorrelationen zwischen ILM und Leistung festgestellt werden. ELM hängt dagegen nicht signifikant mit der Lernleistung zusammen.

Intrinsische Motivation und Lernstrategien: Hier wurden Zusammenhänge zwischen motivationaler Orientierung und bestimmten Lernaktivitäten (Lernstrategien) während des Lernens untersucht. Lernstrategien können als zentrale Mediatoren des Einflusses motivationaler Faktoren verstanden werden. Dabei unterschiedet man tief gehende Lernstrategien (Organisation, Elaboration, metakognitive Strategien), die zu einer vertieften Verarbeitung des Lernstoffes führen und oberflächliche Lernstrategien (z.B. Wiederholen, Auswendiglernen), die eine nur oberflächliche Verarbeitung zur Folge haben. Die Ergebnisse zeigten, dass ILM signifikant positiv mit der Verwendung tiefergehender Lernstrategien korreliert, ELM mit oberflächlichen. ILM und ELM haben somit klar voneinander abgegrenzte Auswirkungen auf den Einsatz bestimmter Arten von Lernstrategien.

ILM und spezifische Lernkriterien: Einige Studien untersuchten Zusammenhänge zwischen motivationaler Orientierung und spezifischen Lernergebnissen. Anhand vom Textlernen wurde die Behaltens- und Verstehensleistung untersucht. ILM wurde im Sinne eines Personmerkmals mittels Fragebogen erhoben und anschließend ein Vergleich zwischen intrinsischen und extrinsischen experimentellen Bedingungen im Sinne von intrinsischen oder extrinsischen Instruktionen (und/oder Kontrollgruppe) vorgenommen. Es wurde zwischen oberflächlichen und tiefergehenden Lernstrategien unterschieden. Auch hier kann als wichtigstes Ergebnis gelten, dass ILM und ELM sich hinsichtlich des tiefergehenden Lernens unterschieden.

Passungsprobleme, die zwischen den individuellen kognitiven und motivationalen Lernvoraussetzungen einerseits und der sozialen Lernumgebung bzw. situationalen Lernbedingungen andererseits entstehen können, haben Stark u.a. (1998, 206) untersucht. Ein zentrales Passungsproblem liegt im Ungleichgewicht von komplexer Lernsituation und unzureichenden individuellen Fähigkeiten, was zu Überforderung und mittelbar zur Motivationsbeeinträchtigung führt. Gravierende Vorwissensdefizite im Hinblick auf neue Aufgabenstellungen können das Begabungsselbstkonzept und die Selbstwirksamkeitsüberzeugungen beeinträchtigen. Komplexes Lernen erfolgt nur unter der Bedingung einer ausreichenden Abstimmung der Lernumgebung mit den individuellen Lernbedingungen.

Zusammenfassend stellten Schiefele und Schreyer fest:

- Schüler entwickeln unabhängig von der Art ihrer motivationalen Orientierung eine Tendenz zum mechanischen Lernen, weil die Schule dieses Lernen stark fördert.
- Lernstrategien gehören zu den wichtigsten Variablen, die zwischen Motivation und Lernergebnis vermitteln.
- ILM begünstigt die Verwendung von Tiefenverarbeitungstrategien, ELM nur die von Oberflächenstrategien.
- Besonders leistungsschwache Schüler profitierten von intrinsischen Instruktionen.
- Intrinsische Motivation war vor allem beim konzeptuellen Lernen von Bedeutung.
- ILM und ELM sind nicht generell gut oder schlecht, obwohl es Hinweise gibt, dass ILM sich dann besonders positiv auswirkte, wenn ELM niedrig ausgeprägt war.
- Wenn aber keine ILM vorhanden ist, dann ist ELM auch wichtig für das Lernen.
- Erfolgreiches Lernen muss die Passungsproblematik beachten. Lernen erfolgt nur unter der Bedingung einer ausreichenden Abstimmung der Lernumgebung mit den individuellen Lernbedingungen.

Die Wechselwirkung von ILM und ELM wurde bisher kaum untersucht. Pragmatische Erfahrungen zeigen aber, dass ein zunächst extrinsisches Verhalten durchaus in intrinsisches übergehen kann bei vertiefter Beschäftigung mit einem Thema. Extrinsische und intrinsische Motivation können also zusammenhängen und müssen einander nicht ausschließen. Bei der Leistungsmotivation können sich z.B. beide Formen der Motivation gegenseitig verstärken. Das heißt, dass beiden Formen der Motivation eine je eigene Bedeutung für das Lernen beigemessen werden muss. ILM ist also nicht generell „gut" und ELM generell „schlecht". Gerade, wenn keine oder wenig ILM vorhanden ist, wird das Vorhandensein von ELM wichtig. Dabei wirken sich individuell angepasste Instruktionsformen und Lernunterstützungsmaßnahmen positiv auf die Emotionsgenese aus. Weitere Einflussgrößen sind Leistungserwartungen der Eltern und Lehrer, klare Zielvorgaben, transparente Bezugsnormen bei der Leistungsbewertung, das Sozialklima und die den Lernenden zugestandene Autonomie und Selbstverantwortung.

5. Konsequenzen für Unterricht und Lernen

Neuere theoretische Ansätze zur Lernmotivation sowie die Forschungsthemen und die Richtung der Forschungsergebnisse spiegeln einen gewissen Paradigmenwechsel der Lernmotivationsforschung wider: sie zeigen die große Bedeutung, die der Selbstbestimmung, Selbstregulierung, Autonomie und Kompetenzerfahrung beim Lernen zugemessen wird. Hier liegt auch einer der Unterschiede zu den klassischen Motivationstheorien. Ging es dort eher um die Frage, wie Lernbedingungen und Lerninhalte so zu gestalten sind, dass sie die Lern- und Leistungsmotivation fördern, geht es in den neuen Ansätzen darüber hinaus auch um die prinzipielle Ausrichtung des Lernens: fremdbestimmt oder selbstbestimmt. Sprenger greift das Thema Motivation in seinem Buch „Das Prinzip Selbstverantwortung“ (1995) ebenfalls unter diesem Motto wieder auf. Er setzt seine These der Selbstverantwortung den unwirksamen Motivierungsstrategien gegenüber. Selbstverantwortung beschreibt er mittels der Dimensionen Wählen (Autonomie), Wollen (Initiative) und Antworten (Kreativität). Selbstverantwortung, auch für das eigene Lernen, gelte es zu stärken und damit die Verantwortung für die eigene Lern- und Arbeitsmotivation (1995, 37).

Alle einschlägigen Untersuchungen zeigen, dass der intrinsischen Lernmotivation hohe Bedeutung gerade für das selbstbestimmte Lernen und für die Lernergebnisse zukommt und umgekehrt selbstbestimmtes Lernen intrinsische Motivation hervorruft. Der Förderung der intrinsischen Lernmotivation sollte somit hohe Priorität eingeräumt werden.[4] Zusammenfassend sind intrinsische Lerner durch folgende Merkmale gekennzeichnet, die vielfach empirisch bestätigt werden konnten: Positive Erlebnisqualität des Lernens, Präferenz für komplexere Aufgabenstellungen, Lernen aus Interesse und Neugier, Selbständige Aufgabenerfüllung, Streben nach Kompetenzerweiterung und Einsatz tiefenorientierter Lernstrategien. Prenzel u.a. (2002, 9f.) formulieren daraus sechs Bedingungskomplexe für intrinsisch motiviertes, interessiertes und selbstverantwortliches Lernen:

---

4 Die Bedeutung extrinsischer Motivation für Lehr- und Lernprozesse, die bei Pädagogen in keinem hohen Ansehen steht, ist nicht in jedem Fall abzulehnen und sollte auch nicht unterschätzt werden. Lernen, um soziale Anerkennung zu bekommen oder um gute Leistungen zu erbringen – auch im Vergleich zu anderen –, ist nicht verwerflich. Gerade bei leistungsschwachen Schülern kann durch positive Verstärkung die Leistung gesteigert werden. Bei der Förderung der Motivation sollte die extrinsische Motivation jedoch nicht im Vordergrund stehen.

- Autonomieunterstützung (Wahlmöglichkeiten, Lernaktivitäten nicht bis ins Detail vorschreiben);
- Kompetenzunterstützung (den Lernenden etwas zutrauen und das durch bestimmte Lernarrangements signalisieren; konstruktive Rückmeldungen);
- Instruktionsqualität (Klarheit und Transparenz des Unterrichts, klare Handlungsregelungen, optimale Herausforderungen, Anpassen des Schwierigkeitsgrades an die individuellen Lernvoraussetzungen).
- Soziale Einbindung (positive Gruppenprozesse unterstützen);
- Inhaltliche Relevanz (Praxisrelevanz der Lerninhalte, Bedeutungen);
- Interesse der Lehrenden (Engagement, Motivation, inhaltliches Interesse) (vgl. Beitrag von Manfred Bönsch i.d.B.).

Je stärker diese Bedingungen im Lehr-Lernprozess ausgeprägt sind, desto eher sehen Prenzel u.a. eine Chance, die pädagogisch anzustrebenden motivationalen Zustände zu verwirklichen. Diese Merkmale sollten in Lernsituationen „übersetzt" werden, um intrinsische Lernmotivation zu erzeugen.

Vorausgeschickt werden muss jedoch, dass es eine Illusion wäre anzunehmen, alle Schüler bzw. Auszubildenden könnten ständig intrinsisch motiviert sein bzw. dies davon abhängig wäre, ob man geeignete Motivationsstrategien fände. Nicht nur muss man davon ausgehen, dass Auszubildende ganz unterschiedlich motiviert sein können (intrinsisch, extrinsisch, tätigkeitsorientiert, gegenstandsorientiert, habituell, situativ), sondern es muss auch berücksichtigt werden, dass in der Schule fremdbestimmtes Lernen stattfindet, die Schule also Zwangscharakter hat, dadurch widersprüchlich ist und in der Regel extrinsisch motiviertes Lernen fördert (z.B. durch Lehrerzentrierung, Zensuren und Art der Prüfungen, Konkurrenz untereinander). Insofern wäre es unrealistisch, von den Auszubildenden zu erwarten, dass sie trotz dieser Strukturen ständig intrinsisch motiviert wären. Erst wenn diese Ausgangsbedingungen akzeptiert werden ist es möglich, sich Gedanken über die Förderung intrinsischer Lernmotivation *trotz dieser Bedingungen* zu machen. Damit wird zugleich eine unrealistische Erwartungs- und Anspruchshaltung der Lehrenden abgebaut.

Bei der Förderung intrinsischer Lernmotivation im Unterricht geht es um zweierlei: Zum einen um den langfristigen Aufbau habitueller ILM bzw. motivationaler Orientierung, zum anderen um die Förderung der aktuellen ILM durch Gestaltung des Lehr-Lernprozesses. Beides hängt eng miteinander zusammen in dem Sinn, dass habituelle ILM dann nicht aufgebaut werden kann, wenn in der aktuellen Lernsituation keine Motivationsanreize stecken. Dabei ist klar, dass Motivation nicht direkt „herzustellen" ist, sondern hauptsächlich über die Gestaltung der Lernbedingungen gefördert werden kann. Es sollte aber versucht werden, so oft wie möglich Lernumgebungen zu schaffen, die nicht nur in kognitiver, sondern auch in motivationaler Hinsicht adaptiv sind. Die folgenden Hinweise sollen einige Anregungen dazu geben.

Motivation durch geeignete Rahmenbedingungen

Die Bedeutung geeigneter Rahmenbedingungen für das Lernen ist unbestritten. Gerade die Schulen für Pflegeberufe haben hier große Freiräume, da sie im Vergleich zu den öffentlich-beruflichen Schulen durch wenig Reglementierungen eingeengt sind, also z.B. auch in der curricularen Gestaltung von Lehr-Lernprozessen Spielräume haben. Diese Freiräume gilt es zu nutzen, z.B. durch Umstellung der Lernorganisation auf Formen des weitgehend selbstbestimmten Lernens. Diese sind am besten in Lernarrangements zu verwirklichen, die den Auszubildenden bei klaren Regeln große Handlungsspielräume lassen: Hier bieten sich Unterrichtskonzepte wie Handlungsorientierung, Erfahrungsorientiertes Lernen, Projektunterricht, Entdeckendes Lernen und Offener Unterricht an.[5] Eine umfangreiche entsprechende Literatur bietet hier Hilfestellung. Weitere Möglichkeiten sind die Umstellung des Curriculums auf fächerintegrativen und an Lernfeldern (Bischoff-Wanner 2003) orientierten Unterricht sowie eine bessere Gestaltung der relativ engen Theorie-Praxis-Verbindung in den Ausbildungen für Pflegeberufe, z.B. durch gemeinsamen klinischen Unterricht von Auszubildenden, Lehrern und Ausbildern.

Motivation durch Erfolgserlebnisse

Für den Aufbau intrinsisch-motivationaler Orientierung – das Lernen aus Neugier und Interesse – ist es unverzichtbar, Erfolgserlebnisse beim Lernen zu ermöglichen, indem komplexe und realistische Aufgabenstellungen mit mittlerem Anspruchsniveau gestellt werden, die den Fähigkeiten der Lernenden angepasst sind und von ihnen mit einiger Anstrengung bewältigt werden können. Dadurch und durch ständige Rückmeldungen können Kompetenzerfahrungen und -erweiterungen zustande kommen. Das Lernen muss in einem optimalen sozialen Lernklima stattfinden und mit positiven Gefühlen verbunden werden. Destruktive Gefühle wie Angst, Aggression und Langeweile müssen vermieden werden. Dieses Lernklima herzustellen ist eine überaus wichtige Aufgabe von Lehrenden.

Motivation durch Methoden

Es ist bekannt, dass bestimmte Methoden motivierend sind und einen reiz- und anregungsarmen Unterricht vermeiden helfen können. Alle Menschen verfügen grundsätzlich über kreative Energie und ein hohes Aktionspotential, das nach Entfaltung drängt. Hohe Aktionspotentiale müssen abgebaut werden, sollen sie nicht in Aggression oder Langeweile umschlagen. Acht

---

5 Keinesfalls sollte hier nur ein Unterrichtskonzept, wie z.B. das Problemorientierte Lernen verabsolutiert werden, vielmehr sollte eine Mischung aus verschiedenen Konzepten zur Anwendung kommen. Weiter ist zu berücksichtigen, dass für einen selbstregulierten Unterricht umfangreiche Selbstlernmaterialien erstellt werden müssen, z.B. in Form von Handbüchern.

Stunden in einem Klassenzimmer sitzen und einen Lehrvortrag oder ein fragend-entwickelndes Unterrichtsgespräch nach dem anderen über sich ergehen lassen zu müssen, erzeugt keine Motivation. Unterschiedliche erfahrungsbezogene und aktivierende Methoden, wie fächerübergreifender Projektunterricht, Erkundungen, Spiele oder problemorientiertes Lernen, können Interessen wecken, die dann im Prozess des Lernens motivierend wirken.

Für den Aufbau motivationaler Orientierungen und die Gestaltung entsprechender Lernarrangements bietet das Flow-Konzept, wenn es konsequent angewendet wird, hilfreiche Anregungen:

- Eine Lernaufgabe muss eine optimale Herausforderung bieten, d.h. es muss ein Gleichgewicht zwischen den Anforderungen der Lernhandlung und den dazu notwendigen Fähigkeiten geben;
- Lernaufgaben müssen wenigstens ab und zu so strukturiert werden, dass die Lernenden etwas Neues entdecken können und sich nicht nur vorhandenes Wissen aneignen müssen;
- die Lernaufgaben müssen überschaubar und von den Auszubildenden zu bewältigen sein;
- es muss klare Handlungsregelungen geben, d.h. die Lernenden müssen genau wissen, *was* sie zu tun haben und *wie* sie es zu tun haben (Lerninhalts- und Aufgabengestaltung, Ziele, Anforderungsniveau, Methoden, Prüfungen, usw.);
- die Lernaufgaben müssen ein gewisses Maß von Anstrengung, Herausforderung bieten und die Möglichkeit zur Erweiterung der eigenen Fähigkeiten beinhalten;
- es muss eine positive Rückmeldung über den Lernprozess gegeben und damit Erfolgserlebnisse vermittelt werden;
- wichtig dabei ist, dass die Lernenden eine gewisse Kontrolle und Einfluss auf die eigenen Lernbedingungen erfahren.

Sind diese Erlebniselemente im Unterricht vorhanden, kann eine Lernaktivität Freude bereiten. Selbständige Suchprozesse sollten angeregt werden, wobei Fehler und Umwege gemacht werden dürfen. Mitbestimmung, Einflussnahme und eine begrenzte Selbstverantwortung der Auszubildenden sind dafür unverzichtbar. Dabei ist zu berücksichtigen, dass – wie das Flow-Konzept zeigt – auch beim Lernen die Unterscheidung zwischen Spiel und „ernsthaftem" Lernen nicht sinnvoll ist. Spiel-Methoden können die unzweckmäßige Dichotomisierung von Spiel und Arbeit aufheben – im Spiel wird gearbeitet, die Arbeit wird spielerisch angegangen. Spielerisch heißt nicht kindisch oder trivial oder unernst, im Gegenteil kann Spiel ganz ernsthaft sein, was sich zeigt, wenn man Kinder beim Spiel beobachtet. Spielerisch heißt, auf eine nicht nur kognitive Weise den Erlebnis- und Erfahrungsaspekt des Lernens und Arbeitens herauszustellen.

Im Unterricht sollte deshalb nicht nur sprachlich, sondern auch *sinnlich-praktisch* gelernt und gehandelt werden (z.B. durch kreatives Schreiben, spielen, fotografieren, Bilder und Karikaturen, Ausstellungen machen, literarische Texte benutzen, etwas vorstellen lassen, Geschichten erzählen, Musik, Bewegung, Pantomime, Veröffentlichung vorbereiten, Aktionen planen, Projekte durchführen, sich bewegen, eigene Erfahrungen vorstellen, Experten befragen, eigene Ideen einbringen, usw.). Es sollten deshalb, wo es sinnvoll ist, *Methoden aus der Erwachsenenbildung* auf den Pflegeunterricht übertragen werden. Es werden also sowohl *kognitive* als auch *kreative* und *körperbezogene Methoden* angewendet, vor allem solche, die selbständige Auseinandersetzung mit dem Lernstoff ermöglichen. Aber auch die üblichen Schulmethoden haben ihren Platz, denn es geht nicht darum, möglichst viele bunte Methoden anzubieten, sondern *passende Methoden für bestimmte Inhalte* zu finden, die geeignet sind, die Selbständigkeit der Auszubildenden zu entwickeln und ihnen entsprechende Lernerfahrungen zu ermöglichen.

Methodenkompetenz

Die Selbst- oder Mitverantwortung für das eigene Lernen muss bei den Auszubildenden sorgfältig und ausbildungsbegleitend entwickelt werden. Wird selbstgesteuertes Lernen angestrebt, sollen also Auszubildende Verantwortung für das eigenen Lernen übernehmen, müssen die dafür notwendigen Kompetenzen erlernt und immer wieder eingeübt werden. Hier sind vor allem zwei Aspekte von Bedeutung:

Erstens: Jede Ausbildung sollte mit der Entwicklung von Methodenkompetenz beginnen. Es ist zwar nicht allein die Methodenkompetenz, die ein solches Lernen ermöglichst, aber ohne sie ist selbstverantwortliches oder gar selbstorganisiertes Lernen nicht möglich. Vier Schwerpunkte sind hier zu nennen[6]:

a. Selbstlerntechniken

b. Kommunikations- und Kooperationstechniken

c. Kreativitätserfahrungen

d. Auseinandersetzen lernen

a. Selbstlerntechniken (Lern- und Arbeitstechniken) beziehen sich auf die selbständige Informationsbeschaffung, produktive Informationsverarbeitung und gezielte Informationswiedergabe. Dazu gehören:

Techniken der selbständigen Informationsbeschaffung	Lesetechniken und Zuhörtechniken Umgang mit Literatur, Texten, Katalogen, Bibliotheken, Datenbanken, PS-Tools und Netzwerken

6 Die folgende Tabelle ist eine ergänzte und erweiterte Fassung aus Ott, B. 1997: Grundlage des beruflichen Lernens und Lehrens. Berlin: Cornelsen

Techniken der produktiven Informationsverarbeitung	Mitschreiben/Notieren, Protokollieren/Exzerpieren, Markieren/Strukturieren
	Visualisieren: Wandzeitungen, Tabellen/Diagramme, Lernplakate, Mindmaps
Techniken der gezielten Informationswiedergabe	Berichte schreiben, begründen/erläutern können, zusammenfassen
	Vortragen, referieren, präsentieren
	Visualisieren

b. Kommunikations- und Kooperationstechniken sind auf ein konstruktives Miteinander gerichtet. Der Bogen spannt sich von elementaren Gesprächstechniken bis hin zu zentralen Kooperationstechniken:

Kommunikationstechniken	Grundlagen der Gesprächsführung
	Effektive Gruppenarbeit
	Kenntnis gruppendynamischer Prozesse beim Lernen
	Metakommunikation, Feedback geben
Kooperationstechniken	Regeln der Gruppenarbeit
	Rollenspiel, Planspiel, Projektmethode
	Diskussionsrunde
	Moderation

c. Kreativitätserfahrungen beziehen sich darauf, gestalterisch und mediativ zu arbeiten, sind aber auch ein zentrales Hilfsmittel, um Probleme und Strukturen zu analysieren, Lösungen zu entwickeln und zu optimieren. Entsprechend dieser Zielsetzung gibt es ein breit gefächertes Spektrum an gestalterisch, mediativ und problemlösungsorientierten Kreativitätsmethoden:

Gestalterisch orientierte Kreativitätsmethoden	Arbeit mit Fotos und Bildern, Collagen, Kreatives Malen, Kreatives Schreiben, Karikaturen einsetzen, Scribbeln (Spontanzeichnungen)
	Pantomime, Theaterspiel, Szenisches Spiel
Mediativ orientierte Kreativitätsmethoden	Phantasiereise, Metapher-Meditation
Problemlösungsorientierte Kreativitätsmethoden	Mind-Mapping, Brainstorming, Metaplan

d. Auseinandersetzen lernen

	Entscheidungstechniken, Verhandlungstechniken, Konfliktbearbeitung
	Podiumsgespräch, Debatte, Pro-Kontra
	Expertenbefragung und Interview

Zweitens: Es ist bekannt, dass Schüler hauptsächlich oberflächliche und rezeptive Lernstrategien einsetzen (mechanisches Wiederholen, mechanisches Mitschreiben, Reproduzieren, Auswendiglernen, möglichst viel Stoff vor Klausuren und Prüfungen einprägen, usw.). Zur Vorbereitung auf selbstverantwortliches, selbstgesteuertes und lebenslanges Lernen ist dies nicht ausreichend. Ergebnisse der pädagogischen Lernforschung und der Lernpsychologie zeigen, dass intrinsische Lernmotivation mit elaborierenden Lernstrategien, nicht mit oberflächlichen, verknüpft ist. Elaborierende Lernstrategien sind ein wichtiger Mediator zwischen Motivation und Lernleistung und eine der wichtigsten Voraussetzungen dafür, dass Lernende Schritt für Schritt Verantwortung für ihren Lernprozess übernehmen und die Chance erhalten, langfristige intrinsisch-motivationale Orientierungen aufzubauen. Sie ermöglichen in deutlich höherem Ausmaß die Integration neuen Wissens in vorhandene semantische Netzwerke. Aufgrund dessen sollten die Lernenden mit elaborierenden Lernstrategien vertraut gemacht und ihnen Gelegenheit gegeben werden, diese zu üben und auf verschiedene Inhalte/Kontexte anzuwenden.

Elaborierende Lernstrategien sind zum Beispiel:

- Umsetzen von sprachlichen Informationen in andere Darstellungsweisen, z.B. bildhafte Vorstellungen und Darstellungen;
- Aktivierung von Vorwissen und Verbinden des neu zu Lernenden mit bereits Bekanntem;
- Paraphrasieren und Umformulieren von Texten;
- Exzerpieren, reduzieren, abstrahieren;
- Gliedern und strukturieren von Informationen;
- Kritisches Befragen eines Textes hinsichtlich selbst formulierter Kriterien;
- Reflexionsübungen;
- Recherchetechniken;
- unterschiedliches Präsentieren des Lernstoffes, das mehrere Lernkanäle anspricht: z.B. unterschiedliche visuelle Darstellungen, Formulierung von Arbeitsaufträgen für andere Gruppen, Darstellung eines Themas mit Hilfe eines Rollenspiels, Vorbereiten und Durchführen einer Podiumsdiskussion, usw.
- Es kann auch um strukturierte Methoden zum Lernen in Gruppen gehen: z.B. Kreative Gruppenaufteilung, das Drei-Schritt-Interview, Mind-Mapping, Jigsaw-Methode, Graffiti-Technik, Moderationstechniken zur gemeinsamen Erarbeitung eines Themas, u.v.m. (vgl. dazu Schader 2000, S. 15ff; Baumert/Köller 1996, 137ff.).

Motivation durch die Lehrenden

Die Rolle der Lehrenden im Rahmen eines selbstbestimmten und selbstregulierten Unterrichts muss definiert und inhaltlich neu gefüllt werden. Die Problematik des selbstverantwortlichen und selbstorganisierten Lernens betrifft ja weniger die Auszubildenden, sondern eher ihre Lehrkräfte. So ist z.B. häufig zu beobachten, das Lehrende trotz bester Vorsätze, die Auszubildenden in die Eigenverantwortung zu entlassen, nicht in der Lage sind, ihre lehrerzentrierte Rolle aufzugeben und stattdessen die des Mediators oder Moderators des Lernprozesses anzunehmen (vgl. den Beitrag von Manfred Bönsch i.d.B.). Warum dies so ist, ist nicht bekannt, vermutet werden kann, dass zum einen ein Autoritätsverlust befürchtet wird, also Kontrolle nicht aufgegeben werden kann, zum anderen die neue Rolle noch nicht genügend inhaltlich gefüllt ist. So sehen manche Lehrer ihre Rolle offensichtlich im Kopieren und Materialbereitstellen, noch zu wenig in der individuellen Lernbegleitung und der Rückmeldung über den Fortgang des individuellen Lernprozesses. Was Lehrer, die die eigene Kontrolle nicht aus der Hand geben wollen, den Auszubildenden implizit mitteilen ist: „Ich traue euch nichts zu" und als Antwort bekommen sie das, was sie verdienen: unselbständige und unmotivierte Auszubildende. Grundbedürfnisse nach Selbstbestimmung und Kompetenzerfahrung dürfen nicht permanent durch externe Kontrolle untergraben werden, soll intrinsische Motivation aufgebaut werden.

Damit ist ein zweites Problem angesprochen, worauf auch Sprenger hinweist, nämlich das Vermeiden von Demotivation. Lehrende sollten hinsichtlich ihres persönlichen und ihres Lehrverhaltens reflexiv überprüfen, welche demotivierenden Elemente hier evtl. enthalten sind. Auf zwei Ebenen müssen demotivierende Aspekte betrachtet werden: auf der Beziehungsebene (schlechtes Lernklima, Beziehungsstörungen, Verhaltensweisen, Killerphrasen, mangelnde Glaubwürdigkeit, Nichts-Zutrauen, keine Erwartungen stellen, mangelnde Achtung und unterlassene Förderung der Selbstachtung der Lernenden, usw.) und auf der arbeitsstrukturellen Ebene (reiz- und anregungsarmer Unterricht, Unter-/Überforderung, Zerteilen des Unterrichts in zu kleine Schritte, fehlende Zusammenhänge, mangelnde Freiräume, usw.). Ein drittes Problem ist die eigene Motivation (Arbeitsfreude). Motivation ist Bewegung. Wenn Lehrkräfte selbst nicht motiviert sind, wenn sie sich nicht mehr bewegen, können sie nicht erwarten dass die Lernenden sich bewegen. Motivation ist ansteckend, Engagement teilt sich mit und wirkt als starker Motivator. Einen persönlichen Bezug zum Thema herstellen und mitteilen, mit den Erfahrungen der Auszubildenden arbeiten, wirkt stark motivierend. Zu berücksichtigen ist allerdings, Motivation und Demotivation nicht vorschnell zu individualisieren. Eine Institution, die permanent die Motivation ihrer Mitarbeiter (oder Auszubildenden) untergräbt, kann nicht erwarten, dass diese motiviert sind und bleiben. Werden Menschen grundlegende Bedürfnisse nach Autonomie, Kompetenz und

Selbstwirksamkeit vorenthalten, wenden sie sich innerlich ab. Dies gilt für Lehrende und Lernende gleichermaßen.

Insgesamt bietet die pädagogische und psychologische Lernmotivationsforschung eine Fülle von Forschungsergebnissen und daraus folgende Anregungen für einen motivationsfördernden Unterricht. Das Problem ist somit nicht eine mangelnde Datenlage über Motivation, sondern deren Umsetzung in konkreten Unterricht und die Schulorganisation. Dies sollte aber nicht nur der einzelnen Lehrkraft überlassen bleiben. Eine grundsätzliche Umstrukturierung der Schulen in Richtung lernende Organisationen sollte die Basis für die Selbstorganisation des Lernens bilden.

Literatur

Baumert, J. & O. Köller. (1996). „Lernstrategien und schulische Leistungen." In: Möller, J. & O. Köhler. (Hrsg.). Emotionen, Kognitionen und Schulleistung. Weinheim: Beltz Psychologie Verlags Union, 137-154

Csikszentmihalyi, M. (1996). Das Flow-Erlebnis. 6. Aufl. Stuttgart: Klett-Cotta

Decker, F. (1984). Grundlagen und neue Ansätze der Weiterbildung. Handbuch der Weiterbildung für die Praxis in Wirtschaft und Verwaltung, Bd. 7. München: Carl Hauser, 391-424

Edelmann, W. (1996). Lernpsychologie. Weinheim: Beltz, 353-400

Edelmann, W. (2000). „Erfolgreicher Unterricht – was wissen wir aus der Lernpsychologie?" In: Pädagogik, Heft 3, März 2000

Heckhausen, H. (1989). Motivation und Handeln. Berlin: Springer

Heller, K.A. & A. Ziegler. (1998) „Motivationsförderung im Unterricht." In: Psychologie in Erziehung und Unterricht, 44, 161-167

Krapp, A. (1998). „Entwicklung und Förderung von Interessen im Unterricht." In: Psychologie in Erziehung und Unterricht, 44, 185-201

Krapp, A. (2001). „Interesse und intrinsische Lernmotivation: Ein Überblick über neuere Forschungsansätze in der Pädagogischen Psychologie." http://private.adcom.de/eFelix/Material/www/Lernmotivation.htm

Lewalter, D. & I. Schreyer. (2000). „Entwicklung von Interessen und Abneigungen – zwei Seiten einer Medaille?" In: Schiefele, U. & K.-P. Wild. (Hrsg.). Interesse und Lernmotivation. München: Waxmann, 53-72

Maslow, A.H. (1977). Motivation und Persönlichkeit. Olten: Walter

Meister, H. (1977). Förderung schulischer Lernmotivation. Düsseldorf: Pädagogischer Verlag Schwann

Men's Health 12, 1999

Möller, J. & O. Köhler. (Hrsg.). (1996). Emotionen, Kognitionen und Schulleistung. Weinheim: Beltz Psychologie Verlags Union

Ott, B. (1997). Grundlage des Beruflichen Lernens und Lehrens. Berlin: Cornelsen

Pekrun, R. (1998). „Schüleremotionen und ihre Förderung: Ein blinder Fleck der Unterrichtsforschung." In: Psychologie in Erziehung und Unterricht, 44, 230-248

Prenzel, M. u.a. (1998), Lehrermatrialien: Information zu Lernmotivation, Autonomieunterstützung und Kompetenzunterstützung. Blk.mat.uni-bayreuth.de/material/ipn.html

Prenzel, M., Krapp, A. & Schiefele, H. (1986). „Grundzüge einer pädagogischen Interessentheorie.“ Zeitschrift für Pädagogik, 32, 163-173

Rheinberg, F. & R. Vollmeyer. (2000). „Sachinteressen und leistungsthematische Herausforderung – zwei verschiedene Motivationskomponenten und ihr Zusammenwirken beim Lernen.“ In: Schiefele, U. & K.-P. Wild. (Hrsg.). Interesse und Lernmotivation. München: Waxmann, 145-161

Rheinberg, F. & S. Fries. (1998). „Förderung der Lernmotivation: Ansatzpunkte, Strategien und Effekte.“ In: Psychologie in Erziehung und Unterricht, 44, 168-184

Rheinberg, F. (1989). Zweck und Tätigkeit, Göttingen: Hogrefe

Rheinberg, F. (1966). „Von der Lernmotivation zur Lernleistung: Was liegt dazwischen?“. In: Möller, J. & O. Köhler. (Hrsg.). Emotionen, Kognitionen und Schulleistung. Weinheim: Beltz Psychologie Verlags Union, 23-50

Schader, B. (2000). „Lernprojekt in Klasse 11.“ In: Pädagogik Heft 3, 2000

Schiefele, H. (1986). „Interesse – Neue Antworten auf ein altes Problem.“ In: Zeitschrift für Pädagogik, 32, (2), 153-173

Schiefele, H. (2000). „Befunde – Fortschritte – neue Fragen.“ In: Schiefele, U. & K.-P. Wild. (Hrsg.). Interesse und Lernmotivation. München: Waxmann, 227-241

Schiefele, U. & D. Urhahne. (2000). „Motivationale und volitionale Bedingungen der Studienleistung.“ In: Schiefele, U. & K.-P. Wild. (Hrsg.). Interesse und Lernmotivation. München: Waxmann, 183-205

Schiefele, U. & I. Schreyer. (1994). „Intrinsische Lernmotivation und Lernen. Ein Überblick zu Ergebnissen der Forschung“ In: Zeitschrift für Pädagogische Psychologie, 8, (1), 1-13

Schiefele, U. & K.-P. Wild. (Hrsg.). (2000). Interesse und Lernmotivation. München: Waxmann

Sprenger, R.K. (1995). Das Prinzip Selbstverantwortung. Frankfurt/M: Campus

Sprenger, R.K. (1997). Mythos Motivation. Frankfurt/M: Campus

Stark, R. & H. Mandl. (2000). „Konzeptualisierung von Motivation und Motivierung im Kontext situierten Lernens.“ In: Schiefele, U. & K.-P. Wild. (Hrsg.). Interesse und Lernmotivation. München: Waxmann, 95-115

Stark, R., H. Gruber & H. Mandl. (1198). „Motivationale und kognitive Passungsprobleme beim komplexen situierten Lernen.“ In: Psychologie in Erziehung und Unterricht, 44, 202-215

Stemmann, P. & M. Wenzel. Motivationsmethoden. München; Landsberg am Lech: mvg-verlag, 1994

Wild, K.-P. (2000). „Die Bedeutung betrieblicher Lernumgebungen für die langfristige Entwicklung intrinsischer und extrinsischer motivationaler Lernorientierungen.” In: Schiefele, U. & K.-P. Wild. (Hrsg.). Interesse und Lernmotivation. München: Waxmann, 73-93

Winteler, A. (2000). „Zur Bedeutung der Qualität der Lehre für die Lernmotivation Studierender.“ In: Schiefele, U. & K.-P. Wild. (Hrsg.). Interesse und Lernmotivation. München: Waxmann, 133-144

Ziegler, A. & K.A. Heller. (1998). „Motivationsförderung mit Hilfe eines Reattributionstrainings.“ In: Psychologie in Erziehung und Unterricht, 44, 216-229

Birgit Hoppe

Leiten – Intervenieren – Moderieren – Verselbständigen: die Rolle der Lehrenden

Lehren ist stets öffentlich. Lehrende werden in ihrem Verhalten auch dann wahrgenommen, wenn sie sich nicht im eigentlichen Sinn als Lehrende betätigen. Sie werden von Lernenden gesehen und gewertet „... als Lehrende ... mit einer individuell geprägten Biographie, mit persönlichen Wertorientierungen und Interessen, einem je eigenen Selbst- und Weltverständnis, einer individuell geprägten Emotionalität, mit Stärken und Schwächen, ..., selbst dann, wenn sie sich im Unterricht auf ihre Lehrer-Rolle begrenzen wollen oder jenes Wahrgenommen-Werden nicht reflektieren“ (Klafki 1997, 791).

Lehrende sind ihr eigenes Instrument. Personenbezogene Dienstleistung ist stets Beziehungsarbeit. Sie beruht auf der Fähigkeit zur Selbstreflexion und systematischem Perspektivwechsel. In ihren Grundaxiomen muss sie Gegenseitigkeit realisieren, auch wenn die Rollen und Aufgabenfunktionen sich unterscheiden. Sie ist prozessorientiert, das heißt sie fokussiert Entwicklung. All diese Aussagen gelten für die verschiedenen Berufe in der Pflege und werden von Lehrenden als Qualifizierungsziel definiert. Sie gelten auch für sie selbst!

Die Konsequenz: Lehrende müssen sich – nicht nur, aber in spezifischer Ausrichtung auf das Berufsfeld – dauerhaft auch als Lernende definieren. Der vorliegende Beitrag versucht für die Perspektive der „Lehrende als Lernender“ reflexions- und handlungsleitende Linien aufzuzeigen. Dafür zunächst ein kurzer Blick auf den Kontext.

Aus- und Weiterbildung in der Pflege bedeutet grundsätzlich, sich an den Prinzipien der Erwachsenenbildung zu orientieren. Sie ist strukturell auch stets interkulturelles Lernen – sei es im Blick auf den potentiellen Klienten bzw. Patienten, sei es aufgrund der Zusammensetzung der Ausbildungsgruppen.

Ihr Ziel ist es, generalisier- und überprüfbar sicherzustellen, dass eine individuelle Handlungskompetenz entwickelt wird, die dem Stand des Wissens der Berufe in der Alten- und Krankenpflege, der Pflege von Menschen mit Behinderungen im Spektrum der Schlüsselqualifikationen (Abb. 1) entspricht. Das heißt, ein je nach Berufsprofil spezifisches Niveau auf der Ebene der Sozial-, Methoden-, Selbst- und Fachkompetenz muss sichergestellt werden, das dem Status einer dreijährig qualifizierten Fachkraft bzw. einem definierten Weiterbildungsabschluss gerecht wird.

Abb.1: Ebenen der Kompetenzen

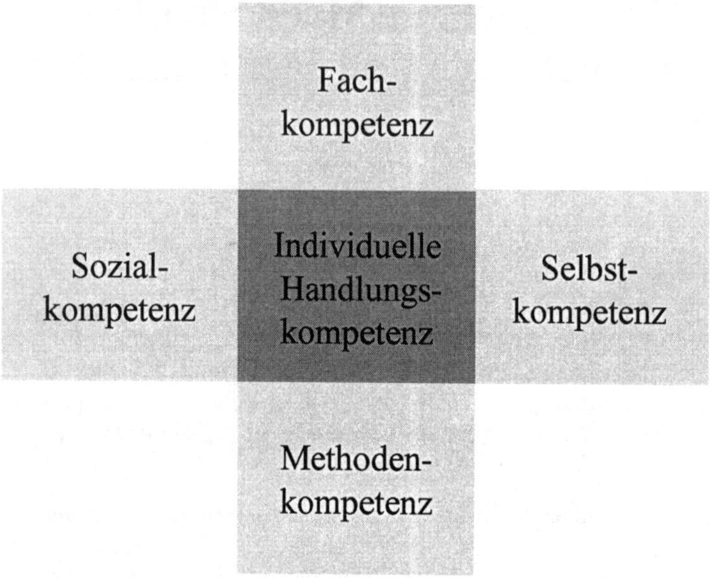

Die curricularen Anforderungen hierfür sind für die Berufe hinlänglich beschrieben sowie ständig in der Diskussion. Als zunehmend zentral wird die Fähigkeit, eigene Lernprozesse zu organisieren betrachtet. Nur so wird im besten Sinne des Wortes eine Qualifikation erreicht, die eine Aktualisierung des Wissen und der handlungsleitenden Prinzipien aus sich selbst heraus re/generiert. Die Lernziele auf diesem Weg sind ausführlich formuliert, die Wege dorthin detailliert aufgezeigt – jedoch stets mit dem Fokus darauf, was der Lernende zu wissen, an Fähigkeiten und Fertigkeiten zu erwerben hat, weniger mit Blick darauf, welches *Lern- und Entwicklungsprogramm* sich für den Lehrenden daraus ergibt.

Natürlich gibt es Kataloge, welche Befähigungen Lehrende brauchen. Sie differieren je nach Gegenstand ihres Tätigkeitsbereiches (Tab. 1), besitzen aber eine gemeinsame Schnittmenge. Sie sind jedoch in der Regel stark „idealisierend“ und verdecken damit die Konflikthaftigkeit, die Lehren grundsätzlich impliziert. Die Beschreibung solcher „tugendhafter Persönlichkeitsmerkmale“ (Sagebiel 1994) hilft daher für eine Klärung der Rolle der Lehrenden nur bedingt. Sie ist appellativ und führt tendenziell durch ihre Ansprüchlichkeit zur Nivellierung von Fragestellungen und in der Folge potentiell zu „unerträglicher Profillosigkeit“ (Sagebiel). Vermutlich wäre oft schon als ein erster Schritt nahe liegender und realistischer, alltägliche Fehler in der Interaktion und Kommunikation zu vermeiden (Tab. 2 und 3).

Tab. 1: Allgemeine Trainerkompetenzen (Entwickelt von Diane Abbey-Livingstone und Bob Wiele) nach Rosenzweig Armour, 2000, S. 50f.

Selbst-Bewusstheit

- Kennt eigene Philosophie der Arbeit mit Menschen.
- Kennt eigene Werte.
- Kennt eigene Art und Weise, mit Frustration und Angst fertig zu werden.
- Kennt eigene Stärken und Schwächen
- Kennt die eigene Wirkung auf andere.
- Kennt eigene Kluft zwischen Tun und Glauben oder Werten.
- Kennt Bedürfnisse nach Macht, Wärme.
- Versteht, wie Werte und persönliche Bedürfnisse den Entwurf und das Lernen beeinflussen können.
- Versteht eigene Lernprozesse.
- Kann mit eigenen Bedürfnissen kreativ umgehen/fertig werden.
- Kann erkennen, wenn eigene Bedürfnisse sich auf andere auswirken und entsprechende Maßnahmen ergreifen.
- Kann Verantwortung für sich selbst übernehmen.
- Kann bestimmen, wann und wie andere unterstützt werden.
- Kann auf eigene Erfahrung reflektieren und tut es auch.
- Kann Feedback akzeptieren.
- Setzt sich ständig für die Zunahme an Selbst-Bewusstheit, Verständnis und Können ein.

Überzeugungen und Werte

- Setzt sich für die eigene Entwicklung ein.
- Setzt sich dafür ein, dass Erwachsene das lernen könen, was sie lernen müssen/wollen.
- Setzt sich für die Schaffung von Selbstvertrauen anderer ein.
- Setzt sich für die Evaluation von Lernerfahrungen ein.
- Glaubt, dass sich das Lernen in vielfältiger Weise vollzieht (Versuch und Irrtum, Zufall, Rollenkonfrontation).
- Glaubt, dass es eine Wachstumsmöglichkeit in allen Menschen gibt.
- Glaubt, dass Menschen Ressourcen haben, von denen sie nichts wissen.
- Glaubt an die aus Erfahrung kommende Volksweisheit des einzelnen und dass sie für den einzelnen eine Funktion hat.
- Ist ein selbst-geleiteter Lernender.
- Akzeptiert andere, die verschiedene Werte und Überzeugungen haben.
- Kann Überzeugungen und Werte artikulieren.
- Arbeitet an der eigenen Zusammenstimmung von Überzeugung und Handeln.
- Geht das Risiko gemeinsamer Entscheidungen ein.

Kommunikative und interpersonelle Kompetenz

- Kennt drei oder vier Kommunikationsmodelle
- Versteht, wann zu fragen, wann zu reden und wann zu schweigen.
- Versteht, wie Kommunikationsstil Lernende und Lernsituation beeinflusst.
- Versteht Feedbackprinzipien.
- Versteht nicht-verbale Kommunikation.
- Kann schweigsam sein.
- Kann eigene Bedürfnisse ausdrücken.
- Kann Information organisieren und mitteilen.
- Kann Information in einer nicht-bedrohenden unvoreingenommenen Art erhalten.
- Kann nicht-urteilende, reflexive Fragen aufwerfen.
- Kann kommunikative Einfühlung und Verständnis mitteilen.
- Kann gut zuhören.

- Kann Feedback geben.
- Kann Feedback hervorrufen.
- Kann Berichte schreiben.
- Kann nicht-verbale Signale erkennen.
- Kann geeignete audio-visuelle Hilfen auswählen und benutzen.
- Kann Konfliktsituationen akzeptieren.
- Kann auf Konfliktsituationen angemessen reagieren.

(Kann im Hinblick auf die Planung ...)

- Bedürfnisse und Probleme bestimmen.
- Entscheidungen treffen über das, was zu tun ist, um mit den Bedürfnissen und/oder Problemen umzugehen oder sie zu lösen.
- Kann dem Klienten bei der Bestimmung, ob und wie die vorgeschlagene Aktivität zu den Zielen der Organisation passt, helfen.
- Kann bestimmen, ob die Situation eine Lernplanung (Training als Trainingsressource) oder Handlungsplanung (Trainer als katalytische Ressource) involviert.
- Weiß, ob eigene Ressourcen zur Bewältigung der Aufgabe ausreichen und wenn nicht, was noch benötigt wird.
- Kann einen klaren Vertrag mit dem Klienten entwickeln.

(Und so fort...)

Tab. 2: Laster der Gesprächsführung – Skizze charakteristischer Fehler (Modifiziert nach Weber 1982)

Moralisieren
Ich hätte mir von Ihnen eigentlich mehr erwartet.
In der Praxis können Sie sich auch nicht so verhalten.
Ein bisschen mehr Verbindlichkeit hätten ich mir schon erhofft.
Schön, dass es hier auch einige gibt, die sich für den Stoff interessieren.

Generalisieren
Wenn Sie so weiter machen, wird das nie etwas mit Ihnen.
Sie machen immer die gleichen Fehler.

Dogmatisieren
Das ist einfach üblich so, dass man das so macht.
Die Pflegenden dürfen sich nicht öffentlich in den Rücken fallen. Wir müssen zusammenhalten.
Da muss jeder mal durch – das haben Generationen von Pflegekräften auch schon überlebt.
Im Beruf können Sie sich das später auch nicht erlauben.
Auch wenn es Ihnen nicht gefällt, das steht im Ausbildungsplan, punktum.

Bagatellisieren
Das bisschen Prüfung werden Sie wohl schon noch schaffen.
Das können Sie doch locker hinkriegen.
Nun stellen Sie sich nicht so an.

Diagnostizieren
Sie haben eine Schwäche, stets die Ausnahme von der Regel zu suchen.
Leute wie Sie bleiben Außenseiter, wenn sie nicht lernen, sich in die Gruppe zu integrieren.
Sie halten sich lieber an anderen fest, als eine eigene Meinung zu formulieren.

Dirigieren
Lernen Sie, setzen Sie sich zuhause hin, lassen Sie sich nicht ablenken, denken Sie nicht daran, was Sie sonst noch alles zu tun haben oder gerne tun würden. Das hindert Sie nur am Lernen.
Schreiben Sie nicht auf, was Sie denken, sondern was Sie wissen.

Ironisieren
Ich bin wirklich schwer beeindruckt, wie prächtig Sie sich anstrengen. Alle Achtung, dass man bei einer solchen tiefschürfenden Leistung so erschöpft sein kann.

Umfunktionalisieren
Das ist ja alles gut und schön, dass Sie mit meinem Unterricht Schwierigkeiten haben, aber offenkundig gibt es doch auch einige Schwierigkeiten in der Gruppe. Vielleicht sollten Sie lieber darüber mal reden.
Wenn Sie damit nicht einverstanden sind, wie lösen Sie denn dann woanders Ihre Probleme?

Rationalisieren
Mich interessieren nicht Ihre Gefühle, sondern was Sie darüber denken.
Ich kann mir nicht vorstellen, dass es einen sachlich weiterbringt, wenn man sich emotional zu sehr reinhängt.
Prüfungsängste sind eine Frage mangelnder Vorbereitung.

Projizieren
Wenn Sie ärgerlich auf mich sind, dann können Sie es ruhig sagen. Mich stört so etwas gar nicht – schließlich geht es ja hier nicht um mich!

Identifizieren
Ich finde, Sie sollten mit dem Dozenten darüber reden, es kann doch nicht so schwer sein, den eigenen Unterricht zu verändern. Ich kann mir genau vorstellen, wie es Ihnen damit geht.
Als ich in der Ausbildung war, habe ich mir so etwas nicht erlaubt.

Interpretieren
Ich glaube, Sie wollten – eigentlich – damit sagen, dass ...
Ich höre raus, dass Sie ...

Übung zur Selbstreflexion:
Bitte ergänzen Sie die Liste durch die eigenen „lasterhaften Reden" bzw. weitere Laster wie Monologisieren, Examinieren, Abstrahieren.

Tab. 3: 4 Ohren-Modell (modifiziert nach Schulz-von-Thun 1981)

Studierende:

Ich weiß nicht, wieso man den ganzen anderen Quatsch braucht, den man in der Praxis sowieso nicht anwenden kann.

DozentIn für Pflege:

Ich verspreche Ihnen, wir werden in der nächsten Konferenz mit den Kollegen darüber reden, was sich da praxisnäher gestalten lässt. (Appellohr)

Naja, es kann nicht überall so spannend sein wie bei mir. (Beziehungsohr)

Was heißt Praxis, was heißt Theorie?! Das müsste man erst einmal definieren. (Sachohr)

Ja ich weiß, das ist ein Problem von Leuten wie Ihnen, die es eher gerne konkret und handfest haben. Sie haben Stress mit dem Dozenten, weil Sie nicht richtig mitkommen. (Selbstoffenbarungsohr)

Übung zur Selbstreflexion:

Welche Ohren sind bei Ihnen in Betrieb?

Eine der entscheidenden Fähigkeiten für die Berufe in den personenbezogenen Dienstleistungsberufen ist aber ein reflexiver Umgang mit Fehlern und eigenen Begrenzungen. M.a.W.: Die Rolle der Lehrenden ist es, am eigenen und am fremden Beispiel nachvollziehbar zu machen, dass es stets einen Konflikt gibt zwischen dem Notwendigen und dem Machbaren und wie und woran dieser scheitert bzw. produktiv aufgelöst werden kann.

Diese Rollendefinition ist keine – wie es oft in der Bildungspraxis geschieht –, die sich auf die Dozenten der psychosozialen Fächer beschränkt. Sie ist eine Aufgabendefinition für alle Dozenten – die je unterschiedlich eingelöst werden wird und werden kann.

Jede neue Ausbildungssituation enthält eine Entwicklungs- und eine Lernanforderung für die Lehrenden! Lehren heißt, sich stetig verändern, die eigenen Grenzen und Potentiale zu präzisieren, sich in Frage stellen zu lassen, sich selber in Frage stellen. In der formalen Zuständigkeit differiert die Verantwortung für die Lehre, nicht in der grundlegenden Konstellation: Denn Studierende bzw. Auszubildende sind ebenso Lehrende und Lernende. Dies zu akzeptieren als Lehrender und zu nutzen für das Ausbildungsgeschehen und für das eigene Lernen, ist eine unverzichtbare Grundhaltung, damit im Sinne des oben beschriebenen Profils einer Befähigung zur Generierung neuer Fähigkeiten und der Aneignung neuen Wissens Ausbildung gelingen kann.

Selbstverständlich geschieht dies nicht im luftleeren Raum. Gelehrt und gelernt wird in Institutionen, die ihrerseits potentiell im Widerspruch zur oben skizzierten Grundhaltung stehen können. Insbesondere Einrichtungen des Gesundheitswesens sind oft noch sehr normativ und hierarchisch organisiert, so dass es scheinen kann, als wenn das skizzierte Lehrprofil nicht hilfreich für eine Sozialisation in den Beruf ist. Dies verkennt jedoch, dass Motivation für berufliche Entwicklung und Neugierde nicht dauerhaft von außen erzeugt werden kann. Im Gegenteil: Gerade die Akzeptanz von Konflikten und ggf. nicht unmittelbar auflösbaren Widersprüchen oder Rahmenbedingungen ist die Voraussetzung für die Fähigkeit, je spezifisch das Mögliche und Machbare auszubalancieren.

Die vielfach beklagte oder zum Teil auch gepriesene Differenz zwischen Theorie und Praxis, reflektiert sich auch in der Art der Rollenmodelle, die Dozenten für Auszubildende anbieten. Sie verkörpern häufig Reibungsflächen zwischen der Ist- und der Sollkultur – der fachlich propagierten wie der in der Praxis vorfindbaren. Diese implizite Widersprüchlichkeit ist strukturell und damit unauflösbar. Inkompatibilitäten und Misslingen damit ebenso spannend und potentiell produktiv wie Passförmigkeit und Gelingen. Dies deutlich zu machen, am eigenen Leib zuzulassen und exemplarisch erfahrbar zu machen, ist Aufgabe der Lehrenden. Im Folgenden bleibt daher das Bedingungsgefüge „Institution“ in seiner Auswirkung auf den

Lehrenden und die Lernenden außen vor. Der Fokus richtet sich auf die Konstellation ‚Lerngruppe-Dozent'.

Auf dem Weg der Qualifizierung zu dem o.a. Fachkraftprofil kommen dem Dozenten mindestens vier Aufgabenfunktionen zu: Leiten – Intervenieren – Moderieren – Verselbständigen.

Leiten

Leiten ermöglicht zu lernen, wie starr oder beweglich man selbst sich und andere an Lösungswegen bei der Erreichung von Zielen beteiligen und befragen kann.

Was heißt Leiten?

Die Leitungsfunktion eines Dozenten besteht darin, ein klares Ziel aufzeigen, dieses nachvollziehbar machen und den Weg dorthin – über Teilziele – aufzeigen zu können. Die Schritte dorthin sind überprüfbar, so dass grundsätzlich eine Orientierung über den Standort der eigenen Lernentwicklung realisiert werden kann.

Leiten ist dabei geteilte Verantwortung. Sie ist nicht „Hinführung" auf ein Ergebnis, sondern die Verpflichtung und Aufgabe, dem Einzelnen eine dezidierte Strukturfolie für seinen Lernweg zur Verfügung zu stellen.

Leiten steht nicht in Konkurrenz zur Verantwortung des einzelnen für die eigene Qualifizierung. Sie gibt dort Struktur oder Ziele vor, wo sie der Einzelne aus sich heraus nicht konturieren oder benennen kann, da dies bedeuten würde, dass das, was für den Beruf erlernt werden muss, schon bekannt ist – also nicht mehr gelernt werden müsste!

Leiten heißt jedoch nicht, alle (!) Fäden in der Hand zu haben und alles zu wissen! Sie ist kein Instrument der exklusiven Steuerung, sofern die für die Berufe definierten Ziele einer Eigensteuerung gelingen sollen. Sie hat im Kontext des Lehrens vorrangig eine Orientierungs- und keine Kontrollfunktion!

Wie viel Leitung braucht der Mensch?

Je mehr Unsicherheit seitens der Lehrenden, desto mehr abgrenzende Strenge oder identifizierende Verschmelzung mit den Auszubildenden ist das Ergebnis. Auf der psychodynamischen Ebene gilt für die Studierenden hier gleiches wie für die Dozenten. Eine unausgewogene Mischung von Offenheit und Kontrolle bzw. eine Haltung, die sich nicht an den heterogenen Voraussetzungen der einzelnen Studierenden sowohl individuell als auch in der Summe orientiert, verweist auf spezifische unaufgelöste Kränkungen in der eigenen Lebensgeschichte, die nun am anderen Ort aktiviert und in der Folge abgewehrt werden. Im Zentrum steht dann jeweils die Angst: vor dem Verlust der Kontrolle über das Geschehen, einer Abwertung der eigenen Person bzw. zu geringer Anerkennung der getätigten Anstrengungen oder eine Haltung, die auf „pädagogischen Eros", also auf eine Lehrsituation setzt, die als narzisstische Spiegelung (des Mann- oder Frau-Seins) fungiert. Was banal klingen mag, hat es in sich – je unsicherer der Lehrende, desto weniger Brücken und Angebote haben seine Gegenüber zu erwarten, die ihnen helfen, zu einer Eigensteuerung in der Qualifizierung zu gelangen. Denn die Lehrenden brauchen in derartigen Konstellationen die Abhängigkeit bzw. inszenierte Überlegenheit. Mögliche Verstrickungen können aus Tabelle 4 abgelesen und weitergedacht werden. So weit die skizzierte psychodynamische Seite des Geschehens.

Umgekehrt gilt natürlich ein Gleiches. Die einzelnen Studierenden reagieren ebenso auf der Basis ihrer eigenen Abhängigkeits- und Kontroll- resp. Autonomiewünsche. Was für die künftigen Fachkräfte eminente Bedeutung für einen reflektierten Umgang mit den Patienten/Klienten besitzt – diese nicht mit eigenen ungelösten Bedürftigkeiten zu befrachten – ist erste Aufgabe der Dozenten. Leitung wird so reflektierbar in seinen möglichen Missbrauchs- oder Willkürkonstellationen. Mit dieser Zielstellung wird jedoch keineswegs behauptet, dass dies in Gänze erreichbar sei. Vielmehr geht es um eine reflexive Grundhaltung dieser Dynamik, die die eigene Person unter Veränderungsdruck bzw. -erwartung stellt, sowie um deren exemplarische Formulierung und damit Verfügbarmachung für das Lernen, indem aufgezeigt wird, wovon es abhängt.

Tab. 4: Unklare Lehrhaltungen: Zwischen Kontrollängsten und narzisstischer Sehnsucht

Ich habe mit den Auszubildenden ein freundschaftliches Verhältnis. Sie können mich jederzeit anrufen. Es tut mir in der Seele weh, wenn jemand es nicht schafft. Jemand durchfallen zu lassen, tu ich nicht gerne. *(Rollendiffusion/Verschmelzung)*

Oder:

Ich mache hier meinen Job – sicher nicht viel schlechter als andere. Bei so vielen Leuten kann man sich sowieso nicht jeden merken. Das kann ich und das will ich nicht. Mit jedem eine Beziehung eingehen zu wollen, das ist doch eh' unrealistisch. Die sollen vernünftigen Stoff vermittelt bekommen und damit gut. Ob die mich leiden können oder nicht, spielt doch keine Rolle. *(Rollendiffusion/Distanzierung)*

Oder:

Ich weiß, dass ich hier nicht zu den Beliebtesten zähle. Das liegt wohl auch an meinem Fach. Da steht man von Anfang an auf verlorenem Posten. Die nehmen die Themen einfach nicht so wichtig wie andere. Und vermutlich kann ich das auch nicht so rüberbringen, dass es da wider Erwarten doch zündet. Da müssen die Auszubildenden durch – und ich auch. Es kann eben nicht alles Spaß machen. *(Rollendiffusion/Wendung gegen die eigene Person)*

Oder:

Ich verlange nicht viel, aber an bestimmte Regeln muss man sich anpassen – da gehe ich keinen Zentimeter von ab. Ich lasse mich nicht betrügen. Und Diskussionen über meine Grundsätze halte ich für überflüssig. Das bringt nichts! *(Rollendiffusion/Kontrolle)*

Oder:

Ich weiß auch nicht – ich habe keine Probleme mit den Leuten. Die finden mich gut! Ist ja vielleicht auch nicht so verwunderlich – da ich denen ja auch eine ganze Menge biete. Und als Lehrer muss man doch auch irgendwie ein bißchen was besonderes sein. Und wenn ich mir dann so meine Kollegen in der Regel anschaue, dann wundert mich auch manches nicht besonders. *(Rollendiffusion/narzißtische Instrumentalisierung)*

Fragen zur Selbstreflexion:

Wo gehören Sie hin – welche Varianten sind Ihnen geläufig, kennen Sie noch?

Es kommt jedoch jenseits dieser hochkomplexen Beziehungsdynamik noch ein weiteres hinzu: die Frage der kulturellen Bewertung von Hierarchie und Autorität. Untersuchungen von Hofstede sowie Hoppe M. (1990) zeigen auf, dass es vor allem vier zentrale Dimensionen sind, die eine gute Folie für eine Unterscheidung der Kulturen hinsichtlich ihrer handlungsleitenden Prinzipien abgeben.

Diese haben entscheidend Auswirkungen auf die Organisation von Lernprozessen. Es handelt sich um folgende Dimensionen:

Power Distance – den Wert, den eine Kultur auf die Unterscheidbarkeit der Hierarchien und der Rollenfunktionen in sämtlichen gesellschaftlichen Strukturen legt.

Uncertainty Avoidance – das Ausmaß an Unsicherheit bzw. Unbestimmtheit, das eine Kultur als angemessen erachtet und tolerieren kann.

Masculinity – die Bedeutung, die einer traditionellen Rollenverteilung zwischen Männern und Frauen zuerkannt wird auf der Basis postulierter biologischer Unterschiede.

Individualism/Collectivism – der Wert, den der Einzelne sich selbst gegenüber der Gruppe zuerkennt bzw. in der Gruppe besitzt, und inwieweit Erfolg Ergebnis individueller Anstrengungen zu sein hat und auch so gesellschaftlich legitimiert wird.

Nimmt man die vier Dimensionen als Verstehensfolie – vor allem für die Reflexion der eigenen Kultur – so wäre dies die Basis, um in multikulturellen Ausbildungsgruppen einen Zugang zu finden, wie unterschiedliche Erwartungen an die Lehrenden, die Lernenden und an die Zusammenarbeit auf den verschiedenen Ebenen sich konfliktreich auswirken können. Und das nicht deshalb, weil die Einzelnen ungenügende Anstrengungen in der Qualifizierung unternehmen, sondern weil die kulturellen Erwartungen an ein gelungenes Setting differieren.

Im Blick auf die Leitungsfunktion der Lehrenden, die kulturell unmittelbar aus allen vier Dimensionen bestimmt ist, würde zunächst folgende Skizze für Deutschland ableitbar sein:

Lehren unterliegt hier im Ländervergleich einer Logik mittlerer Hierarchisierung, mit einer Tendenz in Richtung Vermeidung von Unsicherheit. Gleiches gilt für den Faktor Geschlechterrollen-Determinierung. Individualismus wird weniger positiv wertgeschätzt als z.B. in den Ländern Skandinaviens oder den USA. Damit ist die Ist-Kultur skizziert, in der Lehre sich konstituiert. Mit potentiell weitreichenden Konsequenzen. Einige mögliche Kollisionen mit anderen kulturellen Erwartungen:

Studierende mit einer Sozialisation, die auf starke Statusunterschiede setzen, werden es als fremd erleben, wenn Lehrende versuchen, eine möglichst symmetrische Beziehung herzustellen. Sie können zu der Annahme kommen, dass ein Dozent, der so etwas tut, nicht wirklich die Autorität besitzt, um etwas von ihm lernen zu können.

Sie können auf die Fragen um ihre Meinung so reagieren, dass sie diesen ausweichen, da es nicht üblich ist, sich selbst einzubringen, wenn doch klar ist, dass es der Dozent selbst am besten weiß. Sie werden möglicherweise befürchten, dass ein Verhalten, dass nicht den Worten entspricht, die der Lehrende hören will, zu Sanktionen führt. Sie werden vermutlich eher versuchen, Wissen auswendig zu lernen. Sie werden darauf setzen, dass Anpassung die erwünschte Haltung ist.

Und der Lehrende? Der kulturelle Konflikt kann schnell zu weitreichenden Missverständnissen mit schwer wiegenden Folgen vor allem für die Auszubildenden führen. In Kürze gesprochen kann das Urteil des Lehrenden so lauten: Mangelnde Mitarbeit (keine Beteiligung an Diskussionen), mangelnde Umsetzung des Gelernten (bloßes Wiederholen als Ausdruck nicht verstandener Inhalte), mangelnde Fähigkeit zur Zusammenarbeit mit anderen (Fixierung auf Autoritäten), mangelnde persönliche Reife (Anpassung und Reden nach dem Mund) – dies sind nur einige der zu erwartenden und kulturell nahe liegenden Bewertungen (und in der Folge Benotungen), die aus der skizzierten kulturellen Differenz zum Nachteil des Studierenden zu erwarten sind. Nimmt man jedoch die Aufgabenstellung „Leiten" als Rollenfunktion ernst, so gilt die Diagnose „mangelnder Kompetenz" für den Dozenten! Im Sinne der Zieldefinition und der Überprüfung und des Aufzeigens der dafür notwendigen und gangbaren Schritte ist es also unabdingbar, die individuellen Erwartungen und Voraussetzungen so zu prüfen, dass die kulturellen Konflikte reflektiert und handhabbar gemacht werden können.

Dass dies eine hohe Anforderung ist, mag schon das erste Beispiel zeigen – obwohl dieses nur eine Oberfläche aufzeigt und zudem die jeweilig sodann noch lebensgeschichtlich wirksamen psychodynamischen Faktoren noch gar nicht angedeutet sind. Es liegt nun bereits auf der Hand, dass das Kriterium der „Uncertainty Avoidance" ein weiterer Kollisionspunkt auf dem Weg der Verselbständigung des Lernens sein kann

Ein weiteres Szenario:

Auszubildende mit hohen Werten auf der Individualismus-Skala werden sehr stark daran orientiert sein, wie sie ihr Fortkommen befördern können. Konkurrenz und Nützlichkeitserwägungen sind auf diesem Weg sinnvolle Verhaltensstrategien. Sie werden sich auch mit dem Lehrenden messen, um zu prüfen, ob seine Kompetenz überzeugt. Dies kann durch wiederkehrendes Fragen, durch Konfrontation mit Gelesenem oder mit kontrastierenden bzw. komplexen Praxiserfahrungen erfolgen. Denkbar ist auch, dass Hinweise dort gegeben werden, wo sich andere Studierende mit „unerlaubten Mitteln" Konkurrenzvorteile beschafft haben. Arbeitsgruppen werden nur dann als sinnvoll empfunden, wenn sie eine Steigerung der eigenen Produktivität, mindestens aber eine individuell angemessene Bewertung der Einzelleistung sicherstellen.

Möglicher Konflikt mit dem Lehrenden? Auch hier wird dieser sehr schnell sichtbar. Ist eines der zentralen Qualifikationsziele die Fähigkeit zur Zusammenarbeit mit anderen, wird dieses Verhalten als unerwünscht erlebt werden. Der Lehrende kann hier davon sprechen, dass der Studierende zwar das Wissen hat, nicht aber das Können! Man bedauert dann evtl., dass man Zweiteres nicht ebenso bewerten kann, wie das nachprüfbare Wissen. Denkbar ist auch, dass man zu einer Rollenfixierung tendiert – mit all den möglichen subtilen Mitteln des Entzugs der Anerkennung auf der personalen Ebene oder der wiederkehrenden Inszenierung frustrierender Erfahrungen z.B. darüber, dass man solche Personen in Arbeitszusammenhänge mit „Schwächeren" bringt, damit ihr Sozialverhalten angesprochen wird. Auch hier ließe sich die Legende möglicher Varianten mit Beispielen aus der Praxis umfangreich ergänzen.

An all dem wird deutlich, wie komplex das Wirkungsgefüge ist, in dem Lehre erfolgt. Der Fokus auf die Studierenden ist daher nicht vollständig, wenn er sich darauf beschränkt, wie man wann, wo und warum mit ihnen umgehen sollte. Vielmehr ist die Reflexion des eigenen Tuns und der eigenen Beschränkung sowie der evtl. unauflösbaren Konfliktlagen – siehe die Implikationen der oben nur angedeuteten „cultural clashes" – hierfür die Basis! Ohne dieses wird das Handeln ein Handeln am anderen, schieres Tun. Der Mangel wird dann – jenseits aller propagierten ressourcenorientierten Pädagogik – den Auszubildenden zugeschrieben („schwierige Gruppenkonstellation") und die Erfolge vermutlich eher sich selbst. Ein Folie für die eigene Verhaltensbeobachtung unter spezifischen individuellen wie strukturellen Kriterien zu entwickeln, könnte hier Abhilfe schaffen.

Was tun, wenn man sich ans Leiten so gewöhnt hat, dass man nur mehr den eigenen Weg vorgibt?

Ein Beispiel:

In einer sehr heterogenen Ausbildungsgruppe, was die beruflichen Vorerfahrungen, das Alter und den kulturellen Hintergrund betrifft, hat sich folgende Situation etabliert: Der Dozent führt den Unterricht straff, kontrolliert jeweilig, ob „man in der Zeit ist", gibt unmissverständliche Orientierung, was den jeweiligen Leistungsstand des einzelnen betrifft, und ist insgesamt zufrieden mit einer zwar nicht herausragend leistungsstarken Gruppe, aber doch einer, die mitmacht, sich nicht sperrt, so dass sie gut vorankommen. Am Anfang habe es einige Diskussion gegeben, aber dies sei jetzt vorbei, man verstehe sich gut.

Abb. 2: Führungsstilvarianten (modifiziert nach Tannebaum, in Schönhammer, 1985)

	Benennung	**Charakterisierung**	
Autoritärer Führungsstil	autoritär	Lehrender entscheidet, notfalls Zwang	Willensbildung beim Lehrenden 100%
⇕	patriarchalisch	Lehrender entscheidet, setzt mit Manipulation durch	⇕
	informierend	Lehrender entscheidet, setzt mit Überzeugung durch	
	beratend	Lehrender informiert, Meinungsäußerung der Betroffenen	
	kooperativ	Lerngruppe entwickelt Vorschläge Lehrender wählt aus	
	partizipativ	Lerngruppe entscheidet im vereinbarten Rahmen autonom	
Demokratischer Führungsstil	demokratisch	Lerngruppe entscheidet autonom, Lehrender als Integrator, Koordinator	Willensbildung bei der Lerngruppe 100%

Die Gruppe selbst äußert durch ihre Kurssprecher gegenüber der Kursleitung zunächst, dass man große Schwierigkeiten mit dem Unterricht habe: Man fühle sich nicht als erwachsene Menschen behandelt. Gespräche hätten stattgefunden, diese hätten jedoch zu nichts geführt. Mittlerweile habe man aufgegeben, offenbar sei am Stil des Dozenten nichts zu machen. Und da man fachlich etwas lernen wolle, habe man sich nun mit dem Zustand arrangiert. Gespräche der Kursleitung mit dem Dozenten werden von diesem abschließend kommentiert mit dem Satz: „Wir haben uns mittlerweile zusammengerauft – das geht schon!"

Solche oder ähnliche Beispiele sind vielen Dozenten bekannt. Mitunter ist man selbst die angesprochene Person, über die andere einen ganz anderen Eindruck vermitteln, als man ihn selbst hat. Man wundert sich – denn schließlich weiß man doch ganz genau, was man tut und warum! Man wüsste nicht, warum und mit welchem Ziel man etwas ändern sollte. Und die Erfahrungen vorheriger Kurse zeigen in der Regel sowieso, dass Anfangsschwierigkeiten dazu gehören und dass sie sich legen.

Von außen dagegen ist unschwer zu erkennen, dass die Analyse des eigenen Verhaltens selbstreferentiell ist: Da man weiß, dass man das Richtige tut, kann dieses keinen Schaden anrichten, der Nutzen kann sich allenfalls verspätet einstellen. M.a.W.: Der schmale Streifen, den man in der Interaktion als Gangbaren identifiziert hat, wird so lange begangen, bis andere sich hinzugesellen müssen, wollen sie nicht „abgehängt" werden. Offenkundig handelt es sich hier um einen Führungsstil, der nach den Führungsstilvarianten (siehe Abb. 2) zwischen autoritär und informierend angesiedelt werden kann. Das heißt, die beschriebene Haltung behindert systematisch die Selbststeuerungsfähigkeit des Einzelnen und der Gruppe, wobei im oben skizzierten Beispiel interessant ist, dass die Gruppe nicht „still" aufgehört hat, etwas anderes zu wollen, sondern dies als Ergebnis eines gescheiterten Klärungsprozesses unter Prüfung der eigenen Prioritäten begründet. Es läge nahe hier weiterzudenken, wie man der Gruppe helfen könnte oder was sie vermeidet, um ihre Interessen weiterhin ohne reaktive Orientierung wahrzunehmen. Dies wäre vermutlich auch der erste (!) klassische Reflex in der Analyse von Lehr-Lern-Konstellationen. Doch soll diesmal der Lehrende im Mittelpunkt bleiben:

Was bewegt ihn zum Festhalten an seinem Stil?

Wie gelingt es ihm, die ihm vertrauten wiederkehrenden Konfliktsituationen mit Gruppen so zu verarbeiten, dass er sie als deren typische Anfangsschwierigkeiten definieren kann?

Was könnte er tun, um eine produktive Reflexion seines Handelns einzuleiten?

Die Fragen machen sehr schnell deutlich, dass sie eine Tiefendimension besitzen, die von außen kaum beantwortet werden kann. Natürlich ließen sich Vermutungen äußern wie: autoritäre/patriarchale Grundhaltung als Ausdruck unklarer Identitätsgrenzen – Beschränkung von anderen mit dem Ziel, eigene Grenzverletzungen zu verhindern – Abwehr- und Schutzmechanismen der Fixierung, der Verleugnung der Wirklichkeit oder der Verkehrung ins Gegenteil usf. (siehe Abb. 8).

Tab. 5: Defensive Reaktionsweisen auf Frustration, Überforderung, Unsicherheit ... (modifiziert nach Hoefert, H.-W., 1985 sowie Dörner/Plog, 1985)

Kompensation: Versuch, eine erlebte oder tatsächliche Unzulänglichkeit auf einem anderen Gebiet wettzumachen.
Zum Beispiel: Ein Lehrender, der im Unterricht wenig beliebt ist, konzentriert sich intensiv auf die Arbeit in Gremien.
Konversion (Flucht in die Krankheit): Psychosomatische Reaktion auf Frustration, Stress, ...
Zum Beispiel: Eine Lehrende reagiert auf Kritik über ihren Unterrichtsstil mit Krankheitssymptomen.
Verschiebung: Umlenkung aufgestauter Emotionen auf unbeteiligte Personen.
Zum Beispiel: Ein Lehrender macht die Untätigkeit der Behörde verantwortlich für die Konflikte, die sich für ihn im Ausbildungsverlauf mit den Lehrgängen ergeben.
Flucht in die Phantasie: Tagträume usf.
Zum Beispiel: Eine Lehrende stellt sich vor, wie sie von ihrer Lerngruppe zum Ende der Ausbildung mit Blumen überhäuft wird, weil man sich doch so in ihr geirrt habe.
Trotz, Ablehnung (Neinsagen): Aktiver oder passiver Widerstand, der unbewusst abläuft.
Zum Beispiel: Ein Lehrender beantwortet die Wünsche der Lernenden nach einer vielseitigeren Unterrichtsgestaltung damit, dass er bei allen entsprechenden Äußerungen auf die vorhandenen unterschiedlichen Meinungen in der Gruppe abhebt.
Projektion: Sich vor eigenen unliebsamen Gefühlen schützen, indem diese einer anderen Person zugeschrieben werden.
Zum Beispiel: Eine Lehrende interpretiert die Haltung eines Studierenden, der immer alles ganz genau wissen will, als unbewältigte Aggression ihr gegenüber.
Rationalisierung: Inkonsequente oder unerwünschte Verhaltensweisen, Überzeugungen und Motive werden ‚bemäntelt', indem akzeptable Erklärungen vorgeschoben werden.
Zum Beispiel: Ein Lehrender, der darum gebeten wird, die geschriebenen Klausuren nachvollziehbar zu bewerten, verweist darauf, dass es andere doch auch nicht anders machen.
Reaktionsbildung: Wünsche, die nicht angenommen werden, werden zugunsten der entgegengesetzten Einstellung/Verhaltensweise verdrängt.
Zum Beispiel: Ein Lehrender, der sich mehr Anerkennung für seine fachlichen Leistungen wünscht, vertritt gegenüber den Lernenden die Auffassung, dass es zwingend für Dienstleistungsberufe sei, sich zurücknehmen, sich nicht so wichtig nehmen zu können.
Regression: Rückfall in frühere, weniger ‚reife' Verhaltensweisen.
Zum Beispiel: Eine Lehrende, die von einer Lerngruppe nicht akzeptiert wird, zieht sich zurück, indem sie möglichst schematisch und sich bei Autoritäten rückversichernd nach Plan vorgeht.
Verdrängung: Antriebe, Wissen, Erfahrungen und Gefühle werden vollständig aus dem Bewusstsein ausgeschlossen, um Angst- oder Schuldgefühle zu vermeiden.
Zum Beispiel: Ein Lehrender vergisst, dass es Auseinandersetzungen mit der Gruppe gegeben hat und beschreibt die Atmosphäre als von Anfang an gut.

Fixierung: Beibehalten einer bestimmten Reaktion, obwohl sich wiederholt gezeigt hat, dass diese zu keiner Lösung (der Probleme) führt.

Zum Beispiel: Ein Lehrender hält über Jahre daran fest, kein Lehrbuch empfehlen zu wollen, obwohl dies immer wieder als Defizit von den Auszubildenden eingefordert wird.

Resignation (Apathie, Desinteresse): Abbruch des psychologischen Kontakts zur Umwelt (der emotionalen/persönlichen Beteiligung).

Zum Beispiel: Eine Lehrende, der nie Lob bzw. Anerkennung für ihre Arbeit erfährt, erledigt ihre Arbeit nach Schema und ohne innere Anteilnahme.

Flucht: Rückzug aus dem Bereich, in dem man Erniedrigung, Frustration, Konflikt usw. erfahren musste.

Zum Beispiel: Ein Lehrender, der bei seinen Versuchen mit anderen Kollegen zusammen zu arbeiten, abgewiesen worden ist, kapselt sich ab oder fehlt häufig.

Aggression: Eine Person rächt sich für eine empfundene oder erlittene Niederlage, indem sie andere unterdrückt (auch Verschiebung) oder Sachwerte beschädigt.

Zum Beispiel: Eine Lehrende lässt es eine Lerngruppe durch strenge Bewertung büßen, dass sie ihr einen anderen Lehrenden als Kursleiter vorgezogen hat.

Verleugnung der Wirklichkeit: Für bestimmte Vorkommnisse einen „blinden Fleck“ entwickeln, die Augen verschließen, um das eigene Selbstwertgefühl zu schützen.

Zum Beispiel: Ein Lehrender, der ständig mit anderen Lehrenden in Konflikte gerät, führt dies darauf zurück, dass er offenbar bei den Studierenden zu beliebt sei.

Selbstbeschuldigung: Wendung der Aggression nach Innen (vorbeugende Bezichtigung...)

Zum Beispiel: Eine Lehrende spricht von ihrem Fachgebiet als eines, das sowieso nicht so wichtig und daher in der Regel nicht interessant sei für die Auszubildenden.

Überkonformität (Ja-Sager): Dadurch, dass eine Person alle Ansprüche überkorrekt erfüllt, sichert sie sich vor Vorwürfen und hat im Falle des Versagens eine Rechtfertigung vor sich und anderen.

Zum Beispiel: Ein Lehrender hält sich streng an den Rahmenplan und holt sich bei allen Extra-Anliegen der Lernenden schriftlich erst das „Ja“ der Leitung zu diesem Vorhaben ein.

Verkehrung ins Gegenteil: Abwehr unliebsamer Gefühle.

Zum Beispiel: Ein Lehrender ist gerade zu den Lernenden am freundlichsten und zugewandtesten, die er am wenigstens mag.

Offenkundig wird jedoch schnell auch, dass die damit eröffneten diagnostischen Schubladen – zumindest sofern sie von außen „leichthändig“ gezogen werden – nicht wirklich Bewegung zeitigen, sondern vermutlich eher einen Konflikt z.B. zwischen den Kollegen produzieren, der das eigene Problem potentiell vernebelt, auf einen Nebenschauplatz verlagert.

Eine solche Perspektive ist wohl auch wenig dazu geeignet, an den eigenen Begrenzungen und Fehlern Lust zu entwickeln, da sie potentiell auf einer Ebene interagiert, die in professionellen Beziehungen dieses Niveaus als Grenzüberschreitung und damit meist als kontraproduktiv erlebt werden.

Was dann? Wesentliche Bedingung für Veränderung ist bekanntlich, wählen zu können, was man will. Nur dann wird der Druck, den Veränderung bewirkt, auch als etwas Produktives – wenn auch nicht zu jedem Zeitpunkt – empfunden werden können. Dies ist auch ein wesentliches ethisches Kriterium in der Qualifizierung im Segment personaler Kompetenz.

Im o.a. Beispiel werden dem Dozenten bereits regelmäßig Lernanlässe angeboten – spätestens jeweils in der Anfangsphase neuer Lehrgänge –, die nicht genutzt werden. Indem sie nicht wahrgenommen werden, wird eine wesentliche Aufgabenfunktion der Lehrenden nicht erfüllt: das eigene Leitungsverhalten zu reflektieren und dahingehend zu prüfen, ob es für den Lernerfolg hilfreich ist.

Jenseits der Frage der intrapsychischen Verwicklung mit Rollenfixierung fehlt es vermutlich zudem an anderen methodisch-didaktischen Erkenntnissen und „Handwerkszeugen", die mehr Möglichkeiten des Lehrens und Lernens eröffnen würden.

Es ginge also um beides: Zunächst die kreisförmige Wiederholung typischer Phänomene der eigenen Lehrpraxis als Lernanlässe zu definieren und sie sodann mit Lernen – entweder auf der Basis der Auseinandersetzung mit der eigenen Psychodynamik und/oder mit einer Erweiterung des Methodenrepertoires – zu beantworten.

Noch Fragen?

Formulieren Sie diese an sich selbst! Nehmen Sie klassische Konstellationen zur Hand, in die Sie immer wieder mit anderen geraten und analysieren Sie die damit verbundenen möglichen Lernanlässe. Die verschiedenen Ebenen psychodynamischer Verstrickung, kultureller Differenz, des eigenen Leitungsstils sowie des möglichen „Blinden Flecks" mit seinen korrespondierenden Schutzmechanismen können hierzu die Strukturfolie abgeben.

Intervenieren

Anderen Struktur, Grenzen und Ziele durch Intervenieren aufzeigen, bedeutet für Lehrende zu lernen, inwieweit sie „Gefangene" ihrer Routinen sind oder ob sie perspektivisch in ihren Strategien wandern und wählen können.

Was bedeutet Intervenieren?
Intervenieren findet dort statt, wo im Hinblick auf ein bestimmtes Ziel Impulse gegeben werden sollen, die die Zielerreichung befördern.

In einer Ausdifferenzierung lässt sich Intervenieren im Ausbildungsgeschehen in Form der von Antons (1974) aufgezeigten Verhaltensweisen aufzeigen, die auf der Inhalts- und der Beziehungsebene hilfreich sind für die Entwicklung von Zusammenarbeit (Tab. 6). Wirken diese auf den ersten Blick wie weitere „tugendhafte Kriterien" für den „idealen Dozenten", so unterstreicht Antons zurecht, dass es sich bei den beschriebenen Rollenfunktionen zugleich um Führungsfunktionen handelt. Damit wird deutlich, dass Konflikt, Konfrontation, Existenz differierender Standpunkte und unauflösbarer widersprüchlicher Erwartungskonstellationen nicht harmonisierend ausgeschlossen sind, sondern dass diese Bedingung und Bestandteil gelingender Kooperation sind.

Tab. 6: Zusammenarbeit – Rollenfunktionen in der Gruppe (modifiziert nach Brochers (1967), in Antons, 1974, S. 226f.)

Aufgabenrollen
1. *Initiative und Aktivität*: Lösungen vorschlagen, neue Ideen vorbingen, neue Definitionen eines gegebenen Problems versuchen, ..., Neu-Organisation des Materials.
2. *Informationssuche*: Frage nach genauerer Klärung von Vorschlägen, Forderung nach ergänzenden Informationen oder Tatsachen.
3. *Meinungserkundung*: Versuche, bestimmte Äußerung von Studierenden zu bekommen, die sich auf die Abklärung von Werten, Vorschlägen und Ideen beziehen.
4. *Informationen geben*: Angebot von Tatsachen oder Generalisierungen. ...
5. *Meinung geben*: Äußern eine Meinung oder Überzeugung, einen oder mehrere Vorschläge betreffend, ...
6. *Ausarbeiten*: Abklären, Beispiele geben ...; Versuch, sich vorzustellen, wie ein Vorschlag sich auswirkt, ...
7. *Koordinieren*: Aufzeigen der Beziehungen zwischen verschiedenen Ideen und Vorschlägen unter dem Gesichtspunkt einer möglichen Vereinigung.
8. *Zusammenfassen*: Zusammenziehen verwandter Ideen oder Vorschläge; Nachformulierung von bereits diskutierten Vorschlägen zur Klärung.
Erhaltungs- und Aufbaurollen
9. *Ermutigung*: Freundlichsein, Wärme, Antwortbereitschaft; andere und deren Ideen loben; Annahme anderer Beiträge.
10. *Grenzen wahren*: Versuch, anderen zu ermöglichen sich einzubringen; Regeln über Sprechzeit für alle.
11. *Regeln bilden*: Formulierung von Kriterien über Inhalt, Verfahrensweisen und Entscheidungsbewertungen; Achten auf Einhaltung derselben.
12. *Folge leisten*: Gruppenentscheidungen folgen, Ideen anderer annehmen und anhören, als Auditorium während der Gruppendiskussion dienen.
13. *Ausdruck der Gruppengefühle*: Zusammenfassung des Klimas, Beschreibung der Reaktionen gegenüber bestimmten Ideen oder Lösungen.
14. *Auswerten*: Überprüfen von Ziel und Lösung und der dazugehörigen Entscheidungen.
15. *Diagnostizieren*: Bestimmen von Schwierigkeitsquellen, Analysieren der Haupthindernisschritte.
16. *Übereinstimmung prüfen*: Fakultative Prüfung, ob sich die Arbeitsgruppe einer Entscheidungsfindung nähert (Versuchsballons).
17. *Vermitteln*: Harmonisieren, Kompromisslösungen vorschlagen.
18. *Spannung mindern*: Beruhigen, eine gespannte Situation in einer größeren Zusammenhang stellen.
Die Rollen sind keineswegs fest auf ein und dieselbe Person festgelegt; sie vermögen situativ zu wechseln. Aber: Alle o.a. Rollenfunktionen sind zugleich Führungsfunktionen.
Insgesamt hängt die Güte der Zusammenarbeit vom Vorhandensein und der Bewusstheit über die erforderlichen Rollenfunktionen ab.

Die Aufgabe von Lehrenden ist es zu überprüfen, inwieweit ihnen die beschriebenen Verhaltensoptionen zur Verfügung stehen, wo und wie sie erworben werden können und – nicht zuletzt von noch größerer Bedeutung – wer in einer Ausbildungsgruppe in der Lage ist, beschriebene Rollenfunktionen wahrzunehmen, insbesondere solche, über die der Lehrende selbst (!) nicht verfügt.

Was bewirkt Intervenieren?
Natürlich hängt die Möglichkeit produktiver Wirkung eines so definierten Intervenierens jeweilig auch von den je vorhandenen kulturellen Hintergründen ab. Schnell wird dann sichtbar, dass auch hier bei allen Verhaltensweisen kulturelle Zusammenstöße passieren können, die kontraproduktiv für das Lernen sind.

So ist z.B. folgende Situation vorstellbar: In einer Gruppe wird besprochen, wie man bei einer bestimmten Arbeitsaufgabe vorgehen will. Im Gesamtkurs hat sich eine Kleingruppenbildung etabliert. Eine dieser Kleingruppen zeichnet sich durch kulturelle Homogenität aus. Sie ist darüber hinaus dadurch gekennzeichnet, dass es sehr stark ihr Ziel ist, dass alle möglichst gleichermaßen zu Erfolgen kommen. Von außen sieht es so aus, dass dafür die „Besseren“ zurückstecken und ihre eigenen Beiträge zu den Gruppenergebnissen wenig offensiv zeigen. Die Gruppe bemüht sich, zu möglichst individuell gleichen Bewertungen durch den Dozenten zu kommen, obwohl deutlich wird, wer in der Gruppe die meiste Fachkenntnis und auch Autorität besitzt.

Die anderen Gruppen sind weniger homogen, die Mitglieder sind nicht fest, sondern orientieren sich je nach Lust und Laune.

Der Lehrende beschließt, dass es für das Gesamtklima der Gruppe besser ist, wenn die Arbeitsgruppen sich künftig stärker mischen. Er bittet die Teilnehmer aus der festen Arbeitsgruppe, sich zu trennen, so dass möglichst je zwei Teilnehmer in eine andere Gruppe gehen. Nicht unerwartet meldet sich keiner, der zum Wechseln bereit ist. Der Dozent beschließt daher, das Klima in der Gruppe zu thematisieren und fordert die Einzelnen auf, sich zur Zusammenarbeit insgesamt zu äußern. Erwartungsgemäß gibt es sehr unterschiedliche Auffassungen. Jedoch äußern einige dezidiert, dass es sie stört, dass die eine Gruppe sich stark „abschottet“. Der Lehrende beschließt im Hinblick auf die spätere Beruflichkeit zu unterstreichen, dass es auch für ihn unverzichtbar sei, dass man lernt, mit verschiedenen Menschen im Wechsel arbeiten zu können. Schließlich sei dies ein Charakteristikum des Berufsfeldes überhaupt. Der Meinungsaustausch bleibt im Raum stehen mit der Bitte, sich in Zukunft hierzu zu verhalten. In den folgenden Wochen ändert sich nichts, lediglich das Klima scheint schlechter geworden zu sein.

Wer trägt und worin besteht die Verantwortung bei zielorientierten Interventionen?

Natürlich liegt die Verantwortung zunächst und vor allem beim Lehrenden, jedoch nicht in der Form, dass er eine einzige Option vorgibt, sondern indem er Ziele aufzeigt, jedoch die Ausformulierung und die Wege dorthin zum Aushandeln anbietet bzw. zur Disposition stellt. Schließlich liegt hier auch die Verantwortung bei den Studierenden. Ohne das Gewahrwerden dieser Zuständigkeit bleibt die Integration derartiger handlungsleitender Prinzipien beruflichen Handelns papieren.

Das Beispiel könnte so das Folgende aufzeigen: Die verschiedenen Rollenfunktionen sind noch nicht in der Gruppe so durchgängig realisiert, dass sie auch faktisch wahrgenommen werden können. Sonst wäre vermutlich jemand z.B. in der Lage gewesen, zu vermitteln, Grenzen zu wahren, Spannungen zu mindern. Stattdessen wird eine übergeordnete berufliche Norm gegen eine funktionierende Arbeitsteilung gesetzt mit dem Tenor, „dass es sich hierbei nicht um die ‚richtige' Form von Zusammenarbeit handele". Die Ist-Kultur der homogenen Gruppe wird verworfen und einer Mehrheits-Kultur gegenübergestellt.

Was könnten der Lehrende und die Lernenden lernen? Sie könnten den Reflex bemerken durch Intervention einen Wert zu befördern, ohne zu prüfen, ob dieser zum gegenwärtigen Stand hilfreich ist bzw. ob es nicht erweiterte Varianten einer Kooperation statt einer erneuten „Vereinzelung der Einzelnen in einer neuen Gruppe" gibt. Schließlich wäre ja auch eine Option, die Zusammenarbeit unter den Gruppen zu fördern und anderes Ähnliche mehr. Der Reflex zur Durchsetzung einer abstrakten Norm – hier: Kooperation heißt individuell (!) jeder mit jedem – kann zum Lernanlass werden, die Eingleisigkeit eigener Interventionsstrategien zu überprüfen. Tut man in spezifischen Konstellationen stets das Gleiche – oder prüft man ein Bündel möglicher Optionen auf der Basis eines systematischen Perspektivwechsels? Vermutlich könnte hier auch eine Übertragung auf Konstellationen in der Pflege zum Beispiel alter Menschen helfen. Was sollte es für einen Sinn machen, funktionierende Gruppen von Bewohnern damit zu konfrontieren, sie zu beunruhigen und potentiell zu kränken, dass sie wegen eines „übergeordneten Interesses der Institution oder sozialer Beziehungen" an sich, sich öffnen müssen gegenüber anderen?

Jenseits des Beispiels heißt dies als Rollenfunktion: Als Lehrender zu lernen und zu reflektieren, wie schnell – aus fachlicher „Notwendigkeit" – eine Einmischung in soziale Beziehungen legitimiert wird, die im Widerspruch zum Anspruch auf Gegenseitigkeit und Achtung der Autonomie steht. Es ließe sich auch lernen, dass damit genau das Modell abgegeben wird, dass man evtl. selbst als fachlich unangemessenes, übergriffiges Handeln von Angehörigen der Berufe in der Pflege beklagt.

Intervenieren lernen heißt, sich dezidiert über die Folgen und die anderen Optionen bewusst zu werden, bevor man etwas tut. Oder wenn man es bereits getan hat, die unerwünschten Neben-/Wirkungen als Herausforderung zu nehmen, das, was man getan hat, zur Disposition zu stellen – auch öffentlich! Das Lernen aus Fehlern am praktischen – wie exemplarischen Beispiel – ist eine glänzende Folie für das Ziel „Lernen zu lernen".

Was, wenn es schief geht?

Dann ist es ebenso gut wie ein Erfolg. Es ist nicht zu ändern. Auch hier gilt: Die Behauptung, dass alles gelingen muss, weil kann, ist ein schlechtes Rollenmodell. Sie erzeugt Druck ohne Realitätsgehalt. Lehrende können darüber erkennen, dass sie sich selbst so mit dem Rücken an die Wand drängen, sich einengen in ihren Spielräumen, am eigenen Misslingen aktiv mitgestalten. Fehler zu machen ist dagegen das Beste, was man tun kann, insofern sie als Lernanlässe genutzt werden.

Noch Fragen? Am besten an sich selbst!

Interessant wäre ein Blick auf die eigenen routinierten Inventionsmuster, auch auf diejenigen, die immer wieder scheitern, obwohl man sie für weiterhin richtig hält. Welche anderen Varianten wären denkbar? Wie würde man sich selbst von außen im „Licht der Öffentlichkeit" betrachten? Wie wäre es mit der Probe, vorübergehend nur ungewohnte Interventionen, Neues zu probieren? Was würde passieren, wenn man sich einmal – produktiv – das erlaubte, was man sich sonst „verkneift"? ...

Moderieren

Mit dem Moderieren beginnt eine weitere sukzessive Rollenverschiebung zwischen Lehrenden und Lernenden. Der Lehrende übt nunmehr eine Funktion des Pointierens, der Zuspitzung von Fragestellungen, des Aufzeigens nicht bearbeiteter Dimensionen aus. Er hält die Balance zwischen Fremd- und Selbststeuerung des Lernprozesses. Er tritt in den Hintergrund.

Was heißt Moderieren?
Moderieren bedeutet, Äußerungen zusammenzufassen, gegensätzliche und gemeinsame Standpunkte herauszuarbeiten, Strukturen zu verdeutlichen, den roten Faden der bearbeiteten oder diskutierten Fragestellung im Blick zu behalten. Die Hauptakteure sind nun die Lernenden. Mit dem Moderieren beginnt eine Arbeitsweise, die sich Zug und Zug von der Steuerung löst und den Einstieg in die Verselbständigung auslöst bzw. initiiert.

Wer soll moderieren?
Zwei Varianten sind hier denkbar. Die klassische Variante ist die Moderation durch den Lehrenden selbst. Wenn Lerngruppen zunehmend aufgefordert sind, ihre Ergebnisse selbst zu präsentieren und zu moderieren, gelingt es in der Regel nicht von vornherein, beide Schritte gleichzeitig zu realisieren: die Veranschaulichung und die Metaebene der Moderation der von anderen gestellten Fragen, Beiträge und Einwände.

Die andere Variante liegt darin, die Moderation für den Lernprozess selbst regelmäßig im Ausbildungsgeschehen an einen Lernenden oder ein Zweier-Team zu übertragen, so dass die Verantwortung für das Zu-Wort-Kommen bzw. für das Lerngespräch vom Lehrenden auf die Lernenden übergeht. Die Schwierigkeit liegt darin, diesen Sprung in eine neue Konstellation auszuhalten und einen langen Atem zu entwickeln.

Ein Beispiel: Eine Lerngruppe, die aus lauter Einzelpersönlichkeiten besteht, in der es partielle Bündnisse gibt, jedoch die Interaktion sehr Lehrenden-zentriert ist oder sich jeweils auf wenige Ansprechpartner beschränkt, zeichnet sich zunehmend dadurch aus, dass man sich untereinander kaum mehr systematisch zuhört. Auch der Versuch des Lehrenden durch das Übertragen von Moderationsaufgaben mehr Gewahrsein und Verantwortlichkeit für die anderen Teilnehmer zu initiieren, entwickelt sich wenig produktiv, da sich das Moderieren seitens der Lernenden darin erschöpft, dass man eine „Rednerliste“ führt. Ebenso misslingt der Ansatz, durch verstärkte Gruppenarbeit eine konstruktivere Interaktion herbeizuführen und so die Kleingruppen moderierend über ihre Ergebnisse ins Gespräch zu bringen. Die hier praktizierte Arbeitsweise ähnelt dem Prinzip der Delegation bzw. Arbeitsteilung. So ist es keine Ausnahme, dass Mitglieder einer Arbeitsgruppe zu unterschiedlichen Zeitpunkten fertig werden und den Raum verlassen, da ihr Part erledigt ist. Entsprechend werden die Ergebnisse als „unverbundene Einzelergebnisse“ präsentiert. Der Dozent vermerkt jeweils öffentlich in den Präsentationen die Verluste aufgrund der nicht erfolgten Kommunikation und damit ungenügenden Abstimmung. Eine eigens angesetzte Dozentenkonferenz wegen „Problemen mit der Ausbildungsgruppe“ zeigt auf, dass es sich um kein individuelles Problem eines einzelnen Lehrenden handelt, sondern alle Kollegen entsprechende Erfahrungen schildern. Man ist einerseits ratlos, andererseits jedoch überzeugt, nichts besseres tun zu können, und beschließt, die Kleingruppenarbeit weiter zu intensivieren. Allen Dozenten geht es nun insgesamt „besser“, da sie eine Einigkeit über die Diagnose „problematische Gruppe“ herstellen konnten, was als für das eigene Tun entlastend empfunden wird.

Was folgt: Das Verhalten der Lernenden ändert sich nicht, in der Mischung der Reaktionen aus Abgrenzung und Übernahme auf Aufgaben stellt sich ein Stück Routine ein.

Die Dozenten steigen aus der Steuerungs- und der Moderationsfunktion aus, da sie „mit ihrem Latein“ am Ende sind. Auf dem geheimen Lehrplan steht, „den Frust kumulieren lassen, bis ein reinigender Konflikt entsteht und damit eine neue Arbeitsweise.“ Ein Ziel, das geheim bleibt und in der Verordnung einer Arbeitsform mündet, die die Gruppe offenkundig nicht will oder nicht beherrscht. Das Phänomen, dass die Einzelnen ganz offenkundig gut in der Lage und motiviert sind, sich selbst zu steuern und zu entwickeln, aber keine Ressourcen in der Selbst-Steuerung der Gruppe im

Blick auf das angestrebte Qualifikationsziel erkennen können oder wollen, wird nicht thematisiert. Damit bleibt offen, wo die getroffene „Diagnose" zutrifft und wo ggf. nicht, und was daraus an exemplarischen Schlussfolgerungen für künftige Formen der Zusammenarbeit gezogen werden können. So kann nicht sichtbar werden, wie ein Prozess, der sich als so stabil etabliert zeigt, moderiert werden kann.

Die Lehre aus dieser Erfahrung ginge verloren, da ein fixes Ziel die Perspektiven verstellt.

Was könnte z.B. aus dieser kurzen Skizze gelernt werden? Beim Blick auf die Situation wird sichtbar, dass unter dem Mantel der verordneten (!) Eigensteuerung die Gruppe zunehmend sich selbst überlassen wird. Die Lehrenden könnten reflektieren, inwieweit jeder Lehrende die Lernenden bekommt, die er verdient. Indem sie sich selbst hilflos, abgrenzend und subtil sanktionierend verhalten, zeigen sie ihre eigenen Grenzen beim anderen auf. Statt sich zuständig für eine Moderation der Schwierigkeiten zu machen – im Ergebnis hätte das auch schlicht bedeutet herauszufinden und/oder anzubieten, was es an Fähigkeiten und Fertigkeiten braucht, um eine Kooperation zu realisieren –, werden die Lernenden sich selbst überlassen.

Dabei gilt gerade für gescheiterte Kooperationen nicht der Satz: Das lässt sich nicht lösen! Sondern: Wir haben – momentan noch – nicht die Mittel dazu!

Für den Lehrenden heißt das, sich in der Reaktion der Studierenden – auch! – spiegelbildlich abgebildet zu sehen. Dies ist eine große Chance für das Gewahrwerden der eigenen Möglichkeiten und Grenzen. Man könnte sich so anschauen und erkennen, dass den Lehrenden ggf. die gleichen Handwerkszeuge fehlen wie den Lernenden: sei es Beziehungen als Arbeitsbeziehung definieren und nutzbar machen zu können oder, dass sie schlicht über zu wenige Techniken verfügen, um Einzelergebnisse sichtbar zu machen und in einen Kontext zu stellen, wie z.B. durch Meta-Plan und andere Visualisierungsformen usf.

Fazit: Im Beispiel könnte der Lehrende erkennen, dass er die Steuerung, die Fäden auf eine Weise in der Hand behält, die, obwohl er scheinbar die Verantwortung nun der Gruppe überlässt, diese daran hindert, diese zu übernehmen, da kontinuierlich Frustrationserlebnisse angehäuft werden. Zugespitzt formuliert handelt es sich bei dieser Verhaltensweise bisweilen auch um eine sehr wirkungsvolle Variante von Lehrenden, sich selbst und anderen ihre letztendliche Unverzichtbarkeit zu illustrieren.

Welche Rollenveränderungen und -verluste bringt Moderieren als generelle Zielstellung mit sich?

Zunehmend in die Rolle des Moderierens zu gehen heißt, zunehmend verzichtbarer zu werden: Lehren mit Worten und Taten „auf Abruf" zu gestalten. Das eigene Tempo ist nicht mehr das maßgebliche, man steht nicht mehr im Mittelpunkt des Geschehens. Es läuft evtl. auch besser „ohne" den Lehrenden als mit ihm. Der automatische Imagezuwachs bzw. ein höherer Status als Lehrender gegenüber dem Lernenden wird sukzessive aufgekündigt. Dies ist eine potentiell narzisstische Kränkung, indem man selbst aufgefordert ist, nun einer unter vielen zu werden.

Legt diese Schilderung einerseits eine Chronologie des Lernprozesses vom Leiten – Intervenieren zum Moderieren nahe, so ist dies keineswegs als statische Aufgabe zu praktizieren, da – siehe oben – zunehmende Eigenmoderation zwar wie alles andere auch gelernt werden muss. Jedoch werden einige Lernende entsprechende Fähigkeiten bereits mitbringen, andere Fertigkeiten von Beginn an dafür besitzen. In der Perspektive eines „Erst das eine, dann das andere" ginge die Glaubwürdigkeit des Qualifizierungsansatzes verloren, getreu dem alten Spruch: Müssen wir heute wieder machen, was wir (nun) selbst wollen?

Das Moderieren ist eine anstrengende Funktion. Es macht nicht weniger, sondern mehr Arbeit. Zentrale Lernaufgabe für den Lehrenden bleibt: dass es sich lohnt, sich in den Hintergrund zu bewegen und sich als Lerndienstleister zu betätigen. Auch wenn die eigene berufliche Identität dadurch scheinbar ins Schwanken gerät, weil man nicht mehr das Profil alleinig in der Hand hat.

Noch Fragen?

Vielleicht versuchen Sie bereits herauszufinden, für welche Lernsituationen sich Moderieren eignet, da ja bis zum Ende einer Ausbildung auch ein Wissensinput garantiert werden muss, der dem Diktat der zur Verfügung stehenden Zeit unterliegt. Vielleicht gehen Sie schnell davon aus, dass diese Lehr- und Lernform sich am besten für die so genannten weichen Qualifikationen eignet. Aber evtl. trifft dies gerade genau nicht zu? Kann wirklich reflexive Empathie so viel besser eigenmoderiert gelernt werden als die pflegerischen Grundlagen des Diabetes Mellitus?

Nicht alle Themen eignen sich im Sinne höherer Produktivität für offene Lernformen. Ein kurzer Exkurs auf die von Schaeffter (1998) skizzierte Transformations-Modelle macht dies systematisch nachvollzieh- und überprüfbar.

Exkurs: Transformationsmodelle und Didaktik des Lernens

Lernen im Kontext beruflicher Aus- und Weiterbildung mit definierten Abschlüssen und klaren curricularen Grundlagen, folgt zunächst einmal einer linearen Logik: Was nicht gewusst wird, soll gewusst werden. Lernen folgt hier zu einem wesentlichen Anteil einer Logik der Instruktion (Abb. 3).

Abb. 3: Modell I: Lineare Transformation

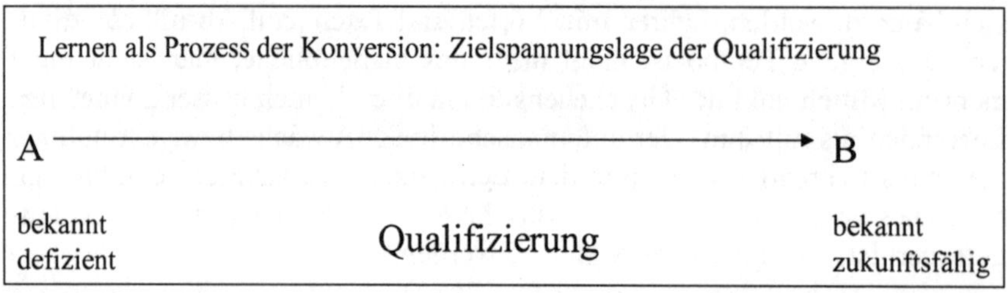

Schwieriger wird es bereits, wenn man im Kontext des gesellschaftlichen Strukturwandels und seinen Konsequenzen für die Beratung, Betreuung und Pflege von Menschen als weiteres Ziel von beruflicher Qualifizierung erreichen will, dass Fachkräfte über die erworbenen und definierbaren Wissensbestände und Methoden hinaus in der Lage sind, sich zu wechselnden Herausforderungen jeweilig neu positionieren zu können, die in ihrer Qualität gegenwärtig noch gar nicht absehbar sind. Wie soll dies gelernt werden?

Abb. 4: Modell III: Zieloffene Transformation

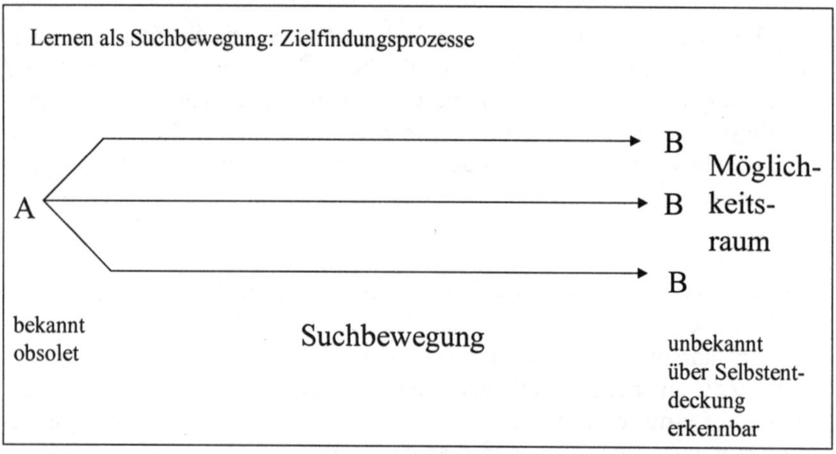

Schaeffter hat die verschiedenen Konstellationen des Lernens unter der Perspektive gesellschaftlicher Transformation in vier Modelle eingeteilt (siehe Abb. 3-6). Interessant für die oben skizzierte Aufgabe der Verstetigung von Kompetenz, nach Lösungen suchen und solche entwickeln zu können, ist hier vor allem das Modell der Zieloffenen Transformation.

Im Ausgangspunkt (A) wird eine nicht mehr „zeitgemäße", zufrieden stellend tragfähige Verfahrensweise bzw. Situation konstatiert. Man weiß, dass man etwas ändern muss. Man weiß jedoch noch nicht, wohin das Ganze führen wird und was man auf dem Weg dorthin braucht. Der „Zustand B" ist „... zwar nicht prinzipiell unerkennbar, aber einer objektivierenden, allgemein gültigen Bestimmung unzugänglich ... Er ist nur im Rahmen eines persönlichen Klärungs- und Entscheidungsprozesses durch Eigenbewegung der Lernenden innerhalb eines subjektabhängigen Möglichkeitsraums bestimmbar.“ (Schaeffter 1998, 15, Abb. 4) Das heißt, „B“ kann von den Lehrenden nicht definiert werden, obwohl das Ziel scheinbar definiert werden könnte. Übertragen auf die Entwicklung einer Kompetenz, sich neuen Anforderungen zu stellen, diese Erfahrung nicht als schicksalhaft, feindlich oder nicht lösbar zu betrachten und damit im Umgang blockiert zu sein, sondern sie mit Suchbewegungen zu beantworten, bedeutet dies, dass Qualifizierung nicht funktionieren kann, wenn sie Schnelllebigkeit des Wissens und der Verfahrensweisen lediglich als Postulat formuliert oder bestenfalls noch feststellt, welche methodischen Handwerkszeuge man dazu braucht. Vielmehr muss diese Form des Lernens erfahren werden können, um sie künftig als Ressource aktivieren zu können.

Lehrende müssen sich also fragen, inwieweit sie in der Lage sind, Suchbewegungen zu ermöglichen, zuzulassen und auszuhalten. Das gilt wiederum erst einmal insbesondere für sie selbst. Nicht selten wird gerade hier jedoch in Lehrsituationen Folgendes praktiziert: Ein zieloffener Prozess wird eröffnet und sobald er sich zu einer unüberschaubaren Situation zu entwickeln droht, dessen Ende und Zeitvolumen nicht einschätzbar ist, wird „der Sack schnell wieder zugebunden“. Was seitens der Studierenden hier allenfalls gelernt wird, ist, dass es vergeudete Energien sind, diese Variante des Lernens aufzunehmen – da sie nicht nur extrem anstrengend sein kann, sondern auch stets Gefahr läuft abgebrochen zu werden.

Wird dann ein abgebrochener Prozess noch nicht einmal methodisch aufgearbeitet, analysiert und darüber letztlich doch verfügbar gemacht, kommt es zu einer „strukturellen Wirkungsumkehr“ (Schaeffter). Das Verfahren erscheint dann ebenso beliebig wie die davon zu erwartenden Lösungen.

Abb. 5: Modell IV: Reflexive Transformation

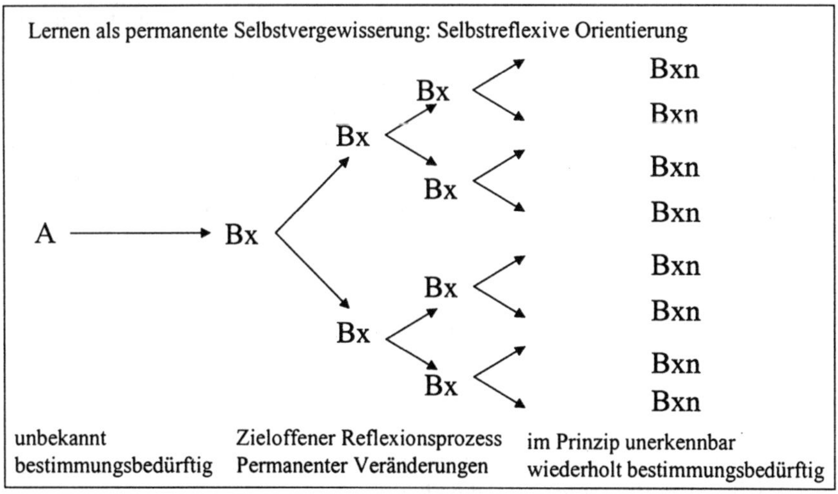

Dozenten, die sich selbst im Prozess zieloffener Transformation bewegen, müssen sich in ihren Handlungsweisen mit einer Optionalität konfrontieren lernen, die in ihrer Qualität Krisencharakter für die eigene Identität besitzen kann.

Ähnliches gilt für das Modell „Lernen als permanente Selbstvergewisserung“. Der Hinweis auf die Dauerhaftigkeit des Prozesses, der ständigen Veränderung der Ausgangslage aufgrund erfolgreicher Selbsterkenntnis zeigt etwas von der Anstrengung, potentiell der „Gnadenlosigkeit“, die mit diesem Anspruch stetiger selbstreflexiver Orientierung verbunden ist (Abb. 5).

Genau dies ist aber eine der zentralen Erwartungen an Lernende in den personenorientierten Dienstleistungsberufen: Dass sie trotz aller Ergebnisse und Anstrengungen sich stets darüber vergewissern, was sie hätten anders, besser, wirksamer machen können und inwieweit sie als Personen förderlich oder hinderlich für den Prozess sind.

Abb. 6: Modell II: Zielbestimmte Transformation

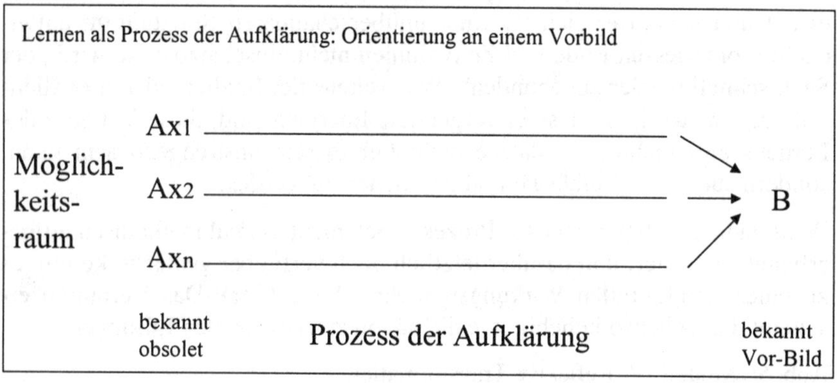

Lehrende, die diese Haltung nicht verkörpern bzw. dies auf eine Art tun, die das Ringen um Antworten verdeckt und nur die „fehlerlose Seite“ zeigt, sind als Modelle für das geforderte Profil wenig tauglich. Sie produzieren potentiell die scheinbar „Allzeit bereiten Fachkräfte, die auf alles und jedes eine Antwort besitzen und sich vor allem leichthändig trauen, in Beziehungen einzumischen. Den Schaden dieser übergriffigen Handlungsweisen haben Pflegende und Betroffene gleichermaßen. Ausgebranntsein und Hoffnungslosigkeit können die Folgen sein.

Sie geben auf keinen Fall ein angemessenes Beispiel für das Modell der „Zielbestimmten Transformation“, der „Orientierung an einem Vorbild“ (Abb. 6) ab.

Verselbständigen

Verselbständigen ist der stetige bzw. beginnende Ausstieg der Lehrenden aus der Position der Autorität, „die sich durch ihre Rolle an sich ergibt“. Es ist der Einstieg in Formen des selbstgesteuerten und selbstbestimmten Lernens in einem fremdorganisierten Qualifizierungskontext.

Was bedeutet das?

Zunächst mag es scheinen, dass die Zielstellung „Verselbständigen“ selbst diskreditierend ist, da sie von einem defizitären Bild des Lernenden ausgeht. Allerdings muss zur Kenntnis genommen werden, dass dies nicht die Person des Lernenden als Person meint, sondern auf die Verselbständigung des Umgangs mit den im Rahmen der Qualifizierung erworbenen Fähigkeiten und Fertigkeiten ausgerichtet ist. Schließlich braucht es spezifische Voraussetzungen, damit es Verselbständigung im Sinne von Selbstorganisation gelingen kann (Tab. 7). Ein erster Blick verweist auf die enorme Bedeutung der Punkte 3 bis 8 im Kontext beruflicher Qualifizierung. Ohne diese Basis wäre die intendierte Verselbständigung wohl eher ein „Sich-selbst-überlassen-werden“.

Tab. 7: Voraussetzungen für die Entwicklung von Selbstorganisationskompetenzen (Greif, 1998, S. 167)

1. Hinreichender Verantwortungs- und Handlungsspielraum bei der Planung, Organisation und Selbstkontrolle der eigenen Arbeit
2. Hinreichende Motivation (z.B. durch interessante Aufgaben) und ein zielgerichteter Wille (insbesondere Handlungsorientierung und Handlungssteuerung)
3. Strategisches Wissen zur Lösung auftretender Probleme, Bewältigung von Fehlersituationen und Komplexitätsmanagement
4. Wissen zur effektiven selbstständigen organisatorischen Planung und Durchführung (z. B. Zeit- und Projektmanagement- oder Selbstmanagementtechniken)
5. Aufgabenbezogenes fachliches Handlungswissen
6. Soziale Kompetenzen
7. Situationsbezogene soziale Kompetenzen
8. Selbstbeobachtung und Selbstreflexion

Tab. 8: Dimensionen: Offenheit im Lernprozess (Deitering, 1998, S. 49)

- *Organisationsform*: Möglichkeit der Lernenden, wann sie für wie lange mit wem was lernen können.
- *Inhalt*: Wieviel ist verpflichtend/freigestellt, wer wählt aus, wer bestimmt, was relevant ist?
- *Kognitiver Bereich*: Wie sehr ist die Vorgehensweise festgelegt? Welche kognitiven Ebenen werden angesprochen? Wie eng bzw. wie fächerübergreifend ist das Thema?
- *Sozio-emotionaler Bereich*: Wie autoritär bzw. demokratisch gehen die Lernenden untereinander und mit dem Lehrenden um? Wieweit trägt der Lehrende zum Abbau von Angst, zur Befähigung zur Teamarbeit, zum Einüben demokratischer Verhaltensweisen, zum sozialen Lernen und zum Akzeptieren individueller Unterschiede bei?
- *Umwelt*: Wieweit ist die Organisation der Lernenden offen für die Umwelt?

Das Gelingen hängt weiterhin von der Offenheit im Lernprozess ab (Tab. 8). Sichtbar wird, dass in beruflichen Qualifizierungen regelhaft nur ein minimiertes Offenheits-Niveau z.B. in der Organisationsform vorliegt. Dennoch ist zu prüfen, welche Spielräume zum Lernen in welchen Segmenten ermöglicht werden können (Tab. 9). Wie groß die gemeinsame Schnittmenge der Grundwerte und Ziele selbstgesteuerten Lernens mit denen, die für das Profil personenorientierter Dienstleister definiert werden, ist, wird aus Tab. 10 (Ziele/Grundwerte) deutlich. Dies verweist auf die Relevanz dieser Lernform für den Erfolg von Qualifizierung für die Berufe in diesem Tätigkeitsfeld.

Tab. 9: Raum zum selbstgesteuerten Lernen – Spielraum zum Lernen (Deitering, 1998, S. 159)

- *Lerntätigkeitsspielraum*: bezeichnet die Möglichkeit zur Ausführung unterschiedlicher Lerntätigkeitsvollzüge im Lernbereich. Seine Vergrößerung kann bewirken, dass eine größere Anzahl von Lernfähigkeiten und -techniken beansprucht und in ihrer Entwicklung gefördert werden.
- *Lernentscheidungs- und -kontrollspielraum*: wird als Möglichkeit definiert, an Lernplanungs- und -prüfprozessen teilzunehmen bzw. diese selbstverantwortlich zu vollziehen.
- *Lernkooperationsspielraum*: bezeichnet die Möglichkeiten zur sozialen Interaktion in Verbindung mit der Bewältigung der Lernaufgabe. Dies betrifft vor allem die Kommunikationsmöglichkeiten in der Lernsituation.

Tab. 10: Selbstgesteuertes Lernen: Grundwerte und Ziele (Deitering, 1998, S. 156)

- Mündiger Mensch
- Selbstbestimmung
- Selbstverantwortung
- Autonomie im Lernen
- Selbstständigkeit im Denken und Handeln
- Förderung der Lernkompetenz
- Vorbereitung auf lebenslanges Lernen
- Kritikfähigkeit und -willigkeit
- Förderung von sozialer Kompetenz
- Kommunikationsfähigkeit
- Konfliktfähigkeit
- Selbstvertrauen
- Freiheit von Status- und dogmatischem Hierarchiedenken
- Selbstbewusstsein
- Problemlösefähigkeit

Die Rolle der Lehrenden wandelt sich vom Dozenten in Richtung Lernberatung (siehe Bönsch in diesem Band). Die Verschiebung des Aufgabenprofils (Tab. 11) zu einer stark individualisierten Beratungsfunktion bietet hier zwar ein strukturelles Hindernis, ist jedoch kein Ausschlusskriterien für diese Lernform, was ihre Einsatzmöglichkeiten in der beruflichen Qualifizierung betrifft. Letztlich muss diese Funktion zunächst einmal sichtbar gemacht und perspektivisch den Studierenden übereignet werden. Dies geschieht, indem von vornherein eine Transparenz darüber hergestellt wird, wo hier die Grenzen des formellen Lernarrangements liegen und was dennoch unverzichtbar organisiert werden muss im Sinne einer künftigen Lernförderung und -entwicklung.

Tab. 11: Aufgaben der Lehrenden (Deitering, 1998, S. 157f.)

• *Diagnostische Aufgabe*: Die Lernkompetenz und den Lernstand des Lerners einschätzen.
• *Prognostische Aufgabe*: Programme für die weitere Entwicklung der Lernenden anbieten.
• *Arrangierende Aufgabe*: Über individuelle Lernkontrakte und -arrangements verhandeln.
• *Kontaktvermittelnde Aufgabe*: Kontakte im Lernfeld herstellen.
• *Beratende Aufgabe*: Lernberater in allen lernrelevanten Fragen sein.

Wer verselbständigt hier wen? Und wer ist noch Dozent?

Ein Beispiel:

Im Rahmen eines Seminars mit Studenten einer Hochschule, in dem es um die ethischen Begründungen und Dilemmasituationen beruflichen Handelns ging, ergab sich schon aus der Thematik, dass ein Vorgehen im Sinne einer „Instruktionslogik" dem Gegenstand gänzlich widersprach. Ein Übriges tat die Gruppengröße von durchschnittlich 50 Teilnehmern. Die Vorgehensweise wurde im Seminar mit den Studenten abgestimmt und ausgehandelt: Eine Mischform, im Sinne eines Wechsels der Termine mit jeweils dem Schwerpunkt Theorie, dann Planspiel usf. wurde vereinbart. Zusätzlich wurde die Methode des Planspiels skizziert. Im Ergebnis wurde lediglich das erste Planspiel von der Lehrenden konzipiert, alle weiteren wurden studentische Angelegenheit, die Dozentin fungierte als Beraterin im Vorfeld für die Planung im Hinblick auf Absicht, Wirkung und Risiken der für das Planspiel konzipierten Dilemmasituationen. Die inhaltliche Platzierung der theoretischen Inputs war zunächst vorgegeben, wurde jedoch einer dynamischen Serie von Planspielen zunehmend thematisch angepasst. Bereits mit dem dritten Termin war die Dozentin nicht mehr im Mittelpunkt des Geschehens, sie wurde nur noch dort angesprochen, wo sie gebraucht wurde – oder meldete sich zur Wort, wo ihr ein Intervenieren im Sinne positionierender Einmischung produktiv erschien. Letzteres hatte nur Wirkung, sofern es die Fragestellung der Lerngruppe nicht durchbrach, sondern mit half weiterzuentwickeln.

Was können Lehrende mit der Initiierung solcher Lernformen, die die Voraussetzung für eine Verselbständigung sind, lernen? Neben vielen anderen Aspekten lernen sie vor allem, was es bedeutet, wenn sie auf einmal an

Wichtigkeit verlieren: Es kommen Zweifel auf, ob das, was man tut, wirklich von einem selbst getan werden muss, ob das, was dabei rauskommt, vertretbar sein wird. Man lernt, wie implizite Zuschreibungen von Autorität mit den entsprechenden Formen der distanzierenden Asymmetrie sich verändern zugunsten klarer Anspruchskonstellationen mit der Erwartung der Gegenseitigkeit. Lehrende erleben, wie Lehren und Lernen faktisch dialogisch passiert und der distanzierende Schutz des Dozieren-Könnens wegfällt. Im Ergebnis lernen sie, dass so gestaltetes Lehren und Lernen in seiner Offenheit und ungewohnten Dynamik eine neue Definition in der Identität als Lehrende von ihnen verlangt.

Vermutlich sind diese offene(re)n Lehrformen so lange ein schwieriger Schritt, wie keine Souveränität in der eigenen beruflichen Identität erlangt werden konnte, so dass Fehler- und Überraschungskompetenz entwickelt werden konnten. Hier ergeht es den Lehrenden nicht anders als den Lernenden. Solange keine Sicherheit erworben wird, über das, was man kann, kann nur schwer ertragen werden, dass man etwas nicht kann. Pointiert formuliert besteht die Aufgabe für Lehrende irgendwann darin, das, was man sich mühsam angeeignet hat, zur Seite zu legen und wieder neu zu lernen. Wobei es sich nicht um etwas anderes handelt, sondern um ein Lehren auf einem anderen Niveau. Dass hierfür zugleich die klassischen Lehrformen zur Verfügung stehen müssen, um sie aktivieren und dort einsetzen zu können, wo sie abgefragt werden, zeigt das o.a. Beispiel. Von daher bedeutet es keineswegs, dass es sich bei Formen selbstgesteuerten Lernens um je verschiedene Kompetenzprofile und Tätigkeitsfelder von Lehrenden handelt. Vielmehr bedingt das eine das andere!

Fazit

Die verschiedenen Ebenen des Leitens – Intervenierens – Moderierens – Verselbständigen sind keine aufsteigende Chronologie des Lehrgeschehens. Sie halten verschiedene Aufgaben und Lernanlässe für die Lehrenden bereit. Die einzelnen Ebenen müssen nach Bedarf abrufbar und einsetzbar sein. Sie sind in ihrer potentiellen Vereinseitigung des eigenen Stils zu reflektieren und auf ihre psychodynamischen Ursachen hin zu überprüfen. Sie bedeuten aber stets als Ziel, sich überflüssig zu machen. Dies hat die Lehre mit allen personenorientierten Dienstleistungsberufen als Perspektive gemein.

Im Idealfall gelungener Ausbildung sagen dann die Menschen: ‚Wir haben vieles gelernt, aber vieles hätte Ihnen und uns auch besser gelingen können. Wir haben viel aus den Fehlern, die Sie und jeder von uns gemacht hat, gelernt. Jetzt wissen wir mehr und würden das Ganze von Beginn an anders mit gestalten wollen. Im jeden Fall ist uns bewusst, dass wir nun über ein gebündeltes Wissen und Methodenrepertoire verfügen, das sich zu einem je originären Berufsprofil bündelt und sich von denen anderer Berufe unterscheidet. In diesem Sinn haben wir die, die uns unterrichtet haben, nun nicht mehr nötig. Wir wissen jedoch zugleich, dass unser Weg auf dem begonnenen Qualifizierungsprozess lebenslänglich währt.'

Und die Lehrenden? Sie sagen nicht: ,Oh je, wieder einer neuer Kurs, wieder das Ganze von vorne', sondern: ,Mal sehen, was ich mit dem neu Gelernten an neuen Fehlern und Überraschungen erleben werde. Und vor allem, was ich von den Lernenden lernen kann über mich und für die Lehre. Das Reservoir, Fehler zu machen, bleibt unerschöpflich.' Denn: Jede Lehr-Lern-Situation ist vertraut und gänzlich neu.

Literatur

Antons, Klaus, Praxis der Gruppendynamik. Göttingen: Verlag für Psychologie Dr. Hogrefe, 1974

Belz, Horst; Siegrist, Marco, Kursbuch Schlüsselqualifikationen. Ein Trainingsprogramm. Freiburg im Breisgau: Lambertus, 1997

Brislin, Richard W.; Yoshida, Tomoko: Improving Intercultural Interactions. London-New Dehli: Sage Publications, 1994

Deitering, Franz G., Humanistische Bildungskonzepte und selbstgesteuertes Lernen. In: Greif, Siegfried; Kurtz, Hans-Jürgen (Hrsg.), Handbuch selbstorganisiertes Lernen. Göttingen: Verlag für Angewandte Psychologie, 1996, S. 45-52

Deitering, Franz G., Selbstgesteuertes Lernen. In: Greif; Kurtz (Hrsg.), S. 155-160.

Dörner, Klaus; Plog, Ursula, Irren ist menschlich. Lehrbuch der Psychiatrie/Psychotherapie. Bonn: Psychiatrie Vlg., 1989

Greif, Siegfried, Teamfähigkeiten und Selbstorganisationskompetenzen. In: Greif; Kurtz (Hrsg.), S. 161-178

Greif, Siegfried; Kurtz, Hans-Jürgen (Hrsg.), Handbuch selbstorganisiertes Lernen. Göttingen: Verlag für Angewandte Psychologie, 1996

Hoefert, H.-W., Der Mensch in der Organisation. Gießen, 1985

Hofstede, Geert (1997), Lokales Denken, globales Handeln. München: dtv-beck, 2001

Hoppe, Michael H., A Comparative Study of Country Elites: International Differences in Work-related Values and Learning and their Implications for Management Training and Development. University of North Carolina at Chapel Hill, 1990

Klafki, Wolfgang, Unterricht. In: Wulf, Christoph (Hrsg.), Vom Menschen. Handbuch Historische Anthropologie. Weinheim-Basel: Beltz, 1997, S. 788-797

Rosenzweig Armour, Monica, Gesellschaftliche Vielfalt und Interkulturelle Kompetenz. Leitlinien für Training und Schulung in Organisationen. Herausgegeben von Büttner, Christian u.a., Hessische Stiftung Friedens- und Konfliktforschung, 2000

Sagebiel, Juliane B., Die Persönlichkeit des Dozenten in der Erwachsenenbildung. NDV, 6, 1994, S. 220-225

Schaeffter, Ortfried, Kontextbedingungen gelingender Selbststeuerung. Organisationsentwicklung als Rahmen zur pädagogischen Entwicklungsbegleitung. PflegePädagogik, 6, 98, S. 12-21

Schaeffter, Ortfried, Pädagogische Konsequenzen der Transformationsgesellschaft. In: quem bulletin, 3, 1999, S. 8-11

Schönhammer, Rainer, Psychologisches Führungstraining und die Mentalität von Führungskräften. Berlin: Duncker & Humblot, 1985

Schulz von Thun, Friedemann, Miteinander reden 1, Störungen und Klärungen. Reinbek bei Hamburg, Rowohlt, 1981

Weber, Winfried, Wege zum helfenden Gespräch. Gesprächspsychotherapie in der Praxis. München-Basel: Ernst-Reinhardt-Vlg., 1982

Lehren und Lernen
in realen
und virtuellen Räumen

Klaus W. Döring

Professionelle Kriterien qualitätsorientierten Lehrens und Lernens

Der Kopf ist so schön rund,
damit das Denken leicht die Richtung
wechseln kann!
Volksweisheit

1. Einführung

Das berufliche Lehren und Lernen steckt in einer Krise. Aus- und Weiterbildung sind am Ende eines didaktischen Weges angekommen, der nicht weiter beschritten werden kann. Das Gefühl, mit der gängigen Lehrarbeit in einer Sackgasse gelandet zu sein, hat in vielen Organisationen und Institutionen dramatisch zugenommen. Die seit 20 Jahren geführte Debatte um das so genannte „Transferproblem in der Weiterbildung" ist noch immer nicht zu einem schlüssigen Ende geführt worden (vgl. Siebert 1979). Dabei geht es darum zu erklären, warum das in der Weiterbildung Gelernte so zögerlich – oder kaum – in der Praxis angewendet und umgesetzt wird, die kostenintensive Weiterbildung also so gut wie nutz- und folgenlos bleibt.

Die seit 10 Jahren laufende Debatte um eine grundlegende Qualitätsverbesserung der Lehrarbeit spiegelt dasselbe Problem auf einer anderen Ebene wider (vgl. Wöltje/Egenberger 1996). Zwar ist sie ausgemündet in eine breite Zertifizierungswelle nach DIN ISO 9000 ff. Wie sich jedoch gezeigt hat, bringt dic ISO-Zcrtifizicrung ganz offcnsichtlich kcinc Lösung für das vorliegende Problem. Im Gegenteil: Derzeit sind viele Firmen im Rahmen größerer Einsparprogramme – zu Recht (?) in großem Stil damit beschäftigt, die betriebliche Weiterbildung drastisch zurückzufahren. Wegen erwiesener Erfolglosigkeit oder aus welchen Gründen immer setzen viele Personalentwickler statt auf traditionelle Bildungsarbeit heute lieber auf Technik-gestützte Vermittlung mittels CBT (=Computer Based Training) oder auf Konzepte arbeitsplatznahen Lernens – wie etwa das „Coaching" und/oder Programme arbeitsplatznahen Lernens (vgl. Schlaffke/Weiß 1990).

Was ist der Hintergrund für diese Entwicklungen? Eine der möglichen Antworten dürfte in der beinahe hoffnungslosen Rückständigkeit der Lehrarbeit selbst – in der altmodischen Didaktik der Weiterbildung also – zu suchen sein. Es rächt sich nun, dass viele Betriebe, Organisationen, Verbände und bildungsrelevante Institutionen immer wieder didaktisch inkompetente und nicht ausgebildete Spezialisten als Dozenten/Trainer/Ausbilder eingesetzt haben (vgl. Döring/Ritter-Mamczek 1998) Es rächt sich nun, dass viele dieser Organisationen mit der Trainerqualifizierung äußerst lax umgegangen sind und immer wieder Zeit- und Geldmangel vorgeschoben haben, um sich vor dieser Aufgabe zu drücken. Qualifizierungsprogramme für Dozenten/Trainer/Ausbilder – sofern man welche aufgelegt hatte – wurden nicht nach professionellen Kriterien konzipiert. Qualifizierung allein reicht nun einmal nicht! Es muss schon eine sein, die den heutigen didaktischen „State of Art" widerspiegelt, ihn also beinhaltet, und ihn auch konsequent in einem Set von

- Grundausbildungsgängen,
- Weiterführender Ausbildung und
- Transferorientierter Follow-up-Arbeit

praktisch richtig umsetzt. Alles andere ist Schönfärberei oder Augenwischerei!

Natürlich kommt es auf das richtige professionelle Konzept an, das den Stand unseres Wissens über die Voraussetzungen, Bedingungen und Folgen des beruflichen Lernens von Erwachsenen richtig widerspiegelt – ein Konzept, das den Ausgang nimmt von einem angemessenen Verständnis von den Aufgaben und der Rolle von Dozenten/Trainern/Ausbildern und das inzwischen erarbeitete Konzept handlungsorientierten Lernens und das Teilnehmer-Zentrierung konsequent in den Mittelpunkt des didaktischen Geschehens stellt.

Der nachfolgende Beitrag unternimmt es, ein solches Konzept moderner professioneller Lehrarbeit zu skizzieren und aufzuzeigen, welche Kriterien zugrunde gelegt werden müssen, damit von qualitätsorientiertem Lehren und Lernen überhaupt gesprochen werden kann.

2. „Qualitätsorientierung beim Lehren und Lernen" – was meint das?

2.1 Teilnehmerzentrierung als Prinzip: Lehren – eine Dienstleistung

Lehren ist eine ethisch begründete Dienstleistung am Menschen. Im Mittelpunkt von Prozessen des Lehrens und Lernens steht daher nicht etwa – wie in altmodischen Trichter- und Dusche-Modellen (s. dazu Abb. 1 und 2) der Dozent/Trainer/Ausbilder, sondern ganz eindeutig der Lernende (vgl. Döring/Ritter-Mamczek: Lehren und Trainieren in der Weiterbildung 2001). Er ist von allen Kunden des Lehr-/Lernsystems – Gesellschaft, Betrieb, Personal- und Fachabteilung – eindeutig der erste und wichtigste. Um ihn dreht es sich letztlich, für ihn wird das alles inszeniert. Denn er soll das Gelernte in die Wirklichkeit umsetzen. Der Lernende ist es, der die Abteilung, das Unternehmen weiterbringen soll...

Was aber bedeutet nun *Teilnehmerzentrierung*? – Die Antwort lautet: Mindestens ein 4-faches: Im Konzept der betrieblichen Erfordernisse

a. Ausrichtung und Abstimmung der Lernprozesse auf den Teilnehmerbedarf,
b. Ausrichtung und Abstimmung der Lernprozesse auf die Lernkapazitäten der Teilnehmer,
c. Ausrichtung und Abstimmung der Lernprozesse auf Teilnehmer-Interessen, Teilnehmer-Kenntnisse und -befähigungen
d. Ausrichtung und Abstimmung der Lernprozesse auf Beteiligung, Engagement und Mitbestimmung der Teilnehmer.

Viele Dozenten/Trainer/Ausbilder wissen mit dem Prinzip der Teilnehmer-Zentrierung nichts anzufangen, weil sie traditionellen Modellen der Anleitung und Führung folgen (Abb. 1 und Abb. 2). Diese hierarchischen Konzepte sind nach dem Ansatz „Führer vorweg – wir folgen“ aufgebaut. Danach ist es gerade das Kennzeichen eines guten Führers, genau zu wissen, „wo es langgeht“. Ein entsprechend ausgerichteter Dozent/Trainer/Ausbilder macht sich daher vorher ein Konzept und setzt dieses dann auch genauso konsequent um. Ein so orientierter Lehrer übersieht allerdings sehr leicht, dass es seine Hauptaufgabe ist, die Teilnehmer da abzuholen, wo sie kompetenz- und interessemäßig stehen und sie dann konsequent in den Mittelpunkt der Ereignisse zu stellen. Es geht also darum, über Mitbeteiligung zu Mitbestimmung und am Ende zu Mitverantwortung zu kommen. Dies umso mehr, als es sich um erwachsene Teilnehmer handelt, die voll geschäftsfähig sind, die Ehen und Verträge schließen, die Häuser bauen, Kinder in die Welt setzen und aufziehen und als Wahlbürger gesellschaftliche und politische Verhältnisse (mit)gestalten sollen.

In einer Zeit, in der letztlich alle Organisationen und Betriebe nach dem lern- und handlungsfähigen, sozial kompetenten, kreativen und verantwortlich handelnden Mitarbeiter rufen, sind Lehr-/Lernkonzepte „out“, die die Lernenden weiterhin wie unmündige Kinder glauben behandeln zu können. Ein Dozent/Trainer/Ausbilder, der unbeirrt über die Köpfe der Teilnehmer hinweg eigenmächtig Entscheidungen trifft und eine „Didaktik von oben“ glaubt installieren zu müssen, handelt unprofessionell und verletzt nicht nur die Interessen der Teilnehmer, sondern auch die der Organisation, der Einrichtung, des Unternehmens, ja, die der Gesellschaft!

Abb. 1: Das traditionelle Trichtermodell des Lehrens und Lernens

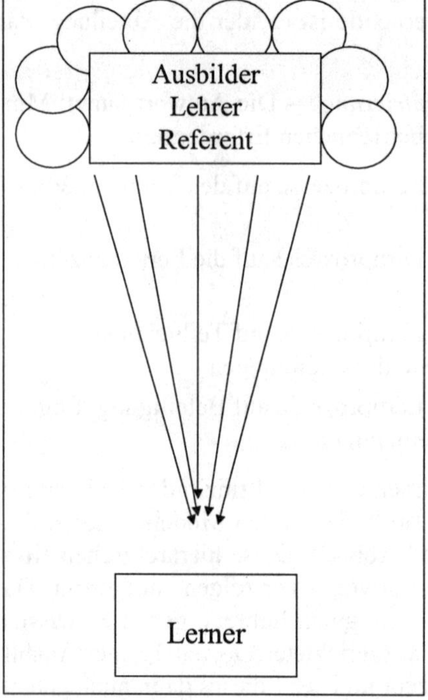

Abb. 2: Das traditionelle Duschemodell des Lehrens und Lernens (Döring/Ritter-Mamczek)

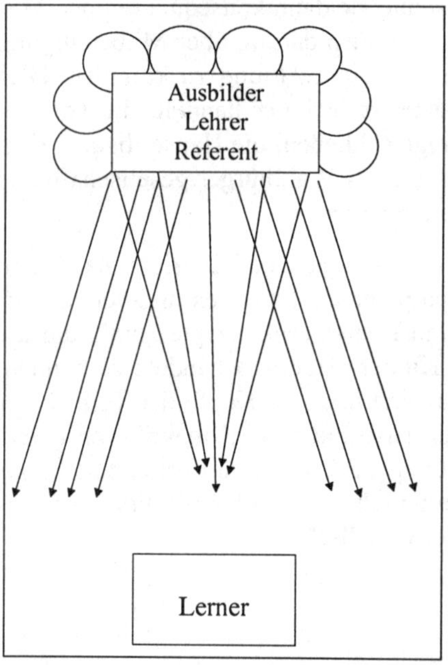

2.2 *Handlungsorientierung – die Grundlage*

Berufsrelevantes Lernen hat handlungsorientiert ausgerichtet zu sein – oder wir brauchen es nicht. Theorievermittlung in Prozessen berufsbegleitenden Lernens hat keinen Stellenwert an sich, erlangt seine Bedeutung erst im Kontext eines eindeutigen Praxis- und Handlungsbezuges. In einem Beruf braucht es keine Theoretiker, weil Theorie in diesem Feld für sich genommen irrelevant ist. Was wir dagegen im Berufsleben unbedingt brauchen, das sind Praktiker, die ihre Praxis vernünftig herleiten und solide theoretisch begründen können.

Wenn aber das Berufsleben nach dem theoretisch fundierten Praktiker verlangt, dann stellt sich die Frage, worauf berufsbegleitendes Lernen auszurichten ist? Bestimmt nicht auf das traditionelle Vermitteln von theoretischen Kenntnissen: Die ewigen Lehrvorträge, Lehrgespräche und unendlichen „Folienschleudereien“ sind in jedem Fall unbrauchbar, unprofessionell und ethisch unverantwortlich, weil sie an der völlig falschen Stelle ansetzen und den Teilnehmern das Gefühl geben, etwas gelernt zu haben, ohne dass sie wirklich etwas zur Kompetenzerweiterung beigetragen haben.

Es wird sich später noch zeigen, dass man aus Vorträgen, Lehrgesprächen und wie immer gearteten Folien-gestützten Präsentationen gar *nichts* lernen kann. Berufliches Lernen begründet vielmehr die Befähigung zum fachlich, theoretisch und sozial-ethisch begründeten *Handeln*. Damit aber rückt die Handlungsfähigkeit in den Mittelpunkt professioneller Lehr-/Lernprozesse. Dozenten/Trainer/Ausbilder sind qualitativ danach zu befragen, was die von ihnen zu verantworteten Lernprozesse konstruktiv zur Handlungsfähigkeit der Teilnehmer beitragen oder nicht. Es dürfte daher auf der Hand liegen, dass diese Bezugsebene von enormer Bedeutung für die Didaktik des Lehrens und Lernens ist.

2.3 *Der Dozent/Trainer/Ausbilder – sein Kompetenzprofil, sein Rollenverständnis*

Wie das in Abb. 3 gezeigte Modell der „Kompetenzwanne“ ausweist, ist die fachliche Kompetenz nicht länger die einzig wichtige. Ältere Modelle weisen dagegen aus, dass es für einen Trainer keine andere, auch nur annähernd so wichtige Kompetenz gibt wie die fachliche. In „Didaktik-Konzepten von oben“ ist dies ja auch einigermaßen folgerichtig. Denn wenn man den Dozenten/Trainer/Ausbilder als alleinverantwortlichen Theorievermittler konzipiert, so liegt auf der Hand, dass die theoretisch-fachlichen Kenntnisse eine alles entscheidende Rolle bei der Auswahl und Qualitätsbestimmung seiner Leistung spielen.

Demgegenüber ist die fachliche Kompetenz auf mehrfache Weise zu relativieren:

a. Zunächst bleibt festzuhalten, dass mit „fachlich“ nicht nur die theoretischen, sondern dezidiert auch die praktischen Fähigkeiten gemeint sind (siehe oben!).

b. Sodann weist das Modell aus, dass ein modernes, teilnehmer- und handlungsorientiertes Lehr-/Lernkonzept vom Dozenten/Trainer/Ausbilder Folgendes verlangt:

- Persönlichkeitskompetenzen – der Trainer ein glaubhaftes Vorbild/ Modell
- Soziale Kompetenzen – der Trainer ein sozialer Fachmann für Gruppen
- Organisatorische Kompetenzen – der Trainer ein Organisator/Moderator
- Didaktische Kompetenzen – der Trainer ein Fachmann für Methoden/Medien

Abb. 3: Die „Kompetenzwanne“ für Dozenten/Trainer/Ausbilder

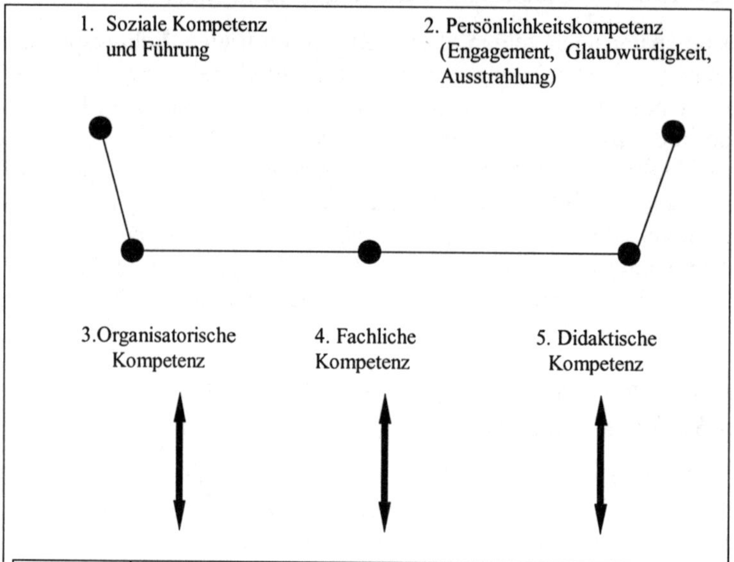

Makro-ebene	Systeminterne Organisation	Unternehmens-übergreifende Kompetenz	Strukturierung als Lernverlaufs-planung
Mikro-ebene	Lernintensive Organisation	Fachinterne Kompetenz - Reduktion -	Didaktisches Repertoire und Lehrtechniken

c. Eine dritte Relativierung der Fachkompetenz bezieht sich auf das im Modell ausgewiesene Problem der Stoffreduzierung und stofflichen Strukturierung: Der Dozent/Trainer/Ausbilder braucht eine breitere Fachkompetenz in theoretisch-praktischer Hinsicht *nicht*, weil es etwa seine Aufgabe ist, dieselben in einem 1:1 Verfahren an die Teilnehmer weiterzuvermitteln, sondern einzig aus dem Grund der absolut vorrangigen Stoffauswahl und Stoffreduktion. Wir werden auf diese Kompetenz und Aufgabe im Abschnitt III, 1 noch ausführlicher zurückkommen (vgl. dazu Becker 1993).

2.4 Didaktische Repertoires – die Grundlage für didaktischen Professionalismus

Wie in jedem Beruf, der professionell ausgeübt wird, ist auch der des Dozenten/Trainers/Ausbilders auf bestimmte Repertoires an Methoden und geeigneten Instrumenten angewiesen. Die pädagogisch-didaktisch wichtigen Repertoires sind die folgenden:

- Methoden- oder Lehr- und Sozialformen-Repertoire
- Medienrepertoire
- Verhaltensrepertoire

Neben diesen drei Hauptrepertoires spielen noch einige Nebenrepertoires eine gewisse Rolle, wie z.B. die Lernzielrepertoires, die Wiederholungs- und Feedback-Repertoires und die verschiedenen Evaluierungsrepertoires. Kenntnis und Handhabung vielseitiger didaktischer Repertoires ist für viele Dozenten/Trainer/Ausbilder ein Buch mit sieben Siegeln. Schon allein aus diesem Grund muss man ihnen jede Professionalität absprechen. Man vergleiche etwa das angesprochene Problem der pädagogischen Repertoires etwa mit dem anderer Berufe. Wie könnte man zu einem Arzt Vertrauen fassen, der nicht in der Lage wäre, die zur Heilung bestimmter Krankheitszustände geeigneten Methoden, Hilfsmittel und Medikamente zu kennen und richtig zu handhaben. Repertoire-Sicherheit und -Vielfalt ist demnach ein fundamentales professionelles Merkmal entwickelter Berufe.

Ein Dozent/Trainer/Ausbilder, der als „Folienschleuder“ in 45 Minuten 30 Folien zeigt und bespricht, verhält sich demnach wie ein Arzt, der eine Influenza, einen Beinbruch und einen Herzinfarkt mit ein und derselben Behandlungsmethode – etwa Kamillentee – angeht, weil ihm andere Methoden nicht verfügbar sind.

3. „Lehren und Lernen“ – woraufhin, für wen, wofür?

3.1 Das Konzept der Schlüsselkompetenzen als didaktische Grundorientierung

Moderne berufsbezogene Lehr- und Lernkonzepte haben sich heutzutage konsequent an den Erfordernissen der modernen Arbeitswelt zu orientieren. Diese – darauf wurde bereits hingewiesen – ist an Fachidioten oder hochspezialisierten Experten weniger interessiert als an vielseitig ausgebildeten, lern- und sozialfähigen, theoretischen Praktikern, die Kreativität mit Durchsetzungswillen zu verbinden in der Lage sind. Ein solch übergreifender Qualifikationsansatz wird im Konzept der „Schlüsselkompetenzen“ vorgelegt.

Wie Abb. 4 deutlich zeigt, wird in diesem Modell darauf abgehoben, dass sich die Fähigkeit zu beruflichem Handeln erst aus einer Mischqualifikation aus Persönlichkeits-, Sozial-, Fach- und Medienkompetenz ergeben kann.

Abb. 4: Ein Konzept der Schlüsselkompetenzen (Döring/Ritter-Mamczek)

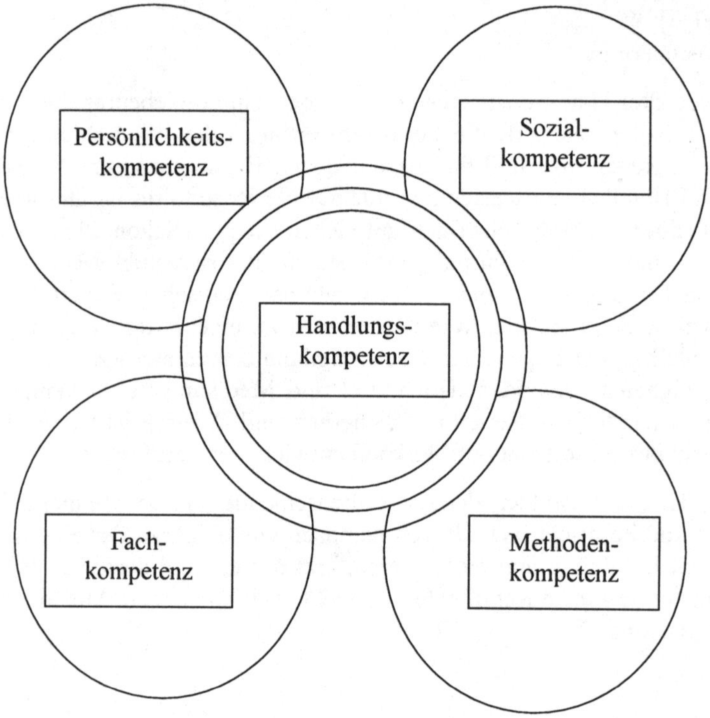

Berufs-relevantes Lehren und Lernen hat sich danach auf die Vermittlung dieser Schlüsselqualifikationen in der dem jeweiligen Beruf adäquaten Mischung und Gewichtung zu konzentrieren.

Dabei darf nicht übersehen werden, dass die jeweiligen Berufsfelder diese grundlegenden Schlüsselkompetenzen weiter zu operationalisieren haben: Die genannten Grundqualifikationen sind also berufsspezifisch weiter zu detaillieren gemäß der Frage: Was hat die jeweilige Schlüsselkompetenz in diesem spezifischen Beruf im Einzelnen für Teilkompetenzen aufzuweisen? Was brauchen wir? – Aber wie man die jeweilige Operationalisierung für die speziellen Erfordernisse einzelner Berufe auch auslegen mag, für die Didaktik des beruflichen Lernens mit Erwachsenen hat das Konzept der Schlüsselkompetenzen auf alle Fälle *eine* durchgreifende Konsequenz: Die einseitige Dominanz des vorwiegend theoretischen Fachwissens ist eindeutig zu Ende. Dozenten/Trainer/Ausbilder haben ihre Lehr-/Lernkonzepte daraufhin zu überprüfen, was didaktisch und praktisch zu geschehen hat, wenn ein solches ganzheitliches Konzept umzusetzen ist. Welche Voraussetzungen und Bedingungen sind didaktisch herzustellen, damit ein solches Konzept greifen kann?

Wiederum dürfte klar sein, dass hier mit konventionellen Methoden wie Lehrvorträgen, Lehrgesprächen und Dozenten-zentrierten Präsentationen – wie es z.B. Folien- oder „Power-Point-Präsentationen" darstellen – nichts zu erreichen und zu gewinnen gibt.

3.2 Lernermerkmale: Die Orientierung an Sozialisationsmerkmalen des Erwachsenen oder: Die Fall- und Aufgabenorientierung des Lernens

Das Lernen Erwachsener unterscheidet sich im Grundsätzlichen nicht von dem von Kindern und Jugendlichen. Immer handelt es sich nämlich um menschliches Lernen mit den Besonderheiten, die der menschliche Geist nun einmal in die Aneignung neuer Denk- und Handlungsformen einbringt. Jedoch unterscheidet sich das Lernen Erwachsener in einem wichtigen Punkt dennoch recht markant von dem von Kindern und Jugendlichen: dem Aspekt der unterschiedlichen Sozialisationsmerkmale nämlich. Erwachsene stehen an einem anderen Punkt der Biographie: Sie haben die Schule hinter sich gelassen, haben eine Berufsausbildung absolviert, stehen bereits mit beiden Beinen im Berufsleben, haben viel mehr Erfahrungen gesammelt, betrachten das Leben aus einem anderen Blickwinkel, weil sie vielleicht eine Partnerschaft eingegangen sind oder eine Familie gegründet haben.

So kommt es denn, dass Erwachsene einen anderen Lernstil favorisieren als Kinder: Sind Kinder daran gewöhnt, schulisch zu lernen, das heißt vorwiegend theoretisches Vorratswissen anzuhäufen, ohne dessen praktische Nutzanwendung zu erfahren, so bevorzugen Erwachsene aufgrund ihrer längeren Berufspraxis einen Lernstil, der von praktischen Aufgaben und Fällen ausgeht.

Für Erwachsene ist theoretisches Vorratslernen daher geradezu abschreckend und erinnert sie negativ an schulisches Lernen, mit dem man so wenig anfangen kann. Fall- und Aufgaben-orientiertes Lernen ist für Erwachsene ein Lernen, das seinen Ausgang nimmt von beruflichen Aufgabenstellungen und praktischen Problemen, und das Theorie insoweit heranzieht, als sie zur Lösung dieser Fälle und Aufgaben beizutragen vermag. Nicht wie traditionell üblich führt also der Weg von der Theorie zur Praxis – vom Allgemeinen zum Besonderen –, sondern umgekehrt von der Praxis zur Theorie – vom Besonderen zum Allgemeinen. Lernen ist für Erwachsene also dann einfacher, wenn klar ist, dass praktische Probleme zu lösen sind, und dass die Theorievermittlung das Ziel verfolgt, eine Lösung dieser Probleme herbeiführen zu helfen. Weitere Merkmale des Lernens Erwachsener sind darüber hinaus der starke Drang nach *Verständlichkeit*, der sich in einer starken Abneigung an der Verwendung unerklärter Fremdwörter beispielhaft zeigt. Auf der gleichen Ebene liegt der Wunsch nach *Veranschaulichung* mittels Medien und Visualisierungen. Wiederum resultiert diese Neigung aus dem starken Sozialisationshintergrund der eigenen Berufspraxis.

Fall- und Aufgabenorientierung, Verständlichkeit und Veranschaulichung sind Lernvoraussetzungen, die Dozenten/Trainern/Ausbildern klare Vorgaben für eine Abkehr von traditionellen Lehr-/Lernkonzepten liefern. Der Weg hat ganz klar darin zu bestehen, auf abstrakte, von der Praxis losgelöste Theorievermittlung im Klartext berufsbezogenen Lernens gänzlich zu verzichten.

3.3 Die Sache mit den Lernzielen – oder: Feinziele sind problematisch

Die Organisation von systematischen beruflichen Lernprozessen ist ohne eine klare Zielbestimmung nicht möglich. Die Konstruktion von Lernzielen nun macht vielen Dozenten/Trainern/Ausbildern aus verschiedenen Gründen Probleme. Denn es ist die Aufgabe von Lehrkräften, bei der Planung der Lehr-/Lernprozessen Folgendes zu beachten:

a. Die Notwendigkeit, verschiedene psychische *Lernbereiche* zielbezogen klar voneinander zu unterscheiden: – Geht es darum, sozial-emotionales, oder psychomotorisch-pragmatisches oder kognitives Lernen zu planen und zu organisieren?
b. Die Notwendigkeit, verschiedene *Ebenen* (= Grade der Allgemeinheit des Lernens) zielbezogen klar voneinander zu unterscheiden: – Geht es um Richt-, Grob- oder Feinziele des Lernens?
c. Die Notwendigkeit, unterschiedliche *Intensitätsstufen des Lernens* präzise voneinander zu unterscheiden.

Lernzielbestimmungen erfordern also ganz bestimmte Festlegungen, die der Dozent/Trainer/Ausbilder möglichst gemeinsam mit seinen Teilnehmern zu treffen hat. Diese beziehen sich demnach:

a. auf *Allgemeinheitsgrad*: Richtziele/Grobziele/Feinziele

b. auf *Lernbereiche*: Werte und Einstellungen/Handlungsfähigkeiten/Wissen, Denken
c. auf *Intensitätsstufen* oder Taxonomien: z.B. für sozial-emotionales Lernen: „Aufnehmen", „Reagieren", „Werten", „Organisation", „Charakterisierung durch einen Wert oder Wertkomplex"; z.B. für psychomotorisch-pragmatisches Lernen: „Imitation", „Manipulation", „Präzision", „Handlungsgliederung", „Naturalisierung, Habitualisierung"; z.B. für kognitives Lernen: „Kennen und Verstehen", „Übertragen und Anwenden", „Analysieren und Beurteilen".

Beim Lernen mit Erwachsenen ist ausdrücklich darauf hinzuweisen, dass hinsichtlich der Intensitätsstufen der Feinziele – der Genauigkeit und Präzision der Zielformulierung also – Vorsicht geboten ist. Denn die Operationalisierung der Feinziele – die Festlegung der Ziele „von oben", also in Kategorien beobachtbaren Verhaltens durch den Dozenten/Trainer/Ausbilder, verstößt gegen das Prinzip der Autonomie, Selbstbestimmung und Teilnehmerzentrierung. Feinziele dürfen demnach bestenfalls beispielhaft vom Trainer aufgezeigt werden. Besser ist es, wenn sie mit den Teilnehmern zusammen erarbeitet und vereinbart werden.

3.4 Was verstehen Sie eigentlich unter Lernen?

Es gehört zu den verwunderlichsten und zugleich erschreckendsten Erkenntnissen über die berufliche Weiterbildung, dass die große Mehrheit der Dozenten/Trainer/Ausbilder – wahrscheinlich mehr als 75% – nur sehr unklare Vorstellungen bzw. schlicht keinerlei Kenntnisse darüber haben, wie menschliches Lernen eigentlich im Einzelnen funktioniert. Und dies, obwohl doch Trainer menschliches Lernen zu organisieren haben. Es scheint sich hier so zu verhalten, wie wenn Automechaniker an Automobilen herumzuschrauben beginnen, ohne genauere Kenntnisse darüber zu haben, wie denn ein Auto nun tatsächlich funktioniert.

Dabei hat die moderne Lernforschung bereits seit mehr als 30 Jahren ein überzeugendes und empirisch gut abgesichertes Lernkonzept entwickelt – den Informationsverarbeitungs-Ansatz. Mit seiner Hilfe lässt sich die Idee „handlungsorientiertes" Lernen nicht nur gut begründen, sondern ebenso überzeugend auch praktisch umsetzen und ausgestalten.

Diesem Ansatz zufolge ist das menschliche Gehirn zu zwei grundlegenden und unterschiedlichen mentalen Prozessen in der Lage:

a. die motivierte Aufnahme und verständige Verarbeitung und Speicherung von Informationen – das sog. *Einatmen*
b. die gedächtnismäßige Aktivierung, expressive Darstellung und theoretische wie praktische Umsetzung in Handlungen – das sog. *Ausatmen*.

Wie die Abb. 5, 6 und 7 zeigen, ist von menschlichem Lernen im ganzheitlichen Sinne erst zu reden, wenn nicht nur das Einatmen, sondern ebenso und besonders auch das Ausatmen systematisch organisiert werden. Denn Lernen bedeutet im Kern Ausatmen und nicht Einatmen. Denn mit Einatmen kann man vielleicht etwas verstehen, nicht jedoch etwas lernen. Nun scheint es aber so zu sein, dass sich die meisten Dozenten/Trainer/Ausbilder in konventioneller Manier zu stark auf die Planung und Umsetzung von Prozessen des Einatmens konzentrieren.

Die Folge ist, dass die Teilnehmer, die diese Zusammenhänge nicht kennen, das Gefühl haben, etwas gelernt zu haben, ohne dass dies tatsächlich der Fall ist. Sie haben nämlich nur etwas verstanden. Und selbst dieses Verständnis ist oft genug beeinträchtigt, gestört oder lückenhaft, weil auch die Organisation von Prozessen des Einatmens – etwa mit Unterstützung durch dafür geeignete Medien – oftmals sehr unzureichend und unprofessionell erfolgt.

Abb. 5: Rezeptive Phase des Lernprozesses (=Einatmen) (Döring/Ritter-Mamczek)

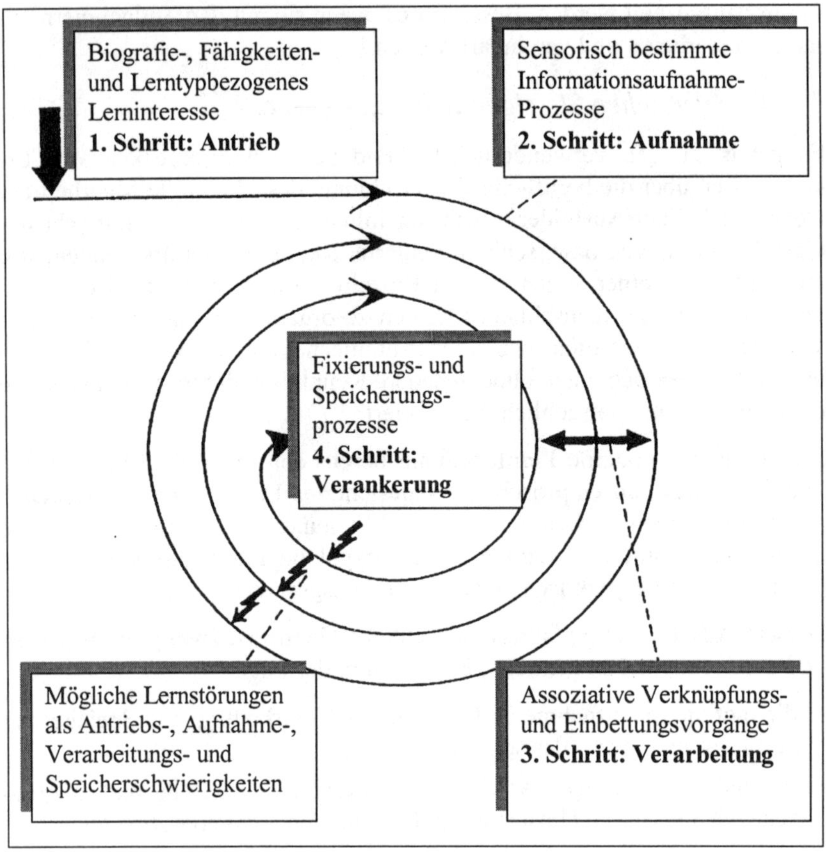

So ist denn festzustellen, dass

a. ein deutlicher Überhang an partialistischem (= einseitigem/unvollständigem) Einatmen in Bildungsinstitutionen der beruflichen Bildung besteht,
b. dieses Einatmen oftmals noch nicht einmal professionell umgesetzt und organisiert wird: Wie viele Dozenten haben nicht massive Probleme mit den fünf „Verständlichmachern“ (= Sprechdenken, Einfachheit, Ordnung/ Gliederung, Prägnanz, Stimulans), nicht zu sprechen von den „Muntermachern“, den „Aufwärmern“ und der „Teilnehmeransprache“ (vgl dazu: Döring/Ritter-Mamczek: „Lernen und Trainieren in der Weiterbildung“)
c. dieses Einatmen noch nicht zu einem wirklichen Lernen führt, sondern am Ende bestenfalls nur ein gewisses *Verstehen* erzeugt wird.

Demgegenüber bedeutet professionelle Lehrarbeit, den Akzent eindeutig auf das Ausatmen zu legen, also handlungsorientiert zu unterrichten und das Einatmen – also die Vermittlung von Kenntnissen, Wissen und Theorie dem Ausatmen *nachzuordnen.*

Abb. 6: Expressive Phase des Lernprozesses (=Ausatmen) (Döring/Ritter-Mamczek)

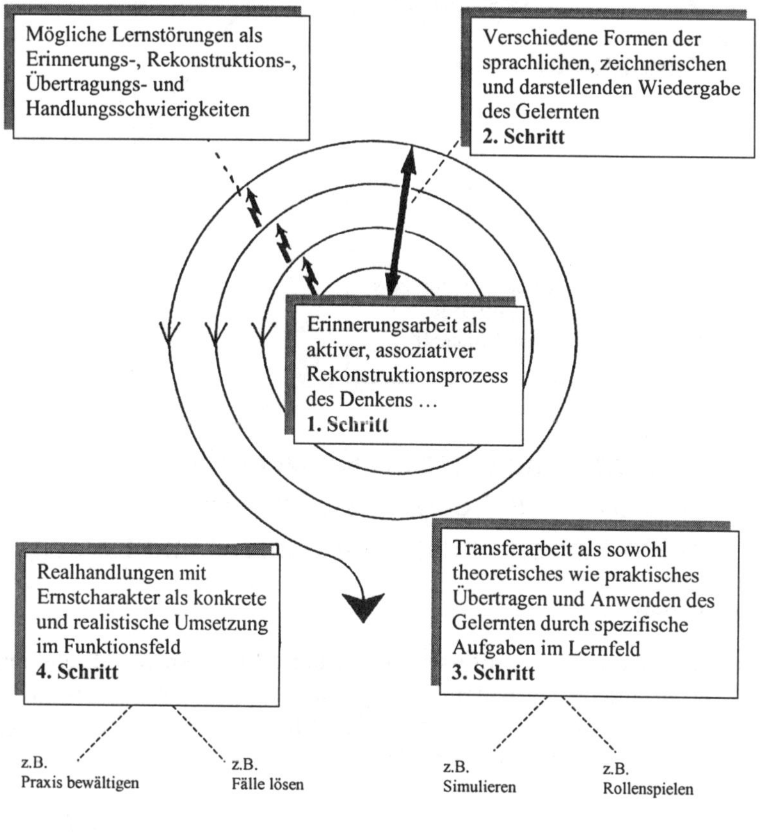

Abb. 7: Das menschliche Lernen als ganzheitliche, handlungsorientierte Informationsverarbeitung (Döring/Ritter-Mamczek)

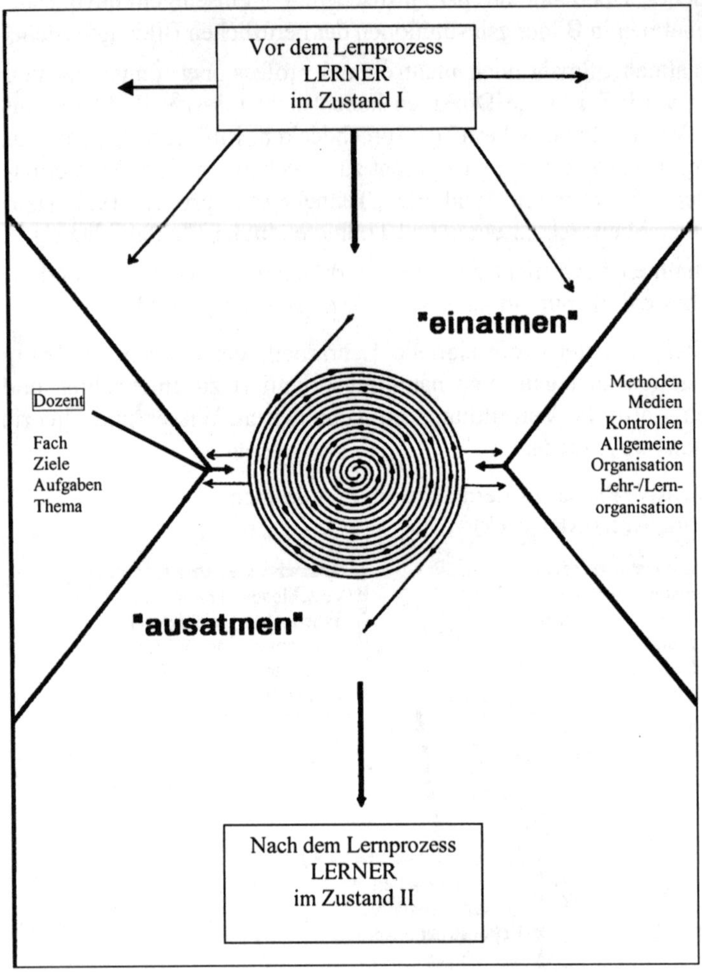

4. Ein reduziertes didaktisches Konzept für semi-professionelle Lehrkräfte oder: Das 8-Faktoren-Konzept modernen Lehrens und Lernens

Vorbemerkung

Didaktische Standards als professionelle Kriterien modernen Lehrens und Lernens zu formulieren, bedeutet die Frage aufzuwerfen, für welches didaktische Qualifikationsniveau sie gelten sollen. Denn es macht einen erheblichen Unterschied aus, ob solche Standards

- für professionelle Dozenten/Trainer/Ausbilder mit umfassender akademischer Qualifikation oder
- für semiprofessionelle Dozenten/Trainer/Ausbilder mit Kurzausbildung oder
- für Laien-Dozenten/Laien-Trainer/Laien-Ausbilder ohne jegliche Ausbildung

formuliert werden.

Abb. 8: Professionelle Standards/Fundamentale Aufgaben des Dozenten/Trainers/Ausbilders (Döring/Ritter-Mamczek)

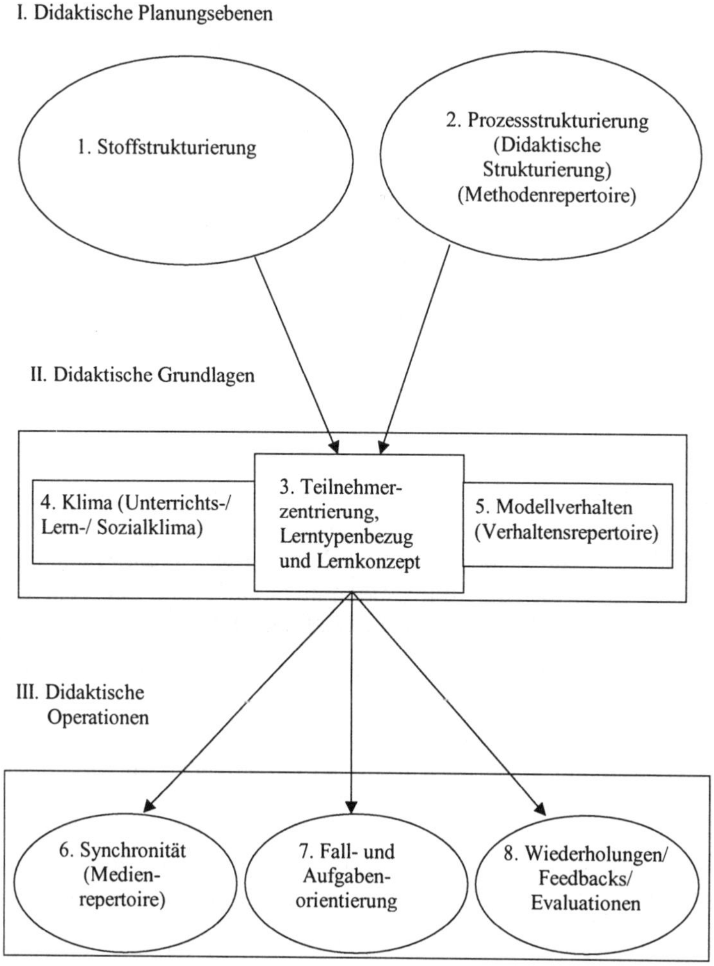

In Deutschland hat man sich – teilweise schon auf gesetzlicher Grundlage (= Ausbilder-Eignungs-Verordnung, AEVO) – darauf verständigt, dass in der beruflichen Bildung nichtausgebildete Lehrkräfte nicht länger eingesetzt werden sollen. Was aber durchaus in großer Zahl erfolgt, ist der Einsatz semiprofessioneller Dozenten/Trainer/Ausbilder, die – in welchen Formen auch immer – durch spezielle Fortbildungsmaßnahmen für ihre Tätigkeit teilweise qualifiziert wurden.

Im Pflegebereich ist es z.B. so, dass etwa zwei Drittel der an Pflegeschulen unterrichtenden Dozenten über keinerlei pädagogische Grundbildung verfügen. Es handelt sich hierbei nämlich um Praktiker wie Ärzte, Apotheker, Psychiater usw., die nebenamtlich an Pflegeschulen Unterrichtsarbeit leisten. Nur das fest angestellte Personal verfügt über so etwas wie eine pädagogische Grundbildung, die mehrheitlich in ca. 2-jährigen Weiterbildungsmaßnahmen erworben wird. Erst in den letzten Jahren haben sich (Fach-) Hochschulstudiengänge für Pflegepädagogik etabliert, die wohl erst in der Zukunft praktische Konsequenzen für eine Lageverbesserung bringen können.

Das in Abb. 8 vorgestellte Modell richtet sich an diese mehrheitliche Gruppe der Semiprofessionals und postuliert Mindeststandards, die nach dem heutigen Stand des Wissens über das Lernen Erwachsener in Prozessen beruflichen Lernens nicht unterschritten werden dürfen. Es lässt sich demzufolge auch als Evaluations- und Beobachtungsbogen einsetzen, mit Hilfe dessen die didaktische Qualität des Lernangebots und der Lehrleistungen eingeschätzt und überprüft werden kann.

4.1 Thematische Strukturierung und Stoffreduktion sind das Wichtigste!

Ein reduktives Konzept didaktischer Qualitätssicherung hat mit der wichtigsten Frage überhaupt anzusetzen, nämlich der, wie denn der Freiraum für Zeit raubende didaktische Maßnahmen und Prozesse überhaupt geschaffen werden kann angesichts der Stofffülle, die in allen Fach- und Lehrgebieten zu verzeichnen ist und sogleich von allen lebhaft beklagt wird.

„Ich habe für Didaktik keine Zeit“ lautet oft das nassforsche Todesurteil für ein Minimum an didaktischer Qualität im Lernfeld. Viele Dozenten/Trainer/Ausbilder wissen sich angesichts großer Stoffmengen nicht anders zu helfen, als immer mehr Stoff in immer kürzerer Zeit zu vermitteln. Sie enden dann zumeist in einem frontalunterrichtlichen Arrangement mit Trichter- oder Duschecharakter (vgl. Abb. 1 und 2) und folgen der Devise: „Hauptsache, ich nehme alles durch, Hauptsache, ich komme durch!“ Wo dann allerdings die Teilnehmer hinkommen, ist eine ganz andere Frage.

Gegen diese „Pädagogik der Mitteilung“ hilft nur das Mittel einer systematischen stofflichen Strukturierung und der Anwendung von Stoffreduktionstechniken, wie sie in der Didaktik entwickelt wurden (vgl. z.B. Becker 1993).

Abb. 9: Die „Stoffmenge-Didaktik-Relation“ (Döring/Ritter-Mamczek)

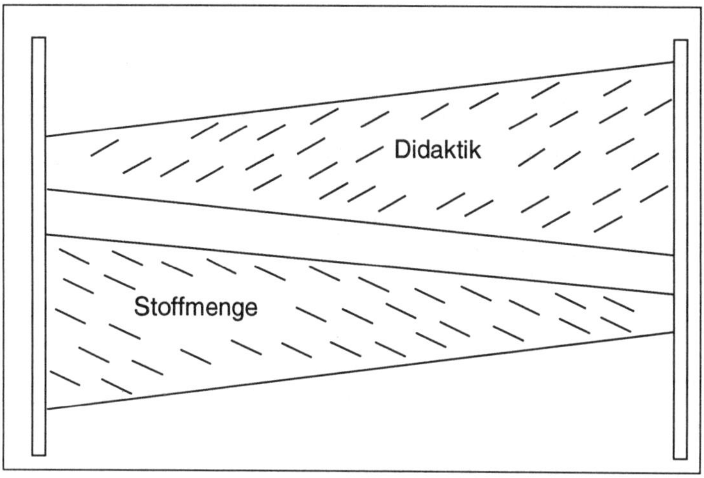

In Abb. 9 wird gezeigt, auf welche Weise durch Stoffreduktion der unbedingt erforderliche Freiraum für Teilnehmer-zentrierte didaktische Verarbeitungsprozesse geschaffen werden kann. Der Grundsatz dabei lautet: Ohne stoffliche Strukturierung

- nach Ankerbegriffen (= fachliche Oberbegriffe) und Fachlandkarten
- nach Inseln (= ausgewählte Ankerbegriffe) mit selektiven Details
- nach Prototypen (= zwingende Beispiele)

kein didaktisches Programm! Denn die für Lernprozesse so wichtige Verarbeitungszeit kann nur durch solche stoffliche Reduktion gewonnen werden.

Da aber diese stoffliche Strukturierung mit einer fachlichen Durchdringung zwingend verbunden ist, eröffnet die Stoffstrukturierung jedem Dozenten/Trainer/Ausbilder einen fachlich-didaktischen Königsweg zur Unterrichtsvorbereitung: Denn eine optimale stoffliche Durchdringung ist nur unter Bezug auf die folgenden drei basalen Voraussetzungen sinnvoll möglich:

- Teilnehmervoraussetzungen/Teilnehmerkompetenzen
- Definierte Zielsetzung/Vorläufig geplante Lernziele
- Institutionelle Rahmenvorgaben (wie Räume, Zeit, Hilfsmittel etc.)

Wie das Modell in Abb. 10 ausweist, sind die zuletzt genannten drei Voraussetzungen insofern basal, als erst auf ihrer Grundlage Entscheidungen darüber getroffen werden können, welche Ankerbegriffe auszuwählen und wie sie in einer Fachlandkarte – fachlich richtig gewichtet – miteinander zu verbinden sind. Auch die Inselbildung hängt von den drei genannten Voraussetzungen fundamental ab, insofern die Detaillierung der ausgewählten Ankerbegriffe von eben jenen drei Voraussetzungen maßgeblich bestimmt wird. Das Gleiche gilt natürlich genauso für die Prototypenbildung, bei welcher es zu einer bestimmten Konkretisierung des theoretisch entwickelten Sachverhalts kommt.

Abb. 10: Stoffliche Strukturierung und Stoffreduktion (Döring/Ritter-Mamczek)

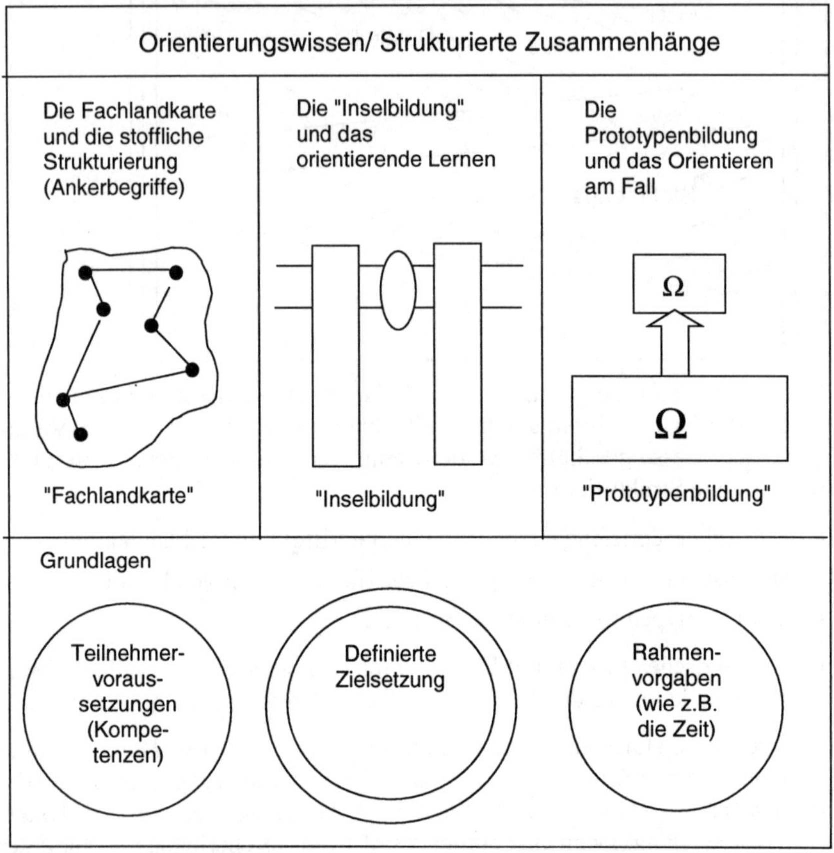

4.2 Die methodische Strukturierung des Lernprozesses ist sicherzustellen!

Hierbei handelt es sich um die grundlegende Planungsaufgabe, einen möglichst abwechslungsreichen methodisch strukturierten Lernprozess zu organisieren. Es geht also darum, den für das Lernen verfügbaren Zeitrahmen in methodische Blöcke zu gliedern. In ihnen soll sich dann das jeweilige Lerngeschehen – die geplanten Lehr- und Lernhandlungen also – zeitgerecht entfalten können.

Zur Strukturierung von Lernprozessen auf semiprofessioneller Grundlage ist ein sehr einfaches Prinzip hilfreich, nämlich, Prozesse des Einatmens mit denen des Ausatmens – zeitlich ausgewogen – in einen Wechsel zu bringen:

Prozesse des Einatmens:	Die Teilnehmer hören etwas, lesen etwas, beobachten etwas, analysieren etwas, schreiben etwas ab usw.
Prozesse des Ausatmens:	Die Teilnehmer arbeiten etwas aus, stellen etwas sprachlich, zeichnerisch, spielerisch dar, spielen etwas, diskutieren etwas, entwickeln etwas, wenden etwas an usw.

Im Klartext bedeutet dies, dass der Dozent/Trainer/Ausbilder mit diesem Prinzip sein Repertoire an Methoden klassifizieren und entsprechend in einem Wechsel einsetzen kann:

a. *Methoden zur Organisation des Einatmens:*
Lehrvortrag, Mediale Demonstration (z.B. Filmeinsatz), Textlektüre und Textanalyse usw.

b. *Methoden zur Organisation des Ausatmens:*
Einzelarbeit, Partnerarbeit, Gruppenarbeit, Simulationen, Rollenspiele, Planspiele usw.

c. *Mischformen:*
Sprachliche Übungsformen, Diskussionen/Debatten, Planspiele, Lehrgespräche

Als ein Beispiel mag eine Seminararbeit von 90 Min. Dauer stehen:

1. Der Dozent/Trainer/Ausbilder stellt in einem kurzen Übersichtsreferat das Thema mit Hilfe einer Fachlandkarte dar:
   Lehrvortrag: 10 Min. (= einatmen)
2. Es schließt sich ein Unterrichtsgespräch mit den Teilnehmern an zur Frage der praktischen Bedeutung des Thema:
   Unterrichtsgespräch 15 Min. (= ausatmen)
3. Es wird ein kurzer Video-Film als Beispiel vorgeführt:
   Filmdemonstration: 10 Min. (= einatmen)
4. Es folgt eine Gruppenarbeit mit der Bearbeitung mehrerer ausgewählter Fälle:
   Gruppenarbeit: 25 Min. (= ausatmen)
5. Die Ergebnisse der Gruppen werden im Plenum vorgestellt und besprochen:
   Plenumsarbeit: 25 Min. (ein-/ausatmen)
6. Der Dozent/Trainer/Ausbilder fasst die Ergebnisse gemeinsam mit den Teilnehmern zusammen:
   Ausstieg/Zusammenfassung: 5 Min
   (= einatmen)

4.3 *Teilnehmerzentrierung, Lerntypenbezug und Lernkonzept stehen im Zentrum!*

Für eine moderne und professionelle Ausrichtung der Didaktik beruflichen Lernens ist es wichtig, den Service-Gedanken in den Mittelpunkt zu stellen: Demzufolge ist die Teilnehmerzentrierung des gesamten Lehr-/Lerngeschehens fundamental. Wie die neuere Lernforschung ausweist, bedeutet dies, dass die Individualität jeden einzelnen Lerners berücksichtigt wird. Denn jede Lerngruppe besteht aus ebenso vielen verschiedenen *Lerntypen* wie sie Teilnehmer hat. Diese Heterogenität prinzipiell jeder Lerngruppe lässt sich durch keinerlei Maßnahmen aus der Welt schaffen!

Abb. 11: Der individuelle Lerntyp (Döring/Ritter-Mamczek)

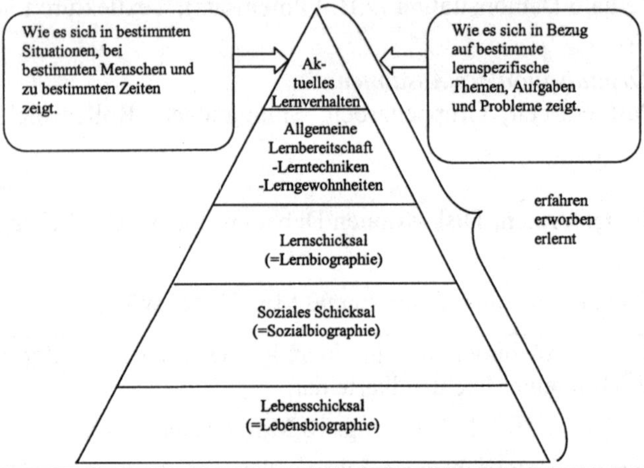

Gehirnarchitektur (=Gehirnverdrahtung/= Grundmuster)	Auf Grundlage eines genetischen Programms in den ersten 18 Lebensjahren
Hormoneller Typ a) extrovertiert b) Mischtypen c) introvertiert	primär genetisch fixiert
Genetische Grundlagen der Intelligenz (=Individuelles Intelligenzprofil)	primär genetisch fixiert
Hirndominanz (=Hemisphärendominanz)	primär genetisch fixiert

Das vorgestellte Modell (Abb. 11) zeigt, dass jeder Mensch sich von jedem anderen in 4 eher genetisch bestimmten und 5 eher erfahrungs-/lernbezogenen Aspekten unterscheidet.

Die im neunten Faktor des aktuellen Lernverhaltens sich zeigende Individualität ist dabei nur die Spitze des Eisbergs. Die übrigen 8 Faktoren bleiben dagegen unsichtbar im Untergrund, aber begründen das unverwechselbare Profil jedes einzelnen Lerners.

Die praktische Frage lautet, was bei einer so großen Fülle verschiedener Lerntypen didaktisch gefolgert und praktisch getan werden muss. Denn wenn die übliche Rede von den 4 bis 5 Lerntypen, die es angeblich gibt (= „visueller, haptischer, gesprächsorientierter, analytischer, pragmatischer“ usw. Lerntyp), nicht dem Stand der Forschung entspricht, so ist weder eine einfache analytische noch einfache didaktische Antwort möglich: Also macht es wenig Sinn, die Lerner vor dem Unterricht etwa zu testen. Auch würde es geradezu unsinnig sein, den Unterricht etwa auf einen oder mehrere bestimmte Lerntypen – eine sog. Mehrheit etwa – einzustellen.

Nein, die Lösung des Problems kann vernünftigerweise nur auf einer anderen Ebene liegen: Wenn nämlich jeder Lerner einen ganz spezifischen individuellen Lerntyp repräsentiert, so erhebt sich unweigerlich die berechtigte Forderung an die Dozenten/Trainer/Ausbilder ihren Unterricht/ihr Training möglichst *vielseitig* und *abwechslungsreich* zu gestalten. *Methoden* und *Medienmix* auf der Grundlage eines breiten Repertoires an didaktischen Verhaltens- und Handlungsmöglichkeiten ist demzufolge die einzig brauchbare Antwort der Trainer auf die Herausforderungen der vielen verschiedenen Lerntypen.

Vielseitige Lehr-/Lernangebote – das schließt auch die konsequente Fall- und Aufgabenorientierung, ein breites Spektrum an verschiedenen Wiederholungs- und Feedbackformen sowie ein flexibles und vielseitiges Trainerverhalten mit ein. Fundamental dürfte auch die Herstellung eines konstruktiven und entspannten Lernklimas sein, das durch möglichst viele Erfolgserlebnisse, durch intensive soziale Zuwendung, durch Kommunikation und Interaktion, durch viel Humor und Geduld begünstigt wird. Verschiedenen Lerntypen kann der Dozent/Trainer/Ausbilder naturgemäß auch besonders dadurch entsprechen, dass er den Teilnehmern so viel Gelegenheit zum Ausatmen – zum Tätigwerden und zu Lernhandlungen – gibt wie nur eben möglich. Es ist dies der Grund dafür, dass Teilnehmerzentrierung, Lerntypenbezug und Lernkonzept auf jeden Fall sehr eng zusammengehören.

4.4 Lern- und Arbeitsklima sind systematisch zu erzeugen!

Vom Lern- und Arbeitsklima war bereits im Zusammenhang mit der Förderung des einzelnen Lerners die Rede: Insbesondere introvertierte Teilnehmer haben schnell höhere Stresswerte, wenn es darum geht, in einer Lerngruppe zu agieren. Solche Teilnehmer entwickeln bei normierten Leistungsanforderungen auch ganz eindeutig höhere Werte im Bereich „individuelle Leistungsangst“ (= Prüfungsangst). Alle vorliegenden Untersuchungen zeigen das übereinstimmend.

Abb. 12: Stress und Lernen (nach H. Heckhausen)

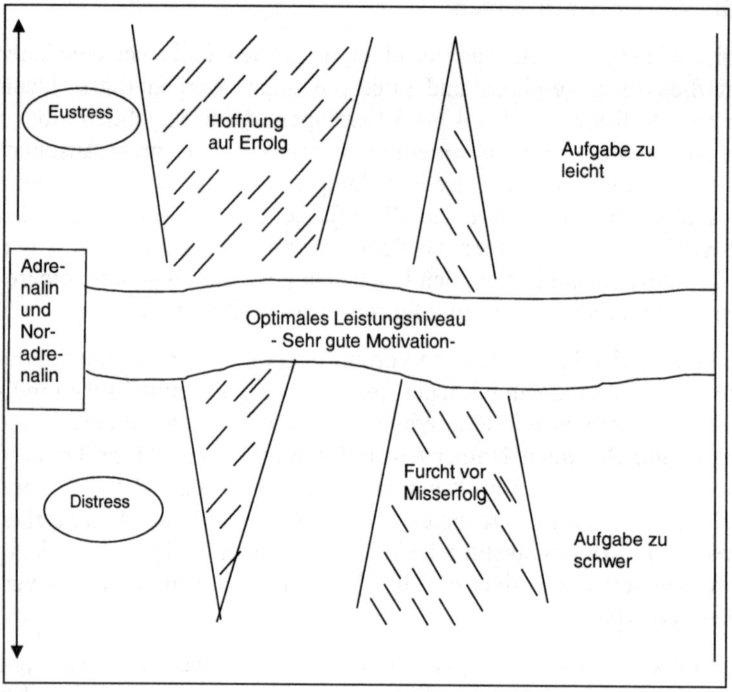

Dieser Fakt hat weder mit dem Intelligenz- noch dem tatsächlichen Leistungsstand eines Teilnehmers irgendetwas zu tun. Vielmehr ist es so, dass introvertierte Lerner ein eher negativ getöntes Selbstbild der eigenen Lern- und Leistungsfähigkeit entwickeln. Entsprechend reagieren solche Lerner viel sensibler auf negativen Stress – *Distress* –, wie ihn manche Trainer im Lernfeld entweder selbst aufbauen oder aber zulassen. Introvertierte Teilnehmer brauchen dagegen ganz besonders Verhältnisse des *Eustress*' – der Lebensfreude, des entspannten Humors und der Leistungszuversichtlichkeit (=leichtes, positives Lampenfieber).

Solche Verhältnisse sind für alle Lernenden – auch für die Leistungsfähigkeit des Trainers – auf jeden Fall günstig. Für introvertierte Lerner jedoch sind sie ohne Zweifel aus Gründen der Chancengleichheit grundlegend.

Daher ergibt sich für alle semiprofessionellen Dozenten/Trainer/Ausbilder die unbedingte Aufgabe, die Herstellung eines solchen konstruktiven Lernklimas konkret und praktisch durch geeignete Maßnahmen herbeizuführen, systematisch aufzubauen und ständig zu entwickeln. Dazu ist auf jeden Fall gefordert, was im nächsten Punkt unter dem Aspekt des Trainers als eines sozialen Modells angesprochen wird. Das in Abb. 12 gezeigte Stressmodell zeigt das erforderliche Handeln in allgemeiner Form: Es ist sicherzustellen, dass für den einzelnen Teilnehmer individuell die „Hoffnung auf Erfolg" in jedem Fall etwas höher sein muss als die „Furcht vor Misserfolg". Hohe Fehlerquoten entstehen im Modell jeweils ganz oben und ganz unten:

- Leichtsinns oder Flüchtigkeitsfehler (= oben)
- Verzweiflungs- oder reale Versagensfehler (= unten).

Hier nur einige konkrete und reale Maßnahmen, die das *Lernklima zu verbessern* vermögen:

- Erfolgserlebnisse mit bewusst gesetzten Bekräftigungen verbinden.
- Spielerische Lernformen, so oft es geht, einbauen.
- Jede Chance zu Humor und Spaß nutzen.
- Das Anforderungsniveau nicht zu hoch ansetzen, besser schrittweise steigern.
- Ausreichend Wiederholungen, Übungen und Feedbacks einbauen.
- Die Teilnehmer zu Kommunikation und Zusammenarbeit führen.
- Soziale Konfliktmöglichkeiten rechtzeitig ausloten und verhindern bzw. entstehende Konflikte sogleich konstruktiv und kooperativ gemeinsam mit der Gruppe lösen.

4.5 Der Dozent/Trainer/Ausbilder hat ein (Lern)Modell zu sein!

Wie Abb. 13 zeigt, wird vom Trainer ein Set von sozialen Fähigkeiten verlangt, die es ihm erst ermöglichen, im Lernfeld die Rolle eines Modells zu spielen. Auf die Frage, ob dies denn überhaupt wünschenswert ist, muss Folgendes erwidert werden: Auch der semiprofessionelle Dozent/Trainer/Ausbilder hat die Aufgabe, allen Teilnehmern gute Lernmöglichkeiten und Lernchancen zu eröffnen. Aus zwei Gründen ergibt sich daraus, die Rolle des sozialen Modells nicht nur (mehr oder weniger widerwillig) anzunehmen, sondern sie so gut wie individuell möglich auszugestalten und auch zu nutzen:

1. Viele Lerner – individuelle Lerntypen – brauchen Vorbilder/Modelle, an denen sie sich lernend orientieren, wenn es für sie optimal laufen soll.
2. Soziales Modellverhalten des Trainers ist – wie bereits angesprochen – wichtig für die Herstellung eines grundlegend positiven Lern- und Arbeitsklimas.

Beachtet ein Dozent/Trainer/Ausbilder die Bedeutung dieses Modellverhaltens, so wirkt er für die Teilnehmer zugleich auch glaubwürdiger. Denn – wenigstens annähernd – zeigt er im eigenen Verhalten vor, wovon er im Unterricht ausgeht. Denn merke: Erwachsene Teilnehmer nehmen kaum etwas so übel wie einen Widerspruch zwischen Worten und Taten.

Abb. 13: Führung als soziale Kompetenz (Döring/Ritter-Mamczek)

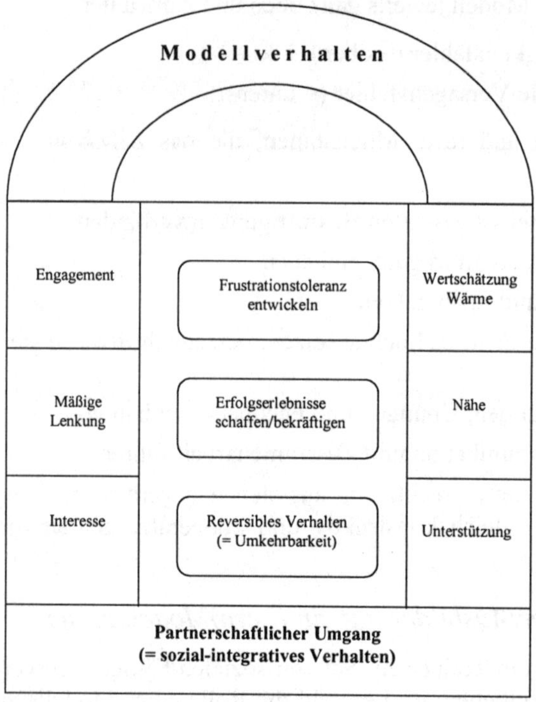

Das Modell in Abb. 13 ist sozialwissenschaftlich sehr gut empirisch abgesichert. In vielen Untersuchungen im In- und Ausland konnte gezeigt werden, dass es fundamentale soziale Faktoren gibt, die der Dozent/Trainer/Ausbilder beeinflussen und gestalten kann, und mit denen er den Teilnehmern sehr *gute soziale Rahmenbedingungen* schaffen kann:

a. Realisation von partnerschaftlichem, sozial-integrativem Umgang mit den Teilnehmern
b. Zeigen von sozialem und fachlichem Engagement in Verbindung mit mäßiger Lenkung und fachlichem wie sozialem Interesse am Menschen
c. Realisation der Merkmale Wertschätzung/Wärme, Nähe und Unterstützung
d. Entwicklung von Frustrationstoleranz – das Aushalten von Misserfolgen also
e. Die systematische Schaffung von Erfolgserlebnissen in Verbindung damit die Vermittlung von individuellen Bekräftigungen
f. Die Umsetzung von sozialen Verhaltensweisen, die in sich reversibel – also umkehrbar – sind: Der Trainer zeigt damit, dass er nicht über den Teilnehmern steht, sondern sein gesamtes Verhalten ebenso gut auch von den Teilnehmern gezeigt werden darf.

4.6 Die horizontale und vertikale Organisation des Gehirns sind zu beachten!

Dass sich das Lehren und Lernen auch semiprofessioneller Dozenten/Trainer/Ausbilder an der Funktionsweise des menschlichen Gehirns zu orientieren hat, dürfte eigentlich eine Selbstverständlichkeit sein. Freilich sind dazu wenigstens minimale Kenntnisse erforderlich. Wie die Modelle der Abbildungen 14 und 15 zeigen, ist es zunächst einmal wichtig, etwas über die horizontale und vertikale Organisation des Gehirns und seine didaktischen Konsequenzen zu wissen.

Abb. 14: Die horizontale Organisation des Gehirns („Lateralität“ oder „Rechts-Links-Organisation“)

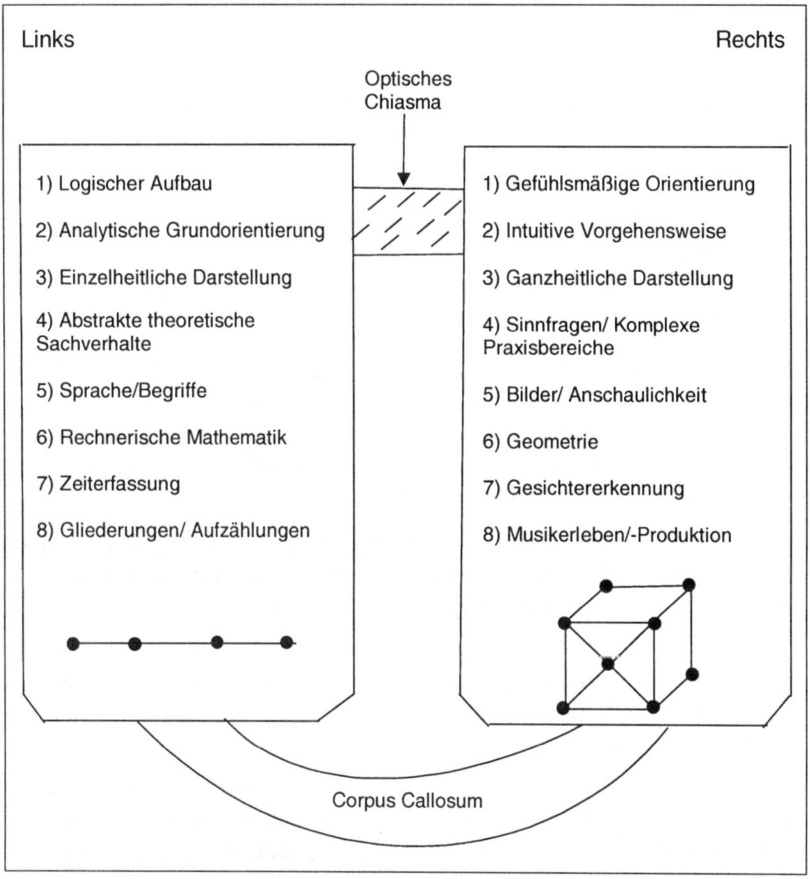

Wie Abb. 14 zeigt, beschreibt die horizontale Organisation das Problem der Asymmetrie unseres Gehirns. Damit bezeichnet man die unterschiedlichen Leistungsfähigkeiten der beiden Gehirne, über die der Mensch verfügt. Wir wissen heute, dass traditionelle Lehr-/Lernprozesse zumeist als sehr linkslastig zu bezeichnen sind:

- Überhang an logisch- analytischem Denken (= Gliederungswut)
- Überhang an einzelheitlichem Vorgehen (= Detailwut)
- Überhang an Sprache und begrifflicher Vermittlung (= Sprachwut)
- Überhang an linearer Orientierung bei Denkprozessen (= Aufzählwut)

Besonders schlimm erweist es sich für erwachsene Lerner, dass ihre Dozenten/Trainer/Ausbilder vielfach all die aufgeführten Einseitigkeiten noch miteinander kombinieren und so regelrechte Lernhürden aufbauen: Etwa in dem Sinne, dass eine verbale Informationsflut auf die Teilnehmer niedergeht mit viel zu vielen Details, gleichzeitig aber Strukturen und visuelle Repräsentationen fehlen. Wenn dann noch Dozenten-zentriert gearbeitet wird – wie das ja leider vielfach der Fall ist – dann erstirbt bei den Teilnehmern nicht nur die Fähigkeit, sondern gleich auch noch die Motivation zum Lernen.

Die bezeichnete „Linksorientierung" des Lernverfahrens bei vielen Dozenten/Trainern/Ausbildern – darauf sei hier nochmals ausdrücklich hingewiesen – hat u.a. seinen Ursprung

a. in dem Unvermögen, die zu lehrenden Sachverhalte zielgerecht zu strukturieren (vgl. dazu III,1!) sowie
b. in dem problematischen Lernverständnis, das sie ihrer Tätigkeit zugrunde legen (vgl. dazu II,4!)

Demgegenüber bezeichnet man mit *Synchronisation* des gesamten Lehr-/Lerngeschehens die Aufgabe jedes Dozenten/Trainers/Ausbilders, für eine Ausgewogenheit der Lernangebote im Sinne der Asymmetrie des Gehirns zu sorgen. Die folgenden – aus didaktischen Gründen bewusst scharf formulierten – vier Grundregeln haben dabei zu gelten:

1. Es ist nicht erlaubt, logisch-analytische Denk- und Lernprozesse anzubieten – es sei denn, es werden in enger Verbindung dazu auch gefühlsmäßig-intuitive Prozesse aufgebaut und ermöglicht.
2. Es ist nicht erlaubt, in Lehr-/Lernprozessen Detailwissen zu vermitteln – es sei denn, es werden vor- und nachrangig bzw. begleitend und parallel ganzheitlich und visuell ausgerichtete Übersichten/Fachlandkarten/Zusammenhänge erarbeitet oder dargestellt.
3. Es ist nicht erlaubt, in Lehr-/Lernprozessen Sprache zu benutzen – es sei denn, alle wesentlichen (!) sprachlichen Lernangebote werden zugleich auf irgendeine Weise visuell oder räumlich-ganzheitlich repräsentiert.
4. Es ist nicht erlaubt, in Lehr-/Lernprozessen lineare Lernangebote zu machen (z.B. Gliederungen, Auflistungen, Checklisten usw.) – es sei denn, es werden damit in Verbindung stehende räumlich-visuelle Repräsentationen gefunden und offeriert.

Abb. 15: Die vertikale Organisation des Gehirns

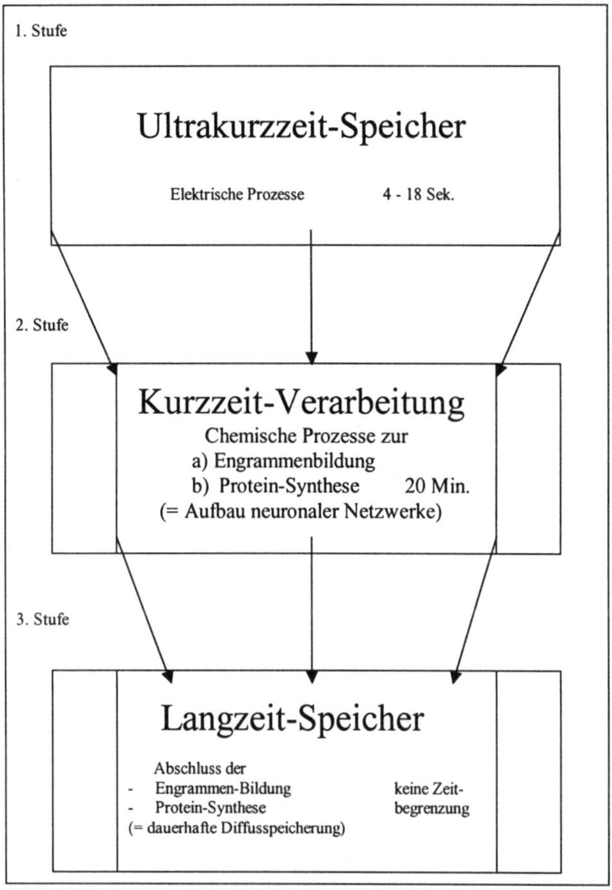

Die *vertikale Organisation des menschlichen Gehirns* nun bezieht sich auf unser Gedächtnis und seine drei Verarbeitungsstufen. Zwar sind die diesbezüglichen Prozesse bei weitem noch nicht aufgeklärt, jedoch ist immerhin so viel bekannt, dass Pädagogen ihr Lehrverhalten einigermaßen verarbeitungsgerecht darauf ausrichten können. Im Wesentlichen sind es zwei wichtige Erkenntnisse, die hier in Frage kommen (vgl. dazu das Modell in Abb. 15!):

1. Es werden im auf elektrischer Basis funktionierenden UKZ nur solche Informationen weiterverarbeitet, die für das Individuum von Bedeutung sind. Damit kommen den sozial-emotionalen und motivationalen Prozessen beim Lernen eine sehr fundamentale Rolle zu. Ohne Aufregung, ohne Tätigkeiten, ohne Gefühle, ohne Interesse – so möchte man sagen – keine gedächnismäßige Verankerung (vgl. dazu den Beitrag von Claudia Bischoff-Wanner i.d.B.)!

2. Das LZG arbeitet auf der Grundlage der Herstellung *neuronaler Netze*, die aus sich heraus das Prinzip der *Diffusspeicherung* begründen. Das

bedeutet, die Speicherung bestimmter Informationen geschieht nicht an einem bestimmten Punkt – oder in einer bestimmten „Schublade“ –, sondern verteilt über ganze Hirnareale. Das aber bedeutet, dass die Erinnerungsarbeit – das sog. Decoding – ein sehr aktiver Such- und Wiederfindungsprozess ist. Demgegenüber ist die Einspeicherung von Informationen – das sog. Encoding – als ein Prozess der Engrammenbildung zu verstehen. Beide Prozesse – En- wie Decoding – funktionieren besonders gut unter folgenden Bedingungen:

- unter starker emotionaler und kognitiver Motivation
- bei Verwendung Ordnung stiftender Speicherungs- und Erinnerungshilfen: (= visuelle Hilfen, Übersichten, Beispiele, Bilder, Geschichten usw.)
- bei Beteiligung beider Gehirne (= Synchronität), weil die „Erinnerungsflächen“ entsprechend bedeutend größer werden
- bei aktions- und tätigkeitsbezogenen Lernprozessen, weil hierbei eine größere Teilnehmeraktivität – und damit solidere Einspeicherung wie Wiederfindung – gesichert wird.

4.7 Die Fall- und Aufgabenorientierung hat der Theorievermittlung immer vorauszugehen!

Erwachsene lernen aus Gründen ihrer spezifischen Sozialisation (= Berufsausbildung/Berufspraxis) besonders gut unter nicht-schulischen Bedingungen: Das sind Verhältnisse, bei denen Schluss gemacht wird mit der ewigen Reihenfolge

crst dic Thcoric – dann dic Praxis.
(= B) (= A)

Dieses Modell des „Vorratslernens“ erinnert viele Erwachsene in unliebsamer Weise deshalb an die Schule, weil die Theorievermittlung hier zumeist von ganz praktischen Fragen – wie sie jeder Erwachsene aus seiner Berufspraxis genau kennt – abgekoppelt und abgetrennt wurde:

A. Worum geht es praktisch? – Was ist zu tun? – Welche Probleme sind dafür zu lösen? – Was muss – was kann – in welcher Reihenfolge geschehen?

B. Was muss ich dazu wissen? – Was ist darüber bereits bekannt? – Welche theoretischen Kenntnisse sind unerlässlich und können mir helfen?

Damit ist deutlich, dass Wissens- und Kenntnis-Vermittlung im berufsbezogenen Lernen Erwachsener der Fall- und Aufgabenorientierung *nachgeordnet* werden müssen. Also:

Erst die Praxis/der Fall/die Aufgabe (= A) dann
die Theorie/das Wissen/die Kenntnisse (= B)!

4.8 Systematische und regelmäßige Wiederholungen und Feedbacks sind wichtiger als viele Lehrkräfte glauben

Warum nur unterschätzen und vernachlässigen viele Dozenten/Trainer/Ausbilder die Bedeutung regelmäßiger, vielseitiger und Teilnehmer-zentrierter Wiederholungen, Übungen und Feedbacks? Wo doch ein breites Repertoire dafür zur Verfügung steht und die Bedeutung dieses unterrichtlichen Aspekts lernpsychologisch wie didaktisch völlig außer Frage steht:

- Zusammenfassende und übersichtsmäßige Darstellungsangebote
- gedächtnismäßige Sicherung und Vertiefung
- Habitualisierung gelernten Materials (= Einschleifen)
- Didaktische Steuerungshilfen für den Dozenten/Trainer/Ausbilder

Wichtig ist in diesem Zusammenhang vor allem, dass die Lehrkraft erkennt, dass Wiederholungen und Feedbacks eigentlich nur Teilnehmer-zentriert einen Sinn machen – also das Ausatmen zu organisieren ist. Welchen Sinn macht dagegen eine Wiederholung, die der Trainer liefert? Etwa mit den Worten: „So, ich möchte nun noch einmal wiederholen, was wir bisher erarbeitet haben.“ Zwar liefert dieser Trainer damit eine Art Zusammenfassung, besser wäre es aber, wenn die Teilnehmer und nicht er diese Wiederholung durch Ausatmen liefern würden. Die Zusammenfassung würde trotzdem erfolgen, aber eine Wiederholung durch Teilnehmer wäre ungleich wirkungsvoller.

Zum Repertoire an verfügbaren Wiederholungen und Feedbacks muss noch dieses hinzugefügt werden:

- *Wiederholungen* beziehen sich vorrangig auf fachliches Denken/Wissen/Kenntnisse.
- Wiederholungen auf dem Gebiet des Verhaltens und Tuns nennen wir *Übungen.* Sie beziehen sich vorrangig auf psychomotorisches und kognitives Lernen.
- *Feedbacks* dagegen beziehen sich vorwiegend auf Fragen, die die Lagebefindlichkeit der Teilnehmer in sozial-emotionaler und gruppendynamischer Hinsicht betreffen.

Folgende Typen lassen sich beispielhaft im Einzelnen unterscheiden:

1. Wiederholungen:

- Reihum- Wiederholungen
- Wiederholung in Einzel-/Partner- oder Gruppenarbeit
- schriftliche, mündliche, zeichnerische Wiederholungsformen
- medial gestützte Wiederholungsformen (= mit Tischvorlagen, Plakaten, Lernkarten usw.)
- spielerische Wiederholungsformen

2. Übungen:

- praktische Übungen in der Großgruppe („Wer macht es noch einmal vor?“)
- Einzel-/Partner-/Gruppen-bezogenes Üben
- Spielerische Übungsformen: Simulationen/Rollenspiele

3. Feedbacks:

- Blitzlichter
- Thermometer-Abfragen
- Punktabfragen
- schriftliche Befragungsformen: Fragebögen/Offene Befragungen

5. Der innere Zusammenhang von sozialer und didaktischer Orientierung

5.1 Lehren ist Service – also Dienst am Menschen

In alten, überholten Lehrmodellen – wie sie etwa mit den sog. Trichter- und Duschemodellen gegeben sind – steht naturgemäß immer der Dozent/Trainer/Ausbilder im Mittelpunkt des Lehr/Lerngeschehens. Der Einwand muss gemacht werden, dass dieser Umstand im Widerspruch steht zur Zielsetzung einer organisierten Lernveranstaltung. In ihr hat der Kunde – also der Lernende – im Mittelpunkt zu stehen, so wie dies im Abschnitt II, 4 und Abb. 5 und 6 beschrieben wurde.

Nicht der Lernende hat sich an der Lehrkraft zu orientieren, vielmehr hat der Lernende mit seiner Motivation, seinen Kapazitäten, seinen Vorerfahrungen und persönlichen Zielen der alleinige Dreh- und Angelpunkt des gesamten Geschehens zu sein. Alles andere wäre „verkehrte Welt“. Nicht dass alles, was die Teilnehmer in das Lernfeld einbringen, an sich schon richtig oder ein Wertmaßstab an sich darstellte, wohl aber, dass der Dozent/Trainer/Ausbilder sich an diesen Teilnehmervoraussetzungen kompromisslos in seinem Lehrverhalten zu *orientieren* hat.

Es macht wenig Sinn, wenn sich der Schuhverkäufer bei seinen Angeboten nicht konsequent an der Schuhgröße, den Wünschen und dem Geschmack seiner Kunden orientiert! Der Kunde gibt hier sehr deutlich – um nicht zu sagen: eindeutig – den Takt vor. Hat ein Teilnehmer Lernschwierigkeiten, so ist nicht automatisch er dafür verantwortlich: Vielleicht wurde der Sachverhalt einfach nur schlecht erklärt und präsentiert, vielleicht auch war nicht genügend Zeit zum Ausatmen, vielleicht waren die Visualisierungen nicht gut gelungen oder, oder, oder .....

Es ist dieser prinzipielle Service-Charakter der Lehrarbeit, der seinen wertbezogenen und ethischen Hintergrund ausmacht: Lehren heißt – wie Führen – *Dienen*! In diesem Dienst am Menschen liegt damit Herausforderung wie soziale Erfüllung einer semiprofessionell ausgeübten Lehrtätigkeit.

5.2 Qualitätsorientiertes und Teilnehmerzentriertes Lehren – die Erfüllung

Verantwortliche Lehrarbeit als sozial-ethischen Dienst am Mensch auszuweisen bedeutet, nach Kernkriterien dieser Arbeit fragen. Für den vorliegenden Zusammenhang kann dies nur heißen,

das Thema „didaktische Qualität" sowie ein bedingungslos auf die Teilnehmer und ihr Ausatmen konzentriertes Lehrverhalten ernst zu nehmen und einigermaßen konsequent umzusetzen.

Dabei bedeutet *Qualitätsorientierung* im semiprofessionellen Zusammenhang die wenigstens annähernde Orientierung an den im Abschnitt III dargestellten 8 grundlegenden Standards. Dazu ist ein Professionalisierungsstreben vonnöten, das seine Kraft in erster Linie aus der erfüllenden Tätigkeit selbst und erst in zweiter Linie aus Faktoren des organisatorischen Rahmens (beruflicher Aufstieg, Bezahlung usw.) bezieht.

Dass eine kompromisslose und konsequente Teilnehmer-Zentrierung für eine moderne Lehrarbeit des beruflichen Lernens mit Erwachsenen einen eigenen, fundamentalen Stellenwert besitzt, wurde bereits mehrfach betont. Die Begründung dafür liegt in folgenden Punkten beschlossen:

- Lernpsychologische Begründung: „Erst das Ausatmen bringt das Lernen!"
- Motivationale Begründung: „Aktivierung ist angewiesen auf Beteiligung!"
- Lehrtheoretische Begründung: „Lehren ist Service, ist also Dienst am Lerner!"
- Organisations-soziologische Begründung: „Die Organisation braucht in erster Linie das eigenaktive Lernen, das Tun des Mitarbeiters!"
- Gesellschaftspolitische Begründung: „Auch beim Lernen ist Demokratie einzuüben!"

5.3 Bin ich der/die Richtige?

Diese Frage nach Qualität und Professionalität der Lehrarbeit muss als alles entscheidende auf den einzelnen Dozenten/Trainer/Ausbilder zurückbezogen werden. Denn zur Qualität gehört – Qualitätsstreben, zur Professionalität – das Professionalitätsstreben. Die Frage, ob ein Dozent/Trainer/Ausbilder diese berufliche Motivation auch dann aufbringt, wenn er semiprofessionell tätig wird, muss jeder Einzelne für sich selbst beantworten.

Aber selbst wenn dies auf positive Weise geschehen ist, bleibt die Frage, ob die einzelne Lehrkraft auf den folgenden Ebenen hinreichend genug qualifiziert ist:

- Der Persönlichkeits-spezifische Ausgangspunkt
- Die sozialen und sozialpsychologischen Fähigkeiten der Lehrperson
- Die fachliche Qualifikation zur Stoffreduktion und stofflichen Strukturierung
- Die Organisations- und Management-Fähigkeiten
- Die Neigung, Eignung und Minimalqualifikation zur Lehrtätigkeit

Der zuerst genannte Punkt der Persönlichkeits-spezifischen Kompetenz sei wegen seiner grundlegenden Bedeutung hier zur Verdeutlichung nochmals beispielhaft herausgestellt:

Ausschlusskriterien sind:	*Wünschenswert wären:*
Extrem autoritäre Persönlichkeitsstruktur	Eine optimistische Lebenseinstellung
Psychotische und schwere neurotische Persönlichkeitsstörungen	Eine mäßige Extrovertiertheit
Starke Neigung zur Verhaltensstarrheit (= Rigidität)	Eine positive Einstellung zum Umgang mit anderen Menschen
Extreme Introvertiertheit	Eine gehörige Portion Humor
Markante depressive Grundhaltung und Lebensgrundstimmung	Soziale Hilfsbereitschaft, Integrität und Empathie (= mitfühlendes Verstehen)
Markante Sprachstörungen	Intellektuelle Wachheit und Kreativität
Extrem dialektgebundenes Sprechen	

5.4 Schlussbemerkung

Auch semiprofessionelles Lehren ist unter die Frage akzeptabler Kriterien und Standards zu stellen. Sicherlich gibt es für diese Form der Berufsarbeit – wie für alles menschliche Tun – auch so etwas wie natürliche Begabung. Aber dieser Gesichtspunkt sollte nicht darüber hinwegtäuschen, dass die Fähigkeit zum Lehren erlernt und systematisch entwickelt werden kann. Insbesondere gilt dies für alle semiprofessionellen Lehrtätigkeiten, wie sie in der beruflichen Weiterbildung nun einmal in der Überzahl sind. Hier dominiert richtigerweise ein Qualifizierungsdenken, das davon ausgeht, dass auf Grundlage einer soliden Fachmannschaft sich im Grunde jeder Spezialist durch Weiterbildung zur semiprofessionellen Lehrkraft entwickeln kann.

Voraussetzung dafür ist freilich, dass sowohl auf Seiten der betroffenen Dozenten/Trainer/Ausbilder als auch auf der der Unternehmen und Ausbildungseinrichtungen ein klar akzentuierter Qualitäts- und Professionalisierungsansatz erkennbar ist.

Wissens- und Transferfragen

zu Abschnitt 2

1. Teilnehmer-Zentrierung der Lehrarbeit und Qualitätssicherung – welcher Zusammenhang besteht hier?
2. Was bedeutet Teilnehmer-Zentrierung im Einzelnen?
3. Beschreiben Sie bitte zwei traditionelle Gegenkonzepte zur Teilnehmer-Zentrierung! Denken Sie dabei an das altmodische „Eintrichtern" oder „Beduschen"!
4. Handlungsorientierung des Lernens" – was heißt das und warum?
5. Wie lässt sich die Rolle des Dozenten/Trainers/Ausbilders mit einem modernen Konzept, z.B. der „Kompetenzwanne", erklären und erläutern?
6. Professionelle Orientierung des Dozenten/Trainers/Ausbilders meint Hinwendung zu den didaktischen Repertoires:
   a. zu welchen?
   b. warum Repertoire?

zu Abschnitt 3

1. Was wird im Konzept der Schlüsselkompetenzen eigentlich diskutiert?
2. Was sind Schlüsselkompetenzen?
3. Hat dieses Konzept Ihrer Meinung nach auch didaktische Konsequenzen?
4. Zentrale Lernermerkmale Erwachsener: Welche kennen wir und welche Konsequenzen haben sie für die Lehrarbeit?
5. Welche Lernziele sind im Lernfeld vonnöten, welche sind eher problematisch?
6. Was versteht man in der modernen Lernpsychologie heute unter Lernen?
7. Was ist der Unterschied zwischen „verstehen" (einatmen) und „lernen" (ausatmen)?

zu Abschnitt 4

1. Wie lässt sich Ihrer Meinung nach das hier vorgestellte – stark reduktive – Konzept von 8 Faktoren didaktischer Planung und didaktischen Handels begründen und legitimieren?

2. Durch welche 3 Reduktionstechniken lässt sich eine stoffliche Strukturierung herbeiführen?
3. Warum ist stoffliche Strukturierung wichtig?
4. Lernprozessgestaltung als methodische Strukturierung: Warum das und wie wird sie praktisch hergestellt?
5. Können Sie das Lernkonzept, die Teilnehmerzentrierung und den Lerntypenbezug einmal argumentativ mit dem Gedanken „Service" und „Kundenorientierung" zusammenbringen?
6. Wie baut sich das Modell „Individueller Lerntyp" schichtenmäßig auf?
7. Sozial-emotionale Faktoren des Lernens sollen vom Dozenten/Trainer/Ausbilder beachtet werden: Warum und wie also Lernklima erzeugen?
8. Wie sieht das didaktische Verhaltensrepertoire des Dozenten/Trainer/Ausbilder aus?
9. Warum soll der Dozent/Trainer/Ausbilder als „Modell" fungieren?
10. Was bedeuten die Begriffe „horizontale Organisation des Gehirns" und „Synchronisation" im Einzelnen?
11. Welche Leistungsbereiche liegen schwerpunktmäßig in der linken, welche mehr in der rechten Hemisphäre?
12. Welche Faktoren der Erwachsenensozialisation bewirken, dass erwachsene Lerner einen starken Bezug zu fall- und aufgabenbezogenem Lernen haben?
13. Warum sind Wiederholungen im Lernprozess so wichtig?
14. Welche Funktionen erfüllen regelmäßige Feedbacks?
15. Wie ist Ihre Einschätzung: Lassen sich die beschriebenen 8 Faktoren semiprofessionellen Lehrens realistischerweise wenigstens im Ansatz umsetzen oder nicht?

zu Abschnitt 5

1. Lehren als „Dienst am Menschen": Wie ist das zu verstehen?
2. Welche Standards verantwortlicher Lehrarbeit werden hier vorgestellt?
3. Der Dozent/Trainer/Ausbilder als Mensch: wer ist der Richtige?
4. Welche Ebenen der Dozenten/Trainer/Ausbilderqualifizierung lassen sich sinnvollerweise unterscheiden?

Literatur

Becker, H. (1993): Stofffülle Stoffreduktion in der Weiterbildung, Weinheim

Lehner, M./Ziep, K.-D. (1997): Phantastische Lernwelt. Vom „Wissensvermittler" zum „Lernhelfer", Weinheim

Schlaffke, W./Weiß, R. (Hrsg.) (1990): Tendenzen betrieblicher Weiterbildung, Köln

Siebert, H. (Hrsg.) (1979): Taschenbuch der Weiterbildungsforschung, Baltmannsweiler

Wöltje, J./Egenberger, U. (1996): Zukunftssicherung durch systematische Weiterbildung. München

Literatur des Autors

Döring, K.W./Ritter-Mamczek, B. (2001): Lehren und Trainieren in der Weiterbildung, Weinheim

Döring, K.W./Ritter-Mamczek, B. (1998): Medien in der Weiterbildung, Weinheim

Döring, K.W./Ritter-Mamczek, B. (1998): Die Praxis der Weiterbildung, Weinheim

Döring, K.W./Ritter-Mamczek, B. (2001): Lern- und Arbeitstechniken in der Weiterbildung, Weinheim

Döring, K.W./Ritter-Mamczek, B. (1999): Weiterbildung im lernenden System, Weinheim

Ulrike Pusch-Will und Franz Will

Zwischen Patient und Curriculum

15 Übungen für einen lebendigen Unterricht in der Krankenpflege

Einführung

Viele Schülerinnen sind sich bei Beginn der Berufsausbildung nicht klar darüber, welche hohen emotionalen Herausforderungen der Beruf der Krankenschwester mit sich bringt. Lebendige Methoden, die wir acht Lernzielen zugeordnet haben, unterstützen Schülerinnen dabei, sich auf die zu erwartenden Problemstellungen vorzubereiten: Missverständnisse, Feindbilder, Kommunikationsstörungen, Nähe-Distanz-Ambivalenzen, Intimitätsschranken, sexuelle Zumutungen, Wut, Aggression etc. Dadurch wird ein Perspektivwechsel gefördert, der Empfindungen und Verhaltensweisen von Patienten verstehen lässt. Soziale Kompetenz am Krankenbett fördert nicht nur den Heilungsprozess des Patienten, sondern schützt auch die Krankenschwester präventiv vor Überforderung und Ärger, die nicht selten zu einem Burnout führen. Neben den Schülerinnen sind auch Schule und Stationen gefordert, durch konzeptionelle Klarheit Frustrationen zu vermeiden. Problemlöser sind hier u.a. Supervision, schulinterne Lehrerfortbildung, Teamentwicklung und pädagogische Tage. Da der Beruf der Krankenschwester/des Krankenpflegers immer noch überwiegend von Frauen ergriffen wird, haben wir im Text ausschließlich die weibliche Form gewählt.

1. Das Prinzip Vernetzung

Einfach ausgedrückt: Krankenpflege ist Vernetzung. Die gute Krankenschwester ist in vielen Bereichen zugleich handlungsfähig: ein Allround-Talent, das Patienten berät, Termine organisiert, seelsorgerischen oder psychologischen Beistand leistet, Injektionen verabreicht, Dokumentationen am PC verwaltet etc. Sie steht auf dem Boden der Medizin, der Krankengymnastik, der Verwaltung, der Sozialpädagogik und zusätzlich: irgendwie pflegt sie auch noch kranke Menschen.

Verständlich, dass diesen komplexen Anforderungen mit dem herkömmlichen Frontalunterricht nicht beizukommen ist. Die Unzufriedenheit über trockene und realitätsferne Stoffkataloge und über deaktivierende Formen des Lernens ist bei den Schülerinnen eindeutig zu greifen. Wer nur lernt von der Schultafel fehlerfrei abzuschreiben und auswendig zu lernen, um es bei den Prüfungen wieder möglichst vollständig zu reproduzieren, wird sich der Komplexität der auf ihn zukommenden Arbeit nicht gewachsen fühlen. Eindimensionale Lehrmethoden lassen die Schülerinnen mit den verzweigten und vernetzten Problemen allein. Sie entmutigen und verweigern ignorant das für die Schülerinnen erforderliche Rüstzeug, mit dem selbständig Aufgaben analysiert, geplant und gelöst werden können.

Als Antwort auf diesen Leidensdruck wird in der aktuellen Diskussion über Unterrichtsformen und Didaktik der vernetzten Berufsrealität zunehmend Rechnung getragen. Das eindimensionale Lehren und Lernen wird durch einige „Kombinationspräparate" ersetzt, die mehrere Problemfelder zugleich ansprechen sollen:

1. Am umfassendsten ist dabei die Forderung nach *Ganzheitlichkeit.* „Sie nimmt sich der Persönlichkeit des Lernenden an und fragt nach den kognitiven, emotionalen und motorischen Aspekten des Lernvorgangs, ohne ihn analytisch in Lernzielhäppchen zu zerlegen" (Wolfgang Seyd 1995). Kopf, Bauch und Hand sollen zusammen kommen. Im Zentrum der Vernetzung steht die Schülerin. Sie wird mit *„handlungsorientierten Methoden"* angesprochen, um in ihr ein echtes Sachinteresse am Lernstoff zu erwecken. Die Lehrkraft darf sich dann konsequenter Weise nicht mehr als „Hauptdarsteller" sehen, sondern als „Regisseur", die „ein eigenständig, ideenreich und kreativ wirkendes Ensemble" (Wolfgang Seyd 1995) aufbaut.

2. Der Didaktiker Klafki entwickelt die Vernetzung aus der Dialektik der Bildung. Materiale Bildung (bezieht sich auf den Bildungswert eines Gegenstandes oder Inhalts) und formale Bildung (bezieht sich auf die Entwicklung individueller Fähigkeiten und Kompetenzen) werden in der *kategorialen Bildung* verknüpft. Aus zwei komplementären Teilen, die gleichberechtigt nebeneinander stehen, entsteht die Kombination, die Subjekt und Objekt zusammen fasst.

3. Das *„erfahrungsbezogene Lernen"* nach Oelke und Scheller setzt auf Lernprozesse. In Form von Identifikationsübungen und szenischem Theater werden Schülerinnen mit realitätsnahen und deshalb vielschichtigen Problemstellungen konfrontiert, um selbständig Lösungen zu entwickeln. Die Autoren fordern die Haltung des „geschärften Blicks", die dem „ethnologisch Forschenden näher ist als der des Stoff vermittelnden, belehrenden Lehrers" (Oelke, Scheller, Ruwe 2000). Diese Haltung der sozialen Aufmerksamkeit wird kombiniert mit gesellschaftlich-kulturellen Aspekten, Vermittlung von Techniken der Pflege und Gesprächsführung und Angeboten zur Selbstreflexion.

Allen drei Ansätzen, die hier exemplarisch herausgegriffen wurden, ist das Bestreben gemeinsam, der Vielschichtigkeit der beruflichen Herausforderungen mit einem breiten methodischen Repertoire, das die Persönlichkeiten der Lernenden berücksichtigt, zu begegnen. Die engen Leitlinien traditioneller Ausbildungen werden gesprengt, in dem verschiedene Aspekte des Berufsalltages kreativ miteinander verknüpft werden. Die Schülerin erhält dadurch einerseits mehr emotionalen und handlungspraktischen Bewegungsspielraum, andererseits ist sie aber auch gefordert, die vielen Bälle des kognitiven, emotionalen und motorischen Lernens gekonnt zu jonglieren.

Bei so viel Übereinstimmung bei der Reform der Pflegepädagogik fragt man sich unwillkürlich, warum diese didaktischen Modelle nicht schon fünfzig Jahre früher entwickelt wurden? Wir vermuten, dass hier gesellschaftliche Leitmotive zum Ausdruck kommen. Das Ideal des heutigen Menschen ist das ständig lernbereite und sich selbst permanent optimierende Individuum, das von der Wiege bis zum Totenbett versucht, das Beste aus seinem Leben herauszuholen. Gemäß dem Leitspruch, „Jeder hat zu jeder Zeit seine Chance!" werden selbst sterbenskranke Menschen zur Selbstreflexion und Selbstfindung motiviert – und wenn es „nur" (?) noch darum gehen kann, in Würde und vielleicht noch in Aussöhnung mit den Angehörigen diesen runden Planeten zu verlassen. Unverständnis ernten hingegen Patienten, die sich mit ihrem Schicksal rasch abfinden, hilfreiche Krankengymnastik verweigern und in Demut die Heilung durch die Ärzte abwarten. Passivität und vorschnelles Fügen in das angeblich Unvermeidliche haben in unserer Gesellschaft keine Konjunktur mehr. Das Nachdenken über sich selbst ist im permanenten Lernprozess der Selbstverbesserung, besonders in den letzten Jahren, ein allgemein anerkanntes gesellschaftliches Ideal geworden. Wie selbstverständlich wird die Bereitschaft dazu von den Pflegekräften gefordert und – darüber hinaus – auch entsprechend aktive und kompetente Unterstützung der Patienten. Vernetztes Denken, Empathie, Hilfe zur Selbsthilfe und Kommunikationsfähigkeit sind deshalb Anforderungen, denen sich heute keine Pflegekraft mehr ungestraft entziehen kann.

Trotzdem, zwischen Anspruch und Wirklichkeit klafft häufig noch eine weite Lücke. Wolfgang Seyd sieht die Lehrkräfte in vier Gruppen gespalten, wenn der handlungsorientierte Unterricht gefordert wird. Zwischen strikten Ablehnern und begeisterten Befürwortern gibt es noch Skeptiker und Erwärmbare. Die Ablehner sähen in der Handlungsorientierung nur ein neues und leeres Schlagwort. Oelke, Scheller und Ruwe beklagen, dass die Theorien von Klafki im „Kopf stecken geblieben" seien. Klafki wird zwar gelesen, im Unterricht hingegen nur das bekannte Alte praktiziert. Wo liegen die Gründe für diese Abwehr? Uns fallen dazu drei Szenarien ein:

1. Wer auch im Privatleben die Chancen der Selbstfindung nicht nutzt und Verantwortung gerne an „Autoritäten" delegiert, ist schlicht nicht dazu in der Lage, bei Schülern und Patienten Eigenverantwortung zu fördern.

2. Wer im „handlungsorientierten" oder im „erfahrungsbezogenen" Lernen nur inhaltsleere Modewörter erkennen kann, die nach einigen Jahren ohnehin in den Papierkorb wandern würden, der hat die gesellschaftliche Entwicklung der letzten Jahrzehnte verschlafen. Erst ein „update" über aktuelle Wertvorstellungen könnte ihn vom Gegenteil überzeugen.
3. Niemand lässt sich gerne vorhalten, dass er nicht „ganzheitlich" arbeiten würde. Das hieße ja, nur „halbe Sachen" zu machen. Da bietet sich als Abwehrstrategie gegenüber einer neuen Didaktik die Ausflucht an: „Ich habe schon immer ganzheitlich gearbeitet. Eine neue Didaktik habe ich deshalb nicht nötig". Vielleicht ist dann aber unter Ganzheit nur die Vernetzung von Tafel, Kreide, Overhead, Rotstift und Notenbuch gemeint.

Tatsächlich ist es schwierig, ein einfach strukturiertes Unterrichtssystem durch ein komplexeres zu ersetzen. Gerade die anzustrebenden Vernetzungen machen die Konzeptionen tendenziell kompliziert und unübersichtlich. Es ist deshalb hilfreich Anleihen bei einer anderen Disziplin zu nehmen: der Sozialarbeit. Sozialarbeiter sind die Vernetzungskünstler schlecht hin, da sie ihren Klienten bei multiplen Problemlagen emotional und sachlich helfen müssen: Arbeitslosigkeit, Sucht, psychische Krankheit, Verschuldung, geringes Selbstwertgefühl, Straffälligkeit, Eheprobleme etc. An der Gesamthochschule Kassel wurde bei der Ausbildung von Sozialarbeitern/Sozialpädagogen zum Beispiel schon Anfang der siebziger Jahre das klassische Fächerstudium abgeschafft und durch Lernbereiche ersetzt. Anstatt in den ersten Monaten trockene Informationen aufzunehmen wurde bei den Erstsemestern die berufliche Selbstfindung gefördert. Bei der Sozialarbeit lassen sich auch zahlreiche Beispiele dafür finden, wie sich im Arbeitsalltag die Gegensätze von Motivation und Frustration, Nähe und Distanz gestalten lassen. Als methodische Basis dient ihr u.a. die Gestaltpädagogik von Fritz Perls, da hier Ganzheitlichkeit und Vernetzung therapeutisch entwickelt werden. Probleme, Konflikte und Widersprüche werden durch die Förderung des „geschärften Blicks" durchleuchtet und in neue Vernetzungsketten geordnet. Die folgenden 15 Übungen sind Beispiele dafür, wie u.a. die Gestaltpädagogik an Krankenpflegeschulen nutzbar gemacht werden kann. Packen wir's an!

2. Lernziele für die Schülerinnen

2.1 „Eigentlich habe ich gedacht, wir bekommen hier konkrete Tipps...."

Lernziel 1: Den Abschied von Tipps und Rezepten akzeptieren

Eigentlich dürfte in der Pflegepädagogik kein Mangel an Lebendigkeit herrschen, denn der Beruf der Krankenpflege ist abenteuerlich vielschichtig. Da prallen Wertesysteme, Handlungszwänge, Todesängste und Lebenslust aufeinander, so dass, wenn man sein Blickfeld nicht vorsätzlich mit Scheuklappen begrenzt, man sich in einem Dschungel von Emotionen wieder findet. Für die Patienten geht es nicht selten um die Frage nach Leben oder Tod, für die Pflegekräfte um Hilfe, Beistand, Verantwortung und Schuld. Diese Lebendigkeit macht das Berufsleben nicht nur farbiger, sondern sie ängstigt und bedrückt auch. Verständlich, dass verunsicherte Krankenpflegeschülerinnen beim Umgang mit Patienten und den ausgebildeten Kollegen auf den Stationen von ihren Lehrern Orientierungshilfen erwarten. Verständlich auch, dass sie immer wieder enttäuscht sind, wenn ihnen die Antworten nicht konkret genug ausfallen. Manche Krankenpflegeschülerin wünscht sich von ihrer Lehrerin einen bereits programmierten Autopiloten, zum Beispiel in Form einer leicht handhabbaren „Checkliste für schwierige Patienten", der bei Problemen die Steuerung übernimmt und jeden Konflikt auf sicherem Territorium landen lässt. In unseren Unterrichten und Seminaren haben wir Enttäuschungen oft in der Formulierung „Eigentlich habe ich gedacht, wir bekommen hier konkrete Tipps..." gehört, wobei dann fast immer verlegen der Satz „...wenn ich auch weiß, dass es die eigentlich gar nicht gibt" nachgeschoben wurde. Es ist paradox: Man wünscht sich etwas, von dem man schon von vornherein weiß, dass man es nicht bekommen kann – aber es wäre halt schön, wenn es trotzdem käme.

Ähnlich unglücklich ist der Appell der Schülerin: „Jetzt sagen Sie mir doch endlich, wie es wirklich geht!" Bei dieser verzweifelten Aufforderung ist zu vermuten, dass die Schülerin die im Unterricht formulieren Ansprüche in der Realität des Klinikalltags nicht oder nur unzureichend wieder findet. Irrtümlich geht sie davon aus, dass die Lehrerin die absolut perfekte Antwort in der Tasche hätte und sie ihr bösartig vorenthält. Sie kann sich nicht vorstellen, dass in einer Klinik viele unterschiedliche Sichtweisen und Interessen aufeinander prallen, die eine absolut richtige Antwort nicht zulassen. Sie hat noch nicht gelernt, mit Widersprüchen zu leben, sondern denkt ausschließlich in den Kategorien „richtig" oder „falsch". Dabei würde ihr eine Haltung wie „kommt drauf an" oder „mal sehen, was sich machen lässt" weiterhelfen.

Es ist unfair, Krankenpflegeschülerinnen ständig auf „konkrete Tipps" oder „allgemein gültige Rezepte" warten zu lassen, wenn man sie nicht liefern kann oder will. Schülerinnen empfinden dann den Unterricht mindestens als „abgehoben", vielleicht sogar als „schizophren", „zynisch" oder „nihilistisch". Wer die Verzweiflung hier ignoriert ebnet jetzt schon den Weg für ein späteres Burnout.

Pflegepädagogik muss erklären, warum sie einfache Tipps und todsichere Rezepte verweigert: Sie passen nicht zur Menschenwürde und zur Komplexität des Arbeitsalltages.

1. Menschenwürde
   Jeder Patient ist ein Individuum: Erfahrungen, Wünsche, Befürchtun-

gen, Ambivalenzen und Einsichten haben ihn geprägt. Für ihn gibt und kann es keinen Schaltplan geben, der im Pflegeunterricht auswendig gelernt werden kann. Nur echtes Interesse an der Person des Patienten, gepaart mit Empathie, Geduld und einem Schuss Sympathie können eine tragfähige Beziehung herstellen. Alles andere entspringt einem totalitären Denken, das den Patienten zu einem beliebig steuerbaren Objekt herabwürdigt.

2. Komplexität
   Der Alltag der Krankenpflegeschülerinnen ist grundsätzlich widersprüchlich: Da werden Arbeitsvorgänge, die man im Unterricht exakt gelernt hat, im Stationsalltag nicht oder nur unzureichend umgesetzt, das Verhalten der Kollegen und Therapiepläne sind nicht aufeinander abgestimmt, die von der Klinikleitung vertretenen Ansprüche sind (z.B. wegen Personalmangel) nicht realisierbar, der Patient selbst verändert öfter seine Ansichten oder ist gar verwirrt. Ein Pflegekonzept aus einem Guss kann es deshalb nicht geben. Stattdessen muss der Krankenpflegeschüler auf jede Herausforderung selbständig eine stimmige Antwort entwickeln.

Die erfolgreiche Zusammenarbeit im Krankenhaus, ob mit Patienten, Vorgesetzten oder Kollegen, setzt ein sehr hohes Gespür für die Befindlichkeit der Mitmenschen voraus. Statt schematischem Denken ist eine genaue Analyse der Beziehungen gefragt: Man muss sich für sein Umfeld interessieren und den oft verschlungenen emotionalen Wegen nachgehen. Wer hingegen „fertige Rezepte" fordert, möchte sich vor den Mühen der Bestandsaufnahme drücken. Arbeitsbeziehungen lassen sich aber nicht anrühren wie eine Fertigsuppe aus der Packung!

Wenn die Lücke zwischen eigenen Vorstellungen und der Berufsrealität nicht geschlossen wird, sind starke Frustrationen zu erwarten, die langfristig zu einem Burnout führen können. Deshalb sind kreative Methoden, Übungen und Spiele gefragt, um lebendige Bezüge herzustellen. Erst wenn man sich von Tipps und Rezepten verabschiedet hat, wird der Weg frei für eine lebendige Lehr-Lern-Kultur in der Pflegepädagogik. Dann werden die Denksysteme, Alltagserleben und professionelles Handeln miteinander kompatibel. Die Schule ist dann keine Paukanstalt mehr, sondern fördert die Intuitions-, Reflexions- und damit Selbststeuerungsfähigkeit der Schülerinnen. Sie stellt damit höchste Ansprüche an alle Beteiligten.

2.2 Lernziel 2: Lernen in der Kleingruppe

Im steifen Rahmen des Frontalunterrichts ist es schwer die Schülerinnen zur Eigenaktivität zu bewegen. Da der Arbeitsalltag der Krankenschwester ohnehin größtenteils in kleineren Gruppen oder im Dialog mit dem Patienten stattfindet, ist es sinnvoll die herkömmliche Ausbildung im Klassenverband mit Kleingruppenarbeit zu ergänzen.

Vorteile der Kleingruppen:
Da es vielen Schülern, vor allem zu Beginn der Ausbildung, schwer fällt, sich vor der gesamten Klasse zu äußern sind Kleingruppen, von etwa drei bis sieben Personen, eine Chance zu intensivem Lernen. Im Gegensatz zum Plenum geben Kleingruppen verstärkt

- Gelegenheit, die Mitschülerinnen kennen zu lernen, da man mehr Zeit zur Selbstdarstellung und zum Nachfragen hat;
- Spielräume zur Diskussion persönlicher Fragestellungen, da man in der kleinen Runde eher den Mut findet, seine Unsicherheiten anzusprechen;
- Gefühle von Vertrautheit und Schutz, da man die Zahl der Diskussionsteilnehmer besser überblicken kann;
- Kraft und Selbstbewusstsein. Aus der erlebten Gemeinsamkeit erwächst der Mut, die Gruppenergebnisse vor der Klasse darzustellen.

Vorbehalte gegenüber Kleingruppen:
Trotz dieser Vorteile der Kleingruppen sind diese manchmal bei den Schülerinnen nicht beliebt. Eine Schutzbehauptung vermuten wir hinter dem häufig vorgebrachten Argument, man könne in Kleingruppen an den Diskussionsinhalten aller Mitschülerinnen nicht teilhaben. Stattdessen ist zu vermuten, dass die mit der Kleingruppenarbeit verbundene Aktivierung von der Schülerinnen als lästig empfunden wird. In der großen Klasse kann man sich besser verstecken. Durch eine umsichtige Mischung von Plenum und Kleingruppen lassen sich Vorbehalte abbauen.

Einteilung der Kleingruppen:
Durch die Art der Gruppenteilung ergeben sich Einflüsse auf die Gruppendynamik und die Ergebnisse. Es gibt drei Möglichkeiten, Kleingruppen zu bilden:

1. *Schülerinnen übernehmen die Gruppenbildung selbst*
   Hier werden sich diejenigen Leute zusammentun, die sich mögen oder schon gut kennen.
   Vorteile: schafft Harmonie und fördert die vertrauensvolle Zusammenarbeit
   Nachteile: man „sitzt im eigenen Saft" und kommt nicht zu wichtigen Kontroversen. Vielleicht unterhält man sich mit den Freundinnen mehr über private Angelegenheiten anstatt über schulische Fragestellungen.

2. *Gruppenbildung durch Abzählen*
   Die Schülerinnen stellen sich in einer Linie auf. Wenn z.B. fünf Kleingruppen gebildet werden sollen, lässt man jeweils bis fünf abzählen. Die gleichen Zahlen bilden eine Gruppe. Wenn sich die Schülerinnen nach Sympathien zusammen stellen, werden durch abzählen die besten Freundinnen getrennt, das heißt die zusammenstehenden „Nester" werden aufgebrochen. Dadurch werden tendenziell Gruppen entgegen den

Sympathien gebildet.
Vorteile: Dieses Verfahren eignet sich vor allem dann, wenn schwerwiegende Probleme angesprochen werden sollen. Konfliktvermeidungen werden tendenziell gebremst.
Nachteile: Die aufgezwungene Gruppeneinteilung kann frustrieren. Abzählen weckt Assoziationen an militärischen Drill.

3. *Gruppenbildung erfolgt nach Zufallskriterien*
Wenn man verdeckt Spielkarten ziehen lässt und sich aus den Zahlen oder Farben die Gruppen bilden, sind die Einflussfaktoren Sympathie oder Antipathie ausgeblendet. Diese Art die Gruppen einzuteilen ist eine Kompromissform aus 1. und 2.

2.3 Lernziel 3: Selbstverständnis der Krankenpflege definieren

Die meisten Schülerinnen der Berufsfachschulen für Krankenpflege kommen direkt von der Realschule oder dem Gymnasium. Sie haben dort vor allem gelernt, Wissen schematisch aufzunehmen, um es in den Prüfungen möglichst vollständig wiederzugeben. In der Krankenpflege sind aber neue Fähigkeiten gefragt: Kommunikations- und Teamfähigkeit. Auf diese neuen „Spielregeln" und Herausforderungen müssen sie eingestimmt werden. Dazu sind „Einführungstage" gleich zu Beginn der Ausbildung sinnvoll. Schon am ersten Schultag, nach dem Empfang, der Vorstellung der Lehrkräfte und einer Hausführung, kann die Arbeit beginnen:

Übung 1: Kennen lernen und Gemeinsamkeiten aufspüren
Diese leichte Übung ist für Einführungstage besonders gut geeignet: Die Schüler stehen im Klassenzimmer. An den vier Ecken des Raumes stehen auf Schildern wirklichkeitsgerecht die vier Himmelsrichtungen. Die Schüler ordnen sich nach ihrer Herkunft, im Verhältnis zum Standort der Schule, den Himmelsrichtungen zu und suchen in den sich dabei bildenden Kleingruppen *weitere* Gemeinsamkeiten. Der Austausch dauert 15 Minuten, dann werden neue Gruppen mit neuen Fragestellungen gebildet, z.B. nach Haarfarben, Farbe der Kleidung, Musikvorlieben etc.

Ziele:

- Einen Anlass für gegenseitiges Kennenlernen in zufällig gebildeten Kleingruppen herstellen.
- Durch den Blick auf Gemeinsamkeiten eine vertrauensvolle Atmosphäre fördern.
- Wahrnehmung schärfen: Was haben wir eigentlich sonst noch gemeinsam?

Auswertung: Fragen Sie kurz nach, wie die Gesprächsatmosphäre empfunden wurde (in der Regel sehr angenehm) und ob jemand eine Entdeckung gemacht hat.

Abb. 1: Die optimale Krankenschwester

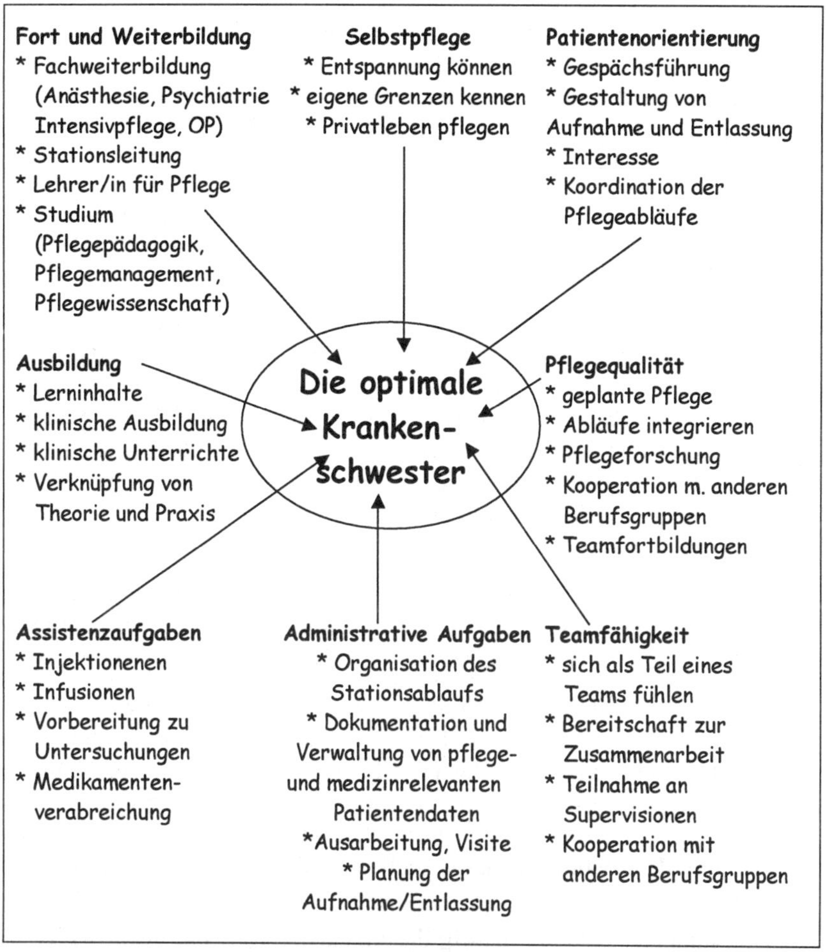

Übung 2: Die optimale Krankenschwester

Selbstverständlich müssen zu Beginn der Ausbildung die Aufgaben einer Krankenschwester dargestellt werden. Diese Aufzählungen sind jedoch meistens etwas trocken und wecken bei den Schülerinnen nur wenig Interesse. Dagegen kann mit einer zirkulären Fragestellung („was wäre wenn?“) die Klasse aktiviert werden. Mehrere gleichstarke Kleingruppen bekommen 30 Minuten Zeit zur Beantwortung der Frage:

Stellen Sie sich vor, Sie wären eine optimale Krankenschwester. Woran würde man das merken?

Ziele:

Mit dieser Fragestellung erreichen Sie:

- Die positive Formulierung nach der optimalen Krankenschwester stärkt die Motivation für den zukünftigen Beruf.

- Die Schülerinnen definieren ihr berufliches Selbstverständnis eigenständig.
- Klischees und Wünsche werden offen gelegt. Die Lehrerin erhält dadurch wichtige Informationen über die Klasse.
- Der Unterschied zwischen Selbst- und Fremdwahrnehmung („woran würde man das merken?“) wird thematisiert. Vielleicht ist man optimal, aber es merkt keiner.

Auswertung: Die Kleingruppen stellen ihre Ergebnisse, die sie auf Flipcharts fixiert haben, in der Klasse vor. Die Lehrerin trägt die Ergebnisse auf einer Mind-map zusammen (vgl. Abb. 1).

Diese Klasse verleugnet nicht den Wunsch nach beruflichem Aufstieg („werde Stationsschwester“). Sie ist sehr ehrlich, indem sie die eigenen legitimen Interessen betont. Andererseits werden die wichtigsten Eigenschaften einer Krankenschwester nur bei der Hilfe und der Fachlichkeit gesehen. Man möchte nützlich, nett und kompetent sein – macht sich aber noch keine Gedanken darüber, wie diese Ziele zu erreichen wären. Die kommunikativen Fähigkeiten werden größtenteils übersehen oder als „ständig freundlich“ idealisiert.

Jetzt bietet sich für die Lehrerin die Chance, die Vorstellungen der Schülerinnen zu ergänzen. Aufbauend auf der Arbeit in den Kleingruppen kann sie das Selbstverständnis und die Grenzen der Krankenpflege darstellen:

1. Gutes Fachwissen ohne Einfühlungsvermögen in den Patienten ist wie ein Sportwagen ohne Lenkrad. Ohne Steuerung sind Zusammenstöße unvermeidlich. Wer nicht die jeweils angemessene Nähe und Distanz zum Patienten herstellen kann, der wird selbst mit den Stärken des eingepaukten Faktenwissens scheitern. Nur im empathischen Zusammenspiel mit den Patienten lassen sich die angemessenen Arbeitsschritte finden.
2. „Gut gemeint“ ist leider häufig das Gegenteil von „gut getan“. Z.B. lösen aufgesetzte Freundlichkeiten („immer nur lächeln!“) keine Probleme, sondern erwecken bei dem Patienten die Verzweiflung, dass er nicht ernst genommen wird. Nur wer sich für sein Gegenüber interessiert und sich in dessen Lage hineinversetzen kann, bietet angemessene Hilfe.
3. Kommunikationsfähigkeit kann man sich nicht „einpauken“. Sie entwickelt sich nach vielen sorgfältigen Versuchen von selbst. Man muss nur damit anfangen.
4. Der menschliche Körper ist keine Maschine. Körperliches und seelisches Empfinden der Patienten hängen zusammen. Krankenschwestern können sich den Blick für die Verbindungen schärfen.
5. Erst wenn man ein Verständnis für den eigenen Körper gewonnen hat, wenn man weiß, was ihm gut tut und was nicht, kann man sich in den Körper des Patienten (und dessen Leiden) hineinversetzen.

6. Leider gibt es keine einfachen, allgemein gültigen Rezepte, da die Menschen sehr verschieden sind. Ein Verhalten, das bei Patient A erfolgreich war, kann bei Patient B scheitern.
7. Es gibt keine perfekte Krankenschwester. Deshalb wird man auch nie „alles richtig machen" können. Aber es gibt die Möglichkeit, Situationen zu verbessern.

Übung 3: Was tut meinem Nächsten gut?
Die Schüler bilden Kleingruppen mit drei Personen. Jeder schreibt zuerst für sich selbst schweigend auf, was ihm heute gut tun würde. Dann notiert jeder für jedes andere Gruppenmitglied, was er für dieses Gutes tun könne, damit es ihm besser gehe (z.B. Musik einer bestimmten Stilrichtung spielen, Zeitung vorlesen, Entspannungsübungen machen, etwas zu Essen oder Trinken bringen, nach der Befindlichkeit fragen). Dann wird in der Kleingruppe verglichen, ob die Vermutungen zugetroffen haben.

Ziel: Schon die Bedürfnisse eines Mitschülers zu erkennen ist schwer. Wie viel schwieriger muss es sein, die Bedürfnisse eines Patienten zu erfassen, der vielleicht wesentlich älter ist als man selbst und dazu noch leidet?
Auswertung: Anschließend wird im Plenum ausgewertet: Welche Interventionen sind hilfreich, welche weniger? Welche Missverständnisse sind aufgetreten.

Bei spielerischen Einführungstagen werden die Schülerinnen aktiviert. Zusammen mit der Lehrerin entsteht aus den in Kleingruppen erarbeiteten Vorlagen ein anschaulicher Einblick in das Berufsbild der Krankenpflege. Da die Schülerinnen daran aktiv mitgewirkt haben, werden sie sich damit identifizieren können.

2.4 Lernziel 4: Den eigenen Körper erfahren

Wenn man als ein wesentliches Ziel der Pflegepädagogik selbständiges Denken fördert, erreicht man eine höhere Sensibilisierung der Schülerinnen für die Vielschichtigkeit der Aufgaben und verstärkt dadurch tendenziell deren Beziehungsfähigkeit zu den Patienten. Ein darauf aufbauendes Ziel ist eine verbesserte Beziehung zum eigenen Körper. Als Ergänzung zum Studium der Fachbücher und den medizinischen Atlanten bietet sich die folgende Übung an:

Übung 4: Anatomie des Brustkorbs über Atmung und Bewegung erfahren
Die Schülerinnen liegen in Rückenlage bequem auf dem Boden und spüren ihre Ein- und Ausatmung (Lehrerin leitet an). Sie spüren dabei, wie sich der Brustkorb hebt und senkt, dehnt und zusammenzieht. Dieses Gefühl für die Bewegung und die Anatomie des Brustkorbs während der Atmung kann durch die Vorstellung eines über die Rippen laufenden Kügelchens noch verstärkt werden. Die Schülerinnen lassen ein imaginäres Kügelchen so

groß wie eine Perle die Rippen entlang laufen. Die Lehrerin leitet an: das Kügelchen beginnt mit der Einatmung an der obersten linken Rippe zu rollen, rollt dann diese Rippe entlang bis zur Rückenmitte (alles während einer langen Einatmung), beim Zurückrollen nach vorn springt das Kügelchen auf die nächsttiefere Rippe und rollt mit einer langen Ausatmung nach vorn zum Brustbein zurück. Danach wiederholt sich der Vorgang immer wieder bis das Kügelchen an der untersten Rippe angekommen ist und springt dann (imaginär) auf die rechte obere Brustkorbseite. Das Kügelchen rollt nun die Rippen der rechten Brustkorbseite entlang.

2.5 Lernziel 5: Probleme der Kommunikation erkennen

In der Regel haben Schülerinnen keine Vorstellung davon, wie kompliziert und missverständlich Kommunikation sein kann. Sie unterstellen, dass ihr Gegenüber automatisch ihre Gedanken erfassen könne, da ja „alles ganz klar" sei. Kommt es dann zu Missverständnissen, machen sie dafür ihre Gesprächspartner verantwortlich, ohne die Schuld dafür auch bei sich selbst zu suchen. Mit den beiden folgenden Übungen lässt sich das Problembewusstsein für unterschiedliche Wahrnehmungen und Denksysteme schärfen.

Übung 5: Zustände beschreiben ist schwierig
Im Gegensatz zum Kinderspiel „stille Post" sind die Missverständnisse nicht durch Hörfehler begründet, sondern entstehen beim Erfassen der Zusammenhänge. Drei Schülerinnen zeigen in dieser Übung wie Arbeitsaufträge weiter gegeben werden. Die Schülerinnen bekommen folgende Aufgaben:

Schülerin A gibt eine komplexe Körperhaltung vor. Beispiel: Sie sitzt auf dem Boden und schlägt das rechte Bein über das linke Knie.
Schülerin B beschreibt mit Worten diese Stellung.
Schülerin C hat die Augen verbunden und muss nur auf Grund der Beschreibung die Körperhaltung imitieren.

Ziel: Die Schülerinnen sollen erleben, wie schwierig es sein kann eine Aufgabe exakt zu beschreiben und zu verstehen. Selbst bei gutem Willen sind Missverständnisse auf Grund unpräziser Vorgaben wahrscheinlich.

Auswertung: Diese Übung beschreibt indirekt Probleme aus dem Berufsalltag, die bei der Kommunikation mit Patienten entstehen. Die Krankenschwester hat Arbeitsaufträge an den Patienten (z.B. „Dieses Zäpfchen führen Sie bitte heute Abend ein" – wohin?), der Patient an die Krankenschwester (z.B. „Ich kann schlecht liegen" – was tut ihm eigentlich gut?). Wenn man die Zusammenhänge im Hintergrund nicht kennt (im Spiel ist man blind), ist es sehr schwer den Sinn einzelner Anforderungen zu erfassen. Fragen Sie die Teilnehmerinnen, ob sie Verunsicherung gespürt haben, z.B. während des Lachens der Klasse.

Es gibt Strategien, die Kommunikation erleichtern:

- Die Bereitschaft, Missverständnisse schon von vornherein mit einzukalkulieren, macht umsichtiger und vermeidet präventiv Kommunikationsfehler;
- Geduld und Verständnis statt Perfektionismus;
- die Beschreiberin sucht sich im Raum einen übersichtlichen Standpunkt zur Beobachtung;
- zu Beginn verwirren detaillierte Angaben zur Körperhaltungen („drehe die Hand um 45 Grad nach links, nein nicht so, sondern...“). Zuerst muss eine Übersicht gegeben werden („da sitzt jemand auf dem Boden, sieht fast aus wie ein Schneidersitz...“);
- Sinn und Ziel der einzelnen Arbeitsschritte müssen erläutert werden.

Übung 6: Wer ist mein Freund? Wer ist mein Feind?
Gibt es Freunde und Feinde am Arbeitsplatz? Meist sehen die Schülerinnen nur Mitmenschen: nettere und nervigere, intelligentere und dümmere, vorsichtigere und rücksichtslosere – aber die Kategorie Freund/Feind scheint für den Arbeitsalltag zu groß zu sein. Doch während des Spieles entdecken die Schülerinnen ihre unbewussten Codes, mit denen sie Zuneigung und (besonders sensibel) bereits kleinste Feindseligkeiten registrieren.

Die Übung erinnert stark an routinemäßige Abläufe des Arbeitsalltages: Sachliche Arbeitsaufträge werden erteilt und müssen umgesetzt werden. Es werden Dreiergruppen gebildet, innerhalb derer zwei Personen der Dritten abwechselnd selbstgewählte Aufträge zur Ausführung geben. Ohne die anderen Gruppenmitglieder darüber zu informieren bestimmen die Auftraggeber jeweils für sich selbst, ob sie für den Ausführer in dieser Spielsituation (nicht in Wirklichkeit!) Freund oder Feind sein wollen.

Auftraggeber A muss sich festlegen: will ich zum Ausführer Freund oder Feind sein?	**Ausführer** muss erraten: ist A mein Freund? oder ist A mein Feind? ist B mein Freund? oder ist B mein Feind?	**Auftraggeber B** muss sich festlegen: will ich zum Ausführer Freund oder Feind sein?

Die Auftragsinhalte und der Tonfall müssen zur selbstgewählten Rolle (Freund oder Feind) passen. Z.B.:

Setz dich hin, mach es dir bequem
Mach das Fenster auf, damit frische Luft reinkommt
Mach das Fenster wieder zu, wir wollen nicht erfrieren
Hilf mir aus meiner Jacke
Bring' uns was zu trinken

Auch verlogene Haltungen, z.B. Pseudovertrauen und „schleimen“ sind, wie im „wirklichen Leben“, gestattet. Der Ausführer muss auf Grund der ihm gegebenen Aufträge erraten, ob er es mit zwei Freunden, zwei Feinden oder mit einem Freund und einem Feind zu tun hat. Anschließend werden in der Dreiergruppe die Rollen gewechselt. Erst nachdem alle drei Runden beendet sind, werden die Vermutungen (Wer ist mein Freund? Wer ist mein Feind?) ausgesprochen und mit den Absichten verglichen.

Entgegen der häufig vorgebrachten Erwartung werden nur relativ wenige Anweisungen als „neutral“ wahrgenommen. Der Ausführer erkennt in der Regel schon bei der zweiten Frage, ob er es mit Freunden oder Feinden zu tun hat.

Ziele: Sinn der Übung ist die Analyse der Codes, die Aufgabenverteiler und Ausführer aussenden und empfangen: Welche Gesten und Formulierungen bewegen jemanden dazu, eine Formulierung als freundschaftlich oder als feindselig zu erleben? Diese Übung eignet sich auch zur Diagnostik von Arbeitsgruppen und Schulklassen.

Auswertung: Die Lehrerin sammelt die freundschaftlichen und die feindseligen Codes, die die Klasse bei dem Spiel beobachtet hat, auf dem Flipchart. Wir machten dabei folgende Beobachtungen:

- Bei den Teilnehmern war die Überraschung oft sehr groß, wenn gedankenlos formulierte Sätze falsch verstanden wurden. Viele Hilfen zum Wohlbefinden (z.B. „leg’ die Füße auf den Tisch und mach’ es dir bequem“) wurden als Bevormundung wahrgenommen und als „feindselige Einmischung“ abgewehrt. Der freundschaftlich gemeinte Arbeitsauftrag: „Bitte hilf’ mir aus meiner Jacke“, den ein Mann an eine Frau stellte, wurde von dieser brüsk als feindselige „Gutsherrenart“ zurückgewiesen. Dabei wollte der Auftraggeber mit dieser Aufforderung nur Vertrautheit ausdrücken („Ich lasse nicht jeden so nah an mich heran“).
- Wesentlich seltener war hingegen die Verwechslung des Feindes mit dem Freund. Wir haben deshalb den Eindruck, dass in unserer Gesellschaft die Sensoren für Feindseligkeit besser entwickelt sind.
- Frauen beurteilten oft die Arbeitsaufträge nach den bei ihnen ausgelösten Emotionen. Kriterien für den Freund waren: mir geht's gut, Auftraggeber war mir zugewandt und machte sich Gedanken über mich. Dagegen waren die Kriterien für den Feind: mir gehts schlecht, Auftraggeber will mich piesacken und hat eine schrille Stimme, ich kann nichts mehr sagen.
- Männer verstanden unter einem Freund oft eine offene und großzügige Person: einladend, hilfsbereit, erklärt den Grund für seine Aufträge, spendiert Bier, spricht in der „wir-Form“. Kumpanei, in Form von Schulterklopfen und Späßen wurden zwar als freundliche Geste wahrgenommen, mobilisierten aber auch gleichzeitig den Argwohn von nett verpackter Quälerei. Eindeutig rechthaberisch sahen sie hingegen den Feind: Zu-

rechtweisungen wegen Kleinigkeiten, penible Kritik, versteckte Vorwürfe, Schikanen, heuchlerisch, demütigend.

- Als besonders feindselig wurden unsinnige und unerfüllbare Aufgaben empfunden. Freundschaftlich wurde hingegen eingeschätzt, wer sich die Zeit nahm, das Ziel eines Arbeitsauftrages zu erklären.
- Die Analyse der Dialoge offenbarte persönliche Erfahrungen und Bedürfnisse. Während manche Menschen emotionale Nähe suchten, wurde diese von anderen als „Übergriff“ abgelehnt. Öffentliche Anerkennung war dem einen unverzichtbar, dem anderen reichte es schon in Ruhe gelassen zu werden – vorausgesetzt, die Arbeit war sinnvoll. Würden die beschriebenen Menschen zusammen treffen, dann hätten sie erhebliche Verständigungsschwierigkeiten.
- Doch trotz aller Unterschiede gab es eine Gemeinsamkeit: in allen Gruppen wurden wesentlich mehr Kriterien für den Feind als für den Freund gefunden. Viele „gut gemeinte“ Handlungsaufträge wurden als Gemeinheiten missdeutet.

Bei der Auswertung sollte man den Schülerinnen bewusst machen, dass unsere Psyche, wahrscheinlich gesellschaftlich geprägt, mehr Codes für feindseliges als für freundschaftliches Verhalten besitzt. Das Misstrauen überwiegt im Alltag das Zutrauen und könnte somit für zahlreiche Konflikte in Arbeitsgruppen, Teams und am Krankenbett verantwortlich sein. Tendenziell senden und empfangen wir mehr negative als positive Impulse. Ein bedrückendes Ergebnis, dem durch eine klarere Kommunikation gegenzusteuern ist. Vielleicht müssen wir mehr lernen, Wertschätzung auszudrücken und zu verstehen. Die häufig anzutreffende Meinung, dass, was nicht negativ nur positiv sein könne, wurde jedenfalls in den Übungen widerlegt.

Je mehr z.B. in einem Training diese Mechanismen, die unseren Alltag bestimmen, erkannt werden, umso größer ist die Chance, dass wir die Kommunikation im Privatleben und am Arbeitsplatz verbessern.

2.6 Lernziel 6: Professionelle Distanz – professionelle Nähe bewusst steuern

Wenn die Pflegepädagogik die sensible Gesprächsfähigkeit fördert, dann verbessert sie die Beziehung zwischen den Patienten und den Schülerinnen. Das Pflegepersonal verbirgt sich dann nicht mehr hinter einer Mauer von Coolness und ritualisierten Arbeitsvorgängen, sondern zeigt eigene Empfindungen durch Interesse und Mitgefühl. Damit wachsen am Krankenbett Vertrauen und Nähe.

Die Intensität der Beziehungen verlangt aber auch ihren Preis: Sie überfordert viele Schülerinnen, die sich schutzlos von Emotionen überrollt sehen. Besonders angstauslösend ist die Arbeit auf psychiatrischen Stationen. Die folgenden Zitate sind „Schülerfacharbeiten der psychiatrischen Pflege“ entnommen. Eine Schülerin beschreibt ihre Befürchtungen:

> „Wie viele meiner Mitschüler habe ich dem Einsatz in der Psychiatrie sehr skeptisch gegenüber gestanden und bin an meinem ersten Tag mit sehr gemischten Gefühlen auf meine neue Station gekommen. Hunderte von Fragen schwirrten in meinem Kopf: Wie verrückt sind diese Leute hier eigentlich? Werde ich hier wieder heil rauskommen? Spinnen da alle? Bekomme ich unter all den Verrückten nicht zwangsläufig einen Dachschaden?“

Viele Schülerinnen fürchten, sich selbst zu verlieren und in den Schlund der Geisteskrankheiten mithineingezogen zu werden. Sie müssen noch lernen eine professionelle Distanz zum Patienten aufzubauen, die einerseits Nähe und Emotionen ermöglicht, andererseits den eigenen Standpunkt nicht auflöst. Krankenpflege darf nicht eiskalt erfolgen, Verständnis darf aber auch nicht so weit gehen, dass man die wahnhaften Denksysteme psychisch Kranker selbst annimmt.

Die Arbeit im Krankenhaus, nicht nur auf psychiatrischen Stationen, fordert von den Schülerinnen, dass sie beständig ihr Verhalten überdenken, um die den jeweiligen Situationen angemessenen Beziehungen herzustellen.

Nähe-Distanz-Problematiken zu den Patienten werden besonders bei Altersunterschieden sichtbar. Sind die Patienten sehr alt und die Schülerinnen jung, dann fühlen sich wahrscheinlich die beiden Altersgruppen, bis eine Gewöhnung stattgefunden hat, gegenseitig nicht akzeptiert. Alte Patienten können junge Mitarbeiterinnen unbewusst an die eigenen Eltern und Großeltern erinnern und dadurch irritierend-belastende Phantasien auslösen. Junge Schülerinnen wiederum erinnern alte Patienten an die eigenen Kinder und mobilisieren in ihnen Gefühle der Abwehr oder der Sympathie (wobei die Sympathie alter Menschen in Form von Bemuttern lästiger sein kann als die Abwehr).

Aber auch ohne Altersunterschiede, wenn z.B. Schülerinnen und Patienten gleich jung sind, sind emotionale Verwirrungen nicht auszuschließen. Eine junge Schülerin berichtet, wie sie Vereinnahmungen zu entkommen sucht. Sie möchte sich abgrenzen, aber nicht verletzen:

> „Schwer war es für mich eine professionelle Distanz zu wahren. Ich musste die Patientin (19 Jahre) oft um das ‚Sie' bitten und auch darum, dass sie es nicht übel nimmt oder als Vertrauensbruch ansieht, wenn ich über manche private Dinge meinerseits nicht sprechen wollte.“

Im Spannungsfeld der Emotionen muss zum Patienten immer wieder der persönlich stimmige Abstand gefunden werden. Zu viel Nähe ist genauso schädlich wie zu viel Distanz. Erst wenn man sich in einem längeren Prozess aufeinander zu und weg bewegt hat, entwickeln sich Strukturen für eine stimmige Beziehung.

Das professionelle Verhältnis von Nähe und Distanz lernt man nicht trocken aus dem Lehrbuch – man erfährt es durch Analyse der Beziehungen im Stationsalltag. Solange Schülerinnen noch wenig Praxiserfahrungen besitzen, kann man über den Umweg eines Fallbeispieles die Fragestellungen einbringen.

Übung 7: Fallbeispiel professionelle Distanz – professionelle Nähe
Der folgende Text ist ebenfalls einer „Schülerfacharbeit der psychiatrischen Pflege" entnommen. Er schildert ungeschminkt in acht Phasen die Begegnung einer zwanzigjährigen Schülerin mit einer 81-jährigen depressiven Patientin. Er eignet sich zur Diskussion in Kleingruppen.

Frau X ist 81 Jahre alt und leidet laut Diagnose an einer depressiven Episode mit Agitation und Somatisierung. Hier ist der Bericht der zwanzigjährigen Schülerin über ihren achtwöchigen Facheinsatz:

1. „Am Anfang hatte ich oft das Gefühl, dass die Patientin mich nicht ernst nahm, weil ich noch sehr jung bin"
2. „Ich hatte von Anfang an wenig Kontakt zu Frau X, sie wirkte auf mich nicht sehr kontaktfreudig und eher verschlossen. Ich bemühte mich, sehr verständnisvoll und behutsam mit ihr umzugehen. Bis ich ihr Vertrauen gewann verging einige Zeit."
3. „Durch gemeinsame Spaziergänge und viele Unterhaltungen bauten wir langsam immer mehr Kontakt auf. Ich hatte das Gefühl, dass sie mich später als ihre Tochter ansah."
4. „Sie erzählte mir fast alles aus ihrem Leben und ich hatte das Gefühl, für sie zu einer großen Stütze und zu einer ihrer größten Kontaktpersonen geworden zu sein."
5. „Dadurch, dass ich noch nie mit solchen Problemen konfrontiert war, wusste ich anfangs nicht, wie ich mich der Situation entsprechend verhalten sollte."
6. „Weil die Patientin dann ziemlich zugänglich und offen war, verlor ich langsam die Hemmungen und konnte mit ihr über Probleme sprechen."
7. „Durch die große Lebenserfahrung von Frau X konnte sie mir auch bei meinen Problemen weiterhelfen, dafür bedankte ich mich auch bei ihr."
8. „Ich habe den Eindruck gewonnen, dass die vielen Stunden der gemeinsamen Kommunikation beiderseits sehr erfolgreich waren."

- Wie haben sich Frau X, wie die Schülerin im Laufe der Begegnungen verändert?
- Wo haben Sie Nähe, wo haben Sie Distanz bei Frau X und der Schülerin beobachtet?
- Wo liegen Reibungspunkte zwischen Frau X und der Schülerin?
- Welchen Einfluss hat der Altersunterschied?
- Hat sich die Schülerin immer professionell verhalten?

Jetzt geht es um Ihren zukünftigen Facheinsatz:

- Was bedeutet für Sie professionelle Distanz?
- Könnte Ihr Facheinsatz ähnlich verlaufen?
- Wenn ja, wären Sie damit zufrieden?

Ziel: Die Schülerinnen werden über die Identifikation mit einem Fallbeispiel auf ihre zukünftige Berufsrolle und das Spannungsverhältnis von Nähe und Distanz vorbereitet.

Auswertung: Die Ergebnisse der Kleingruppen werden im Plenum vorgestellt. Allgemeine Rückfragen könnten sein:

- Würden Sie gerne mit Frau X arbeiten?
- Wenn ja, warum?
- Wenn nein, warum nicht?
- Welche Stärken hat Frau X, die man mobilisieren könnte?
- Gibt es Risiken im Umgang mit Frau X? Zur Beantwortung dieser Frage würde sich ein kurzer Input zu depressiven Erkrankungen anbieten. Das ist eine Chance die Praxis mit der Theorie zu verzahnen!

Übung 8: Bin ich ein Nähe- oder Distanz-Typ?

Bei Beziehungen mit Menschen hat es keinen Sinn sich zu einem Verhalten zu zwingen, das einem zu tiefst zu wider ist. Aber was ist eigentlich wider die eigene Natur? Dazu muss man sich erst selbst kennen lernen. Machen Sie eine soziometrische Übung, am besten gleich im Anschluss an Übung 7, um diese Fragen mit ihren Schülerinnen zu beantworten. Dazu benennen Sie im Unterrichtsraum eine Seite als Nähe-, die gegenüberliegende als Distanz-Seite. Markieren Sie die Raummitte mit einem gezogenen Strich oder einer Schnur. Dann geben Sie den Schülerinnen die Fragestellung:

Manche Menschen freuen sich auf Nähe, andere dagegen brauchen Distanz. Wenn Sie an Ihre Arbeit mit Patienten denken, wünschen Sie sich dann eher Nähe oder Distanz? Stellen Sie sich bitte jetzt im Raum auf. Wenn Sie nur Distanz brauchen, dann gehen Sie zur Distanz-Seite, bei Nähe zur Nähe-Seite. Wenn Sie beides gleichberechtigt leben möchten, dann stellen Sie sich bitte in die Raummitte. Suchen Sie hier im Raum ihren Platz, der zu ihnen passt. Sie können jeden Platz zwischen den Polen einnehmen.

Ziel: Die Übung bringt die Schülerinnen vom abstrakten Darüber-reden zum konkreten Handeln. Mit seinen zwei Beinen muss man sich in die Skala von Nähe und Distanz einordnen und kann sich nicht durch „geistige Höhenflüge“ in das Reich der Ambivalenzen flüchten. Stehend werden im wahrsten Sinne des Wortes persönliche Standpunkte eindeutig sichtbar. Die Lehrerin erhält gleichzeitig Anhaltspunkte über Gruppenbildungen und die Stimmungen in der Klasse.

Auswertung: Fragen Sie die Schülerinnen, warum sie sich ihren Standpunkt gewählt haben und wie sie mit ihm zufrieden sind. Ergänzend können Sie noch erkunden, ob einige Mitschülerinnen an Plätzen stehen, die zu ihnen nicht passen. Achten Sie aber darauf, dass es wegen der subjektiven Standpunkte zu keinen persönlichen Abwertungen kommt. Denn jeder hat das Recht auf seine eigene Nähe und seine eigene Distanz.

Die nächste Übung bietet die Gelegenheit zu überprüfen, wie viel Nähe man wirklich aushält. Hier bleibt man nicht bei der Selbsteinschätzung stehen, sondern wagt den körperlichen Einsatz.

Übung 9: Wie viel Nähe kann ich zulassen – wie viel Distanz brauche ich?
Die Schülerinnen teilen sich in zwei gleichstarke Gruppen auf: in „Aktive" und „Passive". Die „Passiven" suchen sich im Klassenzimmer einen Standplatz und nehmen eine dauerhafte Körperhaltung ein. Die „Aktiven" versuchen sich den „Passiven" zu nähern, bis sie von ihnen mit einem „Stop" gebremst werden. Wenn die „Passiven" es zulassen, werden die „Aktiven" immer dreister und gehen zu körperlichen Berührungen, streicheln, kneifen und kratzen weiter. Anschließend ist Rollenwechsel.

Ziel: Die Schülerinnen sollen ihre persönlichen Kontaktgrenzen austesten und reflektieren. Zusätzlich erfahren sie, dass jeder Mensch individuelle Wahrnehmungen und Empfindlichkeiten besitzt.

Auswertung: Manchen Teilnehmerinnen ist die „aktive" Rolle peinlicher als die „passive", da sie sich scheuen jemanden zu bedrängen. Andere fürchten Zudringlichkeiten und finden es bedrückend sich mit einem „Stop" wehren zu müssen. Oft ist nicht der Körperkontakt selbst unangenehm, sondern die Art und Weise wie er erfolgt. Grinsen, Überraschungsangriffe oder vermeidender Blickkontakt können ansonsten harmlose Berührungen unerträglich werden lassen. Aus den Beobachtungen lassen sich Verhaltensweisen für Berührungen beim Patienten ableiten: freundlicher Blickkontakt und ruhige, berechenbare Bewegungen sind einer positiven Beziehung förderlich.

Manche Aggressionen der Patienten sind in ihrer Abhängigkeit vom Klinikbetrieb begründet. Besonders für die selbstbewussten und im Leben erfolgreichen Menschen ist es schwer erträglich, während einer längeren Krankheit hilflos in die mehr oder minder formalisierten Organisationsabläufe einer Klinik eingebunden zu sein. Entweder fühlen sie sich zu recht genervt von unglücklichen Verwaltungsvorgängen, langen Wartezeiten oder widersprüchlichen Äußerungen von Krankenschwestern und Ärzten. Oder ihre Wut entstammt der eigenen aktuellen Hilflosigkeit, die so gar nicht zu ihrem starken Selbstbild passen will. Ein beunruhigender Krankheitsverlauf, schwer kalkulierbare Risiken bei Operationen und ungewisse Heilungschancen ängstigen und nehmen einen großen Teil des bisher gekannten Lebensmutes und des Selbstbewusstseins. Wer es bisher immer gewohnt war, für sein Leben selbst zu sorgen, kann sich mit Abhängigkeiten schwer abfinden, wenn er zum Beispiel bei der Körperpflege oder beim Stuhlgang auf fremde Hilfe angewiesen ist. Jungen Schülerinnen, die frei und ungebunden ihr Leben führen, fällt es oft sehr schwer diese Frustrationen, sei es auf sich selbst oder auf die Klinik und deren Vertreter (Krankenschwestern sind für die Patienten die Außenposten der Ärzte, ihnen laden sie deshalb auch als erste ihren Frust auf) nachzuvollziehen. Die Übung 10 versucht Abhängigkeit erlebbar zu machen.

Übung 10: Abhängigkeit erleben
Jede Schülerin sucht sich eine Partnerin. Eine von beiden verbindet sich die Augen. Dann werden von den Sehenden im Klassenzimmer einige Tische und Stühle umgelegt, um daraus Barrikaden zu bilden. Die sehende Person führt nun an der Hand oder mit Worten die blinde Mitschülerin über die Hindernisse. Zwischendurch kommt eine Ansage: „Schwester X auf Zimmer 0815". Die Blinde bleibt nun eine Minute allein und muss sich selbst orientieren, bis wieder Hilfe kommt. Anschließend ist Partnerinnenwechsel.

Ziel: Der Führerin folgend und von der Augenbinde in der Wahrnehmung eingeschränkt, erleben die Schülerinnen Abhängigkeit. Auf ihrem Weg über die Hindernisse wissen sie nicht, was auf sie zukommt. Die Führerin könnte z.B. vertrauensunwürdig sein und sie über Barrikaden stürzen lassen. Außerdem gibt die sehende Schülerin nur so lange Orientierung, bis sie in ein anderes Zimmer abberufen wird. Vielleicht hilft diese Erfahrung, sich in die Patienten besser hineinzuversetzen.

Auswertung:
- Welche Gefühle sind bei den Blinden während der Führung aufgetaucht?
- Wie wurde das Verlassen-werden empfunden?
- Wie wurde die Abhängigkeit von den Sehenden empfunden?

Übung 11: Wohin mit meiner Wut?
Wenn das Spannungsfeld von professioneller Distanz und professioneller Nähe von der Krankenschwester langfristig nicht beherrscht wird, dann kommt es zu Aggressionen mit den Patienten. Insbesondere verwirrte oder psychisch kranke Patienten agieren dann ihren Frust in körperlichen Angriffen aus. Welche Gefühle werden dabei bei den Helferinnen ausgelöst?

Eines der größten Tabuthemen in der Krankenpflege ist die Aggression der Helfer auf die Patienten. Viele Schülerinnen versuchen ihren Ärger hinter einer freundlich-sachlichen Maske zu verstecken – und entfernen sich damit immer mehr von der Konfliktlösung. Denn was verdrängt ist, kann nicht reflektiert werden. Erst wenn man sich selbst die eigene Wut eingesteht, besteht die Chance, Beziehungen zu verbessern. Der Arbeitsbogen der Übung 11 gibt vielleicht dazu den Ansporn.

Was halten Sie von der Äußerung einer Schülerin aus der Gerontopsychiatrie: „Der Patient hat mich geschlagen, da habe ich eben zurückgeschlagen!"

- Warum vermuten Sie, hat der Patient geschlagen?
- Sehen Sie ein Anzeichen dafür, dass die Schülerin daran eine Schuld trifft?
- War die Schülerin aggressiv?
- Warum hat die Schülerin zurückgeschlagen?
- Was bedeutet das Wort „eben" in der Aussage der Schülerin?

- Darf man am Arbeitsplatz aggressiv sein?
- Wohin soll die Schülerin mit ihrer Wut?

Ziel: Innerhalb der Klasse einen Gesprächsanlass zum Tabuthema eigene „Wut am Arbeitsplatz“ anbieten.

Auswertung: Auch ohne Schuld der Krankenschwester sind manchmal Patienten aggressiv. Pflegekräfte haben dann, wie alle anderen Menschen auch, das Recht auf ihre Gefühle – also auch auf ihre Wut. Sie enthält wichtige Informationen über den Patienten und die Beziehung zu ihm, wenn man ihren Ursachen nachgeht.

Krankenschwestern haben zwar ein Recht auf ihre Wut, aber auch die Pflicht zum professionellen Handeln. Sie sollten zwar ihre Gefühle anerkennen und analysieren – dürfen sich aber nicht auf die Ebene des Patienten begeben. Professionalität bedeutet, dass man seine Gefühle bearbeitet, ihre Ursachen erforscht und auf einer neuen, fachlichen Ebene dem Patienten gegenübertritt. Zur Bearbeitung der Wut hilft Supervision.

2.7 Lernziel 7: Intimität und Sexualität wahrnehmen

Weitere Herausforderungen für die Schülerinnen sind Intimität und Sexualität am Krankenbett. Körperpflege bringt Nacktheit und extreme Nähe mit sich – und das bei jungen Schülerinnen, die oft selbst noch in der sexuellen Selbstfindung stehen. Die folgende Übung fordert zum Nachdenken über Art und Intensität des Körperkontaktes auf, um die zukünftigen Krankenschwestern auf ihre neue Rolle vorzubereiten.

Übung 12: Nähe – Distanz und Berührung
Die Schülerinnen stehen sich in zwei gleich großen Gruppen in zwei Reihen (Abstand etwa zwei Meter) gegenüber. Die eine Reihe sind die sog. Museumsbesucher, die andere Reihe sind die Statuen. Die Museumsbesucher schließen die Augen, die Statuen finden für sich eine Position und erstarren in dieser Körperhaltung. Die blinden Museumsbesucher gehen auf die ihnen jeweils gegenüberstehende Statue zu und tasten diese gründlich von oben bis unten ab, um herauszufinden in welcher Position diese steht. Wenn sie glauben die Körperhaltung ertastet zu haben, gehen sie blind an ihren Platz zurück und versuchen die Stellung der abgetasteten Statue einzunehmen. Danach öffnen die Museumsbesucher die Augen und vergleichen „Original“ und „Kopie“. Anschließend wird die Übung mit getauschten Rollen wiederholt.

Tipp: Die Schülerinnen sollten ermuntert werden, sorgfältig abzutasten und sich Zeit zu nehmen.

Ziel: Der Weg der sorgfältigen Kontaktaufnahme und nicht das Ergebnis stehen im Vordergrund. Je genauer berührt wird, umso genauer lässt sich die Statue nachbauen. Die Schülerinnen erfahren spielerisch verschiedene

Qualitäten von Berührung und die dabei entstehenden Gefühle. Dadurch erweitern sich ihre Handlungsmöglichkeiten am Krankenbett.

Auswertung: Fragen dazu können sein: Wie haben Sie die Berührung erfahren? Hatten Sie Hemmungen genau zu tasten? Transfer zur Pflege: Wie fühlen sich Patienten, wenn sie von Pflegenden berührt werden? Wie gehen Pflegende damit um, immer wieder fremde Menschen anfassen zu müssen? Welche Arten von Berührung gibt es? Welche sind angenehm, welche unangenehm? Was ist professionelle Berührung?

Pflegekräfte neigen oft dazu, gegenüber Patienten Intimität auszublenden und peinliche Gefühle zu überspielen. Dadurch kommt es aber erst recht zu Verkrampfungen. Unglücklich ist die Formulierung „Jetzt kommt die Wäsche im Untergeschoss", wenn die Pflege im Intimbereich beginnt. Offen und realitätsbezogen wäre hingegen: „Jetzt wasche ich ihren Penis." Damit wird der Körperteil sachlich benannt, ohne dass die Schamröte ins Gesicht steigen muss. Technische und negative Formulierungen werten die eigene personenbezogene Tätigkeit ab, die doch als professionelle Beziehungsarbeit und nicht als Putzarbeit verstanden werden soll! Man diskriminiert den eigenen Beruf, wenn eine Patientin bei der eigentlich ganz angenehm wirkenden Ganzkörperwäsche (GKW) getröstet wird: „Sie haben es gleich geschafft." Damit wird unterstellt, dass das Waschen beiden Seiten unangenehm und peinlich sei. Vielleicht ist es der Patientin erst jetzt unangenehm, nachdem sie die Äußerung gehört hat.

Vor der Schulklasse lohnt es sich die Peinlichkeiten der GKW zu thematisieren, um den Schülerinnen präventiv die Möglichkeit zu geben, sich für zukünftige Erlebnisse zu wappnen. Die Übung 13 macht provokant Schamgefühle bewusst, die beim Überschreiten von Tabuzonen entstehen.

Übung 13: Ist Ganzkörperwäsche (GKW) peinlich?
Die gesamte Klasse, meist 25-30 Schülerinnen, bleibt in ihrem Klassenraum. Günstig ist die konventionelle Sitzordnung im Klassenverband, da sie Abhängigkeiten deutlicher betont. Die Lehrerin befragt gezielt eine Schülerin durch Aufruf nach ihrer Körperwäsche heute Morgen: zuerst schildert diese wahrscheinlich den groben Ablauf, wobei sie schon einigermaßen in Verlegenheit gerät und nachfragt, was denn daran so interessant sei. Die Lehrerin fragt anschließend nach der Körperwäsche in den so genannten Tabuzonen. Wenn die Schülerin diesen Bereich in der Beschreibung (wie zu vermuten) auslässt wird sie erst recht aufgefordert alles ganz genau zu beschreiben: „Sie haben heute Morgen geduscht, beschreiben Sie bitte, wie Sie dabei Ihren Körper berühren. Wo fangen Sie an sich zu waschen? Wie berühren Sie sich, mit dem Waschlappen oder mit den Händen – wie mit den Händen? Wie waschen Sie sich im Intimbereich, also Ihre Scheide, Ihr Gesäß?" Danach fragt die Lehrerin in aller Genauigkeit nach den Gewohnheiten des Abtrocknens, ob die Schülerin sich den Körper eincreme und wie sie das mache. Ebenso kann die Mundhygiene erkundet werden, die Ge-

sichtswäsche und die Gesichtspflege. In dieser Art werden drei bis vier Schülerinnen befragt. Wichtig: die Lehrerin lässt nicht locker und insistiert in Details, wenn ausweichend geantwortet wird. Trotzdem bleibt sie freundlich-bestimmend und leitet alle Fragen mit „bitte“ ein. Den befragten Schülerinnen wird die Peinlichkeit der Situation deutlich bewusst, sie reagieren sehr verlegen und zuweilen auch (verständlich) widerwillig, entgehen aber trotzdem nicht den bohrenden Fragen der Lehrerin. Auch die restlichen Schülerinnen reagieren wahrscheinlich zunehmend verlegen, sie kichern, lachen, aber sind mit äußerster Aufmerksamkeit am Geschehen beteiligt.

Ziele:
Das Verhalten der Lehrerin ist ein Fehlerbeispiel. Sie bringt durch forsches Nachfragen die Schülerinnen in die Rolle von ausgelieferten Patienten. Die Schülerinnen

- werden für peinliche Situation sensibilisiert. Auch Patienten fühlen sich nicht wohl, wenn sie halb nackt von fremden Augen begutachtet und auch noch berührt werden;
- werden verunsichert. Sie müssen peinliche Fragen beantworten und werden über den weiteren Ablauf („was fragt die noch alles?“) im Unklaren gelassen. Eine Verunsicherung, die auch Patienten häufig erleiden müssen;
- erfahren Abhängigkeit, da sie von der Lehrerin durch Aufruf ohne Freiwilligkeit befragt werden. Auch Patienten können sich meistens die Pflegende nicht aussuchen und müssen das Überschreiten von Tabugrenzen erleiden.

Auswertung:

- Die betroffenen Schülerinnen werden befragt, wie sie dieses Interview empfunden haben und welche Gefühle dabei auftauchten. Zu erwartende Äußerungen: Ich war verlegen, schäme mich das zu erzählen, ist mir viel zu nah, geht doch hier in der Klasse niemanden was an, wir kennen uns als Klasse viel zu wenig, ist mir sehr unangenehm gewesen, ich bin sauer, weil so viel nachgefragt wurde....
- Auch die restlichen Schülerinnen werden nach ihren Empfindungen und Beobachtungen gefragt. Zu erwartende Äußerungen: hoffentlich nimmt die Lehrerin mich nicht dran, die Mitschülerin hat mir Leid getan, die Lehrerin war sehr distanzlos, sehr unangenehm.....
- Die Klasse erarbeitet in Kleingruppen, wie Peinlichkeiten am Krankenbett vermieden werden können. Dazu hilft die Frage: „Was würde mit gut tun, wenn ich Patient bei einer GKW wäre?“
- An diese Übung schließt sinnvollerweise eine Diskussion über die mögliche Gestaltung einer GKW an.

Nicht nur Patienten können Opfer der Krankenpflege werden, sondern auch umgekehrt – Schülerinnen können zu Opfern der Patienten werden. Zahlreiche Spielfilme aus dem vemeintlichen Krankenhausalltag und so genannte Krankenschwestern-Sex-Reports haben besonders bei einigen männlichen Patienten wirklichkeitsferne Phantasien entstehen lassen, die sie auf junge Schülerinnen übertragen. Die Übung 14 beschreibt eine realistische Situation.

Übung 14: Sexuelle Anmache im Krankenzimmer
Arbeitsvorlage für Kleingruppen

> Auf einer orthopädischen Station wird in einem Krankenzimmer geläutet. Hier liegen drei junge Männer, die wegen Bein- oder Knieoperationen nicht aufstehen können. Die Schülerin betritt das Zimmer und fragt nach dem Grund des Läutens. Einer der jungen Männer möchte von der Bettpfanne erlöst werden, wozu er Hilfe braucht. Dem jungen Mann ist es sichtlich peinlich, dass ihm die Schülerin helfen will. Er wird verlegen. Die anderen beiden flachsen herum: „Das gefällt dir jetzt aber, dass die hübsche Schwester dir deinen Arsch streichelt, vielleicht kann sie ja noch mehr machen, frag' sie doch mal." Die Schülerin, erst noch selbstbewusst, wird jetzt unsicher. Sie weiß nicht, wie sie reagieren soll. Die Bemerkungen der Patienten gehen weiter: „Schwester, kommen Sie doch auch mal zu mir, ich glaub' ich hab' da ein Problem beim Anlegen meiner Wasserflasche".
>
> - Wie schätzen Sie die jungen Männer ein?
> - Welche Reaktionen sind bei der Schülerin denkbar?
> - Wie soll sie sich verhalten?
> - Versuchen Sie in einem Rollenspiel eine Antwort zu finden.

Ziel: Schülerinnen sollen mehrere Reaktionen selbständig entwickeln, um sie den Mitschülerinnen vorzuspielen. In der anschließenden Diskussion wird auf die Provokationen die passendste Antwort entwickelt.

Auswertung: Die Verunsicherung der Schülerin entsteht, da sie einerseits den Auftrag hat, Patienten bei den Tätigkeiten zu unterstützen, die sie nicht allein ausführen können. Andererseits spürt sie, dass ihre Hilfsbereitschaft in sexuelle Phantasien eingebunden wird. Diese Männer überschreiten eine Grenze: halb aus Spaß, halb aus Anmache. Wie soll oder kann sie reagieren?

1. Sie kann „mitflachsen".
2. Sie kann sich deutlich abgrenzen.
3. Sie kann stumm bleiben und verlegen ihre Arbeit verrichten.
4. Sie kann rausgehen und einen Pfleger ins Zimmer schicken.

Schülerinnen können zukünftig mit solchen Situationen besser umgehen, wenn sie in Rollenspielen durchgearbeitet werden.

2.8 *Lernziel 8: Die eigenen Grenzen erkennen*

Ein hohes Maß an Einfühlungsvermögen, Gesprächskompetenz und Geschicklichkeit wird den Schülerinnen am Arbeitsplatz abverlangt. Professionalität bedeutet sich auf die Patienten wirklich emotional einzustellen – es reicht nicht aus, nur den Eindruck vorgespielter Nähe zu erwecken. Professionalität bedeutet aber andererseits auch Distanz zu wahren: Weder das Leid, noch die Wut, die Aggression oder sexuelle Überreiztheit der Patienten darf die berufliche Handlungsfähigkeit langfristig beeinträchtigen. Die perfekte Krankenschwester wäre dann diejenige Person, die es beständig schafft, der jeweiligen Situation entsprechend zwischen den Polen Nähe und Distanz flexibel hin und her zu pendeln. Aber gibt es überhaupt die perfekte Krankenschwester?

Emotionale Verstrickungen, sie zeigen sich in Unzufriedenheiten, Frustrationen, Aggressionen oder Schuldgefühlen, sind unerwünschte, aber trotzdem häufige Begleiter im Berufsalltag einer jeden Krankenschwester. Sie sind das Berufsrisiko und das Gütezeichen (!) derjenigen, die den Mut aufbringen, sich auf ihre Mitmenschen einzulassen. Nur wer sich verhärtet und wie eine Mauer alle Gefühle an sich abprallen lässt, ist vielleicht frei von Verstrickungen – dafür aber wahrscheinlich wegen der Beziehungslosigkeit ständig gelangweilt. Emotionale Störungen lassen sich am besten in Supervisionen thematisieren – damit sie langfristig nicht zu einem Burnout führen können. Hier lassen sich schwierige Situationen im Nachhinein bearbeiten, Gefühle analysieren und neue Lösungen finden. Leider ist in der Regel für Schülerinnen Supervision nicht vorgesehen – obwohl gerade sie mit den für sie neuen Herausforderungen des Klinikbetriebes am stärksten konfrontiert sind. Sie müssen versuchen wenigstens einen Teil der notwendigen Hilfe von der klinischen Lehrerin oder den Mitschülerinnen zu erhalten.

Doch trotz aller Ansprüche an den Perfektionismus sollte man sich, vor allem als Schülerin, immer über die eigenen Grenzen bewusst sein:

1. Grenze: Krankenschwestern sind keine Therapeutinnen
Eine tiefe persönliche Veränderung des Patienten, so wie sie vielleicht ein Psychiater anstrebt, ist nicht Aufgabe der Krankenpflege. Abgesehen davon, dass selbst Therapeuten mit vielen Situationen überfordert sind, gilt: Krankenpflege fordert Interesse am Patienten und die Bereitschaft zu Mitgefühl und Empathie („Warum ist der eigentlich so?“). Ein sorgsamer Blick und die Bereitschaft zu Gesprächen und praktischen Hilfen genügt. Emotional belastende Auseinandersetzungen mit Patienten können an einen Sozialpädagogen, Psychologen oder Seelsorger delegiert werden. Eine Krankenschwester muss nicht alles können!

2. Grenze: Krankenschwestern sind nicht allmächtig
Krankenschwestern erleben bei ihren Patienten oft Verzweiflung und Tod. Ihre Aufgabe ist es Leid zu lindern bzw. von vornherein zu verhindern (z.B.

durch die Dekubitus-Prophylaxe) – aber es steht nicht in ihrer Gewalt Leid wegzuzaubern. Insbesondere auf geriatrischen Stationen und auf der Onkologie müssen Krankenschwestern den stetigen körperlichen Verfall und schließlich den Tod von Patienten beobachten, zu denen sich vielleicht über Jahre hinweg persönliche Beziehungen entwickelt haben. Nicht selten fühlen sie sich unbewusst am Schicksal der Patienten mitschuldig – obwohl sie aufrichtig ihre Pflicht getan haben.

Wer unrealistisch hohe Ansprüche an sich stellt, läuft Gefahr sich zu verzetteln und sich zu frustrieren. Blindes Engagement bringt Misserfolge und Resignationen – die Arbeitskraft wird dadurch geschwächt. Die folgende Übung ermuntert die Schülerinnen erreichbare Ziele zu formulieren.

Übung 15: Wo liegen meine Grenzen?
Diese schriftliche Aufgabe kann in Kleingruppen bearbeitet werden:

- Zeichnen Sie auf ein Plakat einen großen Kreis.
- Schreiben Sie in die Mitte Ihre wichtigsten Aufgaben als Krankenschwestern.
- Schreiben Sie außerhalb des Kreises, was Sie sicher nicht erfüllen können.
- Schreiben Sie an den Rand des Kreises, was Sie nur gelegentlich, z.B. bei günstigen Umständen, erfüllen können.
- Benennen Sie die drei wichtigsten Ziele ihrer Arbeit.

Ziele: Diese Übung soll Allmachtsphantasien („Ich muss alles können und bin für alles verantwortlich") präventiv abbauen. Krankenschwestern sind nicht der „liebe Gott", der alles Leid mit einem Wunder wegzaubern kann.

- Schülerinnen lernen Prioritäten setzen.
- Wer seine Grenzen kennt, weiß,
- mit was er beginnen soll,
- was er nicht erfüllen kann,
- wo die Erfolgsaussichten besonders hoch sind.

Auswertung: Für die Auswertungsrunde im Plenum ergeben sich folgende Fragestellungen:

- Welche Begründungen gibt es, mit denen eine Aufgabe als erfüllbar, gelegentlich erfüllbar oder als unerfüllbar beschrieben wird. Gibt es in der Klasse dazu unterschiedliche Haltungen?
- Welche Grenzen sind in der eigenen Person begründet (Beispiele: körperliche Schwäche, Ekel, psychische Belastbarkeit)?
- Warum können die eigenen Pflegeansprüche im Alltag nicht immer umgesetzt werden?

- Wo liegen im Pflegealltag die Grenzen der eigenen Entscheidungskompetenz?
- Welche Arbeitsziele wurden in den Kleingruppen als die wichtigsten erkannt. Gibt es auffallende Gemeinsamkeiten oder Unterschiede?

3. Die Aufgaben der Schule und der Stationen

Nachdem wir jetzt in acht Lernzielen die bei den Schülerinnen zu fordernden Veränderungsschritte umrissen haben, möchten wir ebenfalls die Schule und die Stationen in die Pflicht nehmen. Manchmal ist es paradoxerweise die Ausbildungsstätte selbst, die sich ein Bein stellt und den Lernerfolg torpediert. Denn viele Verwirrungen der Schülerinnen sind durch Widersprüche im Lehrkörper und auf den Stationen begründet.

Zugegeben, auf Grund des komplexen Berufsbildes lassen sich Rivalitäten, Widersprüche und Missverständnisse nicht ganz vermeiden. Doch durch mehr Absprachen und mehr konzeptionelle Klarheit ließen sie sich wenigstens reduzieren. Sonst besteht die Gefahr, dass sich die Schülerinnen während ihrer Ausbildung in einem „Mehrfrontenkampf", zwischen Schule, Station und Patient zerrieben fühlen und die Orientierung verlieren.

Verwirrung1: Welche Lehrerin hat Recht?

Viele Lehrerinnen haben ihr Steckenpferd. Sie glauben, sich in einem Fach besonders gut auszukennen und fordern deshalb die bedingungslose Anpassung der Schülerinnen an die selbstaufgestellten Dogmen. Ohne viel Bezug auf den Patienten und das Umfeld zu nehmen werden starr-schematisch vorgegebene Arbeitsabläufe eingefordert. Dieser krankenpflegerische Fundamentalismus widerspricht nicht selten den Aussagen anderer Lehrerinnen und der üblichen Praxis auf den Stationen. Die Schülerinnen wissen dann nicht, auf welche Seite sie sich schlagen sollen: Zu Lehrerin A, zu Lehrerin B oder zum eigenen gesunden Menschenverstand? Ein Zeichen für den Loyalitätskonflikt der Schülerinnen ist z.B. die Frage: „Wie wollen Sie die Pflege morgen bei der Anleitung sehen – schulisch mit 15 Prohpylaxen oder am Patienten orientiert?"

Zur Verwirrung der Schülerinnen bietet sich beispielsweise die Händedesinfektion (HD) an. Wie soll's die Schülerin machen:

- HD nach dem Ausziehen von Handschuhen?
- HD aus dem Spender nur mit dem Ellenbogen entnehmen?
- HD vor dem Bettabzug oder nicht?
- HD vor dem Bettneubezug oder nicht?

Hier müsste das Lehrerkollegium einen realitätsgerechten gemeinsamen Standard entwickeln. Ansonsten werden die Schülerinnen verunsichert und entwickeln eine unnötig starke Angst vor dem praktischen Examen.

Verwirrung 2: Lernende oder Hilfsschwester?

Manchmal fühlen sich die Schülerinnen völlig zerrissen, wenn sie zur Ausbildung auf die Stationen gehen. Sie haben das Gefühl „zwei Herren dienen zu müssen", ohne es beiden recht machen zu können. Da sind die

1. Ansprüche der Schule
Die Schule möchte Schülerinnen auch in der Praxis als Lernende sehen. Nach dieser Logik muss es in der Praxis Lehrer geben. Das führt zunächst zu deren Mehrfachbelastung: Sie sind gezwungen, beständig zwischen Schule und Klinik zu pendeln und müssen Schülerinnen anleiten, die sie zum Teil genauso wenig kennen wie die jeweiligen Gepflogenheiten auf den Stationen. Statt der Kenntnis der Gegebenheiten vor Ort bringen die Lehrer umfangreiche Anleitungsstandards mit: Schließlich sollen alle gleich ausgebildet werden. Diese Standards pressen Schülerinnen und Patienten in vorgegebene Strukturen, die oft der Realität auf den Stationen zu wider läuft.

2. Ansprüche der Klinik
Die Kliniken haben häufig für formalisierte Ausbildungsstandards kein Verständnis. Sehen sie sich in ihrem Arbeitsablauf behindert, blockieren sie nicht selten die Ausbildung. In den Schülerinnen sehen sie tendenziell ein willkommenes Hilfspersonal, das tatkräftig mitarbeiten soll. Das Lerninteresse der Schüler wird dann ignoriert, die Auszubildenden werden als billige Arbeitskräfte missbraucht.

3. Die Hilflosigkeit der Schülerinnen
Die Schülerinnen sind auf den Stationen viele Wochen allein – ohne den Schutz der Klasse. Sie suchen eine Bezugsgruppe und geben sich deshalb Mühe, vom Stationsteam anerkannt und integriert zu werden. Um nicht anzuecken, passen sie sich dem üblichen Arbeitsstil an, selbst wenn die Arbeitspraxis der schulischen Ausbildung zu wider läuft. Der Loyalitätenkonflikt entwickelt sich vor allem während praktischen Prüfungen zur Schizophrenie: nach welchem Standard soll die Schülerin jetzt arbeiten?

Ideal wäre ein von den Schulen und Kliniken gemeinsam entwickeltes und durchgeführtes praktisches Ausbildungskonzept (vgl. dazu den Beitrag von Regina Keuchel, Martina Roes und Stefan Görres i.d.B.). Leider wird aber mehr gegeneinander als miteinander gearbeitet – auf Kosten der zwischen den Fronten stehenden Schülerinnen.

Verwirrung 3: „Schulisches" kontra „echtes" Arbeiten

Bei vielen Schülerinnen bildet sich im Lauf der Ausbildung die Trennung in „schulisches" und „echtes" Arbeiten heraus:

- „schulisch" wird gleichgesetzt mit „korrekt, aber wirklichkeitsfremd",
- „echt" mit „nicht immer korrekt, aber dafür effizient".

Ein Zeichen für die erlebte Schizophrenie ist die Schülerinnenäußerung: „Das können Sie hier zwar so erzählen, aber das ist doch in der Praxis völlig unrealistisch. Auf Station läuft das alles ganz anders."

Anleitungen erwecken bei den Schülerinnen meist den Eindruck einer unnatürlich geschaffenen Pflegesituation. Hier muss extra für die Lehrerin eine „Pflege-Event" geschaffen werden. Künstlich ist eine Pflegesituation z.B., wenn eine Schülerin sich zusammen mit der Lehrerin am Vortag einen Patienten heraussucht, den sie am nächsten Tag 3-4 Stunden lang pflegt und an dem sie nach Vorgabe der Lehrerin alle nur denkbaren Pflegehandlungen anwendet, auch wenn der Patient diese nicht benötigt. Krankenpflege wird dann zum Selbstzweck und der Patient zum Übungsobjekt.

Mehr Vernetzung der Schule mit der Praxis können Lehrerinnen bieten, die den Stationen fest zugeordnet sind. Die Schülerinnen werden dann die vollen Arbeitstage begleitet, manche Pflegehandlungen werden direkt angeleitet, andere können Schülerinnen allein durchführen. Anschließend wird zusammen reflektiert. Schülerinnen lernen so realitätsnah. Sie werden nicht verunsichert durch Überforderung (allein losgeschickt) oder Unterforderung (zu viel Anleitung).

4. Wichtige Hilfen für die Lehrerinnen

Die Lehrerin steht als „Einzelkämpferin" allein vor der Klasse und versucht Inhalte zu vermitteln, die nicht unbedingt den Erwartungen der Schülerinnen entsprechen. Sie problematisiert und fordert zum eigenständigen Denken auf, auch wenn einige Schülerinnen sich lieber mit einer einfachen pragmatischen Lösung begnügen würden. Nicht selten steht sie mit ihrem Unterricht auch im Gegensatz zu den Interessen der Stationen, wenn es um den Einsatz der Schülerinnen und um Pflegestandards geht. In dieser Situation braucht die Schule insgesamt mehr Kommunikation und Reflexion, um auf vielschichtige Anforderungen eine Antwort zu finden. Denn sie muss selbst vorleben, was sie von ihren Schülerinnen fordert. Für die Lehrerinnen gibt es dazu vor allem zwei berufsbezogene Hilfen:

- Supervision
- schulinterne Lehrerfortbildung, Teamentwicklung und pädagogische Tage

4.1 Supervision

Supervision ist eine fortlaufende berufsbezogene Beratung und Begleitung für Fach- und Führungskräfte durch einen Supervisor (die Supervisoren der Deutschen Gesellschaft für Supervision e.V. – DGSv verfügen über eine geprüfte Ausbildung). An Krankenpflegeschulen bietet sie sich als Einzelsupervision oder als Teamsupervision (bis ca. acht Personen) an. Die Supervision sollte mindestens monatlich stattfinden und zwei bis drei Zeitstunden dauern. In einem überschaubaren Rahmen wird das eigene berufliche Handeln reflektiert, um

- persönliche und institutionelle Hintergründe aufzuklären,
- die eigenen Wahrnehmungs- und Handlungsmöglichkeiten zu erweitern,
- Entlastung zu erfahren,
- Raum zu schaffen, neue konstruktive Sichtweisen auf die eigene Berufspraxis zu entwickeln,
- Begleitung und Unterstützung bei wichtigen beruflichen Vorhaben und Veränderungen zu erhalten,
- die Qualität der Arbeit zu sichern.

Vielleicht gelingt es der Lehrerin nach einigen Supervisionssitzungen leichter, die berufsbedingten Ambivalenzen zu benennen und zu klären. Die dadurch gewonnene Klarheit macht sie stärker gegenüber den Schülerinnen, den Stationen und den Kolleginnen (vgl. dazu den Beitrag von Ruth Hoh i.d.B.).

4.2 Schulinterne Lehrerfortbildung, Teamentwicklung und pädagogische Tage

Naturgemäß gibt es in Kollegien unterschiedliche Sichtweisen und Haltungen, die eine Schule polarisieren können. Mit schulinterner Lehrerfortbildung, eventuell kombiniert mit Teamentwicklung, lassen sich Gemeinsamkeiten finden, die die Zusammenarbeit fördern. Im Gegensatz zur Supervision findet die Arbeit mit dem Kollegium in längeren Intervallen, an so genannten Aktions- oder pädagogischen Tagen statt. Lehrerfortbildungen werden sinnvollerweise von einem außenstehenden (und deshalb unabhängigen) Trainer, der nicht Mitglied der Schule sein darf, moderiert. An der Planung der einzelnen Maßnahmen ist in der Regel eine kleine Initiativgruppe beteiligt.

Beispiel 1: Einführungstage
Eine Schule plant zwei Einführungstage für die neu aufgenommenen Schülerinnen. Eine Initiativgruppe von fünf Lehrern entwickelt zusammen mit dem Trainer Ziele und kreative Methoden, die an einem Schulaktionstag den anderen Kollegen vorgestellt werden. Trotz guter Vorbereitung kommt es dabei zu einem Konflikt im Kollegium. Ein Teil der Lehrer findet die

Arbeiten der Initiativgruppe als zu diffus und zu wenig fachlich orientiert. Dabei werden die pädagogischen Anstrengungen der Initiativgruppe ignoriert. Teamentwicklung greift die Widersprüche im Kollegium auf und macht sie für alle Beteiligten transparent. (siehe Beispiel 2).

Beispiel 2: Fachlicher oder pädagogischer Unterricht?
Typisch für berufsbildende Fachschulen ist eine Zersplitterung der Lehrer in eine fachlich orientierte und in eine pädagogisch-orientierte Gruppe. Zwischen den beiden Gruppen sind des Öfteren konsenssuchende und unentschlossene Lehrer anzufinden. Wo liegen die Unterschiede? Hier sind überspitzt die Grundlinien herausgestellt:

Fachlich orientierte Lehrer
legen besonderen Wert auf die sachlich-richtige Informationsaufnahme. Sie fordern von den Schülerinnen Aufmerksamkeit und das strikte Einhalten der Grundsätze in der Praxis. Die situative Gesprächssituation mit den Patienten ist ihnen weniger wichtig.

Pädagogisch orientierte Lehrer
schätzen die Kommunikationsfähigkeit der Schülerinnen in der Klasse und bei den Patienten. Sie akzeptieren z.B. eine weite Auslegung von Hygienevorschriften, wenn das dem Wohlbefinden des Patienten förderlich ist.

Während des Schulaktionstages wird vom Trainer ein Teamentwicklungsprozess gestartet. Jeder Lehrer erhält die Möglichkeit, die von ihm vertretenen Anteile von Fachlichkeit und Pädagogik einzuschätzen und mit anderen Lehrern zu vergleichen. Minderheitenpositionen werden wertgeschätzt. Als Methoden bieten sich zum Beispiel Elemente der Soziometrie an, um die Positionen anschaulich werden zu lassen. Dabei geht es nicht um die Diffamierung oder Ausgrenzung einer Gruppe, sondern um die Kooperation der beiden Ansätze in der Unterrichtspraxis. Deshalb werden nach einer intensiven Aussprache gemeinsame Standards der Schule entwickelt, Kompetenzen geklärt und Aufgaben verteilt. Das Kollegium entwickelt damit mehr konzeptionelle Klarheit – nicht nur zum Nutzen für die Lehrerinnen, sondern vor allem für die Schülerinnen. Diese werden es hoffentlich mit weniger Hektik und verringerter Prüfungsangst danken.

5. Zusammenfassung

Die Schülerin steht während ihrer Ausbildung immer im Spannungsfeld von

- Patient
- Station und
- Schule

Konkreter ausgedrückt, steht sie im Spannungsfeld

1. der Individualität und Befindlichkeit des Patienten,

2. der gängigen Pflegepraxis im Krankenhausalltag und
3. dem Selbstverständnis der einzelnen Lehrerin und den Lehrmeinungen der Pflege.

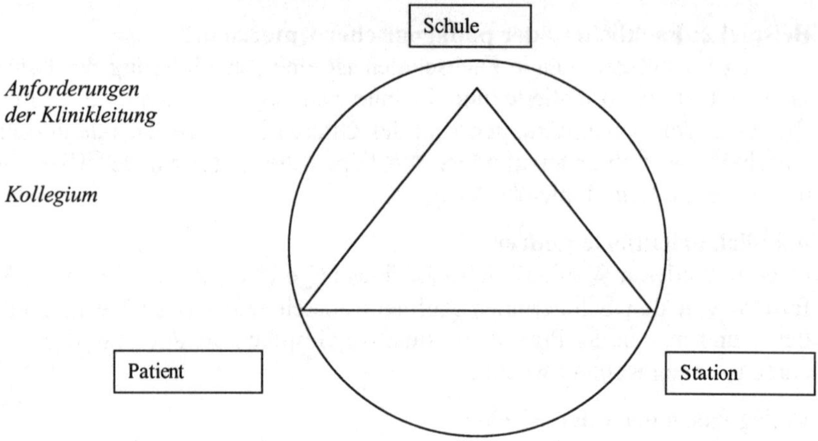

Um dieses Dreieck, das an das TZI-Modell (themenzentrierte Interaktion) angelehnt ist, kreisen zusätzlich die Anforderungen der Klinikleitung und die Dynamik des Lehrerkollegiums, die die Schülerinnen fördern oder hemmen können. Beruflich steht die Schülerin zwischen oder über den Lagern – immer gefordert eine spezifisch persönliche Antwort auf die vielschichtigen Herausforderungen des Arbeitsalltages zu finden. Aber gerade ihre Fähigkeit als Allround-Talent, kompetent in der Pflegetechnik und im Kontakt, macht ihre berufliche Identität aus. In dieser Vielschichtigkeit liegt auch das Spannende des Pflegeberufes.

Literatur

Boal, Augusto: Theater der Unterdrückten, Übungen und Spiele... Frankfurt 1989

Oelke, Scheller, Ruwe: Tabuthemen als Gegenstand szenischen Lernens in der Pflege, Bern 2000

Perls, Hefferline, Goodman: Gestalt-Therapie, Lebensfreude und Persönlichkeitsentfaltung, Stuttgart 1985

Perls, Hefferline, Goodman: Gestalt-Therapie, Wiederbelebung des Selbst, Stuttgart 1985

Seyd, Wolfgang: Auf dem Prüfstand: Handlungsorientierung in der Ausbildung, Pflege-Pädagogik 6/95 1995

Will, Franz: Die Last der Selbstbestimmung, Widersprüche in Sozialarbeit, Strafjustiz und Psychiatrie, München 1993

Will, Franz: Was bremst mein Team? 20 Situationen und ihre Lösungen, Weinheim 2002

Regina Keuchel, Martina Roes und Stefan Görres

Wissenstransfer in der Pflege: Herausforderungen an eine moderne Pflegeausbildung

> „Eine Pflegeausbildung ist immer so gut oder so schlecht, wie es gelingt oder nicht gelingt, theoretische und praktische Inhalte so zu vernetzen, dass Auszubildende die Chance erhalten, berufsrelevante Verknüpfungen leisten zu können“ (Schneider 2000: 2).

1. Einleitung

Der umfassende Strukturwandel unserer Gesellschaft, die Entwicklung hin zu einer Dienstleistungs-, Informations- und Wissensgesellschaft, spiegelt sich in unverminderter Weise auch im Gesundheitswesen bzw. in der Pflege wider und fordert einen deutlichen Wandel der Qualifikationsanforderungen und -profile. „Wir befinden uns in einer beschleunigten Dynamik“, so Görres (2002), „in der traditionelle Wissens-, Kenntnis- und Fähigkeitsbestände überdacht, verändert und weiterentwickelt sowie neue Befähigungen hinzugelernt werden müssen.“

Diese Anforderungssituation führt die Pflege und das pflegerische Bildungssystem in einen notwendigen Prozess des Umdenkens, geleitet von der Frage: Wie können Pflege und Pflegeausbildung zukünftig zu größerer Innovationsfähigkeit, zu neuen Verfahrenweisen und zu einem verbesserten Praxistransfer pflegerischen Wissens im Rahmen neuer Ausbildungsstrukturen und -konzepte gelangen?

Damit sich angesichts struktur- und gesundheitspolitischer Entwicklungen die Spannung zwischen schulisch Gelerntem und seiner Umsetzung in pflegepraktisches Handeln und die Kluft zwischen Theorie und Praxis nicht noch weiter zu verschärfen droht, müssen sich Schule und Berufspraxis zukünftig wieder stärker als gemeinsamen Lern- und Lebensraum begreifen und konzeptualisieren (vgl. ausführlich Bildungskommission NRW 1995). Um schulische Unterrichtsinhalte in einen erneuerten und angemessenen Sinnzusammenhang mit dem beruflichen Handeln zu bringen, ist (pflege-) berufliche Bildung und hier insbesondere die Schule gefordert, ihre Aufgaben neu zu gewichten und auszuformulieren.

Dabei darf allerdings aus der systemischen Perspektive heraus nicht verkannt werden, dass das Theorie – Praxis – Problem zunächst einmal in der Natur der Sache begründet liegt. Schule und Pflegepraxis als Lernorte der pflegeberuflichen Bildung stellen zwei Sinnwelten und in ihnen zwei Formen der Erkenntnis dar: „Die Pflegepraxis kann aufgrund ihrer eigenen dynamischen interdependenten Beziehung (personeller und struktureller Art) nicht frei variieren. Sie unterliegt Sachzwängen und ist systemisch verankert. Die Schule und damit der Unterricht kann Sinnveränderungen vornehmen, Ausschnitte fokussieren, Lernschleifen gehen und vielschichtige Perspektiven beleuchten“ (Schneider 2000: 3).

Beide Lernorte tragen jedoch mit ihren je spezifischen Lernräumen und -potentialen zur Förderung beruflichen Wissens und beruflicher Handlungsfähigkeit bei. „Deshalb ist es eine Illusion zu glauben“, so Schneider (a.a.O.) weiter, „je theoretischer eine praktische Ausbildung wird und umgekehrt desto geringer seien die Theorie-Praxis-Probleme.“ Es wird in Zukunft vielmehr um Konzepte und Handlungsansätze gehen, die auf eine Verzahnung der schulischen und pflegepraktischen Ausbildung auf der Grundlage eines gemeinsamen Ausbildungsauftrages zielen, bei der jedoch die systembedingte Originalität der Lernorte erhalten bleibt.

Will man nun im Interesse an und in Verantwortung für eine modernisierte Pflegeausbildung zu systematisch angelegten Transferansätzen gelangen, ist es zunächst notwendig, einige grundsätzliche Fragen im Vorwege und in der Auseinandersetzung mit den Ausbildungsverantwortlichen zu klären:

1. *Wer über das Theorie-Praxis-Verhältnis in der Pflege diskutiert, muss sich darüber verständigen, was mit Theorie und was mit Praxis gemeint sei:* So wird zukünftig die kontinuierliche Integration pflegewissenschaftlicher Erkenntnisse in die pflegepädagogische Praxis und weiter in die Pflegepraxis ein unabdingbarer Bestandteil einer Modernisierung des pflegerischen Bildungssystems sein. Im vorliegenden Kontext richtet sich der Blick in erster Linie auf die im Rahmen der Erstausbildung in der Schule erworbenen (innovativen) Wissenselemente und ihre Übertragung bzw. Übertragbarkeit in die pflegerische Praxis.
2. *Wer im Interesse eines verbesserten Theorie-Praxis-Verhältnisses über die Förderung des Wissenstransfers nachdenkt, muss über mögliche Transferrichtungen diskutieren.* Der Prozess des Wissenstransfers ist sicher keine Einbahnstraße. Der Transfer schulisch erworbenen Wissens in die pflegerische Praxis wie auch die Explikation und Reflexion des in der Pflegepraxis erworbenen impliziten (Handlungs-)Wissens tragen in unterschiedlicher Weise zur Professionalisierung pflegerischen Handelns bei. Dieser Beitrag wird im weiteren Verlauf einige didaktische und strukturell-konzeptionelle Ansätze aufzeigen, die u.a. auf eine Stärkung des Praxisortes als Lernort ausgerichtet sind.

3. *Wer den Wissenstransfer systematisch fördern will, muss in Kenntnis verschiedener Umsetzungsgrade im Transferprozess mögliche förderliche und hinderliche Faktoren im Vorwege diagnostizieren und analysieren, um an angemessener Stelle ansetzen zu können.*

Vor diesem komplexen Hintergrund möchte der vorliegende Beitrag zunächst den aktuellen Stand der fachwissenschaftlichen Diskussion zum Thema Wissenstransfer, insbesondere aus der erziehungswissenschaftlichen und lernpsychologischen Perspektive heraus, bündeln. Aus dieser Standortbestimmung ergibt sich der notwendige theoretische Bezugsrahmen für eine systematische Entwicklung möglicher Förderungsansätze auf der personellen, der strukturell-konzeptionellen, der didaktisch-methodischen sowie der curricularen Ebene der Pflegeausbildung. Um die hier theoretisch erörterten Ansätze auf ihre Realisierbarkeit hin zu befragen, folgt in exemplarischer Absicht ein Einblick in die Konzeption, den Prozess und die Ergebnisse des Projekts „Wissenstransfer in der Pflege – Hinderliche und förderliche Faktoren für die Umsetzung von innovativen Ausbildungsinhalten in der pflegerischen Praxis". Dieses Projekt wurde als ein Praxisprojekt in Zusammenarbeit zweier Krankenhäuser und ihren Pflegeschulen im Lande Bremen mit der Universität Bremen und dort dem Institut für angewandte Pflegeforschung über einen Zeitraum von 2,5 Jahren durchgeführt[1].

Abschließend wird die Bedeutung eines gelingenden Wissenstransfers – insbesondere vor dem Hintergrund eines sich verändernden Kompetenz- und Anforderungsprofils der Schulleitung – aus der besonderen Perspektive der Qualitätsdebatte reflektiert. Der Blick auf ein sich entwickelndes modernes Qualitätsmanagement im pflegerischen Bildungssystem verdeutlicht, dass die Förderung des Wissenstransfers und mit diesem verbunden eine Verbesserung des Theorie-Praxis-Verhältnisses in der Pflege maßgeblich gebunden ist an eine veränderungs- und entwicklungsbereite Lern- und Organisationskultur der Pflegeschulen und der verschiedenen Ausbildungspartner in der Pflege.

2. Wissenstransfer: Zum Stand der fachwissenschaftlichen Diskussion

Die Frage nach dem Theorie-Praxis-Verhältnis und nach den Voraussetzungen und Bedingungen eines gelingenden Wissenstransfers beschäftigt insbesondere Pädagogen resp. Erziehungswissenschaftler und Lernpsychologen seit Jahrzehnten. Dabei wird das bestehende Theorie-Praxis-Verhältnis fast durchgängig als ein defizitäres beschrieben, begleitet von vielfälti-

---

1 Das Projekt „Wissenstransfer in der Pflege" wurde ganz wesentlich durch die Robert Bosch Stiftung finanziell unterstützt. Die Ergebnisse des Projekt sind in Form eines Readers im März 2002 unter dem Titel: „Auf dem Weg zu einer neuen Lernkultur – Wissenstransfer in der Pflege" (Hrsg. Görres et al.) erschienen.

gen Vorstellungen, wie dem Problem beizukommen wäre und Verbesserungen angebahnt werden könnten (vgl. im Kontext der pflegepädagogischen Diskussion insbesondere Bischoff 1993; Falk/Kerres 1995; Käppli 1995; Adolph/Görres 1997; Schneider 1997; Schneider 2000; Görres et al. 2002 u.v.a.m.).

Transfer (lat.: „transferre") bedeutet im allgemeinen pädagogischen und psychologischen Kontext die Übertragung des im Zusammenhang mit einer bestimmten Aufgabe Gelernten auf eine andere Aufgabe oder Situation. Dabei ist bezogen auf die Pflege davon auszugehen, dass der Transfer des Gelernten in zwei unterschiedlichen, im pflegerischen Vollzug aber miteinander verwobenen Handlungsdimensionen erfolgt. Während der Transfer von pflegerischem Wissen in zweckrationales Pflegehandeln im Sinne pflegetechnischer Kompetenzen aufgrund einer relativen Linearität eher unproblematisch erscheinen mag, stellt ein Transfer in theoriegeleitetes situationsrationales Handeln aufgrund einer relativen Nichtstandardisierbarkeit der Übertragungssituation eine besondere Herausforderung für die Pflegenden dar.

Wittneben (2002) verweist zunächst auf Erkenntnisse aus der Transferforschung und stellt das konstruktive Verhältnis von Lernfeld und Funktionsfeld als Prämisse eines gelingenden Transferprozesses dar. Das Lernfeld bezeichnet den Ort, an dem ein Lernprozess stattgefunden hat; Wittneben spricht in diesem Zusammenhang von einem Ort mit der Bezeichnung „source" (dtsch.: Quelle). Das Funktionsfeld bezeichnet dann den Ort, an dem der Lernende in einem anderen Zusammenhang mit einer Aufgaben- oder Problemstellung konfrontiert ist, im Rahmen derer er das Gelernte anwenden soll; Wittneben bezeichnet diesen Ort als „target" (dtsch.: Ziel). In der Übertragung des Gelernten vom Lernfeld zum Funktionsfeld lassen sich unterschiedliche Grade eines Transfererfolgs wahrnehmen:

- Negativer Transfer: Die im Lernfeld erworbenen Kompetenzen haben im Funktionsfeld eine hemmende Wirkung; d.h. das Gelernte wirkt sich hinderlich auf die Bewältigung einer Pflegesituation aus.
- Null-Transfer: Pflegende greifen im Funktionsfeld nicht auf die im Lernfeld erworbenen Kompetenzen zurück; d.h. das Gelernte bewirkt keine Veränderung im pflegerischen Handeln.
- Positiver Transfer: Die im Lernfeld erworbenen Kompetenzen führen zu einer besseren Bewältigung der im Funktionsfeld auftretenden Anforderungssituationen. Der Positivtransfer lässt sich in der Ausdifferenzierung nach Gagné[2] noch einmal unterscheiden in einen lateralen bzw. einen vertikalen Transfer. Der laterale Transfer bezeichnet die Übertragung der im Lernfeld erworbenen Kompetenzen auf verschiedene Situationen im Funktionsfeld, die relativ ähnlich in ihrer Struktur und Komplexität er-

2 Vgl. Gagné, R. (1973): Die Bedingungen menschlichen Lernens, 3. Aufl., Hannover.

scheinen. Man spricht hier auch von einem situationalen Transfer. Der vertikale Transfer hingegen weist eine Steigerung auf, indem die im Lernfeld erworbenen Kompetenzen auf deutlich komplexere Aufgaben- und Problemstellungen des Funktionsfeldes übertragen werden können. In diese Richtung tendiert die Vermittlung der in der Pflege breit diskutierten Schlüsselqualifikationen (Vvgl. Wittneben 2002; desw. Ried 2001).

Festzustellen ist, dass bis heute keine letzt- und allgemein gültigen Lösungsansätze für einen gelingenden Wissenstransfer benannt werden können, wohl aber Erkenntnisse über grundlegende Schwierigkeiten vorliegen, die den Prozess des Wissenstransfers behindern können (im Kontext der Pflege vgl. Adolph/Görres 1997; Görres et al. 2002).

2.1 Die Theorie der „identischen Elemente"

Einen theoretischen Rahmen bietet hier etwa die Transfertheorie der „identischen Elemente" nach Thorndike und Woodworth (1901 in Mandl et al. 1992). Diese Theorie geht von der Ähnlichkeit von Lernfeld und Funktionsfeld als grundlegende Bedingung für einen gelingenden Wissenstransfer aus. Daraus folgt im Umkehrschluss: Je unähnlicher Lernfeld und Funktionsfeld sind, desto schwieriger ist der Transfer des Gelernten in praktisches Handeln, desto größer erscheint die Kluft zwischen Theorie und Praxis. Nun scheint allein eine solche Theorie, so einleuchtend sie zunächst erscheinen mag, den Transferprozess nicht hinreichend zu erhellen. Mandl, Prenzel und Gräsel (1992) geben zu bedenken, dass Lernende in der konkreten Anwendungssituation zunächst einmal die Ähnlichkeit der aktuellen Anforderung mit der Lernsituation entdecken müssen. Zudem kann man immer nur von einer relativen Ähnlichkeit von Lernsituation und Anwendungssituation ausgehen, da Lernsituation immer didaktisch „gewaschene" Situationen darstellen, d.h.: Lernsituationen, auch wenn sie von komplexen Handlungssituationen ausgehen, sind immer fokussiert auf die Lösung bestimmter, ausgewählter Problemstellungen und deren Reflexion. Sie bilden, bei aller Realitätsnähe, niemals die „ungewaschene" Wirklichkeit ab. Auch gibt es nach Mandl, Prenzel und Gräsel (1992) kein ausreichendes Wissen darüber, welche Merkmale im Lern- und Funktionsfeld identisch sein müssen, welche variieren können und welche ggf. aus didaktischen Gründen variieren sollten (vgl. desw. Ried 2001).

2.2 Die Vermittlung „universellen Wissens"

Ein weiterer traditioneller Ansatz zur Optimierung des Wissenstransfers gründet auf der Vermittlung „universellen" Wissens. Hier werden allgemeine Prinzipien bzw. Strategien vermittelt und angewandt, die unabhängig von der Besonderheit einer jeden Pflegesituation Gültigkeit besitzen. Hierunter fallen beispielsweise die Prinzipien der septischen versus der aseptischen Wundversorgung. Auch die Entwicklung von Pflegestandards, die unter Einbezug aktueller pflegerischer resp. pflegewissenschaftlicher Erkenntisse entwickelt werden, erreichen zwar diese universelle Dimension, bleiben aber losgelöst von den situationsrationalen Anforderungen an pflegerisches Handeln. Für eben dieses situationsrationale Handeln ist ein spezifisches pflegerisches Handlungswissen grundlegend, das es allerdings noch zu extrahieren gilt (vgl. Wittneben 1999; Ried 2001; Holoch 2002)[3].

2.3 Die Unterscheidung der Wissensformen

Hier deutet sich schon an, dass im Interesse einer Optimierung des Wissenstransfers immer klar sein muss, auf welche Formen des Wissens die Gestaltung von Lernprozessen zielt und wie diese vermittelt bzw. wie deren Aufbau unterstützt werden kann.

Grundsätzlich lassen sich mehrere Wissensbereiche und Wissensdimensionen unterscheiden. Man spricht von Fakten- und Methodenwissen, von Orientierungs- und Handlungswissen, von Bildungs- und Wertewissen, von instrumentellem und reflexivem Wissen; man spricht von einem „to know what, to know why, to know how ..." (Arnold/Siebert 1997: 113).

Inzwischen schon fast klassisch ist eine Unterscheidung von Wissensformen in deklaratives und prozedurales Wissen. Deklaratives Wissen bezeichnet ein „wissen, dass ..." und lässt sich am ehesten als Faktenwissen verstehen. Prozedurales Wissen ist ein dynamisches „wissen, wie ..." und bezeichnet ein Handlungswissen. Wittneben (2002) macht darauf aufmerksam, dass in Schulen mit einer traditionellen Unterrichtsphilosophie (vgl. Mandl/Reinmann-Rothmeier 1995), d.h. im sog. Lernfeld, eher die Vermittlung abstrakten Faktenwissens vorherrscht, während in der pflegerischen Praxis, also im sog. Funktionsfeld, ein abstrahiertes, theoriegeleitetes Handlungswissen notwendig ist.

Die in der Transferdiskussion getroffene Unterscheidung zwischen abstrakten und abstrahiertem Wissen ist für pädagogisch didaktische Entscheidungen insofern hilfreich, als dass sie auf die besondere Bedeutung des Wissenserwerbs und der Lernarrangements hinweist. Während abstraktes Wissen in der Regel dekontextualisiertes und fremdvermitteltes Wissen ist, versteht man unter abstrahiertem Wissen ein Wissen, dass durch eigene Denkleistungen erworben, d.h. subjektgeneriert ist. Eine konstruktivistisch orientierte Unterrichtsphilosophie (vgl. Mandl/Reinmann-Rothmeier 1995) zielt auf Lernprozesse, in der die Lernenden Prinzipien, Prozesse und Strategien in verschiedenen Situationen erproben und selbst von den Kontexten zu abstrahieren lernen anstatt fremdvermitteltes Wissen zu konsumieren (vgl. Wittneben 2002).

---

3 Holoch (2002) verweist in diesem Zusammenhang auf Untersuchungen zur Transferproblematik und Befunde aus der Expertenforschung nach Perkins/Salomon, die die geringe Effektivität solcher Lehr- bzw. Vermittlungsformen belegen.

Auf der Suche nach möglichen Förderungsansätzen zur Optimierung des Wissenstransfers ist sowohl die Theorie der Ähnlichkeit von Lernfeld und Funktionsfeld als auch die Unterscheidung zwischen abstraktem und abstrahiertem Wissen überaus hilfreich. Dieser theoretische Bezugsrahmen stellt eine Grundlage für die systematische Entwicklung möglicher Förderungsansätze auf der personellen, der strukturell-konzeptionellen, der didaktisch-methodischen sowie der curricularen Ebene der Pflegeausbildung dar.

3. Mögliche Ansätze zur systematischen Förderung des Wissenstransfers in der Pflegeausbildung

Die Förderung des komplexen und nicht abschließend erforschten Prozesses des Wissenstransfers kann idealerweise nur im Hinblick auf ein Konglomerat unterschiedlicher Förderungsansätze auf den o. g. Ebenen gedacht werden. Im pragmatischen Sinne jedoch ist, auf der Grundlage einer Analyse möglicher förderlicher und hinderlicher Faktoren des Wissenstransfers, zu entscheiden, auf welcher Ebene die Pflegeschule als ausbildungsverantwortliche Institution bzw. Organisation ansetzen und Veränderungen initiieren kann. Dabei sind von den Beteiligten die jeweils anderen Ebenen vorausschauend und begleitend mitzudenken, denn: Langfristig wird es um eine umfassende Veränderung der Lernkulturen in der Pflegeausbildung sowie um eine veränderte Organisationskultur der Pflegeschulen und der ausbildungsbeteiligten Einrichtungen gehen. Dies zeigen u.a. auch die aktuellen Diskussionen zur Qualitätsentwicklung und zum Qualitätsmanagement im (pflegerischen) Bildungsbereich[4] auf. Neben der Entwicklung eines innovativen Lernverständnisses und seiner didaktischen Realisierung sowie der Modifizierung bzw. Revision pflegerischer Curricula geht es auch und vor allem auf einer übergeordneten personellen und politischen Ebene um eine veränderte Zusammenarbeit von Ausbildungsverantwortlichen und ausbildungspolitischen Gremien, die in der Zusammenschau zu einer Verbesserung der Pflegeausbildung beitragen können.

3.1 Förderung des Wissenstransfers auf personeller Ebene

Die Anforderungen an das Lernen in heutiger Zeit haben sich im Zuge gesellschaftlicher Wandlungsprozesse und moderner Arbeitsorganisation er-

4 Zum Thema Qualitätsmanagement im pflegerischen Bildungsbereich vgl. u.a. Bundeskonferenz der Pflegeorganisationen ADS und DBfK (Hrsg.) (2000): Qualitätssicherung pflegerischer Weiterbildungsmaßnahmen. Qualitätskriterien für pflegerische Weiterbildungsmaßnahmen auf der Basis der Rahmenordnung des Deutschen Bildungsrates für Pflegeberufe. Göttingen, Eschborn; Stöcker, G. (2000): Qualitätsmanagement für die Schulen der Gesundheitsfachberufe, in: PR – Internet – PflegePädagogik. H. 3, S. 64-69. Und: Spürk, D. (2001): Schul- und Qualitätsentwicklung an Pflegeschulen, in: Pflegepädagogik. Handbuch zur pflegeberuflichen Bildung, S. 185-205.

heblich verändert. Gefragt ist zukünftig nicht mehr die angepasste, allein Weisungen ausführende Pflegekraft, sondern die, die kooperativ mitplant und -diskutiert, die selbstständig und in Eigenverantwortung an der Gestaltung pflegerischer Arbeitsabläufe und -zusammenhänge mitwirkt. Vor diesem Hintergrund werden Orientierungs- und Transferfähigkeit sowie auch und insbesondere die Fähigkeit und Bereitschaft zum Weiterlernen zunehmend zu Basiskompetenzen einer stabilen Berufsfähigkeit. Damit steht im Mittelpunkt von Schule und praktischer Ausbildung nicht mehr das Lehren allein nach dem Instruktionsmodell oder das praktische Anleiten im traditionellen Sinne der Beistellehre, sondern das Lernen im Modus der Verantwortung für die eigene Entwicklung und für die eigenen Leistungen. Ein solches Denken hat tief greifende Konsequenzen für ein neu zu entwickelndes Rollenverständnis aller Ausbildungsbeteiligten. Lehrende in Theorie und Praxis wie auch die Lernenden sind die Akteure in einem solchen Prozess der Umorientierung; jede Veränderung muss, im Interesse an Nachhaltigkeit, von ihnen getragen sein (vgl. Schneider 2002).

3.1.1 Lehrende in der Schule

Verbale Banner wie „Lehrende sind Moderatoren, Begleiter, Navigatoren" im Lernprozess sind fest verankert in der Reformdiskussion und lassen sich insbesondere im Kontext der Umsetzung innovativer Unterrichtskonzepte verorten. Denn in der Tat: Prinzipien etwa des handlungsorientierten oder des projektorientierten Unterrichts führen ohne Umwege in die Reflexion des eigenen Rollenverständnisses seitens der Lehrenden (und natürlich der Lernenden). Jede Öffnung des Unterrichts nach innen und nach außen bedeutet loszulassen; loszulassen von der alleinigen Verantwortung für den Unterricht und sein Ergebnis, loszulassen von Planungssicherheit und der Illusion der Machbarkeit von Lernprozessen, aber auch loszulassen vom Wissensmonopol der Lehrenden gegenüber den Lernenden wie auch der Theorie gegenüber der Praxis. Lehren in heutiger Zeit bedeutet vielmehr, Schritt für Schritt ein eigenverantwortliches, selbstorganisiertes und reflexives Lernen und Handeln der Auszubildenden zu ermöglichen, Verantwortung in Teilbereichen abzugeben bzw. mit den Lernenden gemeinsam zu tragen und Unsicherheiten zuzulassen. „Die hohe Professionalität der Lehrenden besteht darin, Auszubildenden die Möglichkeit zu geben, in angebotenen Lernarrangements komplexe und unvorhersehbare Aufgabenstellungen selbstbestimmt auf der Grundlage des eigenen Lernpotentials zu bewältigen, zu reflektieren und in das eigene Handlungsrepertoire aufzunehmen" (Schneider 2000: 12). In diesem Sinne verändern Lehrende ihr Verhältnis zu den Schülern; sie verändern ihre Rolle, aber nicht ihren Auftrag.

3.1.2 Lehrende in der Praxis

Die auch in der Pflegepraxis traditionelle Form der Beistellehre, d.h. das Lernen durch Mitarbeit im Sinne des Vormachens und Nachmachens, wird im Rahmen der Pflegeausbildung zunehmend in Frage gestellt. Bereits der fachpraktische Unterricht in Zusammenarbeit der Pflegelehrer bzw. Praxisanleiter mit den Lernenden in und mit der Pflegepraxis ist ein bedeutender Schritt in Richtung eines intentionalen Lernens am Arbeitsplatz, der Wissenserwerb und Wissensanwendung koppelt und damit idealerweise zur Minderung des Theorie-Praxis-Konflikts beiträgt. Insgesamt fordert die stärkere Pädagogisierung der pflegerischen Praxis im Sinne eines Lernortes natürlich auch von den Ausbildungsverantwortlichen vor Ort ein erweitertes und zu förderndes didaktisches Kompetenzprofil, um den Auszubildenden ein aktives und reflexives Lernen am Arbeitsplatz zu ermöglichen.

3.1.3 Lernende in der Ausbildung

Mit einer veränderten Anspruchshaltung an die Ausbildung und einer Übernahme von Verantwortung für das eigene Lernen hat eine Machtverlagerung an der Basis des Lehrens und Lernens stattgefunden. Schneider (2000: 11) spricht in diesem Zusammenhang von „Empowerment" der Auszubildenden. Lernende werden nur dann zu Trägern pflegerischen Wissens, wenn sie erkennen, dass Lernen mehr als nur die Aufnahme von Informationen ist. Die Fähigkeit und die Bereitschaft, sich mit dem Gelernten aktiv auseinanderzusetzen, es zu reflektieren, selbständig zu erweitern und kreativ umzusetzen wird mehr und mehr zur Prämisse für die Gestaltung der eigenen beruflichen Zukunft.

3.2 Förderung des Wissenstransfers auf strukturell-konzeptioneller Ebene

Das Thema Lernortkooperation ist seit vielen Jahren schon der zentrale Ansatzpunkt in der Berufsbildungsforschung, um dem für die berufliche Bildung typischen Theorie-Praxis-Konflikt beizukommen. So hat beispielsweise das Bundesinstitut für Berufsbildung[5] in den 90er Jahren des vergangenen Jahrhunderts Modellversuchreihen mit den Forschungsschwerpunkten Lernortkooperation und Dezentrales Lernen in verschiedenen Berufsfeldern durchgeführt (vgl. Dehnbostel/Holz/Novak 1992; Dehnbostel/Holz/Novak 1996; Pätzold/Walden 1999). Dabei sind im Wesentlichen verschiedene Formen arbeitsplatzgebundenen, arbeitsplatzverbundenen und arbeitsplatzorientierten Lernens konzeptualisiert, erprobt und evaluiert worden (vgl. auch Dehnbostel et al. 2001). Auch das o.g. und im Folgenden näher dargestellte Projekt „Wissenstransfer in der Pflege" ist primär auf der strukturell – konzeptionellen Ebene der Förderung des Wissenstransfers anzusiedeln. So geht es hier im Wesentlichen um Transferkonzepte, die Wissen von der Theorie in die Praxis und von der Praxis in die Theorie zu transferieren vermögen. Schneider (2000) unterscheidet dabei grundsätzlich zwischen personen- und gruppenorientierten Ansätzen.

---

5 Eine anregende Recherche ist möglich unter www.bibb.de mit vielfältigen Links zum Thema Lernort-Kooperation.

3.2.1 Personenorientierte Ansätze

Zu den personenorientierten Ansätzen gehört der in der Pflege seit einigen Jahren schon etablierte fachpraktische oder auch klinische Unterricht. Hier kommt es in der Interaktion zwischen den Lehrenden der Schule bzw. den Praxisanleitern und den Auszubildenden zu einem Austausch, einem Transfer und idealerweise zur Integration von theoretischen und praktischen Erkenntnissen und Erfahrungen in der konkreten pflegerischen Handlungssituation[6]. In diesem Sinne zählt der fachpraktische Unterricht zur Form des arbeitsplatzgebundenen Lernens.

Ein weiterer personenorientierter Ansatz, der in der Pflegeausbildung bisher kaum Beachtung findet, ist das sog. Auftragslernen oder die Auftragsorientierung (vgl. Rüller 2000). Die Auftragsorientierung fördert eine Lernortkooperation auf der didaktischen Ebene, indem Auszubildende im Rahmen einer bestimmten Aufgabenstellung ihre pflegepraktischen Erfahrungen mit ihren pflegetheoretischen Kenntnissen und Erkenntnissen verknüpfen und darüber zu einer berufsrelevanten Lösung des Auftrags kommen. Wichtig ist, dass sich die Aufträge aus der Komplexität des Arbeitsalltag ableiten; d.h. es geht nicht um die Lösung von Teilaufgaben, sondern um komplexe Arbeitsvorgänge im Sinne einer vollständigen Handlung, die die notwendige Informationsbeschaffung, Planung, Vorbereitung, Durchführung und Kontrolle eines pflegerischen Arbeitsvorhabens umfassen. Zu beachten ist dabei, dass ein dem jeweiligen Ausbildungsstand angemessener Auftrag den Erwerb der berufsrelevanten Qualifikationen und Kompetenzen ermöglicht.

3.2.2 Gruppenbezogene Ansätze

Zu den gruppenorientierten Ansätzen gehört neben dem schon bekannteren Qualitätszirkelansatz (vgl. Görres/Luckey/Stappenbeck 1997) die Einrichtung von Lerninseln. Der Lerninselansatz ist eine Form des arbeitsplatzverbundenen Lernens, indem in zeitlicher und räumlicher Nähe zur Arbeitsrealität bestimmte pflegerische Handlungssituationen aus dem alltäglichen Arbeitsvollzug herausgelöst und als intentionale Lernsituation gestaltet werden. Das bedeutet, dass in der Zusammenarbeit von Pflegelehrern, Pflegenden und Auszubildenden pflegerische Handlungssituationen unter lernstrukturellen und lernpsychologischen Gesichtspunkten reflektiert und damit bestimmte Handlungsschritte verlangsamt, fokussiert und ggf. wiederholt werden können. „Arbeits- und Lernstrukturen“, so Schneider (2000: 17), „werden dadurch auf der Lerninsel, die räumlich in der Regel am Arbeitsort angesiedelt ist, sehr nahe aneinander geführt bzw. verknüpft. Arbeiten wird dadurch zum Lernen und umgekehrt“ (vgl. desw. Görres/Roes 2002; Roes 2003).

---

6 Vgl. auch Sander, K. (1997): Fachpraktischer Unterricht – in gemeinsam getragener Verantwortung pflegen lernen, in: Unterricht Pflege, H. 2, S. 4-16.

Allen Ansätzen gemeinsam ist, dass sie auf eine Stärkung des Arbeitsortes als Lernort zielen und über die verschiedenen Konzeptionen dezentralen Lernens das Arbeiten mit dem Lernen verknüpfen. Im praktischen Interesse an einer systematischen Förderung des Wissenstransfers und mit Rückgriff auf Erkenntnisse der Transferforschung liefern diese Ansätze einerseits eine überzeugende Annäherung von Lernfeld und Funkionsfeld; zum anderen wird berufliches Wissen in seinen kontextuellen Bezügen erworben und stellt sich somit nicht als abstraktes, sondern abstrahiertes Wissen den Auszubildenden bzw. den Pflegenden zur Verfügung.

3.3 Förderung des Wissenstransfers auf didaktisch-methodischer Ebene

Während die traditionelle Unterrichtsphilosophie das Modell der Instruktion in den Vordergrund stellt und Wissen vermittelt, das, losgelöst vom Verwendungszusammenhang, nicht selten zu sog. trägem Wissen („inert knowledge") verkommt, stellt die konstruktivistische Unterrichtsphilosophie[7] den Lernenden selbst und seinen Lernprozess in den Mittelpunkt des pädagogischen Bemühens. In der Darlegung der konstruktivistischen Unterrichtsphilosophie nach Mandl und Reinmann-Rothmeier (1995: 30) „interessiert weniger das Problem, wie Wissen vermittelt wird, als vielmehr die Frage, wie Wissen konstruiert wird und in welcher Verbindung Wissen und Handeln stehe" sowie die Frage, wie ein solchermaßen an die Person gebundenes Wissen im Kontext komplexer Lehr-/Lernarrangements abstrahiert werden könne. So werden vor dem Hintergrund eines konstruktivistisch geprägten Lernverständnisses inzwischen eine Reihe didaktischer Ansätze und Vorschläge zum methodischen Vorgehen diskutiert, die dem Prinzip des situierten Lernens folgen. Das situierte Lernen (vgl. Holoch 2002), das zuweilen als einzelne Methode dargestellt wird, lässt sich als prinzipielle Forderung an die Gestaltung von Lernprozessen verstehen und orientiert sich primär an der Entstehung von beruflichem Handlungswissen und weniger am Erwerb von fachsystematischem Schulwissen. Modelle des situierten Lernens verzichten insofern auf eine didaktische Reduktion im Sinne der Vorgaben von Regeln und Prinzipien, sondern nutzen die Komplexität der Situation, um eine reflexive Handlungs- und Gestaltungsfähigkeit zu fördern. Sie befördern insbesondere die Verknüpfung und Zusammenarbeit von Theorie und Praxis über den didaktischen Ansatz. Im Kontext konstruktivistischer Annahmen über die effektive Gestaltung von Lernumgebungen lassen sich u.a. folgende Ansätze (vgl. Mandl/Reinmann – Rothmeier 1995: 37ff.) verorten:

- *Der Ansatz des „cognitive apprenticeship" (Expertenkulturansatz)*
  Dieser Ansatz bemüht sich um die Integration der Auszubildenden in eine

7 Vgl. Mandl/Reinmann – Rothmeier 1995; Arnold/Siebert 1997; Terhart 1999; zusammenfassend und im Kontext der Pflegeausbildung vgl. Keuchel 2001

Expertenkultur, indem in einem Lehr- und Lernprozess das Handlungswissen der Experten anhand konkreter und authentischer Problemsituationen und vermittels sozialer Interaktion erschlossen wird. Dieser Ansatz bietet Raum für ein aktives, kooperatives, mehrperspektivisches und reflexives Lernen, bei dem die Lernenden durch die Vielfältigkeit der Kontexte die Fähigkeit erlangen, ihr Wissen zunehmend flexibel anzuwenden.

- *Der Ansatz des „anchored instruction" (Narrative Anker)*
  Der anchored instruction Ansatz arbeitet mit sog. narrativen Ankern, bei denen mittels Darstellung authentischer Problemsituationen über Bilder, Filme u.Ä. zunächst das Interesse der Lernenden geweckt werden soll, um ihnen anschließend die Möglichkeit zu geben, Probleme eigenständig zu erkennen, zu definieren, zu bewerten und zu lösen. Dabei unterliegt die Konstruktion solcher Narrative bestimmten Gestaltungsprinzipien, die wiederum den Gestaltungsprinzipien konstruktivistischer Lernumgebungen analog sind. Der Unterschied solcher Narrative zu den hinlänglich aus jedem Unterricht bekannten Fallbeispielen liegt von allem in der Komplexität der Problemhaltigkeit, seiner Mehrperspektivität und seinem integrativen Charakter.
- *Der Ansatz der „cognitive flexibility theorie" (Flexibilitätstheorie)*
  Die cognitive-flexibility-Theorie, ein Ansatz aus der psychologischen Expertiseforschung, wird vor allem bei fortgeschrittenem Wissensstand und Wissenserwerb angewandt. Dieser Ansatz zielt vor allem auf einen Kompetenzzuwachs in wenig strukturierten Gebieten und irregulären Situationen. Es wird auch hier mit komplexen Falldarstellungen gearbeitet, wobei ein Handlungskonzept zu verschiedenen Zeiten in verschiedenen Kontexten unter jeweils geänderter Zielsetzung und aus verschiedenen Perspektiven betrachtet wird. Das so erworbene Wissen soll möglichst facettenreich sein und flexibel angewendet werden können.

Bei aller Unterschiedlichkeit in Herkunft und Vorgehen weisen alle Ansätze die konstitutiven Merkmale konstruktivistisch geprägter Lernarrangements auf, indem sie Lernprozesse nicht allein auf den Erwerb von Faktenwissen und spezifischen Fertigkeiten reduzieren, sondern darüber hinaus darauf zielen, „dass sich Lernende Denkmuster [im Sinne flexibler Problemlösefähigkeiten, Anm. d. Verf.] Expertenkniffe [...] und ethische Standards der entsprechenden Expertenkultur aneignen" (Mandl/Reinmann-Rothmeier 1995: 38)[8].

8 Vgl. im pflegewissenschaftlichen Kontext zudem Benners Arbeiten zum Kompetenzerwerb: Benner, P. (1994): Stufen zur Pflegekompetenz. From Novice to Expert, Bern u.a. sowie Benner, P. et al. (2000): Pflegeexperten. Pflegekompetenz, klinisches Wissen und alltägliche Ethik, Bern u.a. Vor diesem Hintergrund muss unstrittig das Problem qualitativer Kriterien von pflegerischer Expertise reflektiert werden.

Wenn nun unter didaktischen Gesichtspunkten stets von der Situationsgebundenheit, d.h. der Kontextualität von Wissen und Lernen ausgegangen werden muss, so hat dies grundlegende Konsequenzen für die Gestaltung von Lernumgebungen und die Förderung von Lernprozessen in der Pflege. Wenn nämlich Lernprozesse als kontextgebunden anerkannt werden und daraufhin Lern- und berufliche Anwendungssituationen in der Pflege möglichst ähnlich gestaltet werden, dann ist dies ein wesentlicher Ansatz, um den Wissenstransfer zu fördern und die bestehende Kluft zwischen schulischem Lernen und pflegepraktischem Alltag zu überbrücken[9].

3.4 Förderung des Wissenstransfers auf curricularer Ebene

Mit einer neuen Empfehlung für die Konstruktion von Rahmenlehrplänen leitet die Kultusministerkonferenz im Jahre 1996 quasi einen Paradigmenwechsel ein. Mit der „Handreichung für die Erarbeitung von Rahmenlehrplänen der Kultusministerkonferenz (KMK) für den berufbezogenen Unterricht und ihre Abstimmung mit Ausbildungsordnungen des Bundes für anerkannte Ausbildungsberufe" (KMK 1999) werden die Rahmenlehrpläne zukünftig nicht mehr fächersystematisch, sondern fächerintegrativ strukturiert. Ausgangspunkt für die Konstruktion der Rahmenlehrpläne sind berufliche Handlungsfelder, die – über eine didaktische Analyse – zu Lernfeldern transformiert werden und in der weiteren Planung von Lernsituationen innerhalb der Lernfelder einen fächerintegrativen, handlungsorientierten Unterricht implizieren (vgl. u.a. Bader/Schäfer 1996)[10]. „Hier hat", so Wittneben (2002), „eine über Jahrzehnte geführte wissenschaftliche Diskussion um die Transferproblematik in einem administrativ-bürokratischen Akt der KMK-Handreichungen einen weiteren Ansatz, von dem eine Lösung der Transferproblematik erwartet wird". Ungeachtet zunächst der schulorganisatorischen Herausforderungen und Hürden, die das Lernfeldkonzept mit sich bringen mag, zeigt sich in einer solchen curricularen Konzeption über die Annäherung von Lernfeld und Funktionsfeld ein wesentlicher Ansatz zur Verbesserung des Wissenstransfers von der Theorie in die Praxis wie auch umgekehrt, denn: Bei der Bestimmung typischer pflegerischer Handlungsfelder sind Zusammenarbeit und kommunikativer Austausch von

9 Neben den hier dargestellten, in der Ausbildung bisher eher wenig geläufigen Ansätzen lassen sich im Kontext der Förderung des Wissenstransfers natürlich auch die bekannten didaktischen Ansätze und methodischen Vorgehensweisen subsumieren, die in erster Linie im Rahmen schulischen Lernens realisiert werden. Zu nennen wären insbesondere Prinzipien des handlungsorientierten Unterrichts, die Projektarbeit, der methodische Ansatz des problemorientierten Lernens u.a.m.

10 Die Zeitschrift Unterricht Pflege hat im Jahr 2001 zwei Ausgaben (H. 1 & 2) der umfassenden Bearbeitung des Themas „Lernfelder" gewidmet; diese sind äußerst gewinnbringend insofern sie in komplexer Weise verdeutlichen, welche schulorganisatorischen, personellen und methodisch didaktischen Herausforderungen mit der curricularen Neuordnung der Ausbildungsinhalte verbunden sind und wie diese idealerweise bearbeitet werden können.

Pflegetheorie und Pflegepraxis, von Schule und den Einrichtungen grundlegend und unverzichtbar. Bei der Transformation vom Handlungsfeld zum Lernfeld fließen sowohl pflegewissenschaftliche Erkenntnisse wie auch pflegetheoretisches und -praktisches Wissen in die inhaltliche Ausgestaltung der Lernfelder und ihrer Kompetenzbeschreibungen mit ein. Und nicht zuletzt wird mit der curricularen Auflösung der Fächergrenzen eine neue Basis für den fächerintegrativen, handlungsorientierten Unterricht auf der methodisch didaktischen Ebene gelegt.

Zusammenfassend betrachtet ist eine systematische Förderung des Wissenstransfers nur dann von nachhaltiger Wirkung, wenn über die Mikroebene der unterrichtlichen Herausforderung an Lehrende und Lernende hinaus auch auf der Mesoebene die Schule als Organisation ihre Aufgaben im Hinblick auf eine pädagogische und institutionelle Schulentwicklung wahrzunehmen vermag. Der notwendige Ausbau der Kooperations-, Koordinations- und Kommunikationskultur innerhalb der Schule wie auch mit den Ausbildungspartnern ist ein wesentlicher Schwerpunkt in der Qualitätsdebatte im (pflegerischen) Bildungswesen (vgl. Keuchel/Krippner/Roes/Görres 2003) und wird im folgenden Kapitel beispielhaft am Projekt „Wissenstransfer in der Pflege“ dargestellt.

4. Das Modellprojekt: „Wissenstransfer in der Pflege“[11]

In Bremen wurde über den Zeitraum von 2,5 Jahren das Projekt „Wissenstransfer in der Pflege – hinderliche und förderliche Faktoren für die Umsetzung von innovativen Ausbildungsinhalten in die pflegerische Praxis“ in Zusammenarbeit mit zwei Krankenhäusern und den ihnen angeschlossenen Pflegeschulen (im Folgenden Modellhaus A und B genannt) durchgeführt. Wichtigstes Ziel des Projektes war es, „innovative Steuerungsmodelle zur Förderung des Wissenstransfers zwischen Pflegeschulen und Pflegepraxis zu überprüfen“ (Görres 1997). Die Entscheidung zur Entwicklung und Erprobung innovativer Ausbildungskonzepte ist mit der Implementierung einer Innovation gleichzusetzen. Initiiert wird ein Veränderungsprozess mit dem Ziel, die pflegepraktische Ausbildung, insbesondere im Interesse eines verbesserten Theorie-Praxis-Transfers, zu optimieren.

Im Modellhaus A ließen sich Strukturen vorfinden, die für das Praxisanleiterkonzept sprachen. Die Lernorganisation orientiert sich hierbei an dem Prinzip des arbeitsplatzverbundenen Lernens, d.h. Lernen in realähnlichen Situationen steht im Vordergrund. Im Modellhaus B war dagegen eine relativ große Nähe zum Modell Lerninsel, insbesondere durch die ansatzweise Herausbildung eines Bildungszentrums, gegeben. Es handelt sich um ein

11 Die folgenden Ausführungen zum Modellprojekt „Wissenstransfer in der Pflege“ sind hier in zusammenfassender Gestalt und von der Autorin M. Roes selbst ihrer Dissertation (im Erscheinen) entnommen.

Ausbildungskonzept, welches nach dem Prinzip des arbeitsplatzgebundenen Lernens organisiert wird, d.h. Lernsituationen entstehen in und aus Realsituationen. Diese konzeptionellen Einrichtungsunterschiede waren ein Argument dafür, zwei Einrichtungen vergleichend am Projekt zu beteiligen.

4.1 Ausbildungskonzept: „Praxisanleitung anders gedacht – innovative Lernortkooperation" (Modellhaus A)

Die grundlegende Idee des Ausbildungskonzeptes „Praxisanleitung anders gedacht" gründet auf zwei innovativen Ansätzen: 1. Die Integration des neu eingerichteten dezentralen Lernraumes in die pflegepraktische Ausbildung sowie 2. die Etablierung einer Lernortkooperation zur Umsetzung des Ausbildungskonzeptes „Praxisanleitung neu gedacht", bei dem Lernende, Praxisanleiterin und Pflegelehrerinnen Lernsituationen im Pflegealltag sowie im dezentralen Lernraum gemeinsam gestalten. Im Mittelpunkt steht die Verquickung von Handlungsorientierung und Handlungsbefähigung[12] (Sieger 2001).

Abb. 1: Struktur der Station aus Modellhaus A

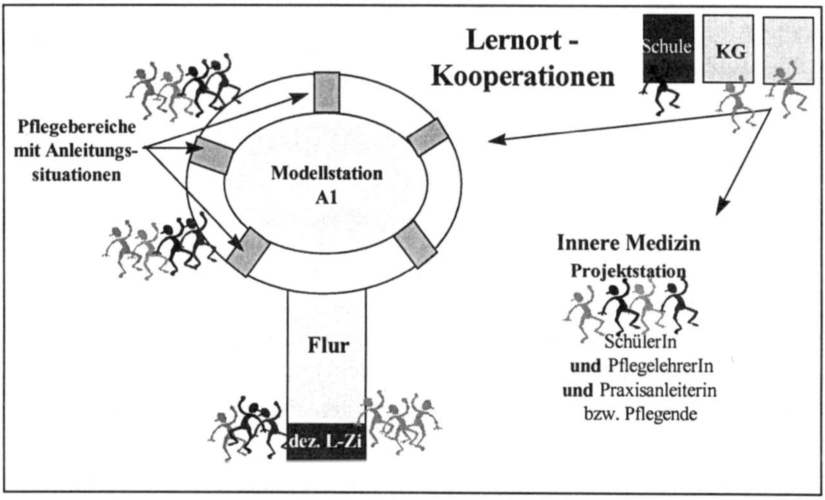

Die 1. Innovation: Der dezentrale Lernraum

Der dezentrale Lernraum (Abb. 1) ist Dreh- und Angelpunkt in der Umsetzung des Ausbildungskonzeptes „Praxisanleitung neu gedacht". Hier treffen sich regelmäßig alle an der Ausbildung beteiligten Personen, wie

12 Handlungsorientierung bereitet auf Situationen vor, in denen später gehandelt wird. Dieses dynamische Konzept impliziert die Reflexion und Abstraktion im konkreten Handeln gewonnener Erfahrungen und trägt damit zur individuellen Weiterentwicklung der Lernenden bei. Handlungsbefähigung richtet sich auf die unmittelbare Veränderung einer Handlung um der Situativität und Komplexität der Pflegesituation entsprechen zu können, mit dem Ziel konstruktiv zu handeln (Sieger 2001).

- Lernende der verschiedenen Ausbildungssemester, die ihren pflegepraktischen Einsatz auf der Modellstation haben,
- die Praxisanleiterin, die im Rahmen des Projektes zu 50% freigestellt ist, bzw.
- Pflegende, die Bezugsperson für die Lernenden sind,
- die Pflegelehrerin, die für den Bereich Innere Medizin zuständig ist.
- Außerdem sind, je nach zu bearbeitetem Thema, Personen aus verschiedenen Funktionsbereichen beteiligt, wie etwa Mitarbeiterinnen der Physiotherapie, der Hämodialyse etc.

Der dezentrale Lernraum wird neben der Pflegeschule und der Pflegepraxis zum dritten Lernort i. S. einer Lernortpluralisierung.

Die 2. Innovation: Lernortkooperation am Beispiel der Praxisanleitung
Das Konzept der Lernortkooperation basiert in erster Linie auf einer engen Zusammenarbeit von den in der Pflegepraxis Tätigen und einer (dem Fachbereich zugeordneten) Pflegelehrerin. Diese Kooperation umfasst alle erforderlichen Schritte und Entscheidungsprozesse, die zur Realisierung des Praxisanleitungskonzeptes notwendig werden. Das heißt u.a., dass die Projekt- bzw. Anleitungsphasen für den Zeitraum mehrerer Monate – unter Berücksichtigung der eigenen Zeitressourcen – gemeinsam geplant werden. Lernortkooperation bedeutet auch die Einbindung anderer Berufsgruppen, wie z.B. die Physiotherapeutin, sowie die Einbeziehung anderer – mit der Station korrespondierenden – Funktionsbereiche (wie. z.B. die Dialysestation).

Lernortkooperation steht in Modellhaus A dafür,

- dass Praxisanleiterin und Pflegelehrerin sich gemeinsam auf ein Thema vorbereiten,
- dass Praxisanleiterin und Pflegelehrerin gemeinsam die methodische Umsetzung des ausgewählten Themas besprechen und planen,
- dass Praxisanleiterin und Pflegelehrerin gemeinsam in dem dezentralen Lernraum und in der Pflegepraxis auftreten und
- die Gestaltung der Anleitungssequenzen so zu planen, dass Praxisanleiterin und Pflegelehrerin unterschiedliche Aufgaben und Funktionen wahrnehmen (können).

Unter Berücksichtigung bestehender Rahmenbedingungen in Pflegepraxis und Pflegeschule sowie dem Wunsch, möglichst realitätsnahe und praktikable Alternativen zu entwickeln, haben sich die Mitarbeiterinnen dieses Modellhauses für eine Verknüpfung zwischen „praktischer Anleitung“ und „klinischem Unterricht“ entschieden. Keppler (1992) unterscheidet zwischen zwei Varianten der Vermittlung pflegepraktischer Kenntnisse in Realsituationen. Hinsichtlich der didaktischen Intention handelt es sich um arbeitsplatz*verbundenes* Lernen, d.h. Arbeitsplatz und Lernplatz befinden sich inhaltlich und räumlich in Nähe des Pflegealltags. Dadurch wird ein zeitnahes Experimentieren – im Sinne erfahrungsgeleiteten Arbeitshandelns – im Pflegealltag möglich. Der Arbeitsplatz, verstanden als wichtiger Impulsgeber für die Gestaltung von Lernsituationen, erhält somit eine motivierende und orientierende Funktion als Lernort.

Tab. 1: Merkmale des innovativen Ausbildungskonzeptes „Praxisanleitung anders gedacht" in Modellhaus A

Praxisanleitung anders gedacht – innovative Lernortkooperation
• 1 x wöchentlich während der Projektphasen • geplante, am Pflegealltag orientierte Lernsituation • überwiegend handlungsorientiertes Lernen • Praxisanleiterin und Pflegelehrerin gestalten Lernsituation zusammen • Lernende lernt in einer Kombination aus Ideal- und Realsituationen • Praxisanleiterin und Pflegelehrerin bereiten gemeinsam das Thema vor und gestalten gemeinsam die Anleitungssequenz • unmittelbare Reflexion nach Abschluss der Handlung zwischen Praxisanleiterin, Pflegelehrerin und Lernende

Das in Modellhaus A entwickelte und erprobte Konzept „Praxisanleitung anders gedacht" setzt sich aus vier Schritten zusammen.

Schritt 1: Der Arbeitsauftrag

In Anlehnung an vorab ausgewählten Themen erhalten die Lernenden im Vorfeld einen Arbeitsauftrag[13] (Abb. 2). Ziel des Auftrages ist es, Gemeinsamkeiten und Differenzen zwischen Unterrichtsmaterialien, Fachliteratur, pflegerischer Praxis und eigenen Erfahrungen heraus zu arbeiten, (Wissens-) Zusammenhänge zu erkennen, Pflegeprobleme zu identifizieren sowie Problemlösungen zu entwickeln. Aufträge sollen entsprechend dem Anspruch der Ganzheitlichkeit eines Themas geplant, ausgeführt und bewertet werden. Die Arbeitsaufträge sind Thema des Unterrichtsgesprächs im dezentralen Lernraum und der Anleitung im Pflegealltag. Die selbständige Bearbeitung der Arbeitsaufträge (einzeln oder in Gruppen sowie unter Einbeziehung der Pflegenden) soll auch zur Förderung der Selbstlernfähigkeiten der Lernenden beitragen. Lehr- und Lernprozesse im Pflegealltag werden systematisch und strukturiert gestaltet. Sie orientieren sich

- an den aktuellen Anforderungen der Pflegepraxis,

13 Der Arbeitsauftrag stellt ein wichtiges Instrument der Lernortkooperation dar. Von den Lernenden müssen Erfahrungen und Kenntnisse sowohl des pflegepraktischen Einsatzortes als auch der Pflegeschule zusammengeführt werden. Die Aufgabenstellung sollte sich an Themen des Pflegealltags orientieren, aktuelle Probleme berücksichtigen und zu einer gemeinsamen Problemlösung führen. Ziel dieser Vorgehensweise ist es, Zusammenhänge zu verdeutlichen.

- dem Ausbildungsstand der Lernenden und
- der (Lern)Wünsche der Lernenden.

Abb. 2: Der Arbeitsauftrag – der erste Schritt der (Praxis)Anleitung

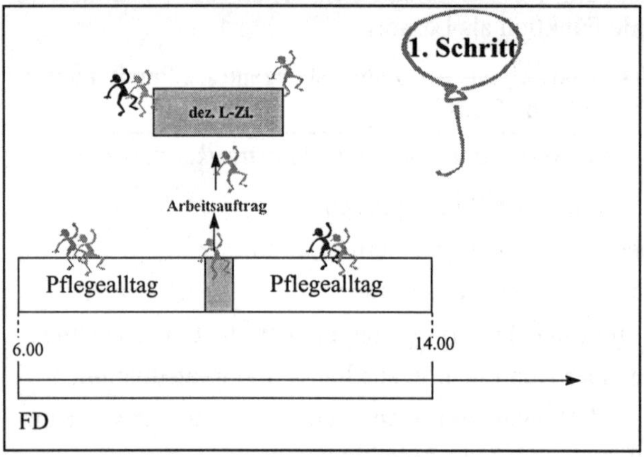

Durch eine bewusste Orientierung an Themen des Pflegealltags können Lernpotentiale des Arbeitsalltags genutzt und teilweise mit systematischem Lernen verbunden werden. Es wird die Möglichkeit zum situativen und erfahrungsorientierten Lernen geschaffen. Im Vordergrund des Lernangebots steht der Erwerb pflegefachgebundener Anforderungen und weniger der Erwerb überfachlicher Qualifikationen und Kompetenzen.

Schritt 2: Das Unterrichtsgespräch

Die Ergebnisse des Arbeitsauftrages sind Gegenstand des Unterrichtsgesprächs (Abb. 3), an dem die Lernenden aller Ausbildungssemester, die Praxisanleiterin und die Pflegelehrerin teilnehmen. Das Unterrichtsgespräch findet im dezentralen Lernraum statt. In dieser Phase steht ein systematisiertes, reflektiertes Lernen in realähnlichen Situationen im Vordergrund. Hauptziel des Unterrichtsgespräches ist es, bestehende Gemeinsamkeiten und Differenzen hinsichtlich des in der Schule vermittelten (objektiven) Wissens und eines in der Pflegepraxis erlebten (deklarativen) Erfahrungswissen systematisch zu reflektieren, die gewonnenen Erkenntnisse für die Planung und Durchführung der Pflegehandlung konstruktiv und fallorientiert zu nutzen sowie einen tragbaren Konsens herzustellen.

Ergebnis des Unterrichtsgesprächs kann auch sein, dass vorerst ein Konsens nicht möglich ist und weitere Schritte (z.B. Literaturrecherche) zur Herstellung einer gemeinsamen Position erforderlich werden. Ist dies der Fall, erhalten alle Beteiligten weitere Arbeitsaufträge, die zur Klärung beitragen sollen. Das Ergebnis des Arbeitsauftrages kann weiterhin dazu führen, dass im dezentralen Lernraum Fertigkeiten trainiert werden.

Abb. 3: Das Unterrichtsgespräch – der zweite Schritt der (Praxis)Anleitung

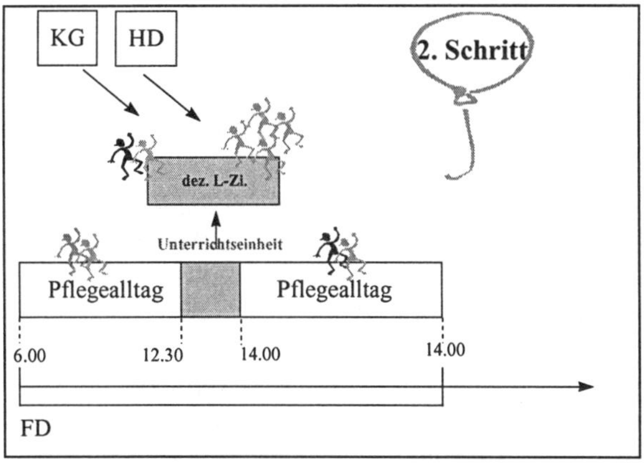

Schritt 3: Die Pflegehandlung

Die Pflegehandlung (Abb. 4) wird von den Lernenden entsprechend ihres Ausbildungsstandes geplant und im Pflegealltag durchgeführt. Unterstützt wird sie von der Praxisanleiterin. Aus Sicht der Praxisanleiterin steht die prozessuale Begleitung der Lernenden im Vordergrund (auch über die Anleitungssequenz hinaus). Für die Lernende ist von Bedeutung, inwieweit eine Transformation des Wissens in Handeln gelingt. Vor Durchführung der Pflegehandlung besprechen Lernende, Praxisanleiterin und Pflegelehrerin den fallorientierten Ablauf der Anleitungssequenz im ausgewählten Patientinnenzimmer. Die Lernende wird aufgefordert, ihre Stärken und Schwächen zu benennen sowie Angaben darüber zu machen, wann und wie sie die Unterstützung der Praxisanleiterin wünscht.

Abb. 4: Die Durchführung der Pflegehandlung – der dritte Schritt der (Praxis)Anleitung

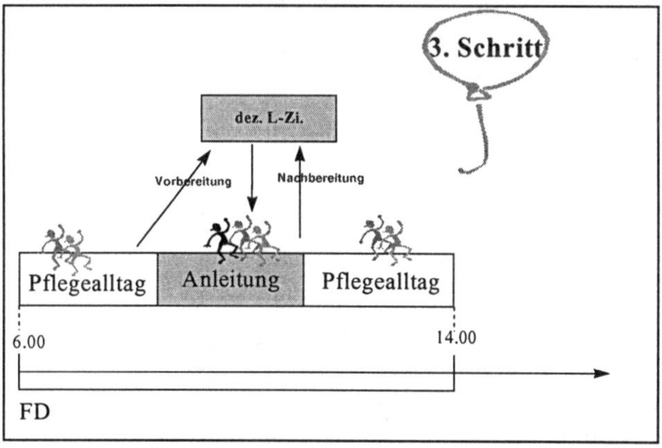

Die Lernenden sollen insgesamt in die Lage versetzt werden, bestehende Denk- und Entscheidungsräume so weit wie möglich zu nutzen und durch

aktives Experimentieren und Erproben zu lernen. So werden die Lernenden aufgefordert, ihre Wissensbestände in die Pflege- und Lernsituation einzubringen. Die Pflegelehrerin unterstützt die Praxisanleiterin in der methodischen Gestaltung der Anleitungssequenz und stellt für sich die Rolle der Moderation von Lernarrangements in den Vordergrund.

Schritt 4: Die Reflexion

Die Reflexion (Abb. 5) der Pflegehandlung durch die Lernende und der Anleitung durch die Praxisanleiterin erfolgt unmittelbar im Anschluss an die Durchführung der Handlung bzw. der Praxisanleitung. Es werden zwei Reflexionsgespräche geführt: Lernende und Praxisanleiterin führen ein Reflexionsgespräch, indem Planung und Durchführung der Pflegehandlung miteinander verglichen und Begründungen für Veränderungen expliziert werden. Die Praxisanleiterin analysiert die erbrachte Pflegequalität sowie die Stärken und Schwächen in der Ausführung des gesamten Pflegeverlaufs. Falls erforderlich, werden weitere Übungssequenzen geplant. Die Lernende berichtet, wie sie die Gestaltung der praktischen Anleitungssequenz, das (Nicht-)Eingreifen der Praxisanleiterin empfunden, hat. Die Pflegelehrerin gibt der Lernenden ein fachliches und der Praxisanleiterin ein methodisches Feedback. Das heißt, die Lernende erhält von der Pflegelehrerin eine Einschätzung zur pflegerischen Qualität, wohingegen die Praxisanleiterin eine Einschätzung des Umgangs mit der Lernenden bzw. zur Gestaltung der Lernsituation insgesamt erhält.

Abb. 5: Die Reflexion – der vierte Schritt der (Praxis)Anleitung

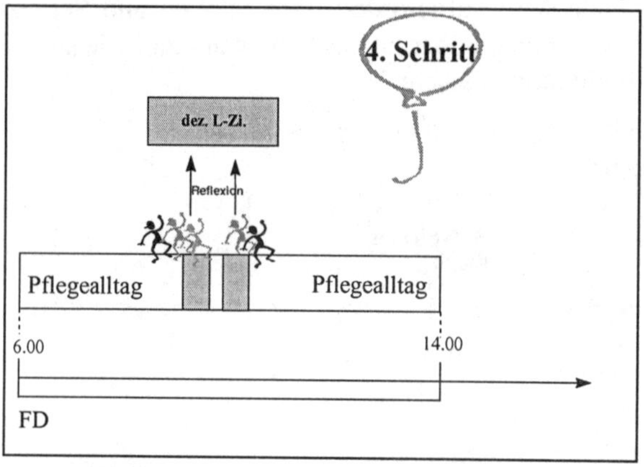

Im weitesten Sinne kann hier insofern von einer konstruktivistischen Gestaltung des Lernprozesses nach den Prinzipien der Analyse und der Integration (Neuweg 1999) ausgegangen werden, als der Versuch gestartet wird, im Rahmen des Reflexionsgesprächs die Gesamtheit sowie die Einzelaspekte der Pflege- bzw. Anleitungssituation zu erfassen und zu analysieren. Hauptziel des Reflexionsgesprächs ist es, Aussagen und Einschätzungen zum aktuellen (Lern-)Stand der Lernenden zu erhalten sowie aus dieser Situation gewonnene Erkenntnisse in die nächste Anleitungsphase mit einzubeziehen und ggf. Modifikationen vorzunehmen.

Die Kombination von Lernsituationen im dezentralen Lernraum und in der Pflegepraxis, d.h. zeitnaher praktischer Ausführung im Pflegealltag sowie die unmittelbare Reflexion des Geschehens mit Lernenden unterschiedlicher Ausbildungssemester, impliziert wesentliche didaktisch-methodische Orientierungen wie Gruppenlernen, Deutungslernen und selbstorganisiertes Lernen. Bedingt durch die derart gestaltete enge Zusammenarbeit zwischen Lernenden und Praxisanleiterin sowie Pflegelehrerin entsteht eine Meister-Lehrling-Beziehung, die Neuweg (1999) als essentielles Lehr- und Lernarrangement bezeichnet. Von besonderer Bedeutung ist das Vertrauen, das der Lernende in die Meister (Praxisanleiterin und Pflegelehrerin) setzt und welches durch den persönlichen Kontakt beim Wissenstransfer entwickelt wird.

Für das Unterrichtsgespräch bestanden feste Termine und Zeiten. Diese Termine gestalteten sich unabhängig vom Dienstplan der Lernenden. Die Stationen waren angehalten den Lernenden die Teilnahme am Unterrichtsgespräch zu ermöglichen. Die praktische Anleitung erfolgte innerhalb von zwei Tagen nach dem Unterrichtsgespräch. Die Reflexion erfolgte unmittelbar im Anschluss an die Anleitung (Abb. 6).

Abb. 6: Wochen- und Tagesplan einer Anleitungssequenz in Modellhaus A

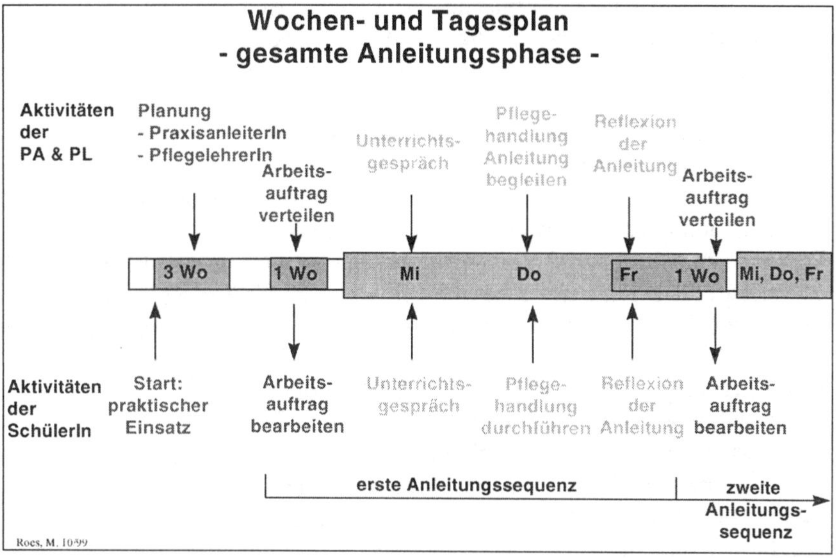

Unterrichts- und Reflexionsgespräche sowie die Bearbeitung von Arbeitsaufträgen und Fertigkeitentrainings erfolgten im dezentralen Lernraum. Die Durchführung der Pflegehandlung erfolgte im Patientinnenzimmer. Die Auswahl der Patientinnen geschah unter Berücksichtigung des Anleitungsthemas und des Ausbildungsstandes durch die Praxisanleiterin und Pflegelehrerin. Das Einverständnis des Patienten wurde von der Praxisanleiterin und der Lernenden eingeholt.

4.2 Ausbildungskonzept: „Lerninseln und dezentraler Lernraum – innovative Lernkonzepte für den Pflegealltag" (Modellhaus B)

Die grundlegende Idee des Ausbildungskonzeptes „Lerninsel und dezentraler Lernraum" gründet auf drei innovativen Ansätzen: 1. die Integration des neu eingerichteten dezentralen Lernraumes in die praktische Ausbildung; 2. die Etablierung einer Lerninsel sowie 3. die Realisierung einer Lernortkooperation, d.h. Lernende, Praxisanleiterin und Pflegelehrerinnen gestalten gemeinsam Lernsituationen im Pflegealltag sowie im dezentralen Lernraum. Im Mittelpunkt steht das selbstorganisierte Lernen der Lernenden.

Die 1. Innovation: Der dezentrale Lernraum
Während des Projektes „Wissenstransfer in der Pflege" wurde in Modellhaus B dem dezentralen Lernraum zwei unterschiedliche Funktionen zugeschrieben: Einerseits wurde der dezentrale Lernraum, besonders in der Anfangsphase, zum Klassenraum in Stationsnähe. D.h. die Lernenden von drei Modellstationen verbrachten einen großen Teil ihrer täglichen Anwesenheit des pflegepraktischen Einsatzes in dem dezentralen Lernraum. Betreut wurden sie von zwei Pflegelehrerinnen und einer Praxisanleiterin. Inhaltlich galt es verschiedene chirurgische Fachthemen zu bearbeiten. Neben der klassischen Unterrichtsgestaltung durch die Pflegelehrerinnen, sollten von den Lernenden Arbeitsaufträge selbständig bearbeitet und die Ergebnisse in der Lerngruppe vorgestellt werden. Andererseits entwickelte sich der dezentrale Lernraum in den nachfolgenden Projektphasen zum komplementären dritten Lernort, d.h. die Lernenden verbrachten dort nur dann ihre Zeit, wenn dies in Zusammenhang mit einem Arbeits- bzw. Projektauftrag stand, ein Gespräch oder ein Fertigkeitentraining erforderlich wurde oder Theorie-Praxis-Gespräche bzw. Reflexionsgespräche geplant waren. Inhaltlich galt es verschiedene Themen zu bearbeiten, wie z.B. die Erstellung einer Pflegeplanung für die zu betreuenden Patientinnen oder die Begleitung einer Patientin von der Station zum, in den und vom OP zurück auf die Station. In einigen Fällen wurden im dezentralen Lernraum auch Pflegehandlungen unter fachlicher Anleitung geübt, per Video aufgenommen und anschließend ausgewertet[14]. Im dezentralen Lernraum wurden die Lernenden betreut von einer bzw. mehreren für die Modellstationen zuständigen Pflegelehrerinnen und der freigestellten Praxisanleiterin und/oder den Mentorinnen der drei Modellstationen.

14 Diese Übung galt als Vorbereitung auf die Durchführung einer Pflegevisite (realisiert von den Lernenden und den Pflegelehrerinnen).

Die 2. Innovation: Die Lerninsel
Das Charakteristische in der Einrichtung einer Lerninsel besteht aus der Festlegung eines Patientenzimmers (deklariert als Lerninsel) innerhalb eines Pflegebereiches einer Modellstation. Die Lerninsel ist somit integraler Bestandteil des realen stationären Pflegegeschehens, unter der Vorgabe „Lernen im Realgeschehen" zu ermöglichen (Abb. 7). Der dezentrale Lernraum wird komplementär genutzt.

Abb. 7: Struktur der Modellstationen in Modellhaus B

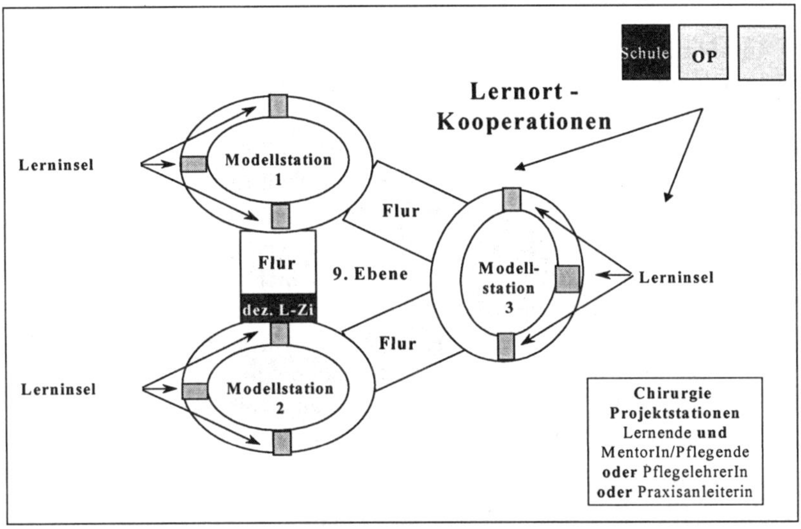

Die Umsetzung orientierte sich an folgenden Prinzipien:

- Es wurden Lernpaare unterschiedlicher Ausbildungssemester gebildet, die jeweils in einer Lerninsel zusammen zwei Patientinnen betreuten. Ein Tutorensystem bildete sich aus, in dem Lernende aus dem 1. oder 2. Ausbildungssemester mit einer Lernenden aus dem 5. Semester zusammen arbeiteten. Begleitet wurden sie von einer Pflegenden bzw. Mentorin.
- Jedes Lernpaar bearbeitete gemeinsam ein Projektthema, das in Zusammenhang mit aktuellen Pflegethemen der Lerninsel stand.
- Außerdem arbeiteten die Lernpaare in der Lerninsel punktuell mit einer Pflegelehrerin zusammen.
- Zu Themen, die von den Lernenden ausgewählt worden waren, erfolgten punktuelle Gruppen- bzw. Einzelanleitungen durch die Praxisanleiterin bzw. die Pflegelehrerin in der Lerninsel. Auch bestand die Möglichkeit, punktuelle Anleitungssequenzen außerhalb der Lerninsel in einem anderen Pflegebereich zu realisieren.
- Die Praxisanleiterin rotierte über die drei Modellstationen und betreute u.a. die Lernenden, die nicht in Lerninseln eingeteilt wurden.

Lernende erhielten durch die konkrete Zuordnung einer Lerninsel, inklusive der damit verbundenen Übernahme von Verantwortlichkeiten, die Möglichkeit sich u.a. mit der Komplexität von Pflegesituationen (diffuse Ganzheit) zu befassen und nach den Prinzipien der Analyse und Integration (Neuweg 1999) in den Prozess der impliziten Konstruktion des Wissens und hin zu einer elaborierten Ganzheit zu gelangen. Dem Projektauftrag waren zwei Lernaspekte inhärent: Einerseits ein konkreter Fall- bzw. Situationsbezug und anderseits die Selbstorganisation. Zudem wurde dem Erfahrungslernen sehr viel Raum gegeben.

Die 3. Innovation: Die Lernortkooperation

Die grundlegende Idee der Lernortkooperation basiert auf einer punktuellen Zusammenarbeit von Pflegelehrerinnen und in der Pflegepraxis Tätigen im Pflegealltag, d.h. in der Lerninsel und/oder dem dezentralen Lernraum der drei Modellstationen. Die Zusammenarbeit zwischen Lernenden, Pflegelehrerinnen, Mentorinnen und Praxisanleiterin gestaltete sich über den gesamten Projektzeitraum offen, sowohl im dezentralen Lernraum als auch in der Lerninsel. Die Rolle der Pflegelehrerinnen sollte sich in einem Verständnis der Lernbegleitung, Beratung und Moderation – für die Lernenden – entwickeln und darstellen. Die Einbindung anderer Berufsgruppen, wie z.B. die Physiotherapeutin sowie die Einbeziehung anderer mit der Station korrespondierende Funktionsbereiche (z.B. Aufwachraum oder OP) gelang in Ansätzen. Lernortkooperation bedeutet in Modellhaus B,

- dass Praxisanleiterin bzw. Mentorin und (punktuell die) Pflegelehrerin gemeinsam die Lernenden im Pflegealltag betreuen,
- dass Praxisanleiterin bzw. Mentorin und Pflegelehrerin gemeinsam die methodische Umsetzung des ausgewählten Themas realisieren,
- dass Praxisanleiterin bzw. Mentorin und Pflegelehrerin gemeinsam in dem dezentralen Lernraum (Lernort B) und in der Pflegepraxis (Lernort A) auftreten und
- die Gestaltung von Sequenzen so zu planen, dass Praxisanleiterin bzw. Mentorin und Pflegelehrerin unterschiedliche Aufgaben und Funktionen sowohl in der Lerninsel als auch in dem dezentralen Lernraum wahrnehmen (können).

Als besondere Herausforderung gestaltete sich die methodische Gestaltung und inhaltliche Ausrichtung des im Rahmen des Modellprojektes zu entwickelnden lernortkooperativen Lerninselkonzeptes. Ausgehend davon, dass Lernsituationen im Vordergrund stehen, bei denen jede Lernende begründete Möglichkeiten hat, Phänomene und Erfahrungen für sich einzuordnen und dementsprechend die Organisation der verschiedenen Lerninhalte diesen singulären Erwartungen entsprechen soll, ist eine hohe Flexibilität der Lehrenden und die ungewohnte Rolle der Moderation und Lernbegleitung gefragt. Dies erfordert eine hohe Praxiskompetenz der Pflegelehrerinnen, da es einerseits gilt, unzählige Pflegesituationen zu antizipieren, die möglicherweise in der Lerninsel auftreten und ein Handeln der Pflegelehrerin erforderlich machen, um andererseits auf dieses Repertoire zuzugreifen, um den individuellen Lernweg der zu begleitenden Lernenden mitzugestalten (Abb. 8 – exemplarisch die 4. Phase, d.h. kontinuierliche Präsenz der Pflegelehrerinnen in der Pflegepraxis).

Abb. 8: Die vierte Lerninselphase

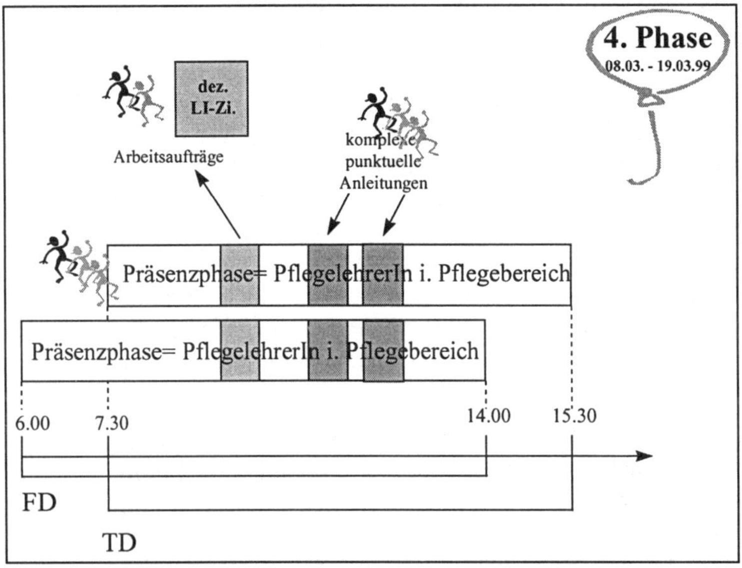

Ausgehend von aktuellen Pflegesituationen, in der Lerninsel besonders betrachtet unter dem Lernaspekt, kommt es zwangsläufig zu thematischen Reorganisationen der Lerninhalte, die wiederum zu erforschenden Fragen führen, die gemeinsam von Lernenden und Lehrenden bzw. Praxisanleiterin/Mentorin aufgeworfen werden. Als Lernsituationen gestaltete Realsituationen transformieren von Lernereignissen zu Lernerlebnissen. Das Verstehen und nicht die reproduzierbare Quantität rückt in den Mittelpunkt der Lernorganisation. Gleichzeitig bietet dies die Möglichkeit, dass Lernende aufgrund dessen die Fähigkeit entwickeln, in unvertrauten Situationen neue Informationen, die zum Verständnis eines ähnlichen Themas notwendig sind, einzuholen, deren thematische Relevanz (Schütz 1982) zu erkennen und konstruktiv in der Situation zu handeln.

4.3 Resümee zu den Projektergebnissen

In Interviews mit Projektbeteiligten wurden diese zum Ende des Projektes danach befragt, welchen Nutzen sie in dem Modellprojekt „Wissenstransfer in der Pflege" sehen. Die Auswertung der diesbezüglichen Interviews ergab vier Kategorien. Es handelt sich um die Kategorien:

- Ausbildungsverständnis,
- Ausbildungskonzept,
- Lernortkooperation,
- Organisation und Struktur.

Beteiligte aus beiden Modellhäusern formulierten unterschiedliche Erwartungen, die mit einer Veränderung der Kategorie *Ausbildungsverständnis* korrespondieren; einem Verständnis, in dem sich ansatzweise Anhaltspunkte analog der theoretischen Grundlagen hinsichtlich dezentraler Lernkonzepte in der Pflegeausbildung wieder finden lassen. Einerseits steht für die Projektbeteiligten eine neue Verteilung von Lehr-/Lernaufgaben im Mittelpunkt, wie z.B. die Durchführung von Skillstraining durch die Pflegenden und nicht wie bisher durch eine Pflegelehrerin. Anderseits wird der wechselseitige Lerneffekt zwischen allen Beteiligten hervorgehoben. Ein wechselseitiger Lernprozess wird dabei daran gekoppelt, inwieweit der Lerninhalt kontextgebunden und transferfähig scheint. Thematisiert wird ebenfalls, dass ein verändertes Ausbildungsverständnis auch Veränderungen im eigenen Arbeitsalltag nach sich zieht und dementsprechend in diesen Bereichen im Rahmen des Projektes über Unterstützungsangebote nachgedacht werden muss.

Beteiligte aus beiden Modellhäusern beurteilen am Ende des Projektes die Veränderung hinsichtlich der Kategorie *Ausbildungsverständnis* durchgehend positiv, insbesondere das Verhalten der Lernenden hin zu mehr selbstorganisiertem Lernen. Kritisch zu betrachten ist die Aussage, dass Lernende „fit für den Berufsalltag" werden. An dieser offenbart sich ein Nutzgedanke, der einerseits in die Zukunft gerichtet ist, andererseits aber die Gefahr in sich birgt, dass selbständiges Arbeiten in der Lerninsel *nur* als zusätzliche Arbeitshilfe verstanden wird und die Intention der Lernförderung im Interesse der Lernenden verloren geht.

Die Erwartungen oder Vorstellung, hinsichtlich des zu erprobenden *Ausbildungskonzeptes* in den beiden Modellhäusern gestalteten sich zu Beginn des Projektes eher diffus. Aus Sicht der Projektbeteiligten wurden zwar einzelne im Projektkontext verwendete Begriffe benannt, diese jedoch inhaltlich nicht näher ausgeführt. Hierin spiegelt sich die offene Anlage des Projektes wider. Zu Beginn des Projektes sind die Vorstellungen bezüglich des Ausbildungskonzeptes auch noch sehr an ein gemeinsam zu entwickelndes Ausbildungsverständnis gekoppelt. Mit Abschluss des Projektes werden in der Beurteilung des Nutzens der beiden *Ausbildungskonzepte* unterschiedliche Ergebnisse deutlich. Beziehen sich die Aussagen der Beteiligten aus Modellhaus A ganz klar auf das erprobte Ausbildungskonzept, so spielt für die Interviewten aus Modellhaus B in erster Linie die Integration der freigestellten Praxisanleiterin, weniger die Einrichtung einer „Lerninsel" und die Präsenz der Pflegelehrerinnen in der Pflegepraxis eine Rolle. Aus Sicht der in der Pflegepraxis Tätigen wird betont, dass es im Rahmen des Projektes sehr wichtig war, den Beitrag der Pflegepraxis in der pflegepraktischen Ausbildung deutlich zu machen und ihre Position im Lernarrangement zu stärken.

Aus Sicht der Projektbeteiligten wird zu Beginn des Projektes ein besonderer Nutzen in der Veränderung der *Lernortkooperation* und der daraus resultierenden Konsequenzen eines veränderten Theorie-Praxis-Diskurses gesehen. Theorie und Praxis stehen weitestgehend als Synonyme für die Pflegeschule und die Pflegepraxis. Unter der Kategorie *Lernortkooperation* subsumieren sich die meisten Veränderungswünsche bzw. Erwartungen. Lernortkooperation bezieht sich dabei sowohl auf eine verbesserte inhaltliche Zusammenarbeit zwischen Pflegelehrerinnen und Pflegenden als auch eine Verbesserung des Transfers bzw. der Transformation von Wissen in pflegepraktischen Situationen. Dem implizit ist auch der Diskurs um den Wissenserwerb durch Erfahrung bzw. durch das Explizieren und Reflektieren intuitiven (Erfahrungs-)Wissens in Pflege-/Lernsituationen – ein Diskurs, der insbesondere von den in der Pflegepraxis als Machtdiskurs erlebt wird. Indirekt wird davon ausgegangen, dass ein Gelingen der Lernortkooperation zu einer veränderten Perspektive der durch die Pflegepraxis/-schule repräsentierten Sinnwelten führt. Ein verändertes Verständnis der verschiedenen Sinnwelten wirke sich auf eine Aufwertung des in der Pflegepraxis liegenden Wissens aus und führe zu einer veränderten Diskussion diskrepanter Themen. Das (Nicht-) Gelingen des Theorie-Praxis-Diskurses gilt als Gradmesser für die Beurteilung der Lernortkooperation zwischen Pflegeschule und Pflegepraxis.

Die Beteiligten formulierten zu Beginn des Projektes, dass es ebenfalls von zentraler Bedeutung sei, inwiefern es gelingt ein realitätsnahes Konzept zu entwickeln und zu erproben. Realitätsnah meint hier, die Berücksichtigung *struktureller* und *organisatorischer Rahmenbedingungen.* Allerdings wird nur sehr vereinzelt die Befürchtung geäußert, dass der erhöhte Arbeitsaufwand während des Projektes am Ende ergebnislos sein wird. Aufgrund der strukturellen Anlage der Ausbildungskonzepte beider Modellhäuser wurde die Bereichspflege konsequenter umgesetzt. Als Nebeneffekt wünschten sich zu Beginn des Projektes alle Beteiligten, dass sich durch das innovative Ausbildungskonzept die Pflegequalität verbessern und eine andere Patientenorientierung, bedingt durch eine kontinuierliche Betreuung auch in Lernsituationen, erreicht werden sollte. Dieser Wunsch hat sich aus Sicht der Beteiligten zumindest hinsichtlich einer besseren Patientenorientierung erfüllt.

Das Projekt „Wissenstransfer in der Pflege" hat insgesamt gezeigt, dass es durchaus gelingen kann, Lernsituationen an pflegerischen Realsituationen zu orientieren bzw. die Lernhaltigkeit der Alltagsituationen konstruktiv aufzubereiten und somit Lernen in der Praxis zu fördern. Dabei lag der Fokus der Implementierung dezentraler Lernkonzepte auf der Erprobung verschiedener Methoden, die eine Transformation von Wissen in Handeln unterstützen. Die Initiierung alltags- und berufsbezogener Selbstreflexionsprozesse über berufliche Handlungsprobleme kann, so eine zentrale Erkenntnis des Projektes, nur über die professionelle Herstellung ungewohnter Perspektiven, das Infragestellen scheinbarer Gewissheiten und die Explikation impliziten Wissen gelingen. Der praktische Sinn der Pflege kann nicht außerhalb jeder Situation funktionieren, d.h. Professionswissen der Pflege muss sich mit Situationen berufspraktischer Handlungsrelevanz vermitteln. Dabei ist die Beziehung zwischen Wissen und Können (Handeln) als Transformationsprozess zu begreifen, d.h. reflexives Wissen wird kontextbezogen in intuitives Handlungsvermögen umgewandelt.

Abschließend kann konstatiert werden, dass es im Rahmen des Modellprojektes „Wissenstransfer in der Pflege" gelungen ist, Antworten auf die zukünftigen Anforderungen an die pflegepraktische Pflegeausbildung wie z.B. die Fähigkeit, Probleme zu erkennen und zu lösen oder auch die Fähigkeit vernetzten Denkens (Görres 2002), zu finden.

5. Wissenstransfer als Zukunftsaufgabe – Erwartungen an das Schul- und Qualitätsmanagement

Wenn die Förderung des Wissenstransfers als Zukunftsaufgabe angenommen und im Interesse der Nachhaltigkeit als Programm konzeptualisiert werden soll, so stellt dies grundlegende Erwartungen an das Schul- und Qualitätsmanagement im pflegerischen Bildungsbereich (vgl. Keuchel et al. 2003). Um Qualitätsentwicklung in (Pflege-)Schulen praktikabel zu gestalten, ist es allerdings wichtig und sinnvoll, das System Schule und Ausbildung nicht in seiner Komplexität der Veränderung zu unterwerfen, sondern in einem von allen an der Ausbildung Beteiligten getragenen, kontinuierlichen Veränderungsprozess die Möglichkeit der konstruktiven Auseinandersetzung, der Partizipation, Gestaltung und Beurteilung zu eröffnen. Hier entwickeln sich grundsätzlich neue Herausforderungen an die Funktion und das Aufgabenprofil der Schulleitungen sowie das Profil der Schulen.

5.1 Lernortkooperationen und dezentrale Lernorte als Strukturprinzip

Eine Verbesserung des Theorie-Praxis-Verhältnisses – zunächst im Rahmen der Pflegeausbildung – und eine Förderung des Wissenstransfers von theoretischen Inhalten in die Pflegepraxis sowie von praktischem Erfahrungswissen in die Pflegetheorie kann langfristig nur erreicht werden, wenn die institutionelle, personelle, aber auch die konzeptionelle Trennung von Schule und Pflegepraxis aufgehoben wird (vgl. hierzu ausführlich Görres et al. 2002). Dabei ist zu betonen, dass dennoch beide Lernorte ihre je eigene Existenzberechtigung und Begründung erfahren. Es kann also für die Zukunft einer professionellen Pflegeausbildung nicht etwa um ein Gegeneinander von Theorie und Praxis gehen, aber auch nicht um ein unverbundenes Nebeneinander, sondern um ein sinnvoll aufeinander bezogenes Nebeneinander und ein in Teilbereichen strukturell verankertes Miteinander der Lernorte im Sinne innovativer, Theorie-Praxis-integrativer Lernortkooperationsmodelle, denn:

„Innerhalb des Ausbildungsgesamtprozesses werden beiden Lernorten spezifische, voneinander wechselseitig abhängige und nur kooperativ zu erfüllende Teilaufgaben zugewiesen. Lernortkooperation beschreibt unter berufspädagogischen Maßgaben nicht nur eine Beziehung zwischen den an der Ausbildung beteiligten Instanzen und Personen, sondern auch den inneren Zusammenhang zwischen jeweils zu vermittelnden Ausbildungsinhalten" (vgl. dazu Pätzold u.a. 1990:206; Pätzold/Walden 1995, 1998; BIBB 1998).

Die Neuordnung der Ausbildungsberufe[15], die Umsetzung neuer Ausbildungsziele und didaktisch-methodischer Konzepte stellen erhöhte Ansprüche an eine systematisierte und zugleich flexible Kooperation zwischen den Lernorten. Noch steht das Verhältnis von „Theorie" und „Praxis" in einem komplexen Spannungsverhältnis (vgl. Adolph/Görres 1997). In naher Zukunft ist aber nicht mehr davon auszugehen, dass der Betrieb „die Praxis" und die Schule „die Theorie" vermittelt. Die intensive Durchdringung von beruflichen Kenntnissen, Fähigkeiten, Fertigkeiten und Verhaltensweisen hat durch die Informations- und Kommunikationstechnologie eine neue Qualität erhalten und die Grenzen zwischen Berufstheorie und Berufspraxis mehr und mehr verwischt. Kooperation zwischen den Berufsbildungsstätten in der beruflichen Bildung wird vor allem aufgrund dieser besonderen strukturellen Vorbedingungen zum Thema berufspädagogischer Erwägungen und „Wissenstransfer" zum zentralen Stichwort.

Des Weiteren zeigt sich die konzeptionelle Leitidee der Dezentralisierung in einer Erweiterung und relativen Autonomie betrieblicher Lernorte sowie der Delegation von Verantwortung und Kompetenzen in diese Lernorte. Dezentralisierte Entscheidungs- und Dispositionsfunktionen stellen eine notwendige Bedingung zur Durchsetzung von eigenverantwortlichem Handeln und zur Qualitätsverbesserung von Berufsbildung dar. Selbständigkeit und Selbstorganisation für Aus- und Weiterzubildende sowie für das Bildungspersonal erhöhen sich, soziale Bindungen in der Arbeitswelt wachsen und berufliche Handlungskompetenz wird in wesentlichen Teilen in realen Arbeitsvollzügen erworben.

---

15 Eingeführt in den Berufsfeldern des Dualen Systems, modellhaft auch im Kontext der pflegerischen Erstausbildung wie etwa als Integrierte Pflegeausbildung in Bremen.

Zudem trägt die Wirtschaftlichkeit dieser Konzepte sicherlich in starkem Maße zu positiven Einschätzungen bei: In dezentralen Lernkonzepten werden produktive Qualifizierungsanteile erhöht, Infrastrukturkosten reduziert und Einarbeitungszeiten am Arbeitsplatz nach der Qualifizierung minimiert[16].

5.2 Schulen als lernende Organisation

Mit innovativer Lernortentwicklung und Wissenstransfer gehen neue Unternehmens- und Organisationskonzepte für Schulen einher, die Schulen zukünftig als „Lernende Organisationen" kennzeichnen. Unternehmen können nur überleben, wenn sie ihr Steuerungspotential permanent anpassen, was bedeutet, dass sie als Organisation kontinuierlich lernen. Damit ist Lernen zum einen eine permanente Aufgabe am einzelnen Ausbildungs- bzw. Arbeitsplatz und zum anderen eine Leistung, die primär von der Organisation als ganzes zu erbringen ist – und zwar als Maßnahme der Personal- und Organisationsentwicklung. Damit wird Organisations-Lernen zu einer Schlüsselqualifikation fortschrittsfähiger Unternehmen.

Die „lernende Organisation" bzw. das „lernende Unternehmen" steht als Synonym für eine Entwicklungstendenz, nach der Arbeitsprozesse in dezentralen Lernorten um Lernprozesse erweitert werden, die die Realisierung von Zielsetzungen wie auch kontinuierliche Verbesserungs- und Gestaltungsprozesse erleichtern oder überhaupt erst ermöglichen.

Mit Lernortkooperationen und -kombinationen sowie dezentralen Lernkonzepten verbindet sich ein Wandel in der Berufsbildung: die Abkehr von zentralistischen, formal-systematischen Lernstrukturen und eine Hinwendung zu erhöhter Flexibilität, offeneren Strukturen und informellem Lernen. Gruppenlernen, selbstorganisiertes Lernen und die Verbindung von intentionalem und erfahrungsgeleitetem Lernen markieren eine innovative arbeits- und betriebsbezogene Erweiterung beruflicher Didaktik.

Dabei verlässt die Methodik des Lernens zunehmend mehr den Seminarraum, weil die Transfer-Problematik formaler Bildung nach wie vor unbefriedigend gelöst ist. Lernen „on the job" steht im Kontext der lernenden Organisation an erster Stelle und diesbezügliche Projekte verbreitern das Lernfeld. Die lernende Organisation oder institutionalisiertes Organisationslernen stehen dabei im Mittelpunkt der Triade Organisationsstruktur, Kultur- und Rekrutierungsstrategien. In diesem Sinne müssen Organisationen günstige Lernsituationen und Lernkulturen entwickeln.

---

16 Dieses durch die Qualitäts- und Wirtschaftlichkeitsdebatte geprägte Argument mag auf den ersten Blick im Widerspruch zum pädagogischen Auftrag beruflicher Schulen stehen; doch zeigt die Qualitätsdebatte im Bildungsbereich durchaus konstruktive Anschlüsse, wenn es um die Effektivität und Effizienz beruflichen Lernens geht.

Hinter all diesen Konzepten steht die Absicht, Schulen als lernende Organisationen zu gestalten (Daschner u.a. 1995). Entscheidendes Kennzeichen auf dem Weg der Schule zur lernenden Organisation ist die Herausbildung von Autonomie im Rahmen der Schulentwicklung bzw. Selbstentwicklung einer Schule. Diese Autonomie, die im staatlichen Schulwesen immer nur als Teilautonomie zu verstehen ist, sieht im Einzelnen die Finanz-, Organisations-, Lehrplan-, Personal- sowie Investitions- und Betriebskostenautonomie vor. Dass diese Autonomieentwicklungen in Zeiten einschneidender Sparmaßnahmen und damit unweigerlich verbundenen pädagogischen und arbeitsplatzbezogenen Verschlechterungen erfolgen, ist den ggf. zugrunde liegenden Reformbestrebungen nicht gerade förderlich. Ohne hier weiter auf mögliche Chancen und Grenzen der Entwicklung einer lernenden Organisation im Schulwesen einzugehen, ist abschließend darauf hinzuweisen, dass Schulen ohne eine Reform ihrer überkommenen Organisations- und Ausbildungsstrukturen nicht in der Lage sind, in Lernortkooperation mit post-tayloristischen Unternehmen zu treten, geschweige denn, die lange überfälligen didaktisch-curricularen Neubestimmungen in der Zusammenarbeit der Lernorte mitzubestimmen (vgl. zusammenfassend Dehnbostel/Höpke 1998: 69ff.).

5.3 Neue Lehrerrolle und Beteiligung der Auszubildenden

Forderungen nach Wissenstransfer und Lernortkooperationen und damit verbundene veränderte Anforderungen an die Schule legen es nahe, auch die Lehrerbildung anders auszurichten, sie inhaltlich und organisatorisch umzugestalten (vgl. Görres 1996). Wenn Überlegungen zur Reform der Lehrerausbildung in der Pflege angestellt werden, dann müssen Kriterien zur Verfügung stehen, nach denen eine zukünftige Lehrerausbildung gestaltet werden kann: Dies betrifft sowohl fach- als auch erziehungswissenschaftliche bzw. berufspädagogische Dimensionen.

Lehrerhandeln, das der innovativen Umgestaltung von Lernprozessen und -strukturen entspricht, erfordert neue Arbeitsbündnisse: Im Kontext neuer Steuerungsmodelle würde man hier von contract-management, an dieser Stelle von contract-learning sprechen.

Lehren wird in diesem Handlungsmodell als Ermöglichung von Lernen verstanden, weil Lernen ein höchst eigenwilliger und individueller Prozess ist, der in seiner Möglichkeitsvielfalt nicht vollständig antizipierbar ist. Dem Lehrerhandeln unterliegt deshalb das Verständnis eines Arrangeurs von Lernumwelten, mit denen der Lernende sich aktiv auseinandersetzt. Die Aufgabenverteilung folgt dabei dem Modell eines Arbeitsbündnisses.

In einem solchen Modell des dialogischen Lehrerhandelns geht es um Teilung von Verantwortung, um eine veränderte Akzentuierung der Aufgaben und das bedeutet letztlich um eine neue Balance zwischen der Verantwortung des Lehrenden und der Selbstverantwortung der Lernenden, kurz: Es geht um die Entwicklung einer neuen Schulkultur.

Alle so genannten neuen Lernformen – von der Freiarbeit über Offenen Unterricht bis zum Projektunterricht – kultivieren diese Form der Auszubildendenbeteiligung in unterschiedlichen Graden und unterschiedlicher Intensität. Sie schaffen Übergänge und erproben so die neue Balance.

Unter Nutzung und Erweiterung der didaktischen Reflexionskompetenz werden hier das Planungsmonopol, das Informationsmonopol und das Kontrollmonopol des Lehrenden aufgegeben und durch Formen reziproker Verantwortung ersetzt.

5.4 Neugestaltung von Schulkultur und -management

Die Veränderung dieser Mikrobedingungen allein stehen, wenn es um die Qualität eines Bildungswesens insgesamt geht, im Rahmen einer historischen Konfiguration von Makrobedingungen. In diesem Rahmenkonzept ist Schule als Unternehmen konzipiert. Dabei sind neue Formen der Globalbudgetierung ebenso vorgesehen wie eine Stärkung der Schulleitung im Sinne des Konzeptes der „geführten Schule", und die Entwicklung von pädagogischen Leitbildern, kombiniert mit entsprechender Personalpolitik, soll vorangetrieben werden. Hier handelt es sich also um eine fundamentale Reorganisation der Entscheidungsstrukturen, um eine neue Gestaltung des Verhältnisses von zentraler Steuerung und lokaler Schulgestaltung. Das zugrunde liegende Konzept der teilautonomen Schule ist somit schulsystemtheoretisch als Maßnahme der Veränderungen des Verhältnisses von zwei Ebenen anzusehen: der Ebenen zentraler und lokaler Steuerung. Von ihr wird eine fundamentale Veränderung der Incentives für schulisches Handeln und für die Gestaltungsanstrengungen vor Ort erwartet.

Auf synchrone Weise fügt sich eine solche Konzeption in die in den letzten Jahren sich international immer stärker artikulierende Bewegung, welche die Schulen autonomisieren und einer stärkeren schulortnahen Führung überantworten möchte. Dabei sollen pädagogische Profile bzw. „Visionen" der Schulkultur entwickelt und zum Ausgangspunkt der Eigengestaltung und Eigenentwicklung vor Ort werden. Sie sollen dabei aber nicht allein gelassen, sondern durch ein Netz von Schulentwicklungs-Mentoren gestützt werden. Schulen befinden sich dann in einem permanenten Lern- und Selbstreflexionsprozess, der durch Verfahren der Selbstevaluation geleitet wird.

Dazu müssen vermutlich neue Systeme der Vernetzung und der gegenseitigen Information unter Ausschöpfung aller modernen Möglichkeiten entwickelt werden, um gegenseitiges Lernen zu intensivieren und die Schule an den sozialen Wandel und an die Aufgaben in ihrem Umfeld anschlussfähig zu halten. Die Intensivierung von Kooperation und die Steigerung des Öffentlichkeitscharakters des Lehrens könnten Schlüsselprozesse sein, die einen weiteren Mechanismus der Qualitätsverbesserung in Gang setzen und am Laufen halten.

Im Rahmen neuer Steuerungsmodelle muss aber nicht nur die Frage gestellt werden, wie Schulen zu größerer Innovationsfähigkeit, zu mehr Produktinnovation, zu kostendeckenden Verfahrenserneuerungen, zur zügigeren Diffusion neuen Wissens im Rahmen neuer Ausbildungsstrukturen gelangen und wie und im Rahmen welcher Schulkultur Lehrende dazu befähigt werden können, sondern insbesondere auch, welche Aufgabe die Schulleitung hier zu leisten hat?

Denn neue Strategien und neue Verfahren müssen zum Teil in den Schulen und Praxiseinrichtungen selbst gefunden werden. Dort ist auch das Risiko zu tragen, ob sich neue Verfahren durchsetzen. Die staatliche Bildungspolitik hat also die Rahmenbedingungen nicht nur so zu gestalten, dass sich Innovationen lohnen, sondern auch ein modernes Schulmanagement mit eben solchen Führungskräften sicherzustellen. Gebraucht wird ein neuer Typus „Schulmanagement", initiiert und verantwortet von Personen, die bereit sind, etwas zu unternehmen, innovativ zu gestalten, Risiken einzugehen und – in den Worten Schumpeters – neue Faktorkombinationen durchzusetzen; Schulen also wettbewerbsfähig zu organisieren, damit das System aus sich selbst heraus innovativ wird und sich behaupten kann. Nur ein offenes, nach Wettbewerbsprinzipien organisiertes Schulsystem, das der Effizienz verpflichtet ist, wäre, so Siebert (1998), ein Garant für vertikale Mobilität in der Gesellschaft und damit für ein breites Spektrum an Chancen (vgl. Siebert, FAZ 13.06.1998, S. 15).

6. Ausblick

Ein gezielter und permanenter Wissenstransfer ist eine der größten Herausforderungen an eine zukunftsfähige Berufsbildung und die Weiterentwicklung von Unternehmen – auch und gerade in der Pflegeausbildung. Das Zusammenspiel von Theorie und Praxis, die Vielfalt und Verschiedenheit der Lernorte, die konkreten Aufgaben und die unmittelbare Überprüfbarkeit der erbrachten Leistungen wirken motivierend auf alle Beteiligten und innovativ auf die Organisation selbst.

Vor allem eine erfolgreiche Organisations- und Personalentwicklung geschieht in einem abgestimmten Verbund von Organisationsstruktur, Unternehmenskultur, Personalausbildung und Personalrekrutierung. Betriebsinterne Kooperation, Führung, Organisation und Personalentwicklung bestimmen zunehmend den Erfolg eines Unternehmens; die Schule ist ein Unternehmen. Voraussetzung zum erfolgreichen Gelingen sind Strukturen eines modernen Qualitätsmanagements (vgl. dazu Keuchel et al. 2003). Die Erwartungen an ein Qualitätsmanagement im Kontext der Pflegeschulen beziehen sich u.a. auf

- Eine Stärkung der Autonomie der Pflegeschulen;
- Die Profilbildung der Pflegeschulen sowie deren wettbewerbsorientierte Ausdifferenzierung;
- Eine Verbesserung der Kommunikation zwischen Lehrenden und Auszubildenden sowie Praxisorten;
- Die Herstellung einer soliden Informationsbasis für Planungsentscheidungen der Schulen;
- Eine Analyse und Bewertung der Qualität der pflegerischen Ausbildung;
- Rechenschaftslegung für Träger und Öffentlichkeit über die Qualität der Ausbildung.

Die zukünftige Entwicklung der Schulen, in denen die Ausbildung für Pflegeberufe stattfindet, muss sich zunehmend an Qualitätsprozessen orientieren. Derzeit verzögert eine oft noch mangelnde Bereitschaft zur Veränderung eine innovative Entwicklung hin zu qualitätsorientiertem Handeln und der Bildung von Qualitätsnetzen. Das mag zum einen am fehlenden Knowhow bei den Akteuren liegen. Zum anderen spielen grundsätzliche Vorbehalte gegenüber Neuerungen und dem damit einhergehenden Verlust von gewohnten Routinen eine große Rolle.

Ein umfassendes Qualitätsmanagement-Konzept ist weder durch die Gesellschaft noch durch den Gesetzgeber hinreichend geklärt bzw. als Qualitätsauftrag verpflichtend festgeschrieben. Allerdings gibt es bereits erste Ansätze, die in die richtige Richtung weisen. Als förderlich erweisen sich einzelne modellhafte Umsetzungen des Qualitätsmanagement-Prozesses.

Qualitätsprozesse in den Pflegeausbildungen stehen in einem unauflöslichen und verpflichtenden Zusammenhang mit der zukünftigen Qualität der pflegerischen Versorung der Bevölkerung. Die notwendigen Instrumente (Unterrichts- und Seminarbeurteilung, Handbücher, Audits, Qualitätszirkel etc.), die qualitätsorientierte Prozesse ermöglichen, sollen international üblichen Standards entsprechen. Generell können die Qualitätsmanagement-Prozesse an verschiedene Modelle der organisatorischen Qualitätsentwicklung angelehnt werden (z.B. DIN-ISO-Normen 9001ff, EFQM-Modell). Grundvoraussetzung eines umfassenden Qualitätsprozesses ist das Leitbild einer Einrichtung.

Ferner ist in Abstimmung mit den qualitätsorientierten Prozessen in der Einrichtung eine systematische Marketing-Strategie erforderlich, die darauf ausgerichtet ist, das besondere, positive Profil der Einrichtungen der Fachöffentlichkeit dauerhaft bekannt zu machen. Sämtliche qualitätsorientierten Prozesse müssen auf ein möglichst zukunftsfähiges berufsbezogenes Bildungsniveau der Absolventen zielen.

In den letzten Jahren hat sich eine inhaltliche Ausweitung der Konzepte des Qualitätsmanagements von der (statistischen) Qualitätsplanung, -dokumentation und -kontrolle (geschlossene Nachweiskette) unter Verwendung normierter Qualitätssicherungssysteme (z.B. DIN ISO 9000) hin zu einer umfassenden strategischen Führungskonzeption (TQM) durchgesetzt, um Überleben und Erfolg von Einrichtungen zu sichern. Der Aufbau guter Qualitätsmanagement-Systeme setzt Transparenz-, Beteiligungs- und Gestaltungsoptionen voraus, um praxisrelevant zu werden und stellt eine wirkliche Herausforderung dar. Beteiligungsorientierung und Mitbestimmung sind als eigentliche Controllinginstrumente für das Unternehmen überlebensnotwendig, wenn hochkomplexe Systeme funktionieren und Arbeit zur Entfaltung und Entwicklung von Persönlichkeit beitragen sollen. Qualitätsmanagement wird zentrale Managementaufgabe. Qualität wird Chefsache. Qualitätspolitik wird als Unternehmenspolitik verstanden. Dies gilt auch und ganz besonders für Pflegeschulen.

Literatur

Adolph, H.; Görres, S. (1997): Umsetzungsbarrieren im Wissenstransfer innovativer Pflegekonzepte. Ergebnisse einer Untersuchung, in: Zeitschrift für Gerontologie und Geriatrie, Heft 2, S. 100-108.

Arnold, R.; Siebert, H. (1997): Konstruktivistische Erwachsenenbildung. Von der Deutung zur Konstruktion von Wirklichkeit, 2. Aufl., Hohengehren.

Bader, A.; Schäfer, B. (1996): Lernfelder gestalten. Vom komplexen Handlungsfeld zur didaktisch strukturierten Lernsituation. http://www.lernfelder.schule-bw.de/aufsaetze/bader2.htm

Bildungskommission NRW (1995): Zukunft der Bildung – Schule der Zukunft, Berlin.

Bischoff, C. (1993): Theorie und Praxis – Konflikt in jeder Ausbildung?, in: PflegePädagogik, Heft 2, S. 8-15.

Botschafter, P. (1993): Selbstverständlich, aber nicht akzeptiert – die Forderung nach einer universitären Ausbildung von Pflegelehrer/innen, in: Bischoff, C.; Botschafter, P., Hrsg., Neue Wege in der Lehrerausbildung für Pflegeberufe, Melsungen, S. 125-143.

Daschner, P.; Rolf, H.-G.; Stryck, T. (Hrsg.) (1995): Schulautonomie- Chancen und Grenzen, München

Dehnbostel, P.; Holz, H.; Novak, H. (Hrsg.) (1992): Lernen für die Zukunft durch verstärktes Lernen am Arbeitsplatz. Dezentrale Ausbildungs- und Weiterbildungskonzepte in der Praxis, Berlin.

Dehnbostel, P.; Holz, H.; Novak, H. (Hrsg.) (1996): Neue Lernorte und Lernortkombinationen. Erfahrungen und Erkenntnisse aus dezentralen Bildungskonzepten, Bielefeld.

Dehnbostel, P.; Höpke, I. (1998): Die lernende Organisation – ein Neuansatz für die Kooperation von Lernorten, in: BIBB, Hrsg.: Kooperation der Lernorte im Dualen System der Berufsbildung, Berlin und Bonn, S. 69-85.

Dehnbostel, P.; Holz, H.; Novak, H.; Schemme, D. (Hrsg.) (2001):Mitten im Arbeitsprozess: Lerninseln. Hintergründe – Konzeption – Praxis – Handlungsanleitung, Bielefeld.

Falk, J.; Kerres, A. (1995): Brückenschlag von Theorie zu Praxis, in: Altenpflege, Heft 1, S. 31-34.

Fend, H. (1998): Qualität im Bildungswesen. Schulforschung zu Systembedingungen, Schulprofilen und Lehrerleistung, Weinheim, München.

Görres, S. (1996): Welche LehrerInnen braucht die Pflege? Aspekte eines pflegespezifischen Bildungskonzeptes, in: Pflege, Heft 1, 1996, 48-55.

Görres, S.; Luckey, K.; Stappenbeck, J. (1997): Qualitätszirkel in der Alten- und Krankenpflege, Bern u.a.

Görres, S. (1997): Wissenstransfer in der Pflege. Unveröffentlichter integrierter Projekt- und Finanzplan als Bestandteil der Projektskizze, Universität Bremen.

Görres, S. (2002):Auf dem Weg zu einer neuen Lernkultur – Wissenstransfer in der Pflege, in: Görres, S. et al., Hrsg., Auf dem Weg zu einer neuen Lernkultur. Wissenstransfer in der Pflege, Bern u.a.

Görres, S.; Roes, M. (2002): Zur Ausgangslage des Projektes „Wissenstransfer in der Pflege“, in: Görres, S. et al., Hrsg., Auf dem Weg zu einer neuen Lernkultur. Wissenstransfer in der Pflege, Bern u.a.

Görres, S.; Keuchel, R.; Roes, M.; Scheffel, F.; Beermann, H.; Krol, M. (Hrsg.) (2002): Auf dem Weg zu einer neuen Lernkultur. Wissenstransfer in der Pflege, Bern u.a.

Herzog, R. (1999): „Nicht mehr müssen wir lernen, sondern das Richtige“, in: Süddeutsche Zeitung vom 14. 04. 1999.

Holoch, E. (2002): Situiertes Lernen – Eine Basis zur Entwicklung von transferfördernden Modellen für die Pflegeausbildung, in: Görres, S. et al., Hrsg., Auf dem Weg zu einer neuen Lernkultur. Wissenstransfer in der Pflege, Bern u.a. (im Erscheinen).

Käppli, S. (1995): Zur Integration der Pflegewissenschaft in der Praxis, in: Pflege, Heft 1, S. 27-36.

Keppler, L. (1992): Klinik – Unterricht, in: Beilage „Unterricht“ der Deutschen Krankenpflegezeitschrift, Heft 4, S. 2-16.

Keuchel, R. (2001): Lernen im Wandel – Impulse einer konstruktivistischen Didaktik für die Gestaltung innovativer Lernwege in der Pflegeausbildung, in: Kriesel, P.; Krüger, H.; Piechotta, G.; Remmers, H.; Taubert, J., Hrsg., Pflege lehren – Pflege managen: eine Bilanzierung innovativer Ansätze, Frankfurt a. M., S. 165-175.

Keuchel, R.; Krippner, A.; Roes, M.; Görres, S. (2003): Qualitätsmanagement im Bildungsbereich, in: Falk, J.; Kerres, A., Hrsg., Didaktik und Methodik der Pflegepädagogik. Ein Handbuch für innovatives Lehren im Gesundheits- und Sozialbereich, Weinheim und München

KMK (Sekretariat der Ständigen Konferenz der Kultusminister der Länder in der Bundesrepublik Deutschland) (1999): Handreichungen für die Erarbeitung von Rahmenlehrplänen der Kultusministerkonferenz für den berufsbezogenen Unterricht in der Berufsschule und ihre Abstimmung mit Ausbildungsordnungen des Bundes für anerkannte Ausbildungsberufe, Bonn.

Mandl, H.; Prenzel, M.; Gräsel, C. (1992): Das Problem des Lerntransfers in der betrieblichen Weiterbildung, in: Unterrichtswissenschaft (20), Heft 2, S. 126-143.

Mandl, H.; Gruber, H.; Renkl, A. (1994): Zum Problem der Wissensanwendung, in: Unterrichtswissenschaft (22); Heft 3, S. 233-242.

Mandl, H.; Reinmann-Rothmeier, G. (1995): Unterrichten und Lernumgebungen gestalten (Forschungsbericht Nr. 60), München.

Neuweg, G. H. (1999): Könnerschaft und implizites Wissen. Zur lerntheoretischen Bedeutung der Erkenntnis- und Wissenschaftstheorie Michael Polanyis, Münster.
Pätzold, G. (Hrsg.) (1990): Lernortkooperation, Heidelberg.
Pätzold, G.; Walden, G. (Hrsg.) (1995): Lernorte im dualen System der Berufsbildung, in: BIBB, Hrsg., Berichte zur beruflichen Bildung, Bd. 177, Bielefeld.
Pätzold, G.; Walden, G. (1998): Kooperation zwischen den Lernorten, in: BIBB, Hrsg., Kooperation der Lernorte im Dualen System der Berufsbildung, Berlin und Bonn, S. 11-24.
Pätzold, G.; Walden, G. (Hrsg.) (1999): Lernortkooperation – Stand und Perspektiven, Bielefeld.
Ried, S. (2001): Transfer in der Bildung fördern – Aspekte aus der Forschung, in: Sieger, M., Hrsg., Pflegepädagogik. Ein Handbuch zur pflegeberuflichen Bildung, Bern u.a., S. 71-80.
Roes, M. (2002): Wissenstransfer in der Pflege – Gestaltung und Evaluation von Veränderungsprozessen in der pflegepraktischen Ausbildung, (im Erscheinen).
Roes, M. (2003): Responsive Evaluation, in: Pflegemagazin, Heft 3, Weinheim und München, S. 30-36
Rüller, H. (2000): Auftragsorientierung – lernortübergreifendes Element der Lernortkooperation, in: Unterricht Pflege, Heft 3, S. 21-29.
Schneider, K. (1997): Vernetzung betrieblicher und schulischer Handlungsfelder – eine Möglichkeit der Professionalisierung in der Pflegeausbildung, in: Unterricht Pflege, Heft 5, S. 32-38.
Schneider, K. (2000): Lernortkooperation – eine Frage der Qualität, in: Unterricht Pflege, Heft 3, S. 2-20.
Schütz A. (1982): Das Problem der Relevanz, Frankfurt a.M.
Sieger M. (2001) (Hrsg.): Pflegepädagogik. Handbuch zur pflegeberuflichen Bildung, Bern
Terhart, E. (1999): Konstruktivismus und Unterricht – Gibt es einen neuen Ansatz in der Allgemeinen Didaktik?, in: Z. f. Pädagogik, Heft 5, S. 629-647.
Wittneben, K. (1999): Pflegeausbildung im Spannungsfeld von Pflegepraxis, Pflegewissenschaft und Didaktik, in: Koch, V., Hrsg., Bildung und Pflege. 2. Europäisches Osnabrücker Kolloquium, Bern u.a., S. 1-11.
Wittneben, K. (2002): Könnerschaft in der Pflege – Transfer und Transformation von pflegerischem Wissen, in: Görres, S. et al., Hrsg., Auf dem Weg zu einer neuen Lernkultur. Wissenstransfer in der Pflege, Bern u.a. (im Erscheinen).

Kirsten Wienold und Michael Kerres

Lernen mit digitalen Medien in der Pflegepädagogik

Internetbasiertes Lehren und Lernen in der Pflege

„Multimedia" und „Internet" haben seit geraumer Zeit Konjunktur. Insbesondere die Möglichkeit zur Steigerung der Effektivität und Effizienz von Lehr- und Lernprozessen sind Aspekte, die die Neuen Medien sowohl aus einer pädagogischen wie auch aus ökonomischer Sicht heraus interessant erscheinen lassen. Verschiedene Ansätze sind in der Vergangenheit erprobt und diskutiert worden: computer- und webbasiertes Training, tutorielle Systeme, multimediale Lernprogramme, hypermediale Lernsysteme, Fernstudium, Bildungsportale usw. Gleichzeitig besteht jedoch eine deutliche Diskrepanz zwischen den – hohen – Erwartungen, die den Medien entgegen gebracht werden, und der – vielfach enttäuschenden – Realität des mediengestützten Lernens.

Zur Geschichte des computerbasierten Lernens: Computer als Ersatz für Unterricht?

Zu Beginn der siebziger Jahre, in der ersten Welle der euphorischen Erprobung des computergestützten Lernens, wurden Medien in engem Zusammenhang mit Unterricht gesehen. Die Frage, ob Medien und Computer Lehrkräfte ersetzen können bzw. sollen, rückte in das Zentrum einer vielfach emotionsgeladenen Auseinandersetzung und führte zu einer, wie wir heute wissen, problematischen Betrachtung des computer- bzw. mediengestützten Lernens. Das Lernen mit Medien und Computern wurde immer in Relation zum konventionellen Unterricht und damit durch das offensichtliche Fehlen einer lehrenden Person, die Lernaktivitäten organisiert und überwacht, wahrgenommen. Konsequenterweise leitet sich daraus ab, dass Medienkonzeption und Medienforschung darum bemüht sind, dieses scheinbare „Manko" zu beheben.

Bis heute dominiert diese Sichtweise weite Teile der Forschung und Praxis. Sie wird an verschiedenen Ansätzen erkennbar, bei denen versucht wird, den Verlust des personalen Dialogs durch technische Innovationen zu überwinden. Es geht immer wieder darum, diesen scheinbaren „Mangel" mediengestützten Lernens durch technische Verfeinerungen des Mediums auszugleichen: In der Programmierten Unterweisung wurde versucht, die Lehrinhalte in kleine „Häppchen“ zu zerlegen, die den Lernenden schrittweise präsentiert werden. Durch regelmäßig eingestreute Testfragen sollte sichergestellt werden, dass die dargestellten Lehrinhalte – wie von guten Lehrkräften – präzise an den aktuellen Lernfortschritt und Wissensstand angepasst werden. Die Darbietung von Information und die Prüfung des Lernfortschritts wechseln sich deswegen ständig ab. Auch so genannte „intelligente tutorielle Systeme“ oder „adaptive Systeme“ erfassen Parameter des Lernverhaltens mit dem Ziel, das (fehlerhafte) Verständnis von Begriffen, Konzepten, Regeln etc. zu diagnostizieren, und das präsentierte Lernangebot an diesen Parametern auszurichten. Der Aufwand für die Entwicklung solcher Systeme erweist sich jedoch als so groß, dass entsprechende Ansätze für didaktische Anwendungen in der Praxis bislang keine größere Verbreitung gefunden haben.

Grundsätzlich zeigt sich, dass die verschiedenen Ansätze, personale Dialoge in einem Medium nachzuempfinden, in ihrer Bedeutung überschätzt worden sind. Das Lernen mit Medien unterliegt eigenen Prinzipien, die andere Überlegungen zur Präsentation von Lehrinhalten notwendig machen. Die Analyse des Lernens mit Printmedien und besonders mit Hypertext-Anwendungen zeigt beispielsweise, wie wenig geradlinig diese rezipiert werden und dennoch Lernerfolge eintreten (können). Für die Spezifikation mediendidaktischer Konzeptionen werden solche Forschungsergebnisse über den Umgang von Lernenden mit dem jeweiligen Medium benötigt, um die Konzeption stärker an Besonderheiten des medialen Lernens auszurichten.

Die Diskussion löst sich damit vom Unterrichts- und Lehrmedium als Alternative zu personalem Unterricht und wendet sich Arrangements zu, bei denen es um die – begründete – Kombination verschiedener medialer und personaler Elemente geht. Denn auch die vorliegenden empirischen Untersuchungen zu Effekten des medien- und computergestützten Lernens machen deutlich, dass von einer grundsätzlichen Überlegenheit der „neuen“ Lernformen gegenüber konventionellen Verfahren keineswegs ausgegangen werden kann (vgl. Kerres 2001).

Begründung des Medieneinsatzes: Anderes Lernen

Multi- und telemediale Lehr-/Lernsysteme eignen sich kaum als Ersatz für Unterricht, aber auch als bloßes add on zu konventionellem Unterricht ist ihr Einsatz nicht hinreichend begründet. Mediengestützte Lernangebote implizieren Potenziale zu anderen Lernformen und machen damit auch andere Formen der Lernorganisation und des Bildungsmanagements notwendig. Sie können die Pflegeaus- und -weiterbildung als ein weiteres Element bereichern und so neue Lernmethoden und Lernformen sowie eine veränderte Rolle der Lehrenden und Lernenden eröffnen. Um angemessene mediendidaktische Konzepte zu entwickeln, sind Bildungsinhalte und -probleme der Pflege zu analysieren. So lässt sich identifizieren, an welchen Stellen multi- und telemediale Lernangebote in der Kombination zu anderen Lernangeboten einen zusätzlichen Nutzen gegenüber bisherigen Varianten bieten. Der Mehrwert digitaler Medien ergibt sich nämlich nicht mit der Einführung des Mediums an sich, sondern hängt von der Qualität des didaktischen Konzeptes ab. Die Qualität dieses Konzeptes wiederum hängt davon ab, inwieweit es tatsächlich auf die Parameter des didaktischen Feldes angepasst ist.

Der Mehrwert neuer Medien kommt also bspw. nicht bereits dadurch zustande, dass „Schulen ans Netz" angeschlossen werden: Denn welchen Mehrwert bieten Internet-Steckdosen für das Lernen? Es bedarf bestimmter – didaktisch aufbereiteter – Lerninhalte, es bedarf Modellen der Organisation mediengestützten Lernens, es bedarf der Schulung der Lehrkräfte und manchem mehr.

Zentrales Thema der Mediendidaktik ist dabei die Problematik, wie mediengestützte Lernangebote zu konzipieren, zu entwickeln und einzuführen sind, um den möglichen Mehrwert für das Lernen sicherzustellen. Im Folgenden werden wir zunächst auf einen zentralen Aspekt eingehen, der jeder mediendidaktischen Konzeption zugrunde liegt: das lerntheoretische Modell oder: wie funktioniert (mediengestütztes) Lernen? Die wissenschaftlichen Konzepte hierzu haben sich in den letzten 50 Jahren deutlich verändert. Waren die ersten Modelle des computergestützten Lernens vom Behaviorismus geprägt, haben sich später zunehmend kognitive Modelle durchgesetzt. Heute wird die Diskussion durch die Herausforderung konstruktivistischer Ansätze dominiert. Diese Modelle bestimmen unsere Vorstellung davon, wie mediengestützte Lernangebote zu konzipieren sind.

Mediengestütztes Lernen als Informationsverarbeitung

Das behavioristische Paradigma dominierte die lerntheoretische Diskussion nach dem 2. Weltkrieg bis in die 60er Jahre hinein. Diese Position sieht den Lernenden als ein stark von äußeren Reizen bestimmtes Wesen an. Die kognitive Deutung von Lernprozessen relativiert diese Sicht dagegen zugunsten eines Menschenbildes, das Informationen auf dem Hintergrund seiner Erfahrungen, Kenntnisse und eines bestimmten Entwicklungsstadiums in selektiver Weise aufnimmt, interpretiert und verarbeitet. Dadurch treten interne Prozesse in den Fokus der Aufmerksamkeit, die die Wahrnehmung, Verarbeitung und Interpretation von Informationen beeinflussen. Der jeweilige Entwicklungsstand der Person bildet die Gesamtheit aller ihr zur Verfügung stehenden Ressourcen, die sich aus Wahrnehmungs-, Verstehens-, Deutungs- und Verarbeitungsmustern sowie -schemata zusammensetzt.

Welche Prozesse dabei beim Lernenden in der Interaktion mit dem Lernmaterial oder der Lernumgebung als externe Bedingungen und der kognitiven Struktur des Lernenden als interne Bedingung des Lernens genau ablaufen, ist dabei keineswegs abschließend geklärt. In der Forschung sind aber verschiedene Aspekte aufgegriffen worden, die Aufschluss über diese Zusammenhänge liefern.

So können Wissensstrukturen und -inhalte (*deklaratives* Wissen) einerseits und kognitiven Fertigkeiten (*prozedurales* Wissen), etwa beim Umgang mit Problemen, seitens des Lernenden unterschieden werden. Die Vermittlung von deklarativem Wissen wird gefördert durch eine strukturierte Darstellung der Inhalte, Vergleiche in Form von Metaphern, durch Eingliederungshilfen in Form von *advance organizern* oder bestimmte Formen der Sequenzierung von Lerninhalten. Bei der Entwicklung von prozeduralem Wissen stehen dagegen prozessbezogene Lernhilfen, wiederholtes Üben sowie geeignetes Feedback im Vordergrund. Zunehmend thematisiert wird darüber hinaus in letzter Zeit verstärkt situatives bzw. kontextuelles Wissen, da sich dieses Wissen insbesondere für den Transfer von Wissen als besonders wichtig erweist (vgl. dazu den Beitrag von Regina Keuchel, Martina Roes und Stefan Görres i.d.B.).

Abb. 1: Wissenstypen im didaktischen Design (Kerres, 2001)

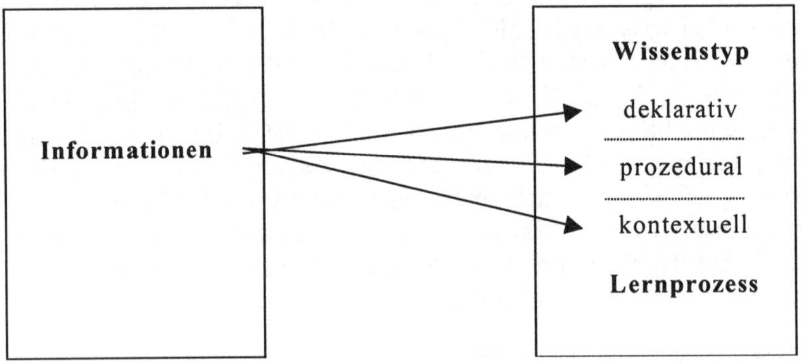

Ein weiterer Aspekt der Interaktion zwischen Lernenden und Lernumgebung betrifft die Informationsverarbeitung. Hier können verschiedene Prozesse von der Informationsspeicherung bis hin zur Repräsentation im Gedächtnis unterschieden werden. Grundannahme kognitiver Informationsverarbeitungstheorien ist, dass Erfahrungen der Person im Gedächtnis – etwa in Form von semantischen Netzwerken – repräsentiert sind. Diese Wissensnetze erlauben die Integration neuer Erfahrungen in die schon bestehenden Strukturen (Assimilation) sowie die Veränderung der bestehenden Netzwerke durch neue Stimuli (Akkomodation). Die Netzwerke selber bestehen dabei aus begrifflichen Elementen in Form von Knoten im Netz sowie den Relationen der begrifflichen Elemente untereinander, in Form von Verbindungslinien zwischen den Knotenpunkten im Netz. Teilsysteme in solchen Netzwerken, die über einfache Erfahrungen hinausgehen, sind Schemata. Sie bestehen aus prototypischen Verallgemeinerungen und bilden höhere Begriffe oder Begriffstrukturen ab. Sie werden oftmals auch antizipatorische Schemata genannt, weil sie bei der Planung und Ausführung von Handlungen herangezogen werden (vgl. Neisser 1976).

Nach der Theorie der Doppelcodierung werden Informationen im Gehirn sowohl in Form von abstrakten Begriffen und Symbolen als auch in analoger Form, etwa als Bilder, gespeichert. Nach Paivio sollte sich eine – doppelte – Kodierung von Informationen in beiden Repräsentationssystemen als vorteilhaft erweisen.

In der Theorie der mentalen Modelle wird davon ausgegangen, dass die Repräsentation von Wissen nicht an ein bestimmtes Zeichensystem gebunden ist, sondern auf unterschiedlichen Zeichensystemen bzw. medialen Darstellungsformen beruht. So bauen diese Modelle zum großen Teil auf Vorstellungswissen, abstrakt-amodales Wissen sowie gespeicherte Wahrnehmungserlebnisse auf (vgl. Seel 1986).

Implikationen für die Gestaltung von Lehr-/Lernprozessen

Betrachtet man Lernen aus der kognitiven Position, so ist Lernen ein aktiver Prozess der Informationsverarbeitung, bei dem eine Wechselwirkung zwischen dem Lernenden mit seinen internen Verarbeitungsprozessen einerseits und den Wahrnehmungsangeboten seiner Umwelt besteht. Eine implizite Annahme ist, dass dieser Prozess durch Instruktionen angeregt, unterstützt und in einem gewissen Rahmen gesteuert werden kann. Das Ziel der Instruktion ist es, Lernenden didaktisch strukturierte und aufbereitete Inhalte zu präsentieren und durch geeignete Hilfestellungen, Lernaufgaben sowie Rückmeldung, die Aufnahme, Verarbeitung und Interpretation von Wissen zu erleichtern.

In Bezug auf den Prozess der Informationsverarbeitung scheint es daher ratsam, Inhalte in übersichtlicher und strukturierter Form zu präsentieren, z.B. durch die hierarchische Anordnung von Begriffen oder durch die sequentielle Anordnung von Inhalten. Ziel ist es, die Informationsverarbeitung der wahrnehmenden Person (des Lerners) durch die externe Aufbereitung der Stimuli so zu unterstützen, dass die Übernahme in die Wissensstrukturen des Gedächtnisses möglichst vereinfacht wird.

So sollten Begriffe nicht einzeln, sondern in ihrem Gesamtzusammenhang angeboten werden. Gerade die Verbindung zu anderen Begriffen und Elementen sollte dabei sichtbar werden. So fällt es dem Lernenden leichter, Anknüpfungspunkte in seinen Wissensnetzen zu finden und das neue Wissen durch Akkomodation oder Assimilation in die bestehende Wissensstruktur zu integrieren.

Die Theorie der Doppelcodierung empfiehlt eine Aufbereitung der Inhalte sowohl als Wort als auch als Bild. Dies ist insbesondere mithilfe von Multimedia besonders vorteilhaft zu realisieren. Allerdings bieten auch traditionelle Medien in gewissem Umfang diese Möglichkeiten.

Nach dem Konzept der mentalen Modelle sollte versucht werden, Begriffe als komplexe Zusammenhänge in ihrer Struktur darzustellen, um mentale Modelle aufzubauen. Der Bezug zu eigenen Erfahrungen oder Einstellungen erlauben den leichteren Aufbau, die Korrektur und Veränderung von mentalen Modellen.

Stärker als die dargestellte kognitive Position betont der folgende Ansatz dagegen die Aktivität des Lernenden bei der Konstruktion von Wirklichkeit auf der Basis subjektiver Erfahrungsstrukturen. Dabei wird die Vorstellung, dass Wissen von einem Informationsträger in die Wissensstruktur des Lernens übertragen werden könne, grundlegend infrage gestellt.

Konstruktivismus: Lernen als (Re-) Konstruktion von Wissen
Kognitive Ansätze haben durch die Herausforderung des Konstruktivismus einen deutlichen Richtungswandel erfahren. Konstruktivistische Ansätze betonen den Prozess der individuellen Wahrnehmung und Verarbeitung. Sie sehen das Ergebnis der Informationsverarbeitung als eigenständige Konstruktionsleistung der Person, bei der Wissen in jeder Situation neu konstruiert wird. Wissen wird nicht von einem Stimulus in die Wissensstruktur – mehr oder weniger akkurat – übertragen, sondern immer wieder in jeder Situation neu kreiert.

Wegen der Vielzahl verschiedener Ansätze, die mit der Bezeichnung Konstruktivismus verbunden werden, kann nicht von der einen konstruktivistischen Theorie gesprochen werden. Vielmehr ist es ein Oberbegriff, unter dem sich bestimmte Vorstellungen über Erkenntnis und Wissen, die in mancher Hinsicht differieren, subsumieren lassen. Im didaktischen Kontext werden mit Begriff Ansätze zusammengefasst, die die grundlegende Position des Instruktions-Paradigmas infrage stellen. D.h. konstruktivistische Lehr-Lerntheorien stellen – in unterschiedlicher Schärfe – infrage, ob man Menschen durch „Lehraktivitäten" etwas vermitteln kann oder soll.

Besonders kritisch nehmen hierzu Positionen Stellung, die auf den radikalen Konstruktivismus rekurrieren: Wenn alle Aussagen – so die Position des radikalen Konstruktivismus – Konstrukte von Individuen sind und es unmöglich ist, zuverlässige Aussagen über Realität zu machen, dann ist es weder legitim noch möglich, andere zu „belehren". Lernende sind lediglich dabei zu unterstützten, ihre eigene Konstrukte zu erkennen und deren „Viabilität" zu prüfen (etwa Glaserfeld 1998).

Die gemäßigte Position des Konstruktivismus fordert bestimmte Gestaltungsprinzipien von Lernangeboten zu beachten. Favorisiert werden fall- oder problemorientierten Ansätze, die konstruktive Aktivitäten von Lernenden unterstützen:

- Es sollten möglichst authentische Problemsituationen präsentiert werden.

- Um den Transfer zu erhöhen, sollten Probleme aus multipler Perspektive (d.h. in verschiedenen Situationen) dargestellte werden.
- Es sollten möglichst soziale Kontexte für kooperative Lernaktivitäten angeboten werden, da Lernen ein Prozess ist, der immer in soziale Situationen eingebettet ist.

Der Konstruktivismus stellt gegen die instruktionalen Ansätze das Primat der Konstruktion beim Lernen. Dabei greift er auf die Modellvorstellungen der Akkomodation und Assimilation zurück, wie sie in kognitiven Theorien formuliert wurden, um die Entwicklung der Person in Richtung eines Gleichgewichtszustand (Äquilibration) mit der Umwelt zu beschreiben. Bei genauerer Analyse unterscheiden sich die kognitiven Ansätze weniger in ihren Grundannahmen, als durch ihre Konsequenzen von den konstruktivistischen Ansätzen. Während der Kognitivismus die Instruktion durch Lehrende vorsieht, ist Lernen im Konstruktivismus vor allem ein Selbstorganisationsprozess, bei dem Lernmaterialien lediglich als Unterstützung angeboten werden. Es wird deswegen in diesem Zusammenhang auch von Lern-"angeboten" gesprochen.

Abb. 2: Schematische Darstellung der drei Lerntheorien (Baumgartner 2001)

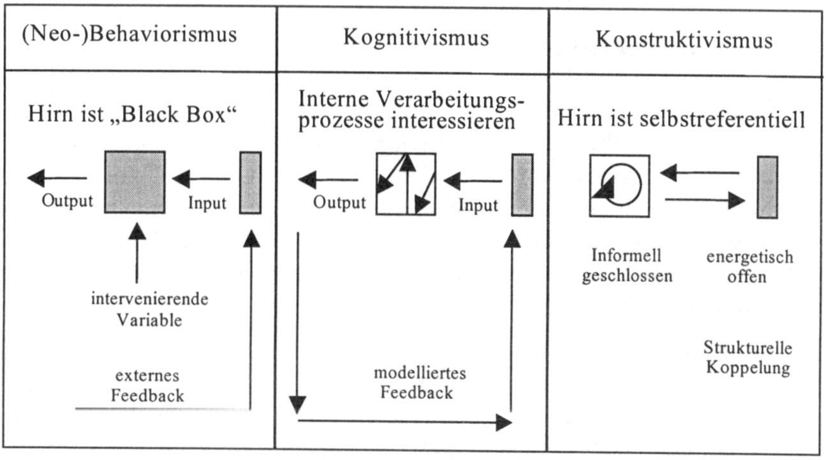

Pragmatische Zwischenposition: Lernen zwischen Instruktion und Konstruktion

In der aktuellen Diskussion der Mediendidaktik zeichnet sich ein Kompromiss zwischen den Ansätzen der Instruktion und der Konstruktion ab: Einerseits wird die Bedeutung von aktiv handelndem, „konstruierendem“ Lernen in komplexen Situationen – auch im Hinblick auf den Lerntransfer – zunehmend erkannt. Dies zeigt sich insbesondere am Erfolg von fall- und problemorientierten Ansätzen. Anderseits benötigt erfolgreiches Lernen den

Aufbau von mentalen Modelle und kognitiven Strukturen, der unter bestimmten Bedingungen durch Instruktion erleichtert werden kann.

Diese pragmatische Position legt für die Konzeption von Lernangeboten eine Verbindung von Instruktion und Konstruktion nahe (vgl. dazu den Beitrag von Manfred Bönsch i.d.B.). Selbstgesteuertes Lernen wird durch Anleitung unterstützt, wird aber nur dann zu flexibel anwendbarem Wissen führen, wenn es von der Person aktiv oder kooperativ (re-) konstruiert wurde. Ansonsten entsteht das Phänomen des „trägen" Wissens, das nur für eine Prüfungssituation erworben wird, aber nicht in Anwendungskontexte eingebracht werden kann.

Es wird damit deutlich, dass die immer wieder mit bestimmten Moden verknüpfte Hoffnung auf „den" richtigen Ansatz des Lernens und Lehrens aufzugeben ist. Der Streit um das richtige lerntheoretische und didaktische Paradigma ist zurückzustellen zugunsten einer Sichtweise, die die Entwicklung von Lernangeboten als komplexes Entscheidungs- und Gestaltungsproblem auffasst. In der gestaltungsorientierten Mediendidaktik wird beschrieben, wie in Abhängigkeit von Parametern des didaktischen Feldes (wie z.B. Lehrinhalte und -ziele, Zielgruppen) zentraler didaktische Entscheidungen abzuleiten sind (Kerres 2001).

Rollenwandel des Lehrenden

Mit Lerntheorien und ihren verschiedenen Vorstellungen über den Prozess des Lernens sind unterschiedliche Konzepte über die Rolle von Lernenden und Lehrenden verbunden. Im Behaviorismus ging es vorrangig darum, einen ‚richtigen' Input zu erzeugen, der durch ein extern erzeugtes Feedback gesteuert wird. Beim Kognitivismus löst der Lernende schon vergleichsweise selbständig Aufgaben auf der Basis von didaktisch aufbereitetem Material. Der Lehrende nimmt die Rolle eines Tutors ein, der den Lösungsprozess begleitet.

In konstruktivistischen Ansätzen stehen dagegen persönliche Erfahrungen bei der Konstruktion von Wissen im Vordergrund. Der Lernende beschäftigt sich mit Problemen, zu denen eine eigenständig Problemlösung zu erzeugen ist. Lehrende nehmen in dieser Vorstellung die Rolle von Lernberatern ein, bei der sie sich gemeinsam mit den Lernenden der kritischen Situation aussetzen. Sie geben die Position einer ‚Unfehlbarkeit' auf, sie profitieren vielmehr von der größeren Lebenserfahrung und prozessbezogenen Fähigkeit mit Problemen umgehen zu können.

Netzbasierte Kommunikation

Das Internet ist nicht nur ein Medium zur Distribution von Lernmaterialien, der entscheidende Vorzug gegenüber dem bislang vielfach „einsamen" Lernen mit Medien besteht in der Möglichkeit zur Kommunikation mit Anderen, sei es eine betreuende Person oder andere Lerner. Die fünf grundlegenden Dienste im Internet sind (vgl. Döring 2000):

1. Elektronische Post (E-Mail),
2. Fernzugriff auf Fremdsysteme (Telnet),
3. Datentransfer (ftp),
4. Informationssuche (www) sowie
5. Nachrichten und Diskussionsforen (News, Mailing-Listen).

Diese Dienste bilden unterschiedliche Varianten der Kommunikation ab: den Abruf oder den Versand von Informationen (unidirektional) sowie die bidirektionale Kommunikation zwischen Personen, sei es synchron (zeitgleich) oder asynchron (zeitversetzt).

Im Wesentlichen findet die Kommunikation zwischen Personen im Internet vor allem schriftlich und zeitversetzt statt. Untersucht man die spezielle Eigenarten dieser Kommunikation, dann fallen vor allem die fehlenden sozialen Hinweisreizen auf: Die Teilnehmenden können sich gegenseitig nicht direkt wahrnehmen; nonverbale Kommunikation, z.B. Körperhaltung, Gestik und Mimik bleiben ausgeblendet. Aus diesen Merkmalen lassen sich jedoch keine generellen Aussagen über Stärken oder Schwächen dieser Kommunikationsmedien ableiten, denn in welcher Art und Weise diese das Kommunikationsverhalten beeinflussen, differiert u.a. mit der Kommunikationssituation und dem Kommunikationsziel.

Die Asynchronität der Kommunikation gestattet den Teilnehmenden eine gewisse Flexibilität hinsichtlich des Zeitpunkts der Kommunikation und der Zeitdauer, die aufgewendet wird. Der aus der Asynchronität resultierende zeitliche Vorteil kann für die Reflexion und Formulierung des einzubringenden Beitrages genutzt werden. Die Möglichkeit, Kommunikationsbeiträge zu speichern, erlaubt außerdem eine intensivere Beschäftigung, das Nachzeichnen von Diskussionsverläufen und die Weiterverarbeitung von eigenen oder fremden Beiträgen. Eine Erhöhung der Intensität der Beschäftigung mit den Inhalten und eine Schulung des schriftlichen Ausdrucksvermögens werden ebenfalls aus der Textbasiertheit abgeleitet. Schriftliche Formulierungen werden in der Regel sorgsamer überdacht als dies beim mündlichen Dialog der Fall ist. Insgesamt erhöht sich aber der Aufwand beim Einbringen eines Kommunikationsbeitrags zur sprachlichen Kommunikation. Mit der zunehmenden Nutzung der computervermittelten Kommunikation haben sich netzwerktypische Ausdrucksmöglichkeiten herausgebildet, wie z.B. die häufige Verwendung von Abkürzungen, die den Aufwand beim Schreiben minimieren helfen. Unterstützung dabei bieten auch Symbole wie Emoticons, Grafiken, Soundwörter und Aktionswörter, die insgesamt zur Kompensation der fehlenden soziale Kontexthinweise beitragen.

Es kann festgehalten werden, dass computervermittelte Kommunikation zu einer Bereicherung von mediengestützten Lernangeboten beitragen kann. Bei kooperativen Lern- und Arbeitsformen, d.h. bei der gemeinsamen Bearbeitung von Fragestellungen, sollte die Gruppe von eine(m)r Moderator/In geleitet werden. Es bietet sich z.B. die Bildung von kleineren Arbeitsgruppen an, die evtl. von eine(m)r Tutor/In geleitet wird. Dabei darf allerdings nicht übersehen werden, dass die bloße Einrichtung einer Kommunikationsmöglichkeit (Newsforum, Chat etc.) noch lange keinen Kommunikationsprozess in Gang setzt. Dafür bedarf es Tutor/Innen, die solche Prozesse initiieren, moderieren und dadurch motivierend in Gang setzen und aufrecht halten.

Multimedia und Interaktivität

Viele Definitionen des Begriffes Multimedia betonen den technischen Aspekt, in dem sie die verwendeten Datenträger aufführen. Auch unterschiedliche Anwendungen, wie Teleshopping, Interaktives Fernsehen, Electronic Books oder digitale Bildbearbeitung in TV-Studios finden sich teilweise in entsprechenden Definitionen.

Bei Autoren wie Börner & Schnellhardt (1992) wird der/die Anwender/In und die Interaktion zwischen Benutzer und System in den Mittelpunkt gestellt. Die Definition von Schwier & Misanchuk (1993) sieht Interaktivität als den wesentlichsten Bestandteil von Interaktiver Multimedia-Instruktion (IMI): IMI ist instruktional, auf verschiedenen Quellen basierend, segmentiert, intentional konstruiert und kohärent. Mit dieser Abkehr von den technischen Systemmerkmalen zur Interaktivität ergibt sich ein Perspektivwechsel für multimediale Lern- und Informationssysteme. Nicht mehr die Qualitäten des technischen Mediums stehen im Mittelpunkt der Analyse und Beurteilung, sondern die beim Lernenden durch das System ausgelösten Verarbeitungsprozesse.

Die so definierte Interaktivität ist der entscheidende Unterschied zwischen digitalen und traditionellen Medien. Einen Lerner, der ein Buch liest, bezeichnen wir als Leser. Seine Interaktivitätsmöglichkeit mit dem Medium beschränkt sich auf das Nehmen und Weglegen des Buches, sowie das Vor- und Zurückblättern in den Seiten. Einen Lerner am Bildschirm, bezeichnen wir als Benutzer. Jemand, der sich das Medium zu nutze macht. Der Begriff Multimedia bedeutet direkt übersetzt nichts anderes als ‚viele Medien'. So dient es unter Umständen als Perzeptions-, Präsentations-, Repräsentations-, Speicher-, Übertragungs- oder Informationsaustauschsmedium. Diese Funktionen kann das System dem Lernenden anbieten.

Virtuelle Lehr-/Lernformen

Die beschriebenen drei Aspekte multimedialer Lehr-/Lernsysteme, d.h. interpersonale Kommunikation, Interaktivität zwischen Benutzer und System sowie die Darbietung komplexer realer Situationen bestimmen die Typologie neuer Lehr-/Lernformen.

Schulmeister (2002) fokussiert den Aspekt der Interaktivität. Lernende können jedoch auch bei nicht-interaktiven Anteilen multimedialer Lehr-/Lernsysteme von anderen Vorteilen dieser Methode, z.B. der Kommunikation profitieren. Interaktivität ist in vielen Zusammenhängen eine attraktive Komponente mediengestützter Lernangebote; ihr Ressourcenbedarf sollte dabei aber nicht unterschätzt und gegen den gewünschten Nutzen abgewogen werden.

Tab. 1: Typologie virtueller Formen der Lehre (entnommen aus Schumeister, 2002)

Nicht-interaktive Übertragungen von Vorlesungen (Teleteaching)	*Interaktive Übertragung von Vorlesungen: Teleteaching mit Rückkanal für die Zuschauer-Beteiligung*
Lecture- oder Video-on-demand-Systeme	Interaktive Übertragung von Seminaren (Videokonferenz)
Vorlesungsmaterial im www	Vorlesungsmaterialien im sss, teilweise mit Multimediakomponenten und Tests
Tutoriell unbetreute Arbeitsgruppen (asynchron)	Tutoriell betreute Gruppenarbeit (synchron)
Teletutoring, Beratung (asynchron)	Teletutoring, Online-Beratung (synchron)
Diskussionforen im Computerkonferenz-Modus	Virtuelle moderierte Seminare (asynchron und synchron)
Aufgaben und Test im Netz	Interaktive Übungsprogramme im Netz
Verteilte Lerngruppen per zeitversetzter E-Mail	Verteilte Lerngruppen mit kooperativer Software
Virtuelle Museen, Börsen, Firmen (Scheinfirmen), Exkursionen, Planspiele, Simulationen	Telematische und virtuelle Laboratorien (Physik, Chemie, Musik)

Neue Lehr-/Lernformen

Die computerbasierten Kommunikationsmöglichkeiten in Kombination mit multimedialer Interaktion eröffnet neue Lernformen, die mit traditionellen Medien schwierig zu realisieren sind. Darunter fallen insbesondere Szenarien des verteilten, kooperativen Lernens.

Tab. 2: Lernformen und entsprechende Programmtypen

Lernform	**Programmtyp**
Wiederholen, Memorieren	Übungsprogramm
Interaktion, Konstruktion	Tutorielles Programm
Exploration, Entdecken	Simulationsprogramm
Rekonstruktion	Cognitive Tools

Lehren und Lernen im Internet stellt nicht per se ein besseres Lernangebot dar, dass traditionelle Medien ersetzten sollte. Traditionelle und digitale Medien sollten also nicht als Alternativen diskutiert werden, sondern sind in einem mehrdimensionalen Entscheidungsraum zu betrachten. Da der Nachweis der Überlegenheit digitaler Medien als gescheitert betrachtet werden kann, sollte die Spezifikation der Bedingungen, unter denen sich eine Variante mediendidaktisch sinnvoll einsetzen lässt in den Mittelpunkt rücken. Dabei interessiert mediengestütztes Lernen als ein Element *hybrider Lernarrangements* (im Englischen auch: *blended learning*). Der internetbasierte Anteil wird als ein Element des Lernarragements umgesetzt. In diesem Zusammenhang nimmt dann die Frage nach der personalen Dienstleistung z.B. in Form von tutorieller Betreuung an Bedeutung zu.

Die *Kernaufgabe* bei der Konzeption mediengestützter Lehr-/Lernangebote ist damit nicht in erster Linie die Wahl des „richtigen" Mediums, sondern die Spezifikation der anzuregenden Lernprozesse und der dementsprechend geeigneten Medien in einem Setting mit ggf. verschiedenen Medien sowie einer geeigneten Betreuungsform.

Das ❸-❷-❶-Modell didaktischer Elemente

Ist diese Kernaufgabe erledigt und der Einsatz digitaler Medien begründet, kann mit der Konzeption entsprechender Elemente begonnen werden. Das ❸-❷-❶-Modell didaktischer Elemente dient dabei der konzeptionellen Spezifikation eines mediengestützten Lernangebotes. Es baut auf dem Modell ‚*Events of Instruction*' von Gagné auf, das neun Voraussetzungen oder Ereignisse beschreibt, die für einen erfolgreichen Lehr-/Lernprozess notwendig sind. Dabei handelt es sich um einen lernerzentrierten Ansatz. Er basiert auf behavioristischen Lerntheorien und berücksichtigt nicht die Rahmenbedingungen, wie z.B. unterschiedliche Lehrziele und Zielgruppe des didaktischen Feldes. Aus diesen Überlegungen heraus entwickelt Kerres (2001) das ❸-❷-❶-Modell, das Varianten für aufbereitete Lernangebote vorsieht, in Abhängigkeit von Parametern des didaktischen Feldes, wie z.B. Lehrziel, Lehrinhalte, Zielgruppe sowie Lernsituation.

Als minimale Anforderungen gehören dazu ❸ Basiselemente für didaktisch aufbereitete Lernmedien, die in grundlegenden *Informationen* über die Lehrinhalte, in der Präsentation unterschiedlich gearteter *Lernmaterialien* sowie in der Anregung der Lernprozesse durch *Lernaufgaben* zu sehen sind. *Kooperation* und *Kommunikation* mit einem fließenden Übergang können zusätzlich zu den Basiselementen als ❷ zusätzliche Elemente betrachtet werden. Bei der Kooperation steht dabei das gemeinsame Erleben und Bearbeiten im Vordergrund. Bei der Kommunikation dominiert dagegen der persönliche Dialog ohne produktives Ergebnis. Tests können als ❶ weiteres fakultatives Element aufgenommen werden, wenn es für die Lehrenden oder Lernenden von Bedeutung ist. Dabei sollte man allerdings nicht übersehen, dass die Abkehr von behavioristischen Lerntheorien die Relevanz von Lerntesten infrage stellt. Hinzu kommt der nicht unerhebliche Ressourcenaufwand zur Produktion und/oder Betreuung von Lerntesten, die dazu geführt haben, dass entsprechende Elemente eher selten in Bildungsmedien anzutreffen sind.

Tab. 3 Das ❸-❷-❶-Modell didaktischer Elemente (Kerres 2001, S. 10)

Element	Didaktisches Element	Funktion im Lernprozess	*mögliche* methodische Varianten:
❸	Lerninformation Lernmaterial Lernaufgabe	Orientierung Anregung Aktivierung	Vortrag, selbstgesteuertes Lernen selbstgesteuertes Lernen, Präsentation kooperatives Lernen
❷	Kommunikation Kooperation	Unterstützung	tutoriell betreutes Lernen, sozial-kommunikatives Lernen
❶	Test	Motivierung Orientierung	Zertifizierung, Testung, Selbstkontrolle

Chancen virtueller Lehre für die Pflegepädagogik

Die Pflegepädagogik kann auf eine Vielfalt neuer Lernformen zurückgreifen, die mit digitalen Medien heute realisierbar sind. Dabei gilt es, Einsatzfelder zu identifizieren, in denen multimediale Lehr-Lernsysteme einen entscheidenden Beitrag zur Lösung spezifischer Bildungsprobleme beitragen können. In der Pflegepädagogik können grob zwei Bereiche identifiziert werden: die arbeitsplatznahe Aus- und Weiterbildung sowie die fachliche und funktionsorientierte Weiterbildung einschließlich der Stufen II und III.

Die deutsche Krankenpflege ist zu einem relativ hohen Anteil gekoppelt an medizinisch orientierte Tätigkeiten. Gerade dieser Bereich der Pflege hat eine *geringe Halbwertzeit des Wissens*. Medikamente, Wirkstoffnamen, medikamentöse Nebenwirkungen, Pflegeprodukte, Krankheiten, ICDs, Kontraindikationen etc. ändern sich schnell. Ein umfangreiches Wissen auf diesen Gebieten ist für die zu Pflegenden lebensnotwendig, für die Pflegekräfte allerdings nicht immer einzulösen.

Für den Pflegebereich im engeren Sinne stellt sich die Situation vielleicht etwas einfacher dar. ATLs und Pflegestandards verändern sich nicht unbedingt in so kurzer Zeit, dass nicht auch z.B. Printmedien den Fortbildungsbedarf in diesem Bereich auffangen könnten. Auffallend ist jedoch die auch in der Pflege immer stärker werdende Spezialisierung des Personals auf bestimmte Fachrichtungen, die das Umgehen mit plötzlich auftretenden, ungewohnten Symptomlagen erschwert. Die zunehmende Spezialisierung auf bestimmte medizinische Fachrichtungen, wie sie in Deutschland üblich ist, lässt das Hintergrundwissen der Krankenpflegeausbildung schnell in Vergessenheit geraten. Gewöhnlich wird es auch nicht gebraucht. Wenn allerdings ein Patient mit interdisziplinärer Problematik auftaucht, wird es schwierig, angemessen zu reagieren.

Für das Problem der geringen Halbwertzeit von Wissen und zunehmender pflegerischer Spezialisierung, wären *internetbasierte arbeitsplatznahe Weiterbildungsangebote* eine mögliche Lösung. Auf der Basis von für Pflegekräfte zugänglichen Computerterminals wird der Zugriff auf Nachschlagewerke wie z.B. onlinebasierte ‚Rote Liste', Pschyrembel, Giftzentrale in Berlin oder Pflegestandards für Krankheitsbilder mit Ratschlägen bei interdisziplinär erkrankten Patienten oder seltenen Krankheitsbildern ermöglicht. Hinzu käme ein Online-Beratungs- und Unterstützungssystem, in dem auf der Basis von z.B. Symptomlisten Hilfestellungen gegeben werden. Auch die Belegung von kürzeren oder längeren Kursen über das Internet wäre hier einzubauen. So kann die Pflegekraft genau zu dem Zeitpunkt, wenn sie es benötigt, Fachwissen abrufen, das ihr ansonsten – mit akzeptablem Arbeitsaufwand – nicht direkt zur Verfügung stehen würde.

Eine weitere Möglichkeit stellen virtuelle Exkursionen, Planspiele und Simulationen oder – mit stärker interaktiver Komponente – telematische und virtuelle Laboratorien dar. In der Pflegepädagogik gibt es eine Fülle von Themen, die sich mediengestützt aufgreifen und umsetzen lassen, wie insbesondere der gesamte Notfallbereich (Intensiv, Ambulanz aber auch Notfälle auf Normalstationen). Z.B. Simulation solcher Situationen ermöglicht einen Gewöhnungseffekt, der im Ernstfall mehr Sicherheit und damit Ruhe und Gelassenheit verspricht. Im Gegenzug darf jedoch nicht übersehen werden, dass solche Simulationen einen hohen finanziellen und personellen Ressourcenaufwand erfordern, da die Produktion kostenaufwendig ist und solche Simulationen netzbasiert oder persönlich betreut werden müssen.

Selbstverständlich sind auch einfachere berufs- oder ausbildungsbegleitende Lernarrangements denkbar, die einen fokussierten Inhalt aufgreifen, wie z.B. Fortbildungsreihen für Endoskopiefachpflegepersonal, die jeweils ein bestimmtes Krankheitsbild mit den entsprechenden Pflegestandards umfassen. Eine Einheit enthält textbasierte Element mit animierter Darstellung über den anatomischen Normalzustand sowie Videoaufnahmen über einen entsprechenden endoskopischen Befund. Zwar findet man auch Bilder und Texte in herkömmlichen Lernmedien, wie z.B. Büchern, diese vermitteln allerdings nicht die räumliche Orientierung wie sie bei der Durchführung einer endoskopischen Untersuchung sowie der dazugehörenden adäquaten Pflegeassistenz notwendig ist. Hierbei ist der Ressourcenaufwand für die Produktion solch einer einzelnen Lerneinheit überschaubar. Gleiches gilt auch für andere Bereiche, wie z.B. OP und Kreissaal.

Pflegekräfte bringen durch die Krankenpflegeausbildung und ihre Arbeitserfahrung ein gewisses Maß an inhaltlicher, sozialer, methodischer und persönlicher Kompetenz mit, so dass die Voraussetzungen für einen lernerzentrierten Ansatz als relativ günstig betrachtet werden kann. Zusammen mit einer netzbasierten intensiven Kommunikation zur Betreuung der Lernenden kann so ein Ansatz aus mediendidaktischer Sicht als viel versprechend beurteilt werden.

Die Diskussion einzelner Aspekte des Lernens im Internet hat deutlich gemacht, dass es sich dabei nicht um eine ‚entweder/oder'-Fragestellung handelt. Vielmehr geht es darum, die Vorzüge des Mediums kritisch zu hinterfragen bzw. die Bedingungen, unter denen das Medium den Lernprozess des Individuums beeinflussen soll, zu spezifizieren. Die Qualität der didaktischen Medienkonzeption und ihre Integration in die Lernumwelt und nicht das Mediensystem an sich ist ausschlaggebend für den Lernerfolg.

Dabei darf nicht außer Acht gelassen werden, dass der Erfolg virtuellen Lehrens und Lernens von der Akzeptanz seiner Benutzer abhängig ist. Die beste mediendidaktisch aufbereitete Lernumgebung wird sinnlos, wenn ihre Benutzer/Innen sie verschmähen. Das Phänomen der Akzeptanz ist vielschichtig und enthält Komponenten wie individuelle Einstellungen, Präferenzen, Motivation und vieles mehr. Subjektive Faktoren, die keiner Berechnung und kalkulierbaren Beeinflussung unterliegen. Es ist demnach empfehlenswert, mit Pilotprojekten mit kleineren Lerneinheiten zu beginnen. Dabei können Lehrende ihre mediendidaktischen Kenntnisse und Fertigkeiten mit entsprechender technischer Unterstützung erproben und ihre neue Rolle erfahren. Das Pflegepersonal dagegen hat ebenfalls die Möglichkeit, die erforderliche Medien- und Lernkompetenz in kleinen Schritten aufzubauen.

Wissens- und Transferfragen

Wie kann sich der Ansatz Neuer Medien auf das Lernen auswirken?

Worin sind konkrete Auswirkungen neuer Lerntheorien auf die Aufbereitung von Lernangebot zu sehen?

Was gilt es bei der Einführung Neuer Medien in die Pflegepädagogik aus organisatorischer Sicht zu berücksichtigen?

Literatur

Baumgartner, P. (2001): Webbasierte Lernumgebungen – neue Ansätze zum Politik lernen. in: Traditionelle und Neue Medien in der Politikwissenschaft. Schriftenreihe der Bundeszentrale für politische Bildung

Börner, W. & Schnellhardt, G. (1992) Multimedia. Grundlagen, Standards, Beispielanwendungen. te-wi Verlag: München

Döring, N. (2000). Sozialpsychologie des Internet. Hogrefe: Göttingen

Glaserfeld, E.v. (1998). Die Radikal-konstruktivistische Theorie. Ethik und Sozialwissenschaft. S. 9, S. 503-511

Kerres, M. (2001): Online- und Präsenzelemente in Lernarrangements kombinieren. in: Hohenstein, A. & Wilbers, K. Hrsg., Handbuch des E-Learning., Köln, S. 3, S. 10

Neisser, U. (1976). Cognition and Reality. San Francisco: W. H. Freeman.
Seel, N. (1986). Wissenserwerb durch Medien und mentale Modelle. Unterrichtswissenschaft, 14, S. 384-402
Schulmeister, R. (2002): Virtuelle Universitäten – Virtuelles Lernen. München, S. 224
Schwier, R.A. & Misanchuk, E.R. (1993) Interactive Multimedia Instruction. New Jersey: Educational Technology Publications Engelwood Cliffs

Rudolf Tippelt und Doris Edelmann

Curriculumentwicklung und -beurteilung in Pflege- und Gesundheitsberufen

1. Einleitung

Im Mittelpunkt der Diskussion um Modelle von Bildung im umfassenden Sinne und innovativen Konzepten im Bereich der Aus- und Weiterbildung im engeren Sinne, stehen Bedingungen und Konsequenzen des gesellschaftlichen, technischen und wirtschaftlichen Wandels. Wie die Leistungen des Bildungssystems adäquat und innovativ den Anforderungen im Beschäftigungssystem angenähert werden können, ist dabei eine zentrale Fragestellung (vgl. Achatz/Tippelt 2001, S. 111). „Die Signatur der Zeit heißt Wandel" wurde von Bunk (1994, S. 11) bereits zu Beginn der 1990er Jahre proklamiert. Dabei beeinflussen vielfältige Veränderungen in der Arbeitswelt maßgeblich auch die Beschäftigungssituation und -bedingungen in Gesundheits- und Pflegeberufen. Insbesondere medizinisch-technische Innovationen und wachsende Anforderungen durch erweiterte Handlungsspielräume in der Pflegesituation, also die Zunahme von Anleitungs- und Beratungsaufgaben, kooperativen Tätigkeiten und die verstärkte Übernahme von Verantwortung, verlangen aktuelles Fachwissen und adäquate Handlungskompetenz der professionell Pflegenden. Parallel zu diesen Veränderungen zeichnet sich auf dem Arbeitsmarkt ein wachsendes Ungleichgewicht bezüglich Angebot und Nachfrage ab, das sich in Personalmangel bzw. einem Überhang nicht ausreichend qualifizierter Pflegekräfte äußert (vgl. Hoh 2001). Aus diesen Bedingungen resultieren zentrale Anforderungen an die Entwicklung und Beurteilung von Curricula, deren Inhalte die Auszubildenden befähigen sollen, auch in der zukünftigen Arbeitswelt kompetent zu agieren. Da die Halbwertszeit von Wissen und Technologie ständig abnimmt – derzeit wird in den meisten Berufen spezifisches Fachwissen mit fünf Jahren quantifiziert – besteht die Notwendigkeit, Ausbildungsinhalte ständig zu aktualisieren, zu ergänzen, zu erweitern und auszutauschen (vgl. Bergmann 2000, S. 13f.). Mit anderen Worten, lebensbegleitendes Lernen ist auch in Pflege- und Gesundheitsberufen unabdingbar und muss daher bei der Konzeption von Curricula berücksichtigt werden.

Nachfolgend werden die wichtigsten Veränderungen in der Arbeitswelt und ihr Einfluss auf die Pflege – und Gesundheitsberufe skizziert sowie daraus resultierende Ansprüche an die Curriculumentwicklung erläutert. Dann werden zentrale Dimensionen aufgezeigt, die es bei der Entwicklung und Beurteilung von Curricula zu beachten gilt. Im internationalen Bereich hat sich für die Entwicklung von beruflichen Curricula insbesondere die DACUM Methode (= Developing a Curriculum) nach Norton (2000) durchgesetzt. Ergänzend zur deutschen Diskussion werden die Vorgehensweise sowie Möglichkeiten und Grenzen dieses effizienten Instruments erörtert. Kaum eine Auseinandersetzung mit der Entwicklung von Curricula wird derzeit ohne die Erwägung der Möglichkeiten einer Modularisierung verlaufen, weshalb abschließend anhand eines Beispiels aus dem Pflege- und Gesundheitsbereich aufgezeigt wird, welche Möglichkeiten modulartig strukturierte Bildungsangebote eröffnen.

2. Veränderungen in der Arbeitswelt

Vielfältige Veränderungen in der Arbeitswelt lassen zurecht die Frage aufkommen, welche Ausbildung die professionelle Pflege benötigt resp. für welche Situationen und Entwicklungen im Pflege- und Gesundheitsbereich ausgebildet werden soll (vgl. Wittneben 1999, S. 1). Aus Sicht des Instituts für Arbeits- und Berufsforschung sind es die nachfolgend skizzierten Trends, welchen den aktuellen Wandel insbesondere kennzeichnen (vgl. Kleinhenz 1998).

Technologische Innovationen
Von besonderer Bedeutung werden revolutionäre technologische Erneuerungen bezeichnet, vor allem im Bereich der Informations- und Kommunikationstechnologien, Mikrotechnik, Bio- und Gentechnik. Diese Neuerungen bedeuten für die Pflegenden, dass sie neue Fachkenntnisse benötigen, um moderne Apparaturen und Instrumente fachgerecht zu bedienen und einzusetzen. Aber auch eine ethisch-moralische Auseinandersetzung insbesondere im Bereich der Gentechnik ist für die Pflegenden zu fordern.

Internationalisierung der Wirtschaft und die Globalisierung
Als zweiter zentraler Veränderungsbereich werden die Internationalisierung der Wirtschaft und die Globalisierung genannt. Für den Pflege- und Gesundheitsbereich wirkt sich dies in dreifacher Weise aus. Erstens begegnen die Pflegenden in ihrer Arbeit durch Migrationsbewegungen zunehmend anderssprachigen Patienten und deren Angehörigen. Dabei kommen nicht nur Fremdsprachenkenntnissen eine wichtige Rolle zu, sondern auch dem Wissen um kulturelle Differenzen, die im Pflegebereich zur Wahrung der Würde der Patienten von höchster Bedeutung sein können. Zweitens sind Migrantinnen und Migranten selber als Pflegende tätig, was zu multikulturellen Arbeitsteams führt, deren konfliktfreie Kooperation interkulturelle Kompetenz des Pflegepersonals voraussetzt (vgl. Wittneben 1999, S. 2). Drittens sollten die Pflegenden fähig sein, fremdsprachige Fachliteratur zu studieren und aktiv an internationalen Kongressen und Fachtagungen zu

partizipieren, was Fremdsprachenkenntnisse – insbesondere Fachenglisch – voraussetzt.

Individualisierung der Arbeits- und Lebenswelt und gesellschaftlicher Wertewandel

Als weitere Folge der Modernisierung ist die Individualisierung der Arbeits- und Lebenswelt sowie ein gesellschaftlicher Wertewandel zu sehen. Die Singularisierung der Haushalte – in München beispielsweise lebt bereits heute über 65% der Bevölkerung in Einzelhaushalten – führt dazu, dass durch das Fehlen von Familienangehörigen zunehmend ambulante Pflege notwendig wird. Ebenso führen Einflüsse des Wertewandels in wachsendem Maße dazu, dass sich die Pflegesituation verändert. So wird die Übersiedlung in ein Alten- und Pflegeheim so lange wie möglich aufgeschoben. Besonders hervorzuheben ist auch der zunehmende Wunsch nach Sterbebegleitung in einem Hospiz (vgl. Hoh 2001).

Zunehmende Frauenerwerbstätigkeit

Die zunehmende Frauenerwerbstätigkeit (und die teilweise Angleichung der Lebenspläne von Frauen und Männern) erhöhen die Anforderungen an das Qualifikationsniveau der Ausbildung. Es müssen einerseits Karriere- und Aufstiegsmöglichkeiten sichergestellt werden, damit ambitionierte Frauen sich auch in Zukunft für eine Beruf im Pflegebereich entscheiden. Andererseits ist die Aus- und Weiterbildung den Frauenbiographien mit Familienphase anzupassen. Eine Herausforderung bedeutet es dabei, Strategien zu entwickeln, damit Kompetenzen, die im Rahmen der Familienarbeit informell erworben wurden, offiziell anerkannt werden können. In Folge des zunehmenden Mangels an qualifizierten Pflegekräften wird es sich die Pflegebranche auf jeden Fall nicht erlauben können, auf die berufliche Reintegration von Familienfrauen zu verzichten. Als mögliche Lösungswege können hierfür sicherlich modularisierte curriculare Strukturen der Weiterbildung in Betracht gezogen werden (vgl. Kap. 5).

Alterung der Industriegesellschaft

Die (Über-)Alterung der Industriegesellschaft infolge niedriger Geburtenraten und steigender Lebenserwartung – bereits im Jahr 2030 wird in Deutschland voraussichtlich die Mehrheit der Bevölkerung über 50 Jahre alt sein – führt zu einem wachsenden Bedarf im Bereich der Altenpflege. Weiterhin weist die demographische Entwicklung darauf hin, dass die Konfrontation mit Sterben und Tod zukünftig noch mehr Platz im Berufsalltag von Pflegenden einnehmen und die Betreuung und Begleitung von Sterbenden sowie deren Angehörigen an Bedeutung gewinnen wird. Diesbezüglich konnte Hoh (2001) in ihrer aktuellen empirischen Untersuchung aus Sicht der Pflegenden in Fach- und Akutkrankenhäusern sowie Palliativpflegestationen feststellten, dass die Vorbereitung in der Ausbildung auf die psychische Betreuung von sterbenden Patienten und Angehörigen unzureichend ist.

Ökologisierung des Wirtschaftens
Das zunehmende Bewusstsein über die beschränkten Ressourcen führt dazu, dass ökologisches Wirtschaften immer wichtiger wird, was sich insbesondere in der Thematisierung der Nachhaltigkeit niederschlägt. In medizinischen Bereichen sind Kenntnisse über die adäquate Entsorgung und Wiederverwendung beispielsweise von Medikamenten und Chemikalien von großer und zunehmender Bedeutung und sollten in der Aus- und Weiterbildung der Pflegenden thematisiert werden.

2.1 Veränderungen in der Arbeitsorganisation im Pflegebereich

Auch die Arbeitsorganisation im Pflegebereich verändert sich – wie andere Branchen – zunehmend von tayloristisch-fordistischen Arbeitsstrukturen hin zu flacheren Hierarchien, was für die Berufstätigen eine Zunahme an dispositiven und selbstgesteuerten Tätigkeiten, Eigenverantwortung und Initiative bedeutet. Bereichs- und Zimmerpflege aber auch ambulante Operationen, die erweiterte Verantwortungs- und Entscheidungsbereiche bedingen, können diesbezüglich als Beispiele genannt werden. Der Pflegebereich nähert sich also zunehmend komplexen Organisationsformen an, wie „beispielsweise dem in der US-amerikanischen Pflege schon vor über 25 Jahren entworfenen System des primary nursing“ (Wittneben 1999, S. 2).

2.2 Kompetenzen im Pflege- und Gesundheitsbereich

Die Darstellung der veränderten beruflichen Anforderungen verdeutlicht, dass es heute nicht mehr ausreicht, wenn in einer Aus- oder Weiterbildung nur Fachkompetenz vermittelt wird. Deshalb gewinnen auch in pflegepädagogischen Debatten Kompetenzbegriffe an Bedeutung. Ergänzend zur Fachkompetenz sollen Methoden-, Sozial- und Selbstkompetenz in ihrer integrativen Gesamtheit zur „komplexen pflegeberuflichen Handlungskompetenz“ führen (Wittneben 1999, S. 5). Die Vermittlung dieser Kompetenzen beginnt, so Bunk (1994) „am ersten Tag der beruflichen Ausbildung und endet in von Wandel gekennzeichneten Zeiten erst mit dem Eintritt in den Ruhestand“ (S. 15). Wie diese Kompetenzen im Einzelnen zu verstehen sind, wird nachfolgend näher erläutert:

Fachkompetenz
Wer über adäquate Kenntnisse und Fertigkeiten verfügt sowie Aufgaben und Inhalte seines Arbeitsbereichs sachkundig zu erledigen weiß, besitzt Fachkompetenz (vgl. Bunk 1994). Für den Pflegebereich bedeutet dies, „nicht nur pflegetechnische Fertigkeiten, sondern vielmehr Fähigkeiten, Pflegekonzepte so anzuwenden, dass sie der jeweiligen Situation des Pflegebedürftigen – ihrer Gesundung und Selbständigkeit, Aktivierung oder Schonung – entsprechen“ (Oelke 1999, S. 21). Die Behandlung chronischer und somatischer Krankheiten sowie Strategien der Gesundheitsförderung sollen den professionell Pflegenden bekannt sein (vgl. ebd. S. 21).

Methodenkompetenz
Unter Methodenkompetenz wird die Fähigkeit verstanden, bei Arbeitsaufgaben, auch wenn sie vom alltäglichen Geschehen abweichen, angemessen zu handeln und adäquate Promlemlösungsstrategien zu entwickeln. Dies setzt voraus, dass Erfahrung, die im Rahmen einer Aufgabenbewältigung gemacht wurden, flexibel auf andere Aufgaben transferiert werden können (vgl. Bunk 1994, S. 11). Gerade die Komplexität der Pflegesituationen verlangt von den Pflegenden immer wieder Urteile, Entscheidungen und Planungen in sich verändernden Situationen, die häufig unter Zeitdruck auszuführen sind (vgl. Oelke 1999).

Sozialkompetenz
Unter Sozialkompetenz wird die Fähigkeit verstanden, mit andern angemessen schriftlich und mündlich zu kommunizieren, sich präzise artikulieren zu können sowie kooperationsfähig zu sein (vgl. Bunk 1994, S. 11). Auf den Pflegebereich übertragen bedeutet diese Kompetenz „die Fähigkeit, Informations-, Beratungs- und Problemgespräche mit den Pflegebedürftigen und ihren Angehörigen zu führen“ (Oelke 1999, S. 21). Ebenso fallen unter diese Kategorie Fähigkeiten wie Empathie ausdrücken, Konfliktsituationen bewältigen sowie Urteilsfähigkeit und Kreativität entwickeln zu können (vgl. Wittneben 1999, S. 4).

Selbstkompetenz
Unter Selbstkompetenz wird vor allem die Fähigkeit der Selbstreflexion verstanden (vgl. Wittneben 1999, S. 4). Von Oelke (1999) – diese Kategorie wird von ihr als Personale Kompetenz bezeichnet – wird im Hinblick auf Belastungen in der Pflegesituation die Stärke der Persönlichkeit betont. Darunter ist beispielsweise die Fähigkeit zu verstehen, Nähe und Distanz in der Pflegesituation zu balancieren, ein Bewusstsein bezüglich der persönlichen Auffassung im Körper- und Sexualbereich zu entwickeln sowie die persönliche Einstellung über Krankheit, Tod und Alter zu reflektieren (vgl. ebd. 1999, S. 22).

2.3 Konsequenzen für pflegeberufliche Curricula

Aus den dargestellten arbeitsweltlichen Veränderungstendenzen lässt sich für die Konzeption von Curricula folgern, dass sie zu einer integrativen Ausbildung führen sollten, die eine Tätigkeit sowohl im Kranken-, Kinder- oder Altenpflegebereich ermöglicht. Dieser Anspruch kann sowohl aus pflege- und gesundheitswissenschaftlicher als auch aus berufspädagogischer Perspektive begründet werden. So überschneiden sich die drei Berufsfelder und damit die wissenschaftlichen Theorien – so die pflegewissenschaftliche Sicht – mit denen Pflegehandlungen ausgeführt und reflektiert werden. Aus gesundheitswissenschaftlicher Perspektive ist festzuhalten, dass eine Ausbildung auf ein verändertes Krankheitsspektrum vorbereiten muss, das mit einer spezialisierten Ausbildung nicht gewährleistet werden kann. Die eingangs erläuterten demographische Entwicklungen und Veränderungen der Arbeitssituation sind aus berufspädagogischer Sicht zu nennen, die von den professionell Pflegenden berufliche Mobilität und ständige Weiterentwicklung verlangen. Auch dies kann durch eine integrative Pflegeausbildung gefördert und unterstützt werden (vgl. Oelke 1999, S. 16f.).

3. Entwicklung und Beurteilung von beruflichen Curricula und Ausbildungsplänen

Berufliche Curricula unterscheiden sich in ihrer Qualität erheblich voneinander. Bei der Bewertung beruflicher Curricula, auch in Pflege- und Gesundheitsberufen, müssen daher mehrere Gütemerkmale berücksichtigt werden. Von Bedeutung für die Qualität einer Berufsausbildung sind die gesetzlichen Rahmenbedingungen, durch die sie geregelt wird. Für die Pflegeausbildung ist – im Gegensatz zu den meisten anderen Berufsausbildungen in Deutschland – kennzeichnend, dass sie nicht in das duale System eingebunden ist. Vielmehr obliegt es der Länderhoheit, die Rahmencurricula festzulegen (vgl. Hoh 2001).

Transparenz der Entscheidungen und Begründungen
Der Entwicklungsprozess von beruflichen Curricula sollte so offen wie möglich erfolgen. Entscheidungsträger, Entscheidungsprozesse und Ableitungszusammenhänge sollten einer öffentlichen Kontrolle zugänglich sein, z.B. dadurch, dass die Rekrutierung der Entscheidungsträger für wichtige curriculare Entscheidungen öffentlich ist. Vorentscheidungen über beispielsweise die Dauer von Ausbildung, die Standards, die Voraussetzungen beruflicher Ausbildungsgänge, Modulstrukturen etc. sollten offen gelegt werden, damit im Prozess selbst Teilergebnisse diskutiert werden können.

Jedes Curriculum umfasst Richtziele, konkrete operationalisierbare Lernziele, Lerninhalte, Hinweise auf mediale Unterstützung, zeitliche Richtwerte und weitere Organisationsentscheidungen. Wichtig ist, dass moderne Curricula auf der Basis von Arbeits- und Tätigkeitsanalysen konstruiert werden. Die reale Berufssituation ist Basis für curriculare Entscheidungen. Sind die allgemeinen Richtziele gewonnen, lassen sich spezifische Lernziele operationalisieren und gruppieren. Die Berücksichtigung von Arbeits- und Tätigkeitsanalysen hat vor allem die Funktion, die wichtigsten Richtziele und beruflichen Inhalte sachlich zu begründen, damit keine Fehleinschätzung beruflicher Anforderungen die spätere Ausbildung prägen kann. Der Diskurs von Praktikerinnen des Pflege- Gesundheitsbereiches ist folglich von zentraler Bedeutung.

Moderne Curricula sind flexibel und offen zu gestalten
Aufgrund der Mitwirkung von Praxiseinrichtungen stellt sich die Ausbildungssituation in verschiedenen Regionen sehr unterschiedlich dar. Dies ist schon der erste Grund hierfür, Curricula nicht geschlossen zu formulieren,

so dass verschiedene Ausbildungs- und Praxiseinrichtungen gar nicht in der Lage wären ein Curriculum umzusetzen. Auch dient die Offenheit der Curricula wesentlich dazu, den doch sehr unterschiedlichen beruflichen Bedürfnissen und Interessen von jungen Auszubildenden modifiziert entgegen zu kommen. Offene Curricula in diesem Sinne sind so beschaffen, dass Ziele und Inhalte den Lernprozess zwar leiten, aber keinesfalls vollkommen determinieren. Lehrer und Ausbilder wie auch Auszubildende haben die Möglichkeit, die Ziele und Inhalte zu interpretieren, und es wäre ein Verlust an Problemorientierung und Kreativität, wenn die möglichen Handlungsspielräume durch Curricula unnötig eingeengt würden. Für den Pflegebereich bedeutet dies beispielweise, dass aktuelle berufliche Probleme der Auszubildenden aus dem Praxisbereich spontan im Unterricht aufgenommen werden können.

Eine ausschließlich auf der Grob- und Richtzielebene formulierte curriculare Orientierung ist ungeeignet um Qualität zu sichern. Die Zielformulierung von Curricula hat auch die Funktion, allgemeine Standards der Ausführungsorte übergreifend zu sichern. In vielen Fällen dürfte die Organisation der Ausbildung im modularen System sinnvoll sein, wobei hierbei Ausbildungsgänge in einzelne Ausbildungseinheiten aufgeteilt werden, die dann in verschiedener Kombination und auch in Grenzen in verschiedener Zeitfolge absolviert werden können. Diese Form modularer Konstruktion kommt der Offenheit und damit der Umsetzbarkeit von Curricula entgegen.

Die modulare Struktur von Curricula kann so geschichtet werden, dass eine notwendige Grundausbildung für mehrere Fachrichtungen und Berufszweige gesichert wird. Die Spezialisierung wird späteren Ausbildungsphasen vorbehalten. Diese curriculare Struktur, von der Grundbildung zur zunehmenden Spezialisierung, hat den Vorteil, dass Auszubildende auch zu einem späteren Zeitpunkt ohne großen Zeitverlust Fachrichtungen und Berufszweige entsprechend ihrer neuen Einsichten und Interessen wechseln können.

Offene Curricula haben auch den Vorteil, dass sie weniger schnell veralten als geschlossene, immer gemessen am Wandel beruflicher Anforderungen. In jedem Fall sollte im Curriculumentwurf auch in den Pflege- und Gesundheitsberufen, in denen sich deutlicher Wandel abzeichnet, über Zeitabstände und vorzunehmende Untersuchungen, die der Aktualisierung und Modernisierung der Berufsmaterialien und der beruflichen Ausbildungswege dienen, Angaben enthalten sein.

Berufliche Curricula müssen vollständig sein

In jedem Fall müssen berufliche Curricula Aussagen über alle Curriculumkomponenten enthalten, die für die Planung der Ausbildung notwendig sind. Insbesondere müssen die Aussagen über die sachlich-zeitliche Gliederung der Ausbildung vollständig und die curriculare Verzahnung der verschiedenen Lernorte sicher gestellt werden. Vollständigkeit ist dann besser zu erreichen, wenn die Ergebnisse von Arbeits- und Tätigkeitsanalyen berücksichtigt werden.

Die Wissenschaftsorientierung beruflicher Curricula ist notwendig
Die Wissenschaftsorientierung im Kontext der beruflichen Curriculaentwicklung bedeutet Verschiedenes. Erstens sollten – darauf wurde bereits hingewiesen – beim Prozess der Curriculumentwicklung wissenschaftliche Arbeits- und tätigkeitsanalytische Verfahren berücksichtigt werden. Dabei ist wichtig, dass berufliche Fachleute, Fachwissenschaftler aber auch Fachdidaktiker und Erziehungswissenschaftler maßgebenden Einfluss auf die Curriculumentwicklung nehmen können. Eine Sicherung der notwendigen Fachkompetenz im Pflege- und Gesundheitsbereich ist nur dann gewährleistet, wenn der neueste wissenschaftliche Kenntnisstand im jeweiligen Fach und Beruf bei der Formulierung von Lernzielen und Lernmethoden in das Curriculum eingehen kann.

Berufliche Curricula entsprechen dem Effizienzkriterium
Die aktuell immer wichtiger werdende vertikale Vernetzung und Abstimmung unseres Bildungssystems erfordert es, dass die in einem beruflichen Curriculum formulierten Lernziele nach Umfang und Schwierigkeit an die Lernvoraussetzungen von Zielgruppen angepasst werden. Die Missachtung dieses implizit hier formulierten Prinzips der Passung führt zu hohen Motivationsverlusten auf Seiten der entweder über- oder unterforderten Lernenden. Eine in diesem Sinne überprüfte Passung des Curriculums ist nur möglich, wenn der Curriculumentwurf hinreichend erprobt wurde, beispielsweise in einem regionalen Bezirk und gegebenenfalls auch Revisionen curricularer Annahmen und Intentionen erfolgten. Die Erprobung des Curriculums dient auch der besseren Verständlichkeit und generell der Umsetzbarkeit des Curriculums in berufliche Realität. Der gesamte Forschungs-, Entscheidungs- und Erprobungsprozess während der Curriculumentwicklung ist durch eine sorgfältig durchdachte Strategie festzulegen.

Berufliche Curricula basieren auf gesellschaftlichem Konsens
Es ist von eminenter Bedeutung, dass die Entwicklung und die Ergebnisse beruflicher Curricula auf dem Konsens der wichtigsten beteiligten gesellschaftlichen Gruppen über die Richtziele basiert. Auch die Dauer der Ausbildung, die Berufsbezeichnungen, die Prüfungsanforderungen und der curriculare Ablauf und die wichtigsten Organisationsentscheidungen über Lernorte bedürfen der Abstimmung zwischen den Beteiligten. Normalerweise handelt es sich um Interessengruppen der Arbeitnehmer, der Arbeitgeber, im Falle von Ausbildungsordnungen auch der Bundesministerien sowie der Länder- und Kultusministerien für den schulischen Bereich. Ohne einen entsprechenden Konsens ist ein berufliches Curriculum normalerweise nicht zu implementieren. Es hat sich bewährt, den Entwurf eines beruflichen Curriculums einer Anzahl von Praxiseinrichtungen bzw. Betrieben, pädagogischen Fachexperten, Gewerkschaftsvertretern oder auch Kammern

zur Stellungnahme zuzuleiten. Die Stellungnahmen sind Basis dafür, den beruflichen Curriculumentwurf zu revidieren. In demokratischen Gesellschaften ist es wichtig, auch die Auszubildenden und Arbeitnehmer bei der Curriculumentwicklung zu berücksichtigen, d.h. auch die Stellungnahmen beispielsweise von Jugendvertretern und generell die Berücksichtigung von Fragen der Auszubildenden sind Bestandteil des erwähnten notwendigen Konsens.

Die Entscheidungsträger müssen legitimiert und kompetent sein
Im Normalfall liegt curricularen Entwicklungsprozessen ein politisch administrativer Auftrag zugrunde, der das jeweilige Verfahren legitimiert. Ohne eine solche Legitimation ist es möglich, dass durchaus kompetent entstandene Curricula landes- oder regionenweit keine Anerkennung finden. Legitimation alleine allerdings reicht nicht aus. Die Entscheidungsträger müssen auch pädagogisch und fachlich kompetent sein. Fachexperten, Ausbildungssachverständige, Fachdidaktiker und auch Curriculumexperten müssen auf die Entwicklung Einfluss nehmen. Über die Methoden der Curriculumkonstruktion müssen selbstverständlich alle Beteiligten informiert sein. Eine ausreichende Einarbeitungszeit, auch für evtl. Nichtexperten der Curriculumentwicklung, muss gewährleistet werden.

3.1 Lernziel und Kompetenzorientierung

Zentraler Bestandteil beruflicher Curricula und Ausgangspunkt vieler weiterer Entscheidungen, auch die Ableitung von Ausbildungsplänen, sind die Arbeits- und Tätigkeitsanalysen und die dabei gewonnenen Lernziele. Heute sprechen wir in der beruflichen Bildungsforschung zunehmend von Kompetenzen oder auch von Schlüsselqualifikationen. Es gibt zahlreiche und sich durchaus widersprechende Konzeptionen beruflicher Kompetenzen. Es setzt sich allerdings zunehmend, wie eingangs aufgezeigt wurde, eine Gliederung durch, die Fachkompetenzen, Methodenkompetenzen, Sozialkompetenzen, personale Kompetenzen und auch interkulturelle Kompetenzen unterscheiden. Gerade in Pflege- und Gesundheitsberufen ist den sozialen und kommunikativen Kompetenzen und den personalen Kompetenzen hohe Aufmerksamkeit zu widmen. Dabei ist es wichtig, bei der Formulierung von Kompetenzen, aber insbesondere auch bei der Formulierung von Lernzielen formal ein einheitliches Abstraktionsniveau und eine einheitliche Logik zu wählen.

Berufliche Kompetenzen und entsprechende Lernziele sind wesentlich so ausgewählt, dass die Auszubildenden für die derzeitigen und auch die zukünftigen Tätigkeiten hinreichend qualifiziert und motiviert werden. Kompetenzbasierte Ausbildung befähigt die Lernenden sowohl ihre berufliche wie auch private Umwelt aktiv mitzugestalten.

3.1.1 Kompetenzbasierte Ausbildung geht über berufliche Kompetenz hinaus

Allgemeine Lernziele, Schlüsselqualifikationen und Kompetenzen, die als Voraussetzung für Weiterlernen und für nahezu jede private berufliche und gesellschaftliche Tätigkeit formuliert werden, finden sich in zahlreichen Katalogen. Eine der ältesten Zielformulierungen hat Edding (1963) entwickelt:

- die Bereitschaft und Fähigkeit ständig hinzu zu lernen,
- die Fähigkeit zu psychologischem, analytischem, kritischem und strukturierendem Denken,
- die Fähigkeit zu dispositivem Denken (einteilen von Zeit und Mitteln, Organisieren),
- die Fähigkeit, sich Ziele zu setzen und entsprechende Entscheidungen zu treffen,
- die Fähigkeit zur Zusammenarbeit und Kommunikation,
- die Fähigkeit zur Ausdauer,
- die Fähigkeit zur Konzentration und Genauigkeit,
- die Fähigkeit eigene Leistungsergebnisse kritisch zu evaluieren und zu korrigieren,
- Leistungsfreude aus den bewussten Aufgaben problemorientiert lösen zu können.

In moderneren entsprechenden Katalogen von Schlüsselqualifikationen und Kompetenzen werden die Zielbereiche der Arbeitsplanung, Ausführung und Ergebniskontrolle, der Zielbereich des Verhaltens in der Gruppe, der Kontakt zu anderen und der Teamarbeit, der Zielbereich von Lernverhalten, Auswerten und Weitergeben von Informationen, der Zielbereich der eigenen Mitverantwortung bei der Arbeit sowie der Zielbereich der psychischen und physischen Beanspruchung und entsprechender Ausdauer differenziert.

Die Aufzählung entsprechender Schlüsselqualifikationen und Kompetenzen sind selten vollständig und können häufig erheblich verlängert werden. Dennoch sind berufliche Curricula heute nicht mehr nur durch Kompetenzen zu ergänzen, sondern diese Kompetenzorientierung ist wesentliche Basis der Formulierung von Bildungszielen, weil sie den sich verändernden Organisationsstrukturen und Arbeitsanforderungen vieler Arbeitsplätze im Pflege- und Gesundheitsbereich entsprechen.

Von großer Bedeutung ist auch die Abstimmung beruflicher Curricula mit anderen Curricula, beispielsweise schulischen Curricula oder Weiterbildungsangeboten. Zunächst ist festzuhalten, dass im Rahmen dualer oder alternierender Lernorte die praktischen und die theoretisch schulischen Lehrpläne und Ausbildungspläne aufeinander abgestimmt werden müssen. Berufliche Curricula können nicht ausschließlich durch die Berücksichtigung der Arbeitsanforderungen konstruiert werden, sondern müssen immer auch die Voraussetzungen der schulischen Vorausbildung analysieren. Sind die Einstiegsvoraussetzungen der Lernenden unter Leistungsgesichtspunkten sehr heterogen, muss von Anfang an differenzierender Unterricht eingeplant werden. Auf keinen Fall können in der beruflichen Ausbildung Voraussetzungen formuliert werden, die real in den Schulen möglicherweise nicht gegeben sind.

3.2 Erfassung zukünftiger Anforderungen als Basis der Curriculumentwicklung

Ein bedeutender Aspekt, den es bei jeder Curriculumentwicklung zu berücksichtigen gilt, ist die Tatsache, dass damit ‚heute' Menschen ausgebildet werden, die den Anforderungen ‚von morgen' gerecht werden sollen. Die Frage stellt sich daher, wie solche zukünftigen Anforderungen bestimmt werden können. Eine Möglichkeit besteht darin, im Rahmen strategischer Workshops Zukunftsszenarien zu entwickeln. Dazu werden Berufsexperten eingeladen, die anhand sorgfältig ausgewählter Fragen versuchen, den zukünftigen Bedarf zu ermitteln. Aus diesen Szenarien werden nachfolgend Bausteine für das Curriculum abgeleitet. Ebenso eignet sich die so genannte Delphi-Technik, bei der verschiedene Experten unabhängig voneinander gebeten werden, ihre Vorstellung der zukünftigen Entwicklung schriftlich zu skizzieren. Durch den Einbezug der IuK-Technologien (sprich E-Mail, Internet) ermöglicht dieses Verfahren, eine große Gruppe von Experten anzusprechen, ohne dass eine örtliche Präsenz notwendig ist. Das Verfahren ist folglich sowohl Zeit als auch Kosten sparend. Die unterschiedlichen Antworten der angefragten Experten werden zusammengefasst und wieder an die Experten zurückgeleitet. Diese haben daraufhin die Möglichkeit, ihre erste Sichtweise unter Anregung der Ansichten und Auffassungen anderer Experten zu ergänzen resp. zu revidieren. Die Erfahrung mit solchen Delphi-Techniken zeigt, dass sich in der Regel nach drei bis vier Durchgängen ein relativ einheitliches, widerspruchsarmes Bild der Auffassungen ergibt (vgl. Rosenstiel 2000, S. 134f.). Eine weitere Möglichkeit bieten DACUM-Workshops, wie im Folgenden aufgezeigt wird.

4. Entwicklung von Curricula mit der DACUM-Methode

Berufs- und Tätigkeitsanalysen, die Basis eines jeden Curriculums, können mit der DACUM-Methode erarbeitet werden. Die DACUM-Methode – die Abkürzung DACUM steht für ‚Developing a Curriculum' –, ist weit verbreitet in den USA, Kanada, zunehmend auch in Entwicklungs- und Transformationsländern sowie in Europa. Sie wurde bereits in den 1960er Jahren in den USA und in Kanada entworfen und seither ständig weiterentwickelt. Diese Methode wird heute vor allem mit dem Center on Education and

Training for Employment (CETE[1]) am Ohio State University College of Education und dessen DACUM-Programmdirektor Robert E. Norton in Verbindung gebracht.

4.1 Grundannahmen von DACUM

Die DACUM-Methode basiert auf drei Grundannahmen:

- erstens, dass erfahrene Arbeitnehmer die für die Erfüllung ihres Berufes erforderlichen Kompetenzen besser definieren können als sonst jemand. Sie sind die wahren Experten ihrer Tätigkeit – mehr noch als Manager und Vorgesetzte – und damit die zuverlässigste Informationsquelle für die Erfassung von beruflichen Kompetenzen.
- zweitens, dass jeder Beruf und jeder Tätigkeitsbereich detailliert in Form von Tätigkeiten beschrieben werden kann, die für eine erfolgreiche Ausübung eines Berufes erforderlich sind. Über diese Analyse, was erfolgreiche Arbeitnehmer/-innen in ihrem Berufsalltag machen, kann der Bedarf an Fähigkeiten und Kenntnissen für zukünftige Beschäftigte ermittelt werden.
- drittens, dass jede Aufgabe und Tätigkeit, die korrekt und erfolgreich ausgeführt werden soll, bestimmte Kenntnisse, Fertigkeiten, Hilfsmittel und Geräte sowie Arbeitshaltungen und Einstellungen voraussetzt.

4.2 Der DACUM-Workshop

Kompetenzen werden in spezifischen, in der Regel zwei Tage dauernden DACUM-Workshops, unter der Leitung eines professionellen Moderators, elaboriert. Ziel dieser Workshops ist die Definition und das schriftliche Festhalten der für den Arbeitsprozess erforderlichen, berufsspezifischen Fertigkeiten, allgemeinen Kenntnisse, Verhaltensweisen, Geräte- und Hilfsmittel sowie Arbeitshaltungen und Einstellungen. Es wird dabei deutlich, dass Kompetenzen eine andere Bedeutung als im deutschen Bildungskontext haben. Sie stehen im Wesentlichen für praktische Kenntnisse, die von einem Beschäftigten im realen Arbeitszusammenhang beherrscht werden müssen, damit eine spezifische berufliche Tätigkeit erfolgreich ausgeübt werden kann (vgl. Norton 2000).

Die Teilnehmergruppe eines Workshops setzt sich jeweils aus sechs bis zwölf erfahrenen Beschäftigten des zu analysierenden Berufes zusammen, die in intensiver Gruppenarbeit – insbesondere unter Anwendung strukturierter Brainstormingmethoden – die zentralen Kompetenzen ermitteln. Sobald innerhalb der Gruppe bezüglich der einzelnen Tätigkeiten und Aufgaben Konsens herrscht, werden die Stichworte vom Moderator auf Karten geschrieben und tabellenförmig und gut sichtbar für die Teilnehmer, aufge-

---

1 Siehe auch http://www.cete.org

listet. Die Erfahrung zeigt, dass für die meisten Berufe 6 bis 12 Aufgabenfelder und Verantwortungsbereiche genannt werden können, die sich wiederum in 6 bis 20 Tätigkeiten unterteilen lassen (vgl. Norton 2000, S. 181). Zur Qualität der Workshopergebnisse trägt bei, dass auch Entwicklungsperspektiven und Zukunftstrends des zu analysierenden Berufes oder Berufsfeldes aufgeschlüsselt werden. Da der DACUM-Prozess den Curriculumentwicklern erst Kenntnisse vermittelt, was unterrichtet werden soll, ist im Anschluss an die Berufs- und Tätigkeitsanalyse – so die Grundlage der DACUM-Methode – eine Unterrichtsanalyse vorgesehen, an der auch Lehrkräfte und Ausbildungsverantwortliche teilnehmen. Während dieser Workshops, die nach dem gleichen Prinzip wie die Analyseworkshops verlaufen, werden Unterrichtsmethoden, Zeitbedarf, Sequenzierung sowie Lernorte für den Erwerb der einzelnen Kompetenzen definiert (vgl. Collum 1999, S. 17f.).

4.3 Vor- und Nachteile der DACUM-Methode

Ihre Schnelligkeit, die geringen Kosten und die Zuverlässigkeit der Ergebnisse haben die DACUM-Methode weltweit in über 30 Ländern zu einem erfolgreichen Konzept für Schulen, Betriebe, Unternehmen und staatlichen Einrichtungen werden lassen (vgl. Norton 2000, S. 184). Es ist offensichtlich, dass die Schnelligkeit von DACUM traditionelle Methoden der Berufs- und Tätigkeitsanalyse übertrifft, die zwischen einem Monat und bis zu zwei Jahren dauern können. Die Schnelligkeit macht DACUM damit insbesondere zu einer idealen Methode für Berufe, die einem ständigen technologischen Wandel unterliegen, wie dies für Berufe im Pflege- und Gesundheitsbereich der Fall ist (vgl. Collum 1999, S. 16). Von Bedeutung ist dabei, dass durch den geringen Personal- und Zeitaufwand die Kosten für die Kompetenzanalyse niedrig ausfallen. Dies ermöglicht es Einrichtungen, die mit der DACUM-Methode arbeiten, die Curricula oder Berufsbilder je nach Bedarf in relativ kurzen Abständen zu erneuern. Einen weiteren Vorteil sieht Norton (2000) im umfassenden Ergebnis der Gruppenarbeit, denn die Erfahrung zeigt, dass die Workshopteilnehmer in der Regel innerhalb von zwei Tagen alle Tätigkeiten, Verhaltensweisen und Arbeitsmittel definieren, die ein bestimmter Beruf vom Auszuübenden verlangt. Dies hängt vor allem damit zusammen, dass jeweils die besten ihrer Branche an diesen Workshops teilnehmen (vgl. Norton 2000, S. 183). Der offensichtliche Nachteil dieses Verfahrens ist die Tatsache, dass die Ergebnisse subjektiv geprägt sind und stark vom Ergebnis des Workshops abhängen, also von der Teilnehmergruppe und ihrer Motivation, ihrem Wissen, ihrer Kommunikationsfähigkeit sowie der Gruppendynamik (vgl. Norton 2000).

5. Modulare Curricula: Chancen und Grenzen

Zunehmend gewinnt in der pädagogischen Diskussion die Idee einer modularisierten Berufs- und Weiterbildung an Bedeutung, da man sich aufgrund ihrer flexiblen Strukturen eine bessere Anpassung an den raschen Wandel in Wirtschaft, Technik und Gesellschaft erhofft. Im internationalen Kontext wurde diese Idee insbesondere in angelsächsischen und zahlreichen Ländern Lateinamerikas und Asiens bereits verwirklicht. In England wurde beispielsweise bereits Ende der 1980er Jahre das berufliche Bildungswesen durch Module, verstanden als Kompetenzbündel (= National Vocational Qualifications), auf fünf Niveaus sowohl branchen-, berufs- als auch institutionenübergreifend festgelegt (vgl. van Cleve 1997; Greinert 2000).

Die Idee der modularen Strukturierung birgt Chancen und Grenzen, die nachfolgend anhand eines Beispiels im Gesundheitsbereich aufgezeigt werden. Ob diese Ausbildungsform längerfristig zusammenhängende Ausbildungen ersetzen wird, kann bei der heutigen Forschungs- und Erfahrungssituation nicht gesagt werden.

5.1 Modulare Weiterbildung im Gesundheits- und Pflegebereich – ein Beispiel aus der Praxis

Anhand des „Interdisziplinären Spitex-Bildungszentrum“ in Zürich (= ISB, vormals Schule für spitalexterne Krankenpflege) kann aufgezeigt werden, was bei der Umgestaltung von Diplom-Ausbildungen auf modulare Strukturen zu beachten ist. Die Weiterbildungsprogramme am ISB sind für Pflegende konzipiert, die bereits über ein Diplom in der Gesundheits- und Krankenpflege verfügen und im Bereich der ambulanten Krankenpflege, der gemeindepsychiatrischen Pflege oder der Mütter- und Väterberatung tätig sind (vgl. Fluck 1998, S. 22f.).

5.1.1 Begriffliche Grundlage

Die Modularisierung von Curricula bedeutet, dass zusammenpassende Lehrinhalte in thematische Einheiten respektive Module gefasst werden. Sie können zu Blockmodulen entwickelt werden, was bedeutet, dass der Lehrstoff während eines Moduls vermittelt und erarbeitet wird. Eine weitere Möglichkeit ist es, sequentielle Module zu elaborieren, deren Inhalte im Laufe mehrerer Module auf immer komplexere Weise thematisiert und vertieft werden (Curriculumspirale). Der zeitliche Umfang eines Moduls ist ebenfalls unterschiedlich und wird dem Inhalt entsprechend bestimmt. Die Reihenfolge der Teilnahme an den Modulen kann von den Auszubildenden teilweise frei gewählt werden, teilweise ist sie aus didaktischen Erwägungen an eine Reihenfolge gebunden. Der Besuch aller Module führt im Beispiel des ISB zu einem gesamtschweizerisch anerkannten Diplom im Pflege- und Gesundheitsbereich.

5.1.2 Chancen und Grenzen der Modularisierung

Durch die Modularisierung können Synergien zwischen den einzelnen Programmen genutzt werden, denn es gibt gewisse Module, die von Teilnehmern unterschiedlicher Weiterbildungsprogramme gemeinsam absolviert werden. Damit werden Beschäftigte verschiedener ambulanter Pflegebereiche zusammengeführt und die Interdisziplinarität bzw. -professionalität aktiv gefördert. Neben der erhöhten Transparenz der Ausbildung besteht für die Weiterbildungseinrichtung weiterhin die Möglichkeit, einzelne Module als eigenständige Weiterbildungskurse an weitere Interessenten anzubieten. Falls sich Teilnehmer solcher Kurse in einer späteren Phase zu einer Fachausbildung am ISB einschreiben, werden die besuchten Module anerkannt. Zukünftig soll die Modularisierung am ISB so weit führen, dass Auszubildende nach zeitlichen und inhaltlichen Interessen die Ausbildung gestalten können, was der zunehmenden Individualisierung von Bildungsbiographien entgegenkommt.

Damit die einzelnen Module von den Teilnehmern, die den Diplomstudiengang besuchen, trotzdem als einheitlicher Studiengang wahrgenommen wird, wurden am ISB zahlreiche integrationsfördernde Maßnahmen eingeführt. Lerngruppen, Gruppensupervision und Beratung am Arbeitsplatz der Teilnehmer gehören dabei zu den bedeutendsten Elementen. Im weiteren finden regelmäßig Lernkontrollen über die Inhalte der einzelnen Module statt, damit sich die Auszubildenden fortwährend über ihre Lernfortschritte vergewissern können. Schriftliche Prüfungen sind so konzipiert, dass sie die Integration der Lerninhalte der verschiedenen Module erfordern.

Kontrovers diskutiert wird die Tatsache, dass die Modularisierung der Ausbildung dazu beitragen kann, dass der Anreiz sinkt, den Diplomstudiengang mit all seinen Modulen zu absolvieren. Dies könnte sich längerfristig negativ auf die Qualität der Ausbildung auswirken und zu einer „Schmalspur-Variante“ (Fluck 1998, S. 23) statt zu einer Vereinheitlichung der Ausbildungsniveaus führen. Ebenso gibt es Module, die insbesondere in Ergänzung mit weiteren Modulen einen sinnvollen Lerneffekt erzeugen, beispielsweise das Modul „Kommunikation“ in Ergänzung mit dem Modul „Lebenswelt und Familie“ und „Entwicklung“ (Fluck 1998, S. 23). Solche Effekte fallen weg, wenn die Reihenfolge der Module individuell gewählt werden kann, was die Ausbildung ebenfalls beeinträchtigen könnte.

An diesem Beispiel wird deutlich, dass es ‚die' modulare Struktur eines Curriculums nicht geben kann. Vielmehr ist es Aufgabe jeder Ausbildungseinrichtung entsprechend den Bedürfnissen ihrer Zielgruppen, den Rahmenbedingungen und Zielsetzungen der Institution eine adäquate Modularisierung zu entwickeln. Die Erfahrungen am ISB zeigen, dass eine schrittweise Einführung und regelmäßige Evaluation dazu führen können, eine angestrebte Flexibilisierung und pädagogische Ziele einer Ausbildung in einen innovativen Einklang zu bringen (vgl. Fluck 1998, S. 23).

6. Resümee

Fest steht, dass sich Aus-, Fort- und Weiterbildung für Pflege- und Gesundheitsberufe, beeinflusst durch berufspolitische Motive, aber auch in Folge des eingangs dargestellten gesellschaftlichen, wirtschaftlichen und technischen Wandels im Umbruch befinden. Daraus lässt sich folgern, dass die Ausbildung für professionell Pflegende herausgefordert ist, den Auszubildenden neben wissenschaftlich gestütztem Fachwissen auch konkretes Handlungswissen zu vermitteln, das sie befähigt, in verschiedenen Bereichen der Pflege – sei es Kranken-, Kinder- oder Altenpflege – kompetent zu agieren. Fawcett-Henesy (1997) spricht in diesem Zusammenhang vom Bedarf an „generalistischen Pflegenden, die sowohl stationär als auch im außerstationären Bereich tätig sein können" (S. 19). Dies spricht dafür, die Curricula von enger Fachdidaktik auf eine „Pflegeberufsfelddidaktik" zu erweitern (vgl. Wittneben 1999, S. 1). Weiterhin sollte die Ausbildung so konzipiert sein, dass sie zur lebensbegleitenden Weiterentwicklung und Fortbildung sowohl motiviert und vorbereitet als auch entsprechende Weiterbildungsmaßnahmen vorsieht. Diesbezüglich sei nochmals auf die Möglichkeiten der Modularisierung verwiesen, die eine flexible und zeitgemäße Weiterbildung ermöglicht, was insbesondere Frauen (und Männern) in und nach der Familienphase entgegenskommt. Neben der Bedeutung, die der Curriculumplanung zukommt, ist auch die Aus- und Fortbildung der Lehrkräfte in Pflege- und Gesundheitsberufen gezielt zu fördern. Ihr Engagement, ihre Fähigkeiten und Kenntnisse im methodisch-didaktischen Bereich sind letztendlich maßgebend, dass innovative, zukunftsorientierte Curricula in der Ausbildung adäquat umgesetzt und weiterentwickelt werden.

Wissens- und Transferfragen

1. Arbeiten Sie die zentralen Aspekte heraus, die es bei der Entwicklung und Beurteilung von Curricula zu beachten gilt. Welche sind dabei für Ihre Einrichtung/Ausbildungsinstitution von besonderer Bedeutung?
2. Überlegen Sie, welches die wichtigsten konkreten Themen/Inhalte für die Fach-, Methoden-, Sozial- und Selbstkompetenz im Bereich Ihres Pflege- und Gesundheitsberufes sind, die (zukünftige) Berufstätige beherrschen sollten.
3. Wenn Sie an das aktuelle Curriculum Ihrer Einrichtung denken, welche Inhalte bedürfen Ihrer Ansicht nach einer Veränderung?
4. Reflektieren Sie Chancen und Grenzen einer Modularisierung der Aus- und Weiterbildung im Pflege- und Gesundheitsbereich. Inwiefern wäre dies in Ihrem Pflege- und Gesundheitsbereich möglich? Welche Rahmenbedingungen sehen Sie als förderlich? Welches sind die zentralen Hindernisse?

5. Falls Sie Mitglied einer Kommission für Ausbildungs- und Curriculumentwicklung sind/wären, welche weiteren Experten/Expertinnen müssten Ihrer Ansicht nach in dieser Kommission mitwirken? Wie würden Sie zukünftige Trends im Bereich der Gesundheits- und Pflegeberufe erfassen? Inwiefern sehen Sie Möglichkeiten, Auszubildende aktueller und früherer Studiengänge in den Entwicklungsprozess zu integrieren?
6. Welche Bedingungen im Rahmen der Curriculumentwicklung müssten in Ihrem Pflege- und Gesundheitsbereich berücksichtigt werden, damit die Ausbildungsabschlüsse innerhalb der EU anerkannt würden? Denken Sie dabei insbesondere an Inhalte und Dauer der Ausbildung, den Ausbildungsort und die Prüfungsordnung.

Literatur

Achatz, M.; Tippelt, R. (2001): Wandel von Erwerbsarbeit und Begründung kompetenzorientierten Lernens im internationalen Kontext, in: Bolder, A.; Heinz, W. R.; Kutschka, G., Hrsg., Deregulierung der Arbeit – Pluralisierung der Bildung? Jahrbuch Bildung und Arbeit 1999/2000, Opladen, S. 111-127

Bergmann, B. (2000): Arbeitsimmanente Kompetenzentwicklung, in: Bergmann, B.; Fritsch, A.; Göpfert, P.; Richter, F.; Waradanjan, B.; Wilczek, S., Kompetenzentwicklung und Berufsarbeit, Münster, S. 11-39

Bolder, A. (2002): Arbeit, Qualifikation und Kompetenzen, in: Tippelt, R., Hrsg., Handbuch Bildungsforschung, Opladen, S. 651-674

Bunk, G. P. (1994): Kompetenzvermittlung in der beruflichen Aus- und Weiterbildung in Deutschland, in: Europäische Zeitschrift für Berufsbildung (CEDEFOP), Heft 1, S. 9-15

Cleve, B. van (1997): Innovationen der Curriculum-Entwicklung in internationaler Perspektive. Modulare Curricula in der Berufsbildung, in: Schaack, K.; Tippelt, R., Hrsg., Strategien der internationalen Berufsbildung. Ausgewählte Aspekte, Frankfurt a.M., S. 165-184

Collum, J. (1999): Analyse von Berufen mit dem DACUM-Prozess, in: Panorama, Zeitschrift für Berufsbildung, Heft 1, S. 16-18. (http://www.panorama.ch)

Edding, I. (1963): Ökonomie des Bildungswesens, Freiburg i. Br.

Fluck, D. (1998): Modulare Weiterbildung: ja, aber..., in: Panorama, Zeitschrift für Berufsbildung, Heft 2, S. 22-23. (http://www.panorama.ch)

Greinert, W.-D. (2000): Organisationsmodelle und Lernkonzepte in der beruflichen Bildung. Analytische Grundlagentexte, GTZ Bd.16, Baden-Baden

Fawcett-Hensey, A. (1997): Zukünftige Anforderungen an die Pflege aus Sicht der WHO, in: Ausbildung in den Pflegeberufen. Dokumentation eines Expertengesprächs am 14. 3. 1997, Eschborn

Hoh, R. (2001): Umgang mit Sterben und Tod. Ein Beitrag zur Qualitätssicherung in der Pflege. München, unveröff. Dissertation

Kleinhenz, H. (1998): Zum Wandel der Organisationsbedingungen von Arbeit – Eine Einführung, in: Mitteilungen aus der Arbeitsmarkt- und Berufsforschung, Heft 3, S. 405-408

Norton, R. E. (2000): DACUM: Curriculum for the High Performance Workplace, in: Kohn, G.; Rützel, J.; Schröter, H.-G.; Ziehm, S., Eds., Compatibility of Vocational Qualification Systems. Hrsg. v. d. GTZ GmbH, Berlin, S. 180-193

Oelke, U. (1999): Kriterien zur Beurteilung und Konstruktion von Curricula, in: Koch, V., Hrsg., Bildung und Pflege. 2. Europäisches Osnabrücker Kolloquium, Bern, S. 15-29

Rauner, F. (1999): Der berufswissenschaftliche Beitrag zur Qualifikationsforschung und zur Curriculumsentwicklung, in: Pahl, J.-P.; Rauner, F.; Spöttl, G., Hrsg., Berufliches Arbeitsprozesswissen. Ein Forschungsgegenstand der Berufsfeldwissenschaften, Baden-Baden, S. 339-363

Rosenstiel, L. v. (2000): Grundlagen der Organisationspsychologie – Basiswissen und Anwendungshinweise, Stuttgart

Schaack, K.; Tippelt, R., Hrsg., (1997): Strategien der internationalen Berufsbildung. Ausgewählte Aspekte, Frankfurt a. M

Tippelt, R., Hrsg., (o. J.): Wie entwickelt man berufliche Curricula und Ausbildungspläne? Mannheim

Tippelt, R./Amorós, A. (2000b): Formación de Formadores: Diseño y Desarrollo curricular, Manual didáctico, Lima

Wittneben, K. (1999): Pflegeausbildung im Spannungsfeld von Pflegepraxis, Pflegewissenschaft und Didaktik, in: Koch, V., Hrsg., Bildung und Pflege. 2. Europäisches Osnabrücker Kolloquium, Bern, S. 1-13

Schulkultur
und Teamentwicklung

Birgit Hoppe

Führen und Leiten: Bewegen – gestalten – steuern

Das Thema „Führen und Leiten von Schulen der Pflege- und der Gesundheitsberufe“ ließe sich sehr klassisch abhandeln. Man nehme eine Anzahl von Theorien und Strategien, die Führungs- und Leitungsverantwortung kennzeichnen, fächere sie auf und bestimme die Ziele, die auf den Ebenen von Organisation und Person/en (Mitarbeiter und Kunden) zu verfolgen sind. Das Rezept müsste und könnte dann im eigenen Handeln auf den jeweiligen Geschmack hin verfeinert werden.

Ich werde einen – etwas – anderen Weg in diesem Beitrag gehen. Der erste Schritt umfasst die verpflichtende Ouvertüre: Jede reflektierte Verantwortung für eine Bildungseinrichtung fängt bei der Reflexion an, was, in welchem Rahmen, auf welcher – öffentlichen – Plattform geleitet wird resp. werden soll. Der zweite Teil fokussiert die verschiedenen Wirklichkeiten (damit strukturell auch Schulformen), die (propagierte) Ziele ermöglichen oder verhindern. Zum Schluss geht's dann um's Machbare, um das Wie des Leitungshandelns, damit Entwicklung von Personen und Strukturen geschieht.

Der rote Faden des Beitrags lautet dabei insgesamt: Lehrende Organisationen müssen in einem umfassenden Sinne lernende Organisationen sein!

1. Der Gegenstand

Im Schulmanagement ist das Führen und Leiten, Segment Qualifizierung für Pflege- und Gesundheitsberufe, scheinbar deutlich definiert! Doch wirft die nähere Betrachtung, was da alles geführt und geleitet werden kann:

- eine Schule?
- eine Bildungsstätte?
- ein Institut?
- eine Akademie?
- oder eine lernende und lehrende Organisation?
- ...?

eine Fülle von unterschiedlicher Perspektiven und Analyseebenen auf. Dazu kommen die Konsequenzen unterschiedlicher Trägerbindungen: Handelt es sich um z.B. um

- eine öffentliche Schule?
- eine gemeinnützige Einrichtung unter Regie eines Wohlfahrtsverbandes?
- ein gewerbliches Unternehmen?
- die „Filiale" eines Krankenhauses?
- ...?

und unterliegt sie dabei dem Schulrecht und damit der Schulaufsicht, und wenn ja, ist sie

- eine Berufsschule?
- eine Berufsfachschule?
- eine Fachschule?
- oder ...?

Wie auch immer die Antwortkombination lautet: Die Übernahme von Leitungsverantwortung wird je mit anderen Optionen und Zielsetzungen verbunden sein!

Wer leitet was, in welchem Kontext, mit welchem Ziel? sind daher drei schlichte Eingangsfragen, die es in sich haben. Das schlichte Faktum ist dabei längst bekannt: Die Annahme eines „situationsunabhängigen Führungsstils (ist) unrealistisch" (Neuberger 1996, S. 79); die eines personenunabhängigen Führungsstils selbstverständlich auch!

Die Folge: Der Verweis, dass Ausführungen zum Komplex „Führen und Leiten" als exemplarische Folien anzusehen sind. Damit beginnen fast alle Beiträge zum Thema, nun auch dieser.

2. Das Setting

Es sind die klimatischen Strukturbedingungen, die die eigene Perspektive und die Interaktionen in besonderer Weise prägen. Um das eigene Leitungshandeln produktiv reflektieren zu können, müssen generelle Aussagen realitätsnah, das heißt organisationsnah übersetzt werden. Eine konkrete, strategische Umsetzung braucht die Passung an das jeweilig spezifische Setting und die es prägenden Traditionen. Dies haben Boskamp und Knapp (1996) als Herausgeber des Bandes „Führung und Leitung in sozialen Organisationen" aufgezeigt. Auch wenn die Ökonomisierung in den letzten Jahren Einzug gehalten hat in die Non-profit-Organisationen, werden sie damit in ihrer Logik nicht automatisch vergleichbar mit Unternehmen, die einer ausschließlichen Marktstrategie folgen. Die handelnden Akteure (Wohlfahrtsverbände, gemeinnützige Institutionen usf.) und Ziele stehen in einer anderen Tradition und folglich in anderen Dilemmata, was ihre Optionen, Probleme zu lösen, entscheidend bestimmt.

Ausbildungsstätten für die Berufe der Pflege und in den Gesundheitsberufen sind – häufig geradezu unabhängig von ihrem eigentlichen Auftrag – als öffentliche oder Schulen in freier Trägerschaft „leitungstechnisch“ von Strukturen geprägt, die nicht aus dem Gegenstand „Qualifizierung“ erwachsen sind, sondern strukturell sachfremden Logiken folgen. Sofern z.B. Ausbildungsstätten Teil eines größeren Verbundes sind, dessen Kerngeschäft personenbezogene Dienstleistungen ist, erleidet ihr „Unternehmensziel“ Qualifizierung oft das Schicksal, willkommen zu sein als Produzent schwarzer Zahlen, nicht aber als Feld von Investitionen und dynamischer Entwicklung. Als charakteristisch erweist sich dann die Formel: Je näher die Ausbildungsstätte verkoppelt ist mit dem Träger der Praxis und seinen Personalbedarfen, je geringer der Verantwortungsspielraum der Leitung in der Trägerorganisation ist, desto schneller kommt das Produkt, eine gute Qualifizierung auf dem Stand des Wissens, unter die Räder, sobald sich der wirtschaftliche Druck in irgendeinem der anderen Bereiche des Unternehmens erhöht. Die umgekehrte Logik gilt nicht!

Und die öffentliche Schule? Eine typische Formel könnte in Analogie so lauten: Je stärker eine Schule durch Verwaltungshandeln bestimmt, je geringer die formale Leitungsverantwortung der Schulleitung ist, desto schneller geht es gar nicht mehr um das Produkt, eine gute Qualifizierung auf dem Stand des Wissens zu leisten: Es wird schlicht angenommen, dass das Vorhalten eines Angebotes bereits einen angemessenen Output garantiert.

Den Blick auf die Spezifik Sozialer Organisationen zu richten genügt also nicht, um generell dem Komplex Führen und Leiten von Bildungseinrichtungen gerecht zu werden.

Der erste Schritt für jede Leitung muss daher sein, sich Klarheit darüber zu verschaffen, was sie da Spezifisches leitet auf der Basis welcher Traditionen. Dies ist schwerer, als es aufs Erste erscheint.

3. Die Bühne

> „Institutionen erzeugen dunkle Stellen, an denen nichts zu erkennen ist und keine Fragen gestellt werden. Andere Bereiche zeigen sie in feinsten Details, die genauestens untersucht und geordnet werden“ (Douglas 1991, S. 114).

Das Phänomen, das Mary Douglas in ihrem Buch „Wie Institutionen denken“ konstatiert, ist im Blick auf den Einzelnen ein Allgemeinplatz. Man sieht das nicht, was verdrängt ist – da es unangenehm, konfliktreich ist, mit dem eigenen Selbstbild nicht übereinstimmt und im Ergebnis einen dazu zwingen würde, sich auch mit dieser Seite zu konfrontieren und die eigene Fähigkeit, sich zu verändern, auf die Probe stellen würde.

Auf der Bühne, auf der das eigene Leitungshandeln erfolgt, leuchten die Drehbuchautoren, der Regisseur und Produzent und die übrigen tragenden Akteure des Stücks – gut oder weniger gut – beleuchtete Räume aus, in denen sich entsprechend bewegt, inszeniert oder verborgen wird. Man selbst natürlich auch. Für Leitungshandeln kommt es also darauf an, die Möglichkeiten der Bühne und des gesamten Handlungsspielraumes wahrzunehmen, ob hinter oder vor den Kulissen. Entscheidend ist dabei nicht zuletzt, welchen Titel die Aufführung – siehe die Liste möglicher „Stücke" – trägt:

- Gute Geschäfte: Ausbildungsmärkte am Horizont!
- Land in Sicht für Berufsumsteiger!
- Umschulungen leicht gemacht!
- Wir backen unser Personal noch selbst!
- Hauptsache die Schule brummt!
- Lehrer können alles unterrichten!
- Qualifizierte Fachkräfte braucht das Land!
- Klein und fein!
- ...

Wenden wir dafür den Blick auf die Organisation, die geleitet wird: die Schule, Berufsschule, Berufsfachschule, Fachschule, die Ausbildungsstätte, Akademie, Berufsakademie, das Institut oder die Lehranstalt! Jeder dieser Begriffe setzt bestimmte Assoziationen und „Selbstverständlichkeiten des Handelns" und der Ausstattung frei, die weitreichende Folgen für das Produkt „Qualifizierung" besitzen.

So erinnert „Schule" an die eigene – gute oder schlechte – Erfahrung, provoziert Gedanken an Konflikt und Stillstand, Oben und Unten, Macht und Ohnmacht, Förderung und Vernachlässigung, Standardmessung und individuelle Bewertung usw. Berufsschule weckt Assoziationen von Praxisnähe und -ferne, die Berufsfachschule an Mädchendominanz, die Fachschule an höherwertige Bildung, die Ausbildungsstätte kommt bildlich behäbig und „emotionslos" daher, die Akademie verspricht Image, spezifischer noch tut dies die Berufsakademie, das Institut gibt frei flottierende Möglichkeiten der Zuschreibung – und die Lehranstalt? Sie erinnert an Staub, Unterordnung und veraltete Unterrichtskonzepte.

Sie haben Einwände zur vorgestellten Assoziationskette? Natürlich! Doch ändert dies nichts an dem Faktum, dass die Entscheidung, unter welchem Namen eine Bildungseinrichtung firmiert, getränkt ist mit Traditionen, die alle Menschen, die sich dort aufhalten, beeinflussen werden. Und genau diese sind nur mit Mühe für die beteiligten Akteure zu erkennen. Ich gehe einen Schritt weiter:

Wer sind die Hauptdarsteller? Qualifizieren wir Schüler, Auszubildende, Studierende? Also – im Rückgriff auf das Wörterbuch sinn- und sachverwandter Wörter – Zöglinge, Lehrlinge oder Hörer? Nachahmer, Lehrbuben, Hochschüler?

Und wer sind die Unterrichtenden? Lehrer, Dozenten oder Trainer? Also Pauker oder Pädagogen, Hochschullehrer oder Lehrbeauftragte, in Kunstfertigkeit Übende oder Betreuer?

Und welche Namen erhalten die anderen im jeweiligen Stück: die Arbeit-, Finanzgeber?

Die damit skizzierten grundsätzlichen Überlegungen sind in der Regel Menschen, die für die Berufe im Sozial- und Gesundheitswesen qualifizieren, nicht neu. Schließlich fokussiert Ausbildung die Konsequenzen sprachlicher Etikettierung, die entwürdigt (wie das „Windeln" inkontinenter Menschen), die zuschreibt (wie das „kann nicht" gegenüber einem „hat Ressourcen" im Blick auf Menschen mit Behinderungen) usf. Zu selten wird jedoch die gleiche Sorgfalt in der Perspektive systematisch(!) auf das eigene Vokabular, auf die Rede der Leitenden über die Lehrenden, der Lehrenden über die Studierenden und aller über die Organisation angewandt.

Damit beginnt jedoch jede übernommene Führungsverantwortung, sofern sie nicht zur rein formalen Verwaltung mutiert ist! Anderenfalls geht zwar unabhängig von der Qualität fast täglich der Vorhang auf: Doch wird seit Jahren das gleiche Stück mit wachsender Verknappung der Texte, routinisierter Darbietung und Abstoßung neuer Akteure gespielt ...

Bildungs-Organisationen müssen vitale, nicht nur existierende Gebilde sein. Insbesondere Orte des Lernens sind qualitativ zu messen an der Suche nach bisher nicht beleuchteten Zimmern und Personen:

> „Wenn die wichtigen Fragen ohne eindeutige Antwort bleiben, können wir uns an ihnen bilden..." (Fischer 2001, S. 19).

4. Die Impulse

Zwei Zugänge eröffnen sich als Grundhaltung, über die sich Leitungsverantwortung herleiten lässt: Die Orientierung an Checklisten oder an zentralen Verantwortungsbereichen, die gegenwärtig für Bildungsinstitutionen anstehen, und damit eine besondere Profilierung seitens der Leitung verlangen und definieren. Systematisierte Listen von Fragestellungen, können dazu dienen, unter der Perspektive „Wer kann was mit welchem Ziel in welchem Kontext und welchem Zeitrahmen tun?" zu strukturierten Planungen und Überprüfungen des Erreichten auf den Ebenen der Struktur-, Prozess-

und Ergebnisqualität zu kommen. Hierüber liegen ein Fülle von Abhandlungen vor. Für eine komprimierte Übersicht sei auf das bereits zitierte Buch von Boskamp und Knapp verwiesen, hier insbesondere auf den Beitrag von Walter Neubauer, Führen und Leiten in sozialen Organisationen. Eine Skizze zentraler Aspekte folgt im Abschnitt 5.

Mein Fokus heißt Impulse. Bildungsinstitutionen sind lehrende und sollten im Normalfall auch lernende Organisationen sein. Wer, wenn nicht diese, sollte in der Lage sein, unter den Anforderungen der Flexibilisierung von Lernwelten und -anforderungen, der Vorbereitung auf stetige Veränderungen, der Grundlegung eines soliden Handlungs-, Methoden- und Wissensrepertoires, exemplarisch Wege aufzuzeigen, wie aus routinisierten Standards immer wieder neue Bewegung und Erkenntnis entstehen kann. Bildungsinstitutionen stehen für die Lernfähigkeit einer Gesellschaft. Unter den Bedingungen des Strukturwandels sind es derzeit insbesondere drei Dimensionen, in denen Leitende Veränderungsimpulse wahrnehmen und geben müssen:

- Die Organisation und ihr Umfeld
- Die Lehrenden und Lernenden
- Das Profil der Bildungsinstitution

Indem Bildungsinstitutionen für sich in Anspruch nehmen, dass sie Lernen ermöglichen, behaupten sie auch zu wissen, wie Lernen gelernt werden kann. Für das Führen und Leiten von Ausbildungsstätten, noch dazu für wiederum personenorientierte Dienstleistungsberufe, ist damit das Ziel eindeutig definiert. Was gelernt wird, ist ersetzbar, nicht aber das Wie. Und dieses Wie hängt wiederum vom Was ab. Das heißt, dass institutionelle Bildung – jenseits spezifischer Leitbildfragen – sich am Selbstverständnis einer lernenden Organisation messen muss, die sich wie folgt definieren lässt:

> „Die vorhandenen Ressourcen, Strukturen, Aufgaben und Regeln der Organisation sowie die individuellen Fähigkeiten, Kompetenzen, Vorerfahrungen und Rollen der Organisationsmitglieder bilden ... die Grundlage. Sie bestimmen die konkreten Grenzen und Bedingungen für mögliche Lernprozesse. Lernen in Organisationen erfordert im Allgemeinen allmähliche, evolutionäre Prozesse. ... Organisationen (entwickeln sich) durch Selbstbeobachtung und Selbstreflexion, also durch Metakommunikationsprozesse zwischen den Mitgliedern der Organisation. ...
>
> Damit eine lernende Organisation entsteht, die sich selbst ständig in Auseinandersetzung mit inneren Prozessen und ihrer Umgebung verändert, ist selbstorganisiertes Lernen auf allen Ebenen erforderlich“ (Greif 1996, S. 65).

Dort, wo dafür qualifiziert wird, sich mit wechselnden Anforderungen auseinander zu setzen, sich in die Zukunft als beruflich lebenslang Lernender zu entwerfen, muss dies personell und institutionell eingelöst, in jedem Fall darum gerungen werden.

4.1 Informelle und formelle Wirkungen

Es ist derzeit viel davon die Rede, dass wir uns schon nicht mehr mit den Anforderungen einer Wissensgesellschaft, sondern einer Lerngesellschaft konfrontieren müssen. Realität sei künftig lebenslanges Lernen – nicht zuletzt auch im Zuge des demografischen Wandels – sowie eine Auseinandersetzung mit Unsicherheiten, die ein Handlungsrepertoire verlangen, mit dem immer wieder neue Lösungen gefunden werden können: Lernen für eine sich ändernde und jeweils ungewisse Zukunft!

Gleichzeitig unterliegen Qualifizierungsanstrengungen gegenwärtig einer öffentlichen Wahrnehmung, die lautet, das für viel Geld wenig Wirkung erzielt wird. Seit den ersten Ergebnissen der PISA-Studie hat es jede/r schon immer gewusst, was alles falsch ist an unseren Bildungseinrichtungen und im Fall, das er/sie nicht involviert ist, besser gemacht, oder an anderer Stelle schon immer eingefordert, wie z.B. die Einrichtungen der Kinder- und Jugendhilfe.

Solche Skandalisierungen nicht zu bestreitender Defizite unserer Schulen stellen den Wert formalisierter Bildung infrage. Etwas worauf Leitungen reagieren müssen, nach Innen und nach Außen, durch Veränderung und kritische Reflexion oder durch ein Sichtbarmachen des fachlichen Niveaus, dass das Lernen charakterisiert.

Die öffentlich eingetretene Entwertung von Qualifizierung wird zumal mit den Berufen, zu denen in der Pflege und im Gesundheitswesen ausgebildet wird, aufgedoppelt. Auch hier heißt es schnell, dass das, was die Fachkräfte können, auch zu großen Teilen Nicht-Qualifizierte ebenso gut erledigen.

Ohne diese Sicht kritisch zu kommentieren, wird deutlich, dass diese beiden Geringschätzungen – gegenüber Bildung und Berufen – sich gegenseitig zu verschärfen vermögen. Im Sinne von Mitarbeitern wie Absolventen ist es daher die Aufgabe von Leitungen, diesen eingeengten Wahrnehmungshorizont zu öffnen, in jedem Fall dafür einzustehen, dass entsprechende Vorurteile nicht zutreffen.

Strukturell wird diese Aufgabe erschwert, da oft auch in der eigenen Organisation, sofern die Bildungsinstitution nicht ein gänzlich eigenständiges Gebilde ist, dem Qualifizierungsbereich nicht immer die unbestrittene Rolle des Experten in Sachen „Lernen“ zuerkannt bzw. abgefordert wird.

Insgesamt stehen also Bildungsinstitutionen unter einer verstärkten druckreichen öffentlichen Wahrnehmung, die in der beruflichen Bildung zusätzlich davon belastet ist, dass insbesondere das vergangene Jahrzehnt eine Vielzahl von Bildungsanbietern mit rein wirtschaftlichen[1] Interessen auf den Markt gebracht hat und bringt, die nur vordergründig „Lernen" als ihr Anliegen definieren. Durch diese strukturell erzeugte Beliebigkeit hat die Glaubwürdigkeit auch fachlich ausgewiesener Anbieter gelitten. Es ist also ein interner und externer Standortfaktor, dass Leitende von Bildungseinrichtungen ihre Expertenschaft für Lernen – und damit Veränderung und Zugewinn – nach Innen und Außen präsentieren bzw. deutlich entwickeln.

Innen-Ansichten

Lernen findet formell und informell statt. Nicht nur das, was in den

- Konferenzen
- Gremien der Bildungsinstitution
- in den Seminaren
- im Unterricht
- ...

vermittelt, gewusst und umgesetzt werden soll, ist ein Lernprozess, sondern auch

- die Form der Vermittlung,
- die Gesprächs- und Vereinbarungskultur,
- die Art der Übernahme von Rollenfunktionen und Hierarchien,
- die Art, wie Arbeitsbeziehungen gestaltet und gelebt werden,
- ...

bewirkt Lernen bzw. Sozialisation. Unter informellem Lernen wird dabei nicht jedes absichtslose Lernen verstanden, sondern nur das Lernen, das im Nachhinein auch als solches erkannt und identifiziert werden kann.

Informelles Lernen

„,Das wichtigste Kriterium, das informelles Lernen von anderen Aktivitäten abgrenzt ist, dass aus eigener Initiative eine neue, signifikante Form von Wissen, Verständnis oder Erfahrung gewonnen wird, die lange genug bestehen bleibt, um retrospektiv wahrgenommen zu werden. Das ist das Schlüsselkriterium oder die Richtschnur, um zwischen informellem Lernen und allen unseren anderen Alltagsaktivitäten unterscheiden zu können (Livingstone).' Ein solches Kriterium dient vor allem dazu, den Wissenserwerb von einem darüber hinaus gehenden, umfassenderen Kompetenzerwerb – etwa in Sozialisationsprozessen – unterscheiden zu

1 Hiermit sind keineswegs pauschal „gewerbliche Unternehmungen" im Bildungsbereich gemeint, sondern ein rein monetärer Blick, der sich auch dann Bildungsangebote zutraut, wenn kein fachlicher Nachweis und Willen für die Qualität des Angebotes vorhanden sind.

können. ... Das informelle Lernen ... schließt ... Verständnis und Erfahrung ein, verweist auf den selbstorganisativen Charakter und auf das reflexive Bewusstwerden des Wissensgewinns. Es beinhaltet also den Erwerb von Dispositionen selbstorganisierten Lernens, erfasst folglich Kompetenzentwicklung, zumindest die Entwicklung von Fach- und Methodenkompetenzen." (Erpenbeck 1999, S. 3)

Für den Teil von Einflussnahmen auf die Person, der in seinen Wirkungen nicht zielgerichtet reflektiert, aber dennoch wirksam ist, sei auf den Begriff der Sozialisation verwiesen.

Je mehr die Sozialisationsfaktoren überwiegen, so dass Prägungen und Aneignungen nicht systematisch reflektiert werden, desto mehr läuft das Erworbene Gefahr – unabhängig von der Frage, ob „Gutes" oder „Schlechtes" erworben wird – in der Nutzbarkeit für berufliche Situationen zufällig bzw. von den jeweiligen Rahmenbedingungen abhängig zu sein. Genau dies ist aber ein Faktor, den viele Ausbildungsstätten bei ihren Studierenden beobachten und beklagen: dass sie oft nur so gut oder schlecht sind, wie die Praxis, die sie vorfinden und das auch dann, wenn die Schule in Form und Inhalt dezidiert Wert darauf legt, ein anderes Leitbild vorzuleben. Gleiches gilt auch für die Interaktion zwischen den verschiedenen Hierarchien, der Interaktion zwischen Leitung, Lehrenden und Verwaltungspersonal.

Das Merkmal einer lernenden Organisation ist Transparenz: Das bedeutet nicht nur das Wissen um relevante Bedingungsfaktoren der Einrichtung (Informationsfluss), sondern auch das Erkennen dessen, warum etwas wie mit welchen Effekten und Zielen gemacht wird.

Ein Beispiel: Die inhaltliche Abstimmung eines Faches, das von mehreren Dozenten an einer Ausbildungsstätte unterrichtet wird, lässt sich wie folgt sicherstellen:

(a) Klare schriftliche Rahmenlehrpläne – deren Einhaltung durch eine regelmäßige Kontrolle seitens der „Fachabteilungsleitung" oder der Schulleitung kontrolliert wird, z.B. durch Prüfung der Klausuren, Unterrichtsbesuche usf.

(b) Gemeinsam entwickelte Lehrpläne der beteiligten Dozenten – auf der Basis vorhandener Rahmenpläne – regelmäßige Überprüfung in Fachkonferenzen

(c) Gemeinsame Absprache über unverzichtbare Lernbereiche, die in ihrer zeitlichen Positionierung und ihrem Umfang an der jeweiligen Ausbildungsgruppe orientiert sind.

Unabhängig davon, welche Variante favorisiert wird bzw. bereits vorgeschrieben ist, muss das gewählte Verfahren, damit es zu nachhaltigem Lernen führt, in seiner jeweiligen *Zielbestimmung* transparent gemacht werden. Skizzenhaft könnte das wie folgt aussehen:

- Zu (a): Es sollen die produktiven Wirkungen standardisierter Abläufe sichtbar gemacht, die Dozenten vorbildhaft dazu verpflichtet werden. Dabei wird bewusst verglichen mit entsprechenden Leitbildorientierungen und ihren Folgen für die Zusammenarbeit zum Beispiel in der Pflege. Selbstverständlich geht es dabei auch um vergleichbare Ergebnisse bei den Ausbildungsabschlüssen.
- Zu (b): Es soll bewirkt werden, dass Konzepte kontinuierlich weiterentwickelt und zwischen den Dozenten abgestimmt werden. Diese Arbeitsweise setzt auf kontinuierliche Abstimmungen und versucht, Routinen entgegen zu gehen.
- Zu (c): Das Ziel ist, dass das Ausbildungsgeschehen stark an den jeweiligen Zusammensetzungen der Gruppen orientiert ist. Lernen wird hier stark im Kontext von Interaktion und individuellen Voraussetzungen definiert. Lehrende sind gefordert, sich darauf stetig neu einzustellen. Sie sollen ein Modell für Flexibilität auf der Basis klarer fachliche Fundierung abgeben.

Je nach Verfahrensweise wird schnell deutlich, dass, wie Leitungen solche Abstimmungen initiieren und kontrollieren, dies weitreichende Auswirkungen auf die Lernkultur besitzt. Der entscheidende Faktor, der ein einzelnes Verfahren überhaupt produktiv werden lässt, ergibt sich allerdings erst, wenn Leitungen ihre damit verbundenen Ziele transparent machen. Ansonsten verbleibt es bei – je nachdem – entweder erodierenden oder produktiven Wirkungen. Indem mit dem „Wie" auch das „Wohin" auf dieser Ebene thematisiert wird, wird der Prozess überhaupt erst von der Gesamtheit der handelnden Personen insofern steuerbar, dass – potentiell – öffentlich Zustimmung oder Konflikt über den verfolgten Weg verhandelt wird. Ansonsten bleibt es vermutlich relativ zufällig und abhängig von der „Chemie" und den „Einzelpersönlichkeiten" der Akteure, inwieweit ein Verfahren eben nicht nur auf dem Papier oder als sinnentleertes Ritual ohne gewünschte Wirkungen oder kraft Autorität auf unbestimmte Zeit zielgerichtet wirkt.

Auf jeden Fall gilt: Da zentral für die Qualifizierung personenbezogener Dienstleistungsberufe die Entwicklung von Reflexionsfähigkeit ist, ist es Aufgabe von Leitungen in Bildungsinstitutionen, dies als Kultur der eigenen Organisation – in aller regelhaften Unvollkommenheit – zu realisieren.

Sozialraum/Zivilgesellschaft

Berufsqualifizierende Schulen in den personenorientierten Dienstleistungsberufen agieren in einem mehr oder minder öffentlichen sozialen Raum. Sie befinden sich in Interaktionen mit ihren Lehrenden und Studierenden, die ihrerseits Multiplikatoren in der Öffentlichkeit sind. Sie stehen in Kooperationsbeziehungen mit

- Arbeitgebern für die Ausbildung,
- Praxiseinrichtungen, die Personal suchen,

- Praktikumstellen,
- Allgemeinbildenden Schulen,
- Anderen berufsqualifizierenden Bildungsinstitutionen,
- Weiterbildungseinrichtungen,
- Arbeitsämtern, sofern die Ausbildung gefördert wird,
- Ministerien/Verwaltungen im Hinblick auf gesetzliche und finanzielle Grundlagen,
- Politikern auf kommunaler, Landtags- und Bundesebene,
- Fach- und sozialpolitischen Gremien, in denen Ausbildungsqualität verhandelt wird,
- Berufsverbänden, Gewerkschaften, Fachverbänden.

Sie sind damit zunächst einmal Teil einer fachspezifischen Öffentlichkeit. Ob sie hieran tatsächlich auch teilnehmen oder nicht, entlässt sie nicht aus der Verantwortung, dass hier Koordinierungs- und Vernetzungsbeziehungen wahrzunehmen sind, deren Brisanz/Bedeutung natürlich je nach Aktualität von gesetzlichen Änderungen oder der Struktur der Ausbildungs- bzw. der regionalen Arbeitsmarktsituation schwankt.

Gleichzeitig sind sie Teil einer Öffentlichkeit, die unter den Überschriften „Sozialraum" und in der Folge „Zivilgesellschaft" firmiert. Zunächst einmal hängt natürlich der Erfolg einer Bildungsinstitution – i. S. von Image, öffentlicher Unterstützung, Bewerberlage etc. – immer von ihrer Einbettung in den Sozialraum ab. Angehörige von Mitarbeitern der Bildungseinrichtung wie von Patienten/Klienten/Bewohnern, in den Praxisstellen wiederum von den dort Tätigen, sowie die Ehrenamtlichen in den verschiedenen Bereichen, alle diese sind gleichermaßen Akteure eines Sozialraums, über die sich der öffentliche Wert einer Bildungseinrichtung bestimmt. Bisweilen kann das Image hier unabhängig sein von der aus professioneller Sicht vorhandenen Qualität der Bildungsanbieters. Im Wesentlichen entscheiden vor allem Kriterien wie

- Zugehen auf die Institutionen,
- Bereitschaft für Angebote, die hilfreich für den Kooperationspartner sind,
- Öffnung nach Außen insgesamt,
- Vielfalt der Kontaktpartner,
- Interkulturalität,
- Verankerung in verschiedenen „fachunspezifischen" Gremien,
- einflussreiche Mentoren u.Ä.m.

Aus der Summe ließe sich die Anforderung einer zivilgesellschaftlichen Verortung von Bildungseinrichtungen ableiten/begründen. Die methodische Basis kann hier für Leitende eine spezifische Weiterentwicklung des konzeptionellen Ansatzes der Sozialraumorientierung bieten.

„Das Konzept der *Sozialraumorientierung* verlangt

- die Interessen der Wohnbevölkerung als Ausgangspunkt jedweden professionellen Handelns zu sehen,
- die artikulierten Bedürfnisse von Menschen unmittelbar zu erfragen und daraus Konsequenzen zu ziehen,
- aktivierend und ressourcenorientiert zu arbeiten,
- kooperativ und vernetzend zu agieren sowie
- die von den Menschen definierten sozialen Räume als Ausgangspunkte jedweder Organisation zu sehen." (Hinte 2001, S. 129)

Für eine Ausbildungsstätte für Altenpflege hieße das dann, dazu strukturell beizutragen, dass sich ein sozialer Diskurs über Versorgung und Betreuung entwickelt, der die Betroffenen entlastet und Impulse für ergänzende Hilfeangebote gibt. Dabei wäre, was zum Beispiel die häusliche Altenpflege betrifft, nicht nur an die Nachbarn zu denken, sondern auch an den Zeitungskiosk, die Apotheke, den Lebensmittelladen und das Internet-Unternehmen von nebenan.

Warum? Das liegt auf der Hand. Insbesondere in den vorsorgungs- und betreuungsintensiven Dienstleistungsangeboten, wird die Qualität künftig davon abhängen, ob es gelingt, mit möglichst vielen Menschen eines sozialen Netzes zu kooperieren.

Auch wenn Leitungen der Auffassung sind, dass ihre originäre Aufgabe sich auf das Kerngeschäft „Schule" bezieht, so wären dem zwei Dinge entgegenzuhalten:

- Das Profil personenorientierter Dienstleistungsberufe – in Beziehung treten, Unterstützungssysteme entwickeln, Probleme lösen etc. – muss von der Bildungsinstitution selbst gelebt werden, damit die skizzierten Lernziele erreicht werden können.
- Auch aus rein wirtschaftlichen Überlegungen ist dies das Programm der Wahl, da bei zurückgehenden Bewerberzahlen infolge des demografischen Wandels resp. drastisch zurückgehender Zahlen von Schulabgängern die Gewinnung von qualifizierten Bewerbern für die Ausbildung künftig für Schulen zu einem brisanten Standortfaktor werden wird. Eine gute Positionierung im jeweiligen Sozialraum vermag künftige Einbrüche zu lindern. Die Berufsarbeit selbst stiege zudem im Imagefaktor.

Schnell wird deutlich, dass die Impulse für derart multiple Öffnungsstrategien von der Leitung einer Bildungseinrichtung ausgehen müssen. Schnell sichtbar wird dabei auch, dass die einzelne Leitung dies nicht allein zu tun vermag. Die oben genannten Multiplikatoren sind es, die in der Summe erst den Erfolg bringen können. Die Wege zur ihrer Gewinnung werden situations- und personenspezifisch sein.

5. Die Realitäten der Akteure

Unterschiedliche Realitäten von Bildungseinrichtungen produzieren unterschiedliche Anforderungsprofile und Handlungsoptionen ihrer Leitenden. In welchem Umfang und wie überhaupt die oben skizzierten Impulse gegeben werden, das unterscheidet sich je nach Organisationsform durchaus dramatisch. Der „allmähliche, evolutionäre Charakter" (Greif) von Prozessen in lernenden Organisationen mag sich hier manchmal Betrachtern von Außen allzu wörtlich abbilden.

Um sich die vorhandene Ausgangslage kursorisch vor Augen zu führen, sei diese hier an vier charakteristischen Formen: Schule in freier Trägerschaft außerhalb des BBiG oder des Schulrechts, öffentliche Schule im Schulrecht, Schule in freier Trägerschaft im Schulrecht und gewerblicher Träger (siehe Tab. 1) anhand der oben kurz erwähnten Checklisten zur Analyse der Leitungsrealität exemplarisch durchgespielt.

Eine Bemerkung noch vorab: Was mit den folgenden Checklisten nicht gemeint ist! In den Berufen des Sozial- und Gesundheitswesens gibt es einen Klassiker: Es ist die Rede von den Rahmenbedingungen, die verändert werden müssen, da man sonst nichts tun könne und daher nicht wolle. Und natürlich – und zu Recht – richtet sich dabei der Blick auf die Hauptverantwortlichen, die Leitung, die verantwortlich ist, dass entsprechende Voraussetzungen für – die Entwicklung von – Qualität vorgehalten werden.

Doch dass die Rahmenbedingungen alles bestimmen, ist falsch: Sie prägen das Handeln, aber sie sind von Menschen gemacht und können von jedem Einzelnen in der Organisation verändert, es kann von ihnen abstrahiert werden usf., wenn natürlich auch mit je sehr unterschiedlichen Handlungs- und Verantwortungsspielräumen. In keinem Fall gilt die einfache Formel: Je besser die Rahmenbedingungen, je besser die Qualität der Arbeit! Bisweilen beruhen Aussagen, blockiert zu werden, auch auf dem Wunsch, dass sich nichts ändert. Dies gilt auch – oder erst recht –, wenn Leitungen selbst entsprechende Argumente für ihr Nichthandeln heranziehen.

Dennoch bleibt: Es ist zu prüfen, inwieweit seitens der Organisation die Struktur-, Prozess- und Ergebnisqualität unterstützt oder behindert wird. Dies im Blick zu haben, ist eine zentraler Aspekt von Führungsverantwortung. Allerdings wird hier bereits ein Spezifikum von Bildungseinrichtungen deutlich: Dass nämlich nicht regelmäßig faktisch gegeben ist, dass die Leitung einer Bildungseinrichtung auch tatsächlich die formale Verantwortung dafür besitzt, hier strukturell zu gestalten (siehe die Beispiele in Tab. 1). Entsprechend verweisen die Checklisten nicht nur auf die Mitarbeiterebene, sondern auch auf die unmittelbare Leitungsebene selbst. Sie können verdeutlichen, in welcher Weise und mit welchen Folgen Leitungsverantwortung ermöglicht oder beschränkt wird. Leitungen in Bildungseinrichtungen befinden sich schließlich häufig in einer unklaren oder Sandwich-Position.

Tab. 1: Schultypen

Schultyp 1: „Schule besonderer Art" / Lehranstalt
Monokultur im Profil
Die „Schule" hat eine Größe von sechs Ausbildungsgängen mit insgesamt 90 Schülern (für denselben dreijährigen Ausbildungsberuf), sie fängt also halbjährlich neu an. Sie ist angegliedert an die Praxis, für die sie ausbildet. Die „Schüler" werden mit dem Faktor 1 : 7 auf den Stellenschlüssel angerechnet und faktisch „personaltechnisch" als unverzichtbare zusätzliche Arbeitskräfte eingeplant. Die „Schulleitung" verfügt über zwei feste Mitarbeiter, die jeweils in drei Lehrgängen für die Koordination zuständig sind und eines der Hauptfächer unterrichten. Ansonsten wird der „Unterricht" von nebenamtlichen „Lehrkräften" abgedeckt.
Die „Schulleitung" kümmert sich um die „Lehrkräfte", koordiniert die Bewerbungsgespräche mit den „Schülern", ist Ansprechpartner bei Konflikten, beruft die Konferenzen ein und leitet die Prüfungen. Sie stellt ihren Haushalt gegenüber dem Träger dar und führt diesen im Rahmen des genehmigten Planes. Sie verfügt über keine eigene Personal- und Haushaltsverantwortung. Alle arbeitsrechtlichen und haushaltsrechtlichen Belangen werden zentral abgewickelt. Sie hat lediglich ein Mitsprache- und Vorschlagsrecht, das bei den nebenamtlichen „Lehrkräften" allerdings – praktisch – unumstritten ist. Hier entscheidet sie im Alltag allein. Die Außendarstellung der Schule muss mit der Gesamtleitung des Trägers abgestimmt werden. Die „Schulleitung" hat Durchführungsverantwortung. Gestaltungshoheit besteht ausschließlich in der Binnengestaltung des Qualifizierungsgeschehens.
Schultyp 2: öffentliche Schule im Schulrecht, ggf. an einen OSZ oder als sozial-/pflegerische Schwerpunktschule
Monokultur in der Personalstruktur
Die Schule hat eine Größe von 1200 Schülern. Die Ausbildungsgänge umfassen eine Berufsfachschule für Sozialwesen, eine Fachschule für Erzieher, eine Fachschule für Altenpflege sowie eine Fachschule für Heilerziehungspflege. Der Anteil an festangestellten, überwiegend verbeamteten LehrerInnen beträgt 98%. Lediglich im Fach Recht sowie Medizin/Geriatrie kann/muss die Schulleitung auch auf Lehrbeauftragte zurückgreifen. Für jede Schulrichtung existiert eine Abteilungsleitung, die die fachliche Koordination und die Stundenpläne steuert. Die Aufgaben der Schulleitung, ihrer Stellvertretung sowie der Fachabteilungsleitungen sind schulrechtlich geregelt. Über eine Budget- und umfassende Personalverantwortung verfügt die Leitung ebenso wenig wie über faktische Entscheidungsbefugnisse, was die Belegung der Schule bzw. die Installierung neuer Ausbildungsgänge betrifft. Die Schulleitung kann zwar Vorschläge für Stellenbesetzungen machen. Ob diese aber umgesetzt werden, ist die Entscheidung der zentralen Steuerungsbehörde auf Kultusebene. So kann es vorkommen, dass Lehrer von anderen Schulen ohne Vetorecht seitens der Schulleitung an die Schule versetzt werden, dass Lehrerstellen zu spät freigegeben werden, so dass eine Stundenplanung erschwert bzw. hohe Ausfälle zu verzeichnen sind, aber auch, dass notwendige Lehraufträge nur mit einem hohen Verwaltungsaufwand vergeben und realisiert werden können. Für das Sachbudget gilt gleiches: Die Auflagen für notwendige Maßnahmen ma-

chen Lösungen sehr schwergängig. Pragmatische Lösungen sind aufgrund des geltenden Haushaltsrechts, das u.a. die Übertragung von Positionen nicht erlaubt, kaum möglich. So sind es oft auch die sehr kleinteiligen organisatorischen Aufwendungen, die den Schulleiter-Alltag bestimmen. Eine organisatorische Planung, die zeitnah und flexibel ist, ist dadurch gravierend erschwert. Hinzu kommt, dass über Umfang der Schülerplätze und ggf. Installierung neuer Ausbildungsgänge keine eigenständige Entscheidung getroffen werden kann. Auch die Auswahl der Schüler erfolgt ausschließlich über formale Kriterien, so dass kein eigentliches Schulprofil entwickelt werden kann. Die eigene Öffentlichkeitsarbeit unterliegt den Bestimmungen des Schulrechts bzw. des Beamtenrechts.

Schultyp 3: Schule in freier Trägerschaft im Schulrecht, in Trägerschaft eines Wohlfahrtsverbandes

Mischkultur in Profil und Personal

Die „Schule" ist eine staatliche anerkannte Privatschule im Schulrecht unter dem Dach eines Wohlfahrtsverbandes. Sie hat einem Umfang von 450 Studierenden. Ausbildungsabschlüsse können in der Familienpflege und der Altenpflege erworben werden. Gleichzeitig betreibt die Bildungseinrichtung im Verbund mit drei Krankenhäusern eine Krankenpflegeschule (Schule besonderer Art) mit 50 Plätzen. Ein Fort- und Weiterbildungsbereich mit durchschnittlich zwei bis vier Fach- und Funktionsweiterbildungen gehört ebenso zum Angebotsspektrum.

Die Schule verfügt über eine lange Tradition, in der fach- und sozialpolitische Positionierungen jeweils durch die ehrenamtlichen Vorstände des Wohlfahrtsverbandes erfolgen. Die Leitung der Bildungseinrichtung führt die Geschäfte nach Innen (inkl. Personal- und Haushaltsverantwortung), jedoch jeweils auf die laufenden Geschäfte beschränkt. Unbefristete Einstellungen von Personal oder Haushaltsausgaben über einem Volumen von 5000 Euro müssen jeweils von der verantwortlichen Stelle im Gesamtverband genehmigt werden. Die Auswahl der Auszubildenden trifft bei der Krankenpflegeschule der Arbeitgeber, auch zu den Fort- und Weiterbildungen werden die Teilnehmer jeweils „geschickt". Die Auswahl der Bewerber für die Altenpflege- sowie Familienpflegeausbildung trifft die Schule, in der Regel führt die jeweils zuständige Fachkoordinatorin die Auswahlgespräche.

In der formalen Qualifikation der Dozenten/Lehrkräfte gelten die je unterschiedlichen ausbildungs- bzw. schulrechtlichen Vorschriften. An den Fachschulen für Altenpflege sowie Familienpflege bedeutet dies, dass die Dozenten eine Qualifikation als Lehrer Sekundarstufe II oder eine vergleichbare Hochschulqualifikation mit pädagogischer Eignung mitbringen müssen. Für die Krankenpflegeschule ist das Qualifikationsprofil der Pflegepädagoge, der auf dem Niveau eines Weiterbildungs-, Fachhoch- bis Hochschulabschlusses qualifiziert sein kann. Die Bezahlung der Dozenten erfolgt bei den Festangestellten orientiert am jeweiligen Abschluss, bei den Lehrbeauftragten unabhängig vom Abschluss zu einem gleichen Stundensatz. Das Verhältnis Festangestellte zu Honorardozenten beträgt etwas 50:50.

Schultyp 4: Schule bei einem gewerblichen Träger HYBRID II

Mischkultur in Profil und Standort

Die „Schule“ ist ein wirtschaftlicher Betrieb, in dem die Rentabilität erstes Firmeninteresse ist. Aufgrund des Leitbildes, dass Erfolg nur über Qualität langfristig erreicht werden kann, legt der Träger großen Wert auf die fachliche Entwicklung und tätigt entsprechende Investitionen. Gleichzeitig werden jedoch auch bestimmte Ausbildungszweige eingestellt, sobald sichtbar wird, dass sie sich nicht rechnen werden. Neue Schulstandorte werden dort eröffnet, wo neue Marktchancen gesehen werden. Derzeit betreibt der Träger Aus- und Weiterbildungen im kaufmännischen Bereich, in der Gastronomie sowie in den Gesundheitsberufen. Am Standort X, der für zwei weitere Filialen die Regie hat, werden Logopäden (Lehranstalt), Ergotherapeuten und Bürokaufleute qualifiziert. Die beiden Filialen, je 60 bzw. 100 km entfernt, bieten Orientierungskurse für Berufsrückkehrerinnen bzw. Arbeitssuchende im Auftrag der regionalen Arbeitsämter an.

Die Leitung der Bildungseinrichtung hat in erster Linie eine wirtschaftliche Verantwortung. Ihr obliegt es, die Geschäfte so zu führen, dass der Standort gesichert und entwickelt wird. Sie wird am Gewinn beteiligt. Die Vertretung führt die Geschäfte nach Innen, hier insbesondere die fachliche Entwicklung in den verschiedenen Ausbildungsprofilen auf der Basis der je unterschiedlichen ausbildungsrechtlichen Bestimmungen. Pro Ausbildungsprofil ist zusätzlich ein Fachkoordinator eingesetzt, dem vor allem die lehrgangsspezifische Planung und die Auswahl der Bewerber unterliegt. Die Lehre wird je zu 50% von Festangestellten und Honorardozenten ausgeführt. Über wirtschaftliche Risiken, die eine Gesamtsumme von 50.000 Euro übersteigen, entscheidet das Gesellschaftergremium. Diesem berichtet die Leitung vierteljährlich über die laufenden Geschäfte.

5.1 Checkliste Bedingungsfaktoren

Für eine Checkliste Organisation resp. Strukturbedingungen sind unter der Spezifik von Bildungseinrichtungen folgende Aspekte von besonderer Bedeutung:

- Entscheidungs- und Handlungsspielraum
- Qualifikation der Mitarbeiter
- Aufgabenart
- Informationsgrad
- Ausstattung

Entscheidungs- und Handlungsspielraum

Spielräume vermögen über Arbeitsmotivation und damit Leistung zu entscheiden: auf der Mitarbeiter- wie der Leitungsebene. Allerdings nur dann, wenn die Aufgabe auch erfüllt und als sinnvoll erachtet werden kann. Ob dies so ist, entscheidet zum einen die jeweilige Kompetenz der mit der Aufgabe betrauten Person, zum anderen die „Lösbarkeit“ der Aufgabe in Abhängigkeit von je weiteren individuellen bzw. situativen Bedingungen.

Umgesetzt auf die in Tab. 1 skizzierten Beispiele[2] hat dies auf einen ersten Blick folgende Implikationen für die vier Organisationsformen:

Perspektive Leitung
Die Wahrscheinlichkeit, grundsätzlich Anforderungen sachgerecht zu lösen und die eigene Bildungseinrichtung zu entwickeln, ist stets dann reduziert, wenn die Schulleitung auf eine reine Durchführungsverantwortung begrenzt wird. Natürlich unter der Voraussetzung, dass die Schulleitung über die erforderlichen Kompetenzen für eine Gesamtverantwortung verfügt. Unerwünschte Nebeneffekte sind u.a. typischerweise:

(1) Für den Haushalt,

- dass Defizite nicht als eigene identifiziert werden, sondern erwartet wird, dass diese im Globalhaushalt – wegen der Bedeutung von Qualifizierung „an sich" – aufgefangen werden (Typ 1, Typ 2, Typ 3), oder
- dass „Gewinne" zum Ärger der Leitung, und ggf. den Mitarbeitern, im Träger „verschwinden" bzw. nicht der Bildungseinrichtung zugute kommen, was das Engagement für die Entwicklung des Bereiches zu bremsen vermag (Typ 1, Typ 2, Typ 3).

(2) Für die Profilierung,

- dass Entwicklung das „Innen" fokussiert, schlechtestenfalls dabei den Bereich existentielle Veränderungen der Bildungslandschaft (Wettbewerb, neue Berufsbilder etc.) aus den Augen verliert. Je unmittelbarer für den eigenen Bedarf qualifiziert wird, desto wahrscheinlicher ist es, dass zu sehr „im eigenen Saft" gebraten wird (Typ 1, Typ 2, Typ 3);
- dass trotz aller Orientierung an Fachlichkeit diese nur so weit zum Tragen kommen kann, wie dies dem Fortkommen der Bildungseinrichtung dient (Typ 4; am wenigsten „gefährdet" ist Typ 2);
- dass gute Leitungen unter ihren Möglichkeiten bleiben müssen, Personalentwicklung versäumt wird, und ggf. für die Organisation verloren gehen (Typ 1, Typ 2, Typ 3).

Perspektive Mitarbeiter
Die Lehrenden
Der Faktor „Autonomie" ist vordergründig bei der Mehrheit der Mitarbeiter in Bildungseinrichtungen, den Lehrenden, per se gegeben. Schließlich entzieht sich ihr „eigentlicher" Gegenstand, das Unterrichten, einem äußeren Zugriff.

2 Die folgenden Zuordnungen der Beispiele sind skizzenhaft und erheben keinen Anspruch auf Vollständigkeit. Sie dienen lediglich dazu, typische Tendenzen zu markieren.

In den skizzierten Beispielen ist davon auszugehen,

- dass die Schulleitung nur eingreift, wenn an sie Konflikte herangetragen werden; ob damit eine Gestaltung der Qualität erfolgt, ist offen (Typ 1 bis 4);
- dass offenkundig die Entscheidungs- und Handlungsspielräume auf Lehrtätigkeit im engeren Sinn eingeschränkt sind. Wesentliche Ressourcen werden so nicht angesprochen und für Entwicklung nutzbar (Typ 1 bis 4);
- dass das eigene Handeln als mit der Organisation nicht verbunden erachtet wird; man unterrichtet, koordiniert „seinen" Lehrgang, erlebt die Trägerpolitik bzw. die strukturellen Bedingungen als etwas, was zwar die eigene Arbeit beeinflusst, eigentlich aber Sachfremdes (Typ 1 bis 4).

Die stellvertretenden Leitungen bzw. Koordinatoren
Das Ausmaß an Entscheidungs- und Handlungsspielräumen, das in den skizzierten Beispielen nicht klar ablesbar ist, wird in jedem Fall entscheiden, ob die betreffenden Mitarbeiter bereit sind, (auch konfliktreiche) Entwicklungen produktiv voranzutreiben und als „ihre Sache" zu betrachten, oder ob sie sich in einer ausschließlich „ausführenden Rolle" sehen und erleben müssen. Die Folge ist eine strukturelle Identifikation als Lehrende. Bekannte Konsequenzen lassen sich im symptomatischen Satz bündeln: „Das wollen die da oben ... warum und was das soll, ist mir auch nicht klar..."

Die Verwaltungsmitarbeiter
In den Skizzen ist von ihnen nicht die Rede. Ihre Bedeutung für das Profil wird oft ebenso unterschätzt wie, welche Gestaltungsoptionen und Aufgaben von ihnen wahrgenommen werden – können, wenn man Verantwortung teilt!

Das Sekretariat ist das Herz einer Bildungseinrichtung.[3] Hier fließen sämtliche Informationen zusammen. Es ist der Kern eines Netzwerkes, das die Aufgabe hat, Beziehungen zu pflegen bzw. aufzubauen zu den „neuen" und „alten" Lehrenden, den Studierenden sowie sämtlichen Kooperationspartnern und Nachfragern. Es ist Signalgeber für die Leitung bei Reibungsverlusten im organisatorischen oder personellen Ablauf.

Insofern Sekretariate in Bildungseinrichtungen reine „Schreibstationen" bzw. Sachbearbeitungen sind, geht der zentrale Marktplatz für den Aufbau von Arbeitsbeziehungen verloren.

Aufgabenart

Voraussetzung jeglicher gelungener Arbeitsleistung ist, dass das, was zu tun ist, klar definiert ist. Damit ist nicht allein die konkrete Aufgabe gemeint, sondern das Spektrum der Zuständigkeit auf der Basis definierter Hand-

3 An dieser Stelle nur der Hinweis auf selbstverständlich weitere zentrale Funktionen in Bildungseinrichtungen, als einziges Stichwort mag her der „Hausmeister" genügen.

lungs- und Entscheidungsspielräume. Ohnedem sind Missverständnisse, als Übergriffe erlebte Aktivitäten oder Ärger über anhaltende Unklarheiten und diffuse Anforderungen, vorprogrammiert. Die für jede Organisation notwendigen produktiven Grenzüberschreitungen – Mut zum Neuen! – laufen bei diffuser Aufgabenstellung Gefahr, ins Leere zu laufen, abgewürgt bzw. als Teil der allgemein vorhandenen Diffusität übersehen und abgewertet zu werden.

Anhand der skizzierten Beispiele:

Leitungsebene:
Im Blick auf die Kernaufgaben der beispielhaft geschilderten Leitungen gibt es ganz offenkundig einiges an konfliktreichen Unklarheiten.

Stichwort wirtschaftliche Verantwortung:
- Zu den Aufgaben gehört bei Typ 1 bis 3 offenkundig nicht, die wirtschaftliche Situation der Schule im Blick zu behalten. So muss und kann es im Interesse der Leitung beispielsweise liegen, für die Infrastruktur auch dann zu sorgen, wenn der Träger „drauf“ zahlen muss.
- Was die Bewerberlage betrifft, wird es zwar im Interesse der Schulleitung liegen, eine gute Bewerberlage zu haben, doch ist bei Typ 1, 2 sowie 4 und beim Typ 3 insbesondere im Segment Krankenpflegeschule und der Fort- und Weiterbildung die Frage der Bewerberqualität unbestimmt. Einige Beispiele: Ist die Qualifizierung erfolgreich, wenn ein reibungsloses Ausbildungsgeschehen in Theorie und/oder in der Praxis erfolg? Ist es Aufgabe der Leitung dafür Rechnung zu tragen, dass Fachkräfte ein bestimmtes Qualifizierungsniveau nicht unterschreiten? Wo ergeben sich hieraus Interessenkollisionen mit dem wirtschaftlichen Unternehmenserfolg (insbesondere Typ 4, aber auch bei Typ 1 und Typ 3 spielen die „preiswerteren“ Auszubildenden einen u. U. nicht unerheblichen Wirtschaftlichkeitsfaktor)?

Stichwort Öffentlichkeitsarbeit:
- Zwar ist es vermutlich implizit der Wunsch an alle Leitungen, dass die geleitete Organisation gut nach außen dasteht, aber dass damit eine offensive oder auch nur aktive Öffentlichkeitsarbeit gemeint ist, ist in der Mehrzahl der Fälle (Typ 1 bis 3) eher mit Nein zu beantworten. Das Aufgabenprofil ist hier offenkundig im nicht erfolgreichen Stil der Traditionen personenorientierter Dienstleistungsberufe gestrickt: „Tue deine ‚eigentliche‘ Arbeit am Menschen gut, dann werden die anderen es dir auch lohnen.“

Stichwort Mitarbeiterverantwortung:
Ein sehr entscheidender Punkt. Denn nur, wenn klar ist, dass die Leitung auch die Aufgabe besitzt, hier zu gestalten, zu bewegen und zu steuern, können Personalentwicklungsaufgaben überhaupt wahrgenommen werden. Unklarheiten können produzieren

- dass Leitung sich als wirkungsloser Primus inter pares definiert bzw. definiert wird (Typ 1,Typ 2);
- dass die Verantwortung für Personalführung und -auswahl delegiert wird, schwierige Entscheidungen nicht getroffen werden (Typ 1, Typ 2, Typ 3);
- dass Personalentwicklung hinter betriebswirtschaftlichen Erwägungen verschwindet und kurz-, mittel-, langfristig der Bildungseinrichtung schadet (Typ 4).

Mitarbeiterebene
In allen vier skizzierten Beispielen, ist das Aufgabenspektrum der Lehrenden auf die Kurse zentriert: im Wesentlichen Unterricht und Koordination. Darüber hinaus sind keine weiteren Aufgaben für die Schulentwicklung aufgeführt. Wer also anderes will, muss dieses als Aufgabe klar definieren und ermöglichen. Sonst werden Defizite gespiegelt, wo gar kein Auftrag besteht. Dies birgt zudem die Gefahr, dass die faktisch bestimmte Aufgabe (Lehre) entwertet wird, da etwas anderes fehlt.

Qualifikation der Mitarbeiter

> Erfolgreiche Führung hängt von qualifizierten Mitarbeitern ab. Dabei ist nicht allein die formale Qualifikation auf der Ebene fachspezifischer Berufsabschlüsse ausschlaggebend. In den personenbezogenen Dienstleistungsberufe kommt es insbesondere auch auf Kompetenzen wie: Beziehungs-, Konflikt-, Kooperations-, Problemlösefähigkeit usf. an.

Auf der Ebene der skizzierten Beispiele:

Leitungsebene
Über die fachliche Qualifikation der Leitung ist nichts gesagt, im Typ 2 ist sie ableitbar (Lehrer Sekundarstufe II mit zwei nicht näher bestimmten Fächern).

Es liegt auf der Hand, dass je nach hauptsächlicher Zielsetzung der Bildungseinrichtung die erforderliche Qualifikation variiert. Denkbar ist, dass

- in Typ 1 bei der Auswahl der Leitung die stattgefundene einschlägige berufliche Qualifikation im Krankenhaus mit entsprechender Weiterbildung,
- in Typ 2 der schulisch gesehen „beste Lehrer", der als solcher durch die Gesamtkonferenz gewählt und bestätigt wird,
- in Typ 3 ein Fach-/Hochschulabsolvent mit einschlägiger Praxiserfahrung und möglichst auch Lehrerfahrung,
- und im Typ 4 der Betriebswirt, Verwaltungsfachwirt oder Jurist

das gewünschte Profil darstellt. Leicht ersichtlich ist dabei, wie strukturell unterschiedlich die Weichenstellung für jeweilige Entwicklungen mit einer solchen Personalauswahl erfolgt.

Ob es im Qualifikationsspektrum auch auf die bereits skizzierten Kompetenzen (siehe Abschnitte 3 und 4) von Leitenden in Bildungsinstitutionen ankommt, bleibt in den Skizzen beliebig. Vermutlich wird bestenfalls ihr Vorhandensein bzw. ihre Entwickelbarkeit vorausgesetzt.

Mitarbeiterebene

Eine ähnliche Folie wie für die Auswahl der Leitung ließe sich – unter der Perspektive Aufgabenart – für die Bewertung der angemessenen Qualifikation auf Mitarbeiterebene ausbreiten. In jedem Fall wird es je unterschiedliche Effekte für die Lehre haben, ob (zugespitzt formuliert)

- unterrichten nur soll, wer selbst im Beruf stand – unabhängig von seiner pädagogischen Qualifikation (Typ 1),
- unterrichten nur soll, wer dies gelernt hat – unabhängig von seiner Qualifikation in der beruflichen Praxis, für die er ausbildet (Typ 2),
- unterrichten nur soll, wer in irgendeiner fachspezifischen Praxis sich selbst erprobt hat und das Lehren sich angeeignet hat (Typ 3).
- formal die Kriterien für das Lehren-dürfen mitbringt (Typ 4).

Informationsgrad

Hier geht es im Wesentlichen um den Grad der Transparenz, die jeder hat bzw. haben kann, über alle wesentlichen Bedingungsfaktoren der eigenen Tätigkeit. Dies ist die Voraussetzung für eine Verortung des eigenen Handelns, die nicht immer mit Zustimmung verbunden sein muss. Sowohl das absichtsvolle Nichtwissen wie das absichtsvolle Vorenthalten von Informationen beeinflussen die Qualität wie die Entwicklung von Bildungseinrichtungen negativ.

Auch hier lassen sich anhand der skizzierten Beispiele allenfalls Vermutungen anstellen.

Leitungsebene

- Typ 1: Hier kann vermutet werden, dass klinikinterne Entscheidungen, die erhebliche Auswirkungen auf die Situation der Bildungseinrichtung haben, regelhaft nur ungenügend kommuniziert werden.
- Typ 2: Hier gestaltet sich ein kontinuierlicher Informationsfluss zwischen den Entscheidungsträgern auf der Verwaltungsseite und der Schulleitung wohl am schwierigsten, wie aus der Skizze beispielhaft ersichtlich. Daraus resultierende Reibungsverluste, z.B. im Form des Zuwartens, des Verlustes an Motivation, des „Rückzahlens mit gleicher Münze“ sind wahrscheinlich.
- Typ 3: Sofern die Leitung nicht in den Informationsfluss der relevanten Gremien u.Ä. eingebunden ist, können ähnliche Konflikte wie bei Typ 2 auftreten.
- Typ 4: Die Leitung ist autorisiert, sich alle notwendigen Informationen zu beschaffen.

Mitarbeiterebene

Der skizzierte – mangelnde – Informationsfluss wird sich strukturell multiplizieren, auch wenn die Leitung versucht, intern eine andere Praxis zu verfolgen. Es bleibt jedoch bei Typ 1 bis 3 der Leitung eine „Informationsunsicherheit“ angehaftet, die ihre Handlungsfähigkeit und Glaubwürdigkeit untergräbt. In Typ 4 überwiegt offenkundig eine starke Ressort-Zuständigkeit, die zumindest vordergründig bestimmte Informationsflüsse erübrigt.

Ausstattung

Die Frage der Ausstattung (Arbeitsmittel vom PC bis Werkraum, von der Fachbibliothek bis zur Mediothek etc.) ist natürlich ein entscheidender Faktor für die Option „Erbringung guter Leistung“. Sie ist jedoch nicht bereits ihre Begründung.

Eine Übertragung auf die Beispiele erübrigt sich hier.

5.2 Checkliste Qualität

Was macht überhaupt die Qualität einer Schule/Bildungseinrichtung aus?

Zufriedene Lehrer?

Zufriedene Absolventen?

Zufriedene Arbeitnehmer?

Zufriedene Arbeitsämter?

Zufriedene Träger?

Die Frage mag rhetorisch erscheinen, denn natürlich ist Zufriedenheit für sich kein Qualitätsfaktor, aber natürlich ein Kriterium für Qualität, die sich an Zielen orientiert. Wie unterschiedlich diese Ziele bereits je nach Strukturbedingungen vorbestimmt sind (siehe Skizze der Typen von Bildungseinrichtungen), ist bereits deutlich geworden. Sie tauchen natürlich bei der Bestimmung von Qualität erneut als Faktor auf.

Sauer (2001) hat exemplarisch mögliche, in Tab. 2 aufgezeigte Merkmale für die Qualität von Bildungseinrichtungen aufgelistet. Entscheidend ist in diesem drei-dimensionalen Qualitätsmodell natürlich die Gewichtung, die eine Leitung trifft bzw. im jeweiligen situativen Rahmen vornehmen kann. Dies hängt entscheidend von den Mitarbeitern ab.

Tab. 2: Qualitätsmerkmale von Bildungseinrichtungen (nach Sauer 2001, S. 8f.)

„Struktur- oder Inputqualität

- Leitbild, Konzeption
- Planung der Gesamtausbildung einschl. Konzept für die Theorie-Praxis-Verzahnung
- Qualifikation der Leitung

- Qualifikation der haupt- oder nebenamtlich Lehrenden – fachlich, methodisch, didaktisch sowie auf der Ebene von Schlüsselqualifikationen
- räumliche Ausstattung (z.B.: Anzahl der Kursräume, der Gruppenräume; Dozentenarbeitsräume, Sonderräume für ..., jeweils bezogen auf die Zahl der Kurse und der Lehrkräfte...)
- sächliche Ausstattung (Ausstattung mit Hilfsmitteln, Bibliothek, PC- und Internetarbeitsplätze, Medien...)
- Infrastruktur (lernförderliche Atmosphäre, Versorgung – also z.B. Cafeteria oder Pausenraum mit Kaffeemaschine oder Mikrowelle; Anbindung an öffentliche Verkehrsmittel ...)
- finanzielle Ausstattung (z. B. für besondere Lehr-/Lernsituationen; Fahrtkosten für Praxisbesuche etc.)
- Informationsmaterial und Beratung für die Auszubildenden
- Partnereinrichtungen und Vertragspartner (Ausbildungshäuser und ambulante Dienste mit ausgebildeten PraxisanleiterInnen und gutem fachlichen Niveau)

Prozess- oder Throughput-Qualität

- Professionalität der Lehrenden (= fachkompetent; auf aktuellem Wissensstand; pädagogisch qualifiziert; Praxiskenntnis; ganzheitliches Wahrnehmen der Schülerinnen/Studierenden; wertschätzende Grundhaltung; Selbstreflexivität; gegenseitige Beratung; systematische Evaluation der eigenen Arbeit ...)
- Didaktik und Methodik (erwachsenengemäß, handlungsorientiert und -relevant, reflexionsfördernd, schlüsselqualifizierend; angemessen; abwechslungsreich und motivierend...)
- Situationsbezogenheit (Fähigkeit, auf aktuelle Situationen oder Fragestellungen einzugehen)
- Umgang mit Bewertungssystemen (Stärken- oder Schwächen-orientiert; unterstützend; gerecht; Noten oder Leistungsbeschreibung ...)
- Beratungsverhalten

Ergebnis- oder Output- bzw. Outcome-Qualität

- Abschlüsse (Durchschnittsnoten und Streuung; Abbrecher; Verwendbarkeit der Abschlüsse; Berufschancen...)
- fachliche und persönliche Handlungsfähigkeit / Verhalten
- Zufriedenheit von SchülerInnen/Studierenden, Ausbildungshäusern, Schulträgern, potentiellen Anstellungsträgern
- Persönlichkeitsentfaltung („Reife") – also z. B. Schlüsselqualifikationen, persönliche Stabilität, Fähigkeit mit Frustrationen umzugehen, Kreativität, Umgang mit Verlusterlebnissen
- Bewusstseinserweiterung („Bildung") – also Verständnis von politischen Zusammenhängen, Sozialpolitik, Ökonomie des Gesundheitswesens, ökologische Verantwortung..."

5.3 Checkliste Mitarbeiter/Motivation

Was motiviert einen Lehrer/Dozenten, Jahr für Jahr gleiche oder ähnliche Inhalte zu vermitteln und nach abgeschlossenen Lehrgang wieder von vorne zu beginnen? Bekanntermaßen greifen in diesem Sektor die klassischen Führungsinstrumente von finanziellen Anreizsystemen wenig. Auch eine Aufstiegsorientierung ist im klassischen Sinn nicht gegeben. Für viele ist denn auch noch nicht einmal die Rolle des Schulleiters (vor allem bei Schule Typ 2) attraktiv, weil diese Position zwar mehr Geld, aber aufgrund der Einschränkung der Handlungsoptionen ein ständiges Aufreiben zwischen den Parteien strukturell mit sich bringt. Ebenso wenig ist es die Aussicht, selbstverantwortet seine Arbeit tun zu können, denn dieses ist weitgehend die Strukturbedingung eines Dozentenalltags. Noch werden es in breiten Umfang Prestigefragen sein, mit denen zu Arbeit und Leistung motiviert werden kann. Schließlich hat das „Lehrerdasein" einen schlechten Ruf, der auch durch interne Maßnahmen kaum im Image korrigiert werden kann. Was bleibt also – abgesehen von dem Problem, dass es im Bereich der Personalentwicklung je nach formaler Macht seitens der Leitung je unterschiedlich definierte Spielräume gibt?

Was motiviert die Verwaltungsmitarbeiter einer Bildungseinrichtung? Auch hier gelten die gleichen wie oben skizzierten Handlungsrestriktionen, mit Ausnahme des Faktors, selbständiges Arbeiten zu ermöglichen.

Abb. 1: Bedürfnispyramide nach Maslow, modifiziert auf Bildungsinstitutionen

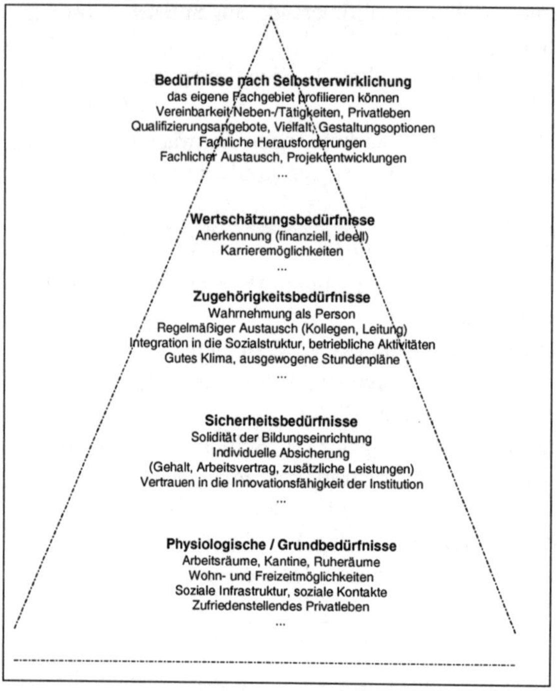

Zunächst: Was ist ein Motiv, was ist Motivation?

Motive sind energetisierende Quellen, die uns in Bewegung halten oder bringen. In der Mehrzahl sind sie erworben. Motive werden als Mangelerlebnisse erfahren. Sie können durch verschiedene Maßnahmen (Anreize) aktiviert werden (Motivierung), so dass im gelungenen Fall Motivation (Arbeits- oder Leistungsmotivation) entsteht (vgl. dazu den Beitrag von Claudia Bischoff-Wanner i.d.B.). Eine Bedürfnispyramide im Sinne der Hierarchisierung von Motive wird angeführt (siehe Abb. 1).

Klassisch ist stets auch der Verweis auf so genannte Hygienefaktoren, die Arbeitsunzufriedenheit vermeiden. Nicht fehlen soll der Hinweis auf die Unterscheidung in erfolgs- und misserfolgsorientiertes Verhalten und seine Auswirkungen auf die Leistungsfähigkeit und -motivation (siehe Tab. 3).

Tab. 3: Erfolgs- und misserfolgsorientiertes Verhalten

Erfolgsmotivierte Dozenten • sind eher in der Lage, sich und ihren Studierende Ziele zu setzen, die auch erreicht werden können. • haben bei der Zielerreichung einen langen Atem und sind in der Lage Teilerfolge zu erkennen und zu planen. • trauen sich neue Herausforderungen eher zu. • sind bereit Unsicherheiten in Kauf zu nehmen. • bleiben an einer Sache, auch wenn der Erfolg sich nicht wie erwartet einstellt; geben das Vorhaben aber auf, wenn Zeit und Aufwand in einem zu großen Missverhältnis stehen. • verbuchen Erfolge für sich, verlassen sich gerne auf sich selbst.
Misserfolgsorientierte Dozenten • sind ängstlich neuen Herausforderungen gegenüber und vermeiden diese lieber (Wunsch nach Standardisierung). • verfügen über keine realistische Einschätzung, was erreichbar ist, und neigen daher gegenüber Studierenden zu einem Ungleichgewicht von Über- oder Unterforderung. • bei einmal festgelegtem Ziel geben sie dieses so gut wie nicht auf. • versuchen sich bei anderen abzusichern. • erleben Erfolg als zufällig, sich selbst als Spielball äußerer Faktoren.

Jedoch helfen diese Folien für das Thema Motivation in einer Bildungseinrichtung, die eingangs von ihrem Anforderungsprofil als lernende Organisation her typisiert wurde, weiter? Anders formuliert: Sind Menschen Bedürfnisbündel, die darauf warten, dass andere sie belohnen und ihnen zur Bewegung verhelfen? In seinem Buch Mythos Motivation hat Reinhard K. Sprenger diese Sichtweise als Problemverursacher selbst identifiziert, die erst die Verluste an Motivation erzeugt, der sie sich dann intensiv strategisch widmet.

„*Motivieren/Führen* hat ... etwa diesen Bedeutungsumfang:

1. jemanden mit Motiven ausstatten, die dieser vorher nicht hatte
2. jemanden an seinen Motiven ‚abholen' und Möglichkeiten zu ihrer Realisierung bieten
3. Verhaltensweisen mit subjektiver Bedeutung/Wichtigkeit aufladen
4. Begeisterung entfachen
5. anreizen." (nach Sprenger 1999, S. 21)

Er wendet sich vehement gegen ein Menschenbild, dass Menschen als tendenzielle Leistungsverweigerer, hierarchisch gestaffelte Bedürfnisbündel, Reiz-Reaktionsmaschinen verkürzt. Diese Form der Grundhaltung von Führung, aus der dann die Notwendigkeit zur Motivation abgeleitet werde, führt nach Sprenger zum Handwerkszeug der großen Bs:

- Belohnen
- Bestrafen
- Bestechen
- Belobigen.

Dass derartige Strategien und Bilder vom Menschen insbesondere einer Organisation widersprechen würden, die Expertenschaft für Lernen reklamiert, liegt auf der Hand. Vielmehr müssen Exploration und Neugier in den Mittelpunkt des Leitungshandelns von Bildungseinrichtungen gestellt werden. Im Grund geht es um etwas sehr Schlichtes:

- Um die Vermeidung reizarmer Milieus, die dazu führen, dass die Lust an Aktivität, am Probieren neuer Arrangements, am Kontakt mit immer wieder neuen Menschen, die sich verändern, verloren geht; sowie
- um die Herstellung eines stets weiter zu entwickelnden „gemeinsamen Verständigungshorizontes" (Sprenger) über den Sinn des gemeinsamen und des eigenen Tuns.

Beides ist die Voraussetzung für ein „reflexives Bewusstwerden des Wissensgewinns" sowie für eigene Kompetenzentwicklung. So werden Erfolge auch im Rahmen so genannter „Routinen" sichtbar, was dem Verlust der Sinnhaftigkeit des eigenen Handelns entgegenläuft. – Ganz davon abgesehen, dass unter der Voraussetzung, dass Handlungs- und Entscheidungsspielräume im Sinne einer lernenden Organisation auch tatsächlich gelebt werden können, eine erlebte Gleichförmigkeit nur dann aufkommen kann, wenn die Optionen nicht gesehen werden.

Motivieren i. S. von Leiten heißt daher nicht weniger, als Lernen zu ermöglichen und zu unterstützen. Dies ist zentral. Darüber hinaus mag es Faktoren geben, die im Sinne der Maslowschen Bedürfnispyramide Einfluss darauf haben, inwieweit Mitarbeiter die Organisation auch als „ihr Projekt" sehen können bzw. wollen. Dazu kann zweifelsohne z.B. der Status als Honorardozent gehören u.Ä.m.

Eine Übertragung auf die Skizze der vier Typen von Bildungseinrichtungen lohnt sich an dieser Stelle nicht. Die Ausdifferenzierung muss am eigenen Ort vorgenommen werden. Festgestellt werden kann aber, dass die Möglichkeiten, Motivation unter den oben geschilderten Vorzeichen zu leben, auf Mitarbeiter – positiv oder negativ – ausstrahlen. Damit ist keineswegs allein der Hinweis auf die bisweilen behauptete „Vorbildwirkung" von Leitungen gemeint. Vielmehr ist es der Spielraum, ein lernend Handelnder zu sein, der Bewegung initiiert. Dieser beginnt mit der Realität, in der Leitungen sich strukturell befinden.

6. Die Möglichkeiten

Organisationen sind stets unvollkommene Welten. Kaum ist das eine Problem gelöst, taucht ein anderes auf. Wer Ruhe und Solidität als Basis der eigenen Arbeit braucht, befindet sich als Leitung im Dauerfrust. Unverrückbarer Kern von Leitungstätigkeit ist: Man wird für Unterbrechungen, Ärgernisse, Ansprüche seitens vieler Menschen u.a.m. bezahlt, und auch dann für Mängel verantwortlich gemacht, wenn man selbst für diese gar nicht einstehen kann. Dies beginnt u. U. beim Faktor Ausstattung und endet bei der Vielfalt individueller Bedarfslagen und Erwartungen.

Wer den Wechsel in eine Leitungsposition – evtl. sogar in der eigenen Schule, was in Bildungseinrichtungen nicht selten vorkommt – vollzieht, durchlebt regelhaft einen vollständigen Perspektivwechsel, der sich nicht nur auf die eigenen Sichtweisen beschränkt. Vertraute Situationen werden auf überraschende Weisen wieder fremd, Personen greifen im Identifizieren der Situation „Interaktion mit der Leitung" auf ein anderes Verhaltensrepertoire zurück. Der Eintritt in „die neuen Verhältnisse" gelingt dabei in der Regel „den anderen" effektiver und schneller als der Leitung, die noch auf der Suche nach einer neuen Rollenidentität ist.

Das heißt, Möglichkeiten orientieren sich zu allererst einmal an der Leitung selbst, ihrer Lernfähigkeit, Fähigkeit zur Reflexion, zur Empathie, zum Konflikt, zum pragmatischen Kompromiss, zur Problemlösung usf.

Im doppelten Bild einer lernenden Organisation sind Leitende zuvorderst Lernende.

Im Folgenden stünde an dieser Stelle klassischerweise nach dem „Was" und dem „Wohin" das „Wie". Eine Übersicht über verschiedene Führungsstile, ihre Haupt- und Nebenwirkungen wäre Standard. Dies soll hier nicht erneut geschehen. Auf die umfangreich vorhandene Literatur (siehe z.B. Neuberger (2002), von Rosenstiel u.a. (1999)) sei verwiesen. Stattdessen werden drei zentrale Instrumente/Dimensionen aufgezeigt, die insbesondere das

Steuern, Gestalten und Bewegen bestimmen, sowie an exemplarischen Beispielen verdeutlicht.

6.1 Steuern

Worauf es bei jeder Kursbestimmung ankommt, ist die Fähigkeit zur Kommunikation. Sie ist zentrales Instrument des Leitungshandelns. Diese Feststellung ist nicht schlicht. Sondern sie beinhaltet die Anforderung an Leitungen, Gesprächsführung „nach den Regeln der Kunst" zu beherrschen und die eigenen Fähigkeiten kontinuierlich zu reflektieren und weiterzuentwickeln. Die entsprechenden Methoden der Rhetorik, der klientenzentrierten Gesprächsführung, kognitiver Interventionsstrategien, der Mediation usf. sind unverzichtbare Grundausstattungen für Leitungen. Nur so ist es denkbar, dass das Konzert notwendiger Gespräche von der

- Beratung,
- Konfliktlösung,
- Betreuung,
- Verhandlungsführung,
- Strategieplanung,
- Konzeptentwicklung,
- Durchsetzung ...,
- ... bis zur
- Bewerbung

jenseits von Versuch und Irrtum steuerbar und planbar und damit dem Zufälligen entzogen wird.

Erst die Kenntnis über die Wirksamkeit und Begrenztheit der eigenen Kommunikationskompetenz schafft die Voraussetzung, als Leitung das „Wohin" (mit) zu prägen. Das bedeutet keineswegs, alles selbst zu kontrollieren – was sowieso im Ergebnis so wenig erfolgreich ist, wie ein Zimmer staubfrei zu halten –, sondern durch klare Vereinbarungen Übersicht zu schaffen. Zwei exemplarische Beispiele:

(1) Vertretungen: Ein reichhaltige Quelle von Konflikten und aufwendiger Kommunikation sind in vielen Bildungsinstitutionen erforderliche Vertretungen. Dies gilt umso stärker, wenn eine hohe Zahl von Honorardozenten vorhanden sind. Ein typischer Kommunikationsweg für dieses Problem lautet: Verhinderungen werden zentral gemeldet, entsprechender Ersatz zentral organisiert. Ziel der Vereinbarung ist zu garantieren, dass das Angebot vorgehalten wird. Wie schwierig sich in einer solchen Situation die oft nötigen „Ringtausche" realisieren lassen, damit Kollege X. Kollege Y vertreten kann, was zur Voraussetzung hat, dass Kollegin Z. ihrerseits ihren Plan umstellt, das wissen alle, die damit zu tun haben.

Das gleiche Ziel lässt sich jedoch auch ganz anders realisieren: Alle Dozenten regeln ihren Vertretungsbedarf selbst. Einzige Kriterien sind: Kontinuität in der Qualifizierung sicherstellen und schriftliche Rückmeldung im zentralen Stundenplan. Lediglich unlösbare Konstellationen werden zentral reguliert.

Ergebnis: Leitung steuert, statt selber zu tun bzw. zu kontrollieren. Störungen in diesem System kommen von selbst wieder bei der Leitung an! Voraussetzung ist eine klare Kommunikation über den Rahmen sowie Vertrauen in sie.

(2) Abmahnung und Kündigung: Eine oft unbemerkte, aber nichts desto weniger drastische Wirkung auf die Qualität der Arbeit und das Klima hat vielfach die Tatsache, wenn jemand seine Arbeit „nicht" macht, aber keinerlei Konsequenzen daraus erwachsen. Motivierte Mitarbeiter lassen sich zwar in der Regel von ihren eigenen Zielen nicht abschrecken, aber dennoch darf die schleichende Erosionswirkung derart „gemischter Teams" nicht unterschätzt werden. Leitung muss die formale Macht besitzen, hier tätig zu werden, um steuernd eingreifen zu können.

Zunächst einmal geht es gegenüber dem Mitarbeiter um eine klare Kommunikation der Erwartungen und getroffenen Vereinbarungen. Selbstverständlich setzt dies im Sinne kompetenter Gesprächsführung voraus, dass die geäußerte Kritik klar und nachvollziehbar ist und dass grundsätzlich zunächst Offenheit darüber besteht, inwieweit die Darstellung der Situation seitens der Leitung zutreffend ist.

Liegen Abmahnungstatbestände vor und haben Gespräche im Vorfeld zu keiner Änderung des Verhaltens geführt und ist in diesen transparent gemacht worden, wie das weitere Vorgehen sein wird, so muss das Kommunizierte verlässlich sein. Ist dies nicht der Fall, werden Ankündigungen zum Ergreifen weiterer Maßnahmen Laster der Gesprächsführung – sie moralisieren bloß! Nach Außen bleibt der Eindruck, dass Leitung nicht handelt. Dabei ist es von eminenter Bedeutung, in derartigen Personalkonstellationen so zu handeln, dass zwar eine Transparenz gegenüber dem Mitarbeiter hergestellt wird, er aber nach außen nicht durch Leitungshandeln „beschädigt" wird, dadurch dass sein Verhalten auch öffentlich durch die Leitung diskreditiert wird. Was hier allenfalls klimatisch und individuell von Nicht-Betroffenen gelernt würde, ist, wie man mit jemandem umgeht, der nicht funktioniert. Dies kann dann Identifikationen aufgrund von z.B. empfundener „Unfairness" der Leitung mit dem Kollegen hervorrufen, die zu Recht dazu führen können, dass die Leitung künftig mit Vorbehalten gegenüber ihrer Kompetenz zu rechnen hat.

6.2 Gestalten

Natürlich kann Leitung zu gestalten versuchen, indem sie sich konzeptionell stark einbringt, auf die Übersetzung von Rahmenplänen Einfluss nimmt, Stoffpläne entwickelt, Qualifizierungswege aufzeigt etc. Allerdings fußt dieses Bild auf einer „Ein-Personen-Show", die zwar Wirkung zeitigen wird, jedoch in ihrem Radius begrenzt sein muss. Schließlich ist eine Spezifik von Bildungseinrichtungen, dass die Dozenten sämtlich Multiplikatoren sind, so dass jegliche Gestaltung z.B. eines Qualifizierungsprofils davon abhängt, ob dieses auch von den handelnden Akteuren nicht nur angenommen, sondern auch integriert wird, was die Voraussetzung dafür ist, dass ein Profil „lebt".

Das zentrale Instrument für Gestaltung ist daher die Schaffung und Öffnung von Handlungs- und Lernspielräumen. Eine große Chance, organisationsspezifische bzw. tradierte Muster zu erkennen, deren Dynamik sonst für die Wahrnehmung schlecht ausgeleuchtet ist, ist zum einen die Auseinandersetzung mit der Kulturabhängigkeit von Organisationen. Eine Folie hierfür bieten die von Hofstede (1983/2001) operationalisierten Dimensionen Individualismus/Kollektivismus, Feminität/Maskulinät, Unsicherheits-Vermeidung, Ungleichheit/Machtdistanz. Sie sind ein gutes Muster, um kulturelle Differenzen in ihren Auswirkungen z.B. auf Führungsverhalten oder Lernprozesse nachvollziehbar zu machen (vgl. Hoppe, M. 1990). Wie unterschiedlich die Fragen und Voraussetzungen für Leitungshandeln je nach Kultur definiert werden können, wird an einigen Perspektiven skizziert:

Welches Maß an Unsicherheit und Unklarheit wird als akzeptabel erachtet?
Welches Maß an Unbestimmtheit und Offenheit wird als wünschenswert definiert?

Wie klar ist Hierarchie definiert und Autorität nicht hinterfragbar?
Wie stark ist Hierarchie an Aufgaben orientiert und weniger an Personen?

Wird als Kriterium für Erfolg individuelle Durchsetzung erwartet und belohnt?
Wird darauf geachtet, dass Entwicklungen gemeinsam getragen und vorangetrieben werden?

Bestimmen vorrangig Geschlechterrollen Positionen in der Organisation?
Wird strategisch daran gearbeitet, dass Geschlechtergerechtigkeit in allen Bereichen realisiert wird?

Steuern Regeln, Struktur, Pflichtgefühl das Verhalten in der Organisation?
Dominieren vorab getroffene Entscheidungen das, was passiert?
Steuern die jeweiligen Bedarfe und/oder das, was die einzelnen wünschen, das Angebot?
Orientiert sich das eigene Verhalten am jeweiligen Vorgesetzten?

Zum anderen kann das Entwicklungspotential für die Eröffnung von Handlungs- und Lernspielräumen exemplarisch an fünf Dimensionen geprüft und beschrieben werden, die der Diskussion um selbstorganisiertes Lernen entstammen. Im Grundsatz geht es dabei um eine einfache Übertragung dessen, was offene Lehr- und Lernkonzepte in gleicher Weise charakterisiert. Entsprechende Grundüberlegungen lassen sich gut auf eine lernende Organisation übersetzen.[4]

Dimensionen der Gestaltungsoffenheit

1. *Organisationsform:* Möglichkeit der Dozenten, wann sie für wie lange mit wem etwas tun wollen.
2. *Inhalt:* Was ist thematisch verpflichtend/freigestellt, wer wählt aus, wer bestimmt, was relevant ist?
3. *Kognitiver Bereich:* Wie sehr ist die Vorgehensweise festgelegt? Welche kognitiven Ebenen werden angesprochen? Wie eng bzw. wie interdisziplinär ist die Thematik?
4. *Sozio-emotionaler Bereich:* Wie autoritär bzw. demokratisch gehen die Lehrenden untereinander und mit der Leitung um?
   Wieweit trägt Leitung zum Abbau von Sanktionsbefürchtungen, zur Möglichkeit kooperativer Arbeitsformen, zum Abbau von Hierarchien, zu Lernprozessen und zur Akzeptanz individueller Unterschiede bei?
5. *Umwelt:* Wieweit ist die Organisation der Lehrenden offen für die Umwelt?

Voraussetzung ist auch hier die Verlässlichkeit, die sich zumeist an der Fehlertoleranz bzw. dem Faktor „langer Atem" erweist. Zugleich heißt dieses Leitungsmodell nicht mehr nur Delegation, sondern es enthält vielmehr die weitreichende Übereignung von Handlungsspielräumen auf der Basis klarer Vereinbarungen und im Vertrauen, dass ggf. Konfliktreiches oder strukturell Grundsätzliches kommuniziert wird. Als Bild böte sich eine wabenartige Struktur an, die aus Sicht der Leitung durchaus in ihren Inhalten ein hohes Maß ein Nichteinblick, ggf. Unübersichtlichkeit haben kann. Die Basis dieser Übereignung von Gestaltungsmacht ist die Überzeugung, dass Ressourcen von Personen sich nur dann produktiv ausdrücken können, wenn der Motor Eigenbewegung ist (siehe Punkt Motivation). Leitungshandeln setzt hier auf Vielfalt, statt auf koordinierende Vereinheitlichung. Das bedeutet nicht die Aufgabe eines gemeinsamen Profils, sondern diese Struktur ist das Profil.

Erneut zwei exemplarische Beispiele:

---

4 Die an der Checkliste modifizierten Perspektiven beziehen sich vorrangig auf eine einfache Verschiebung der Achse Lehrende/Lernende zur Begrifflichkeit Leitung/Lehrende.

(1) Leistungsbeurteilung und Maßstäbe: Es ist Usus, dass es in Gesamt-/ Konferenzen Absprachen über Leistungsniveaus und -überprüfungen gibt. Im Schulrecht gibt es hierzu klare strukturelle Verfahrensregeln. Doch trotz einer fast Überreguliertheit dieser Thematik bzw. ihres Status als Klassiker unter den Diskussionen, ergibt sich daraus keine abschließende Klärung im Sinne einverständiger Lösungen.

Natürlich sind die „Noten“ häufig auch Platzhalter, damit andere Auseinandersetzungen nicht geführt werden müssen. Und selbstverständlich muss das Thema immer wieder auf die Tagesordnung, da es an den einzelnen Studierenden, am Individuum orientiert ist. Dennoch ist es für die Gestaltung eines originären Qualifizierungsprofils nur ein Symptom für die zentrale Frage des: Was müssen Fachkräfte auf den Ebenen methodischer, sozialer, personaler Kompetenz und des Fachwissens jeweils können? Anders formuliert: Auf welchen Output zielen sämtliche Interventionen der Qualifizierung?

Diese Kerndebatte kann nicht alternativ oder per Beschluss geführt werden. Dies verbietet bereits der Fächerkanon z.B. eher anwendungsorientierter und kognitiver Fächer. Ob also die oft als „weich“ definierten Fächer wie „Geragogik/Beschäftigung“ oder „Musik“, anderenorts „Psychologie“ oder „Bewegung“ andere Kriterien der Lernentwicklungsbewertung haben als z.B. Medizin oder Recht ist nicht nur unstrittig, sondern nicht die Frage. Vielmehr bezieht sich Gestaltung auf die Verständigung über die verschiedenen Fähigkeiten und Fertigkeiten des jeweiligen Berufsprofils, die nicht alternativ, sondern als Bündel zu betrachten sind. Und dies ist eine originäre Gestaltungsaufgabe der Lehrenden eines Ausbildungsganges, über die sich fachlich, methodisch und didaktisch verständigt werden muss.

Aufgabe der Leitung im Sinne des Öffnens von Handlungsspielräumen muss hier sein, diese Dimension ins Spiel zu bringen bzw. ggf. Verkürzungen auf der Ebene rein formeller Absprachen steuernd entgegen zu wirken.

(2) Fach- und Semesterkonferenzen oder: wer beruft wann was ein? Auch hier gilt, dass das Ziel einer dynamischen lebendigen Organisation flache Entscheidungswege braucht. Gestaltungswillen wird durch Leitung unterstützt, wenn es keine Hierarchisierung, sondern lediglich Rücksprache-Vereinbarungen gibt. Selbstverständlich sollte jede/r, ob fest angestellt oder Honorardozent in gleicher Weise autorisiert sein und sich auch so definieren, dass er Initiative für die entsprechenden Gremien ergreift. Die Handlungsbasis lautet: Für meine Arbeit wird nötig... – ich organisiere es (mir). Leitung ist hier nur erforderlich für Rücksprachen zur Finanzierung bzw. Freistellung und als „Kopieempfänger“, nicht zwingend Adressat der Ergebnisse, um auf dem Laufenden zu sein.

6.3 Bewegen

Bildungsinstitutionen leben von einer Summe kleiner Bewegungen. Vieles davon bleibt unsichtbar, aber dennoch wirksam. Es kommt darauf an Strömungen nachvollziehbar zu machen, damit es Anknüpfungspunkte und Wirkungen in der Summe gibt und damit die Bewegungen, die die Einzelnen zum Gesamtvorhaben beisteuern, anerkannt bzw. mindestens wahrgenommen werden. Gerade Bildungsinstitutionen sind in diesem Punkt häufig sehr versagend. Ob man sich und wohin man sich bewegt, scheint bisweilen gerade noch die eigenen Lehrgangsteilnehmer zu interessieren. So wird Bewegungsfreude – scheinbar – gleichgültig.

Der zentrale Fokus von Leitung (von Instrument kann hier nicht mehr die Rede sein) ist daher, sich auf ein Klima von Veränderungswillen, Neugier auf andere und anderes sowie Fehlerlust auszurichten. Was Leitung hierbei vor allem verkörpern muss, ist Ambiguitätstoleranz und Offenheit für Risiken, Probeläufe, Grenzüberschreitungen und andere Situationen mit unsicherem Ausgang. Leitung braucht zudem ein Wissen über einschlägige Abwehr- und Schutzmechanismen gegenüber Veränderung und wie diese ggf. auch als Strategien Veränderungen blockieren[5].

- Anliegen ins Leere laufen lassen, nicht reagieren
- Aussitzen, zuwarten
- Misslungene Erfahrungen aktivieren und zur Begründung für Nicht-Handeln heranziehen
- Mehrere Vorhaben auf einmal planen, die nicht unter einen Hut zu bringen sind
- Die Schwierigkeiten betonen
- Absichtserklärungen abgeben ohne Folgen
- Fraktionsbildungen vorantreiben
- Partner übergehen
- Misstrauen säen
- Nichtanerkennung von Erfolgen
- Unklare Verabredungen treffen
- Bedingungen ohne Rücksprache verändern
- Ineffektivität von Zusammenkünften fördern oder zulassen
- An tradierten Ideologien festhalten
- Überforderungen Vorschub leisten
- Einzelinteressen überbewerten
- Sich ausschließlich an Anweisungen orientieren
- Ironisieren
- ...

5 Siehe auch Hoppe (2003)

Ein produktive Bewegung braucht als Voraussetzung, dass es im Kerngeschäft eine klare Strukturqualität gibt, die als Routine wirkt. Ansonsten erscheint stetige Veränderung schnell als Beliebigkeit. Wenn z.B. Stundenpläne wöchentlich abgestimmt werden, Abläufe kursspezifisch geplant werden usf., evtl. noch Abstimmungen über Essentielles immer wieder aufs Neue von wechselnden Dozententeams getroffen werden, dann gibt es für wirkliche Bewegung keinen Spielraum mehr. Die Aktivitäten bleiben zwangsläufig kreisförmig – für neue Orientierungen und Entwicklungen kann kaum noch etwas investiert werden.

M.a.W.: Komplexe Ablaufstrukturen, auf denen Bildungsinstitutionen regelmäßig beruhen, müssen von Leitungen so strukturiert und „geölt" werden, dass ihr Geschehen leichtgängig erscheint, im Normalfall in der Organisation wie selbstverständlich wirken.

Leitungen müssen dafür sorgen, dass die benutzen Triebwerke startklar sind und im Konzert ohne Nachdenken funktionieren. Erst dann wird aus einem Bildungsauftrag als Arbeitsprogramm auch im doppelten Wortsinn eine mobile Qualifizierung.

Auf die Person von Leitenden bezogen bedeutet dies: Je reflektierter sie gelernt haben, Voraussetzungen zu schaffen, die sie im Alltagsgeschehen überflüssig machen, desto mehr Handlungsspielraum gewinnen sie selbst, um wiederum über Eröffnung neuer Horizonte weitere Möglichkeiten der Entwicklung aufzuzeigen.

„Unverzichtbare Menschen" beschäftigen sich im Kern mit der „Erpressung" anderer. Solange es Leitungen nicht gelingt, verzichtbar zu sein, können Mitarbeiter keine vollständigen Handlungen gelingen, da sie sich als abhängig definieren müssen und von etwas abhängen. Aus der Projektarbeit wissen wir aber, dass dies nicht zu sein die Voraussetzung für Lernen i. S. von Selbstbestimmung und Selbstorganisation ist. Nicht dass hier behauptet werden soll, dass Lehrende über diese Fähigkeiten nicht verfügen. Gesagt wird, dass sie sehr leicht daran gehindert werden, ihre Ressourcen und Potentiale auszuführen. Das muss Leitung verhindern!

Wissens- und Transferfragen

1. Was ist eine lernende Organisation?
2. Stellen Sie dar, welche Auswirkungen das „Denken" von Institutionen auf das Führen und Leiten von Bildungseinrichtungen hat!
3. Formulieren Sie Strategien zur Verortung von Bildungseinrichtungen in ihrem jeweiligen Sozialraum!
4. Erläutern Sie die Wirkungen eines definierten Entscheidungs- und Handlungsspielraumes für Mitarbeiter unter dem Kriterium „Offenheit"!

Stellen Sie einen Zusammenhang zum Faktor Innovationsfähigkeit einer „Schule“ her.

5. Zeigen Sie die wesentlichen Bedingungen auf, von denen erfolgreiches Leitungshandeln abhängt!

Literatur

Boskamp, P.; Knapp, R., Hrsg. (1996): Führung und Leitung in sozialen Organisationen. Handlungsorientierte Ansätze für neue Managementkompetenz, Neuwied-Kriftel-Berlin

Deitering, F. (1996): Humanistische Bildungskonzepte, in: Greif, S.; Kurtz, H.-J. Hrsg. Handbuch selbstorganisiertes Lernen, Göttingen; S. 45-52

Douglas, M. (1991): Wie Institutionen denken, Frankfurt/M.

Erpenbeck, J.(1999): Wissensmanagement, Kompetenzentwicklung und Lernkultur, in: Quem-Bulletin, Heft 3, S. 2-7

Fischer, E. P. (2001): Die andere Bildung. Was man von den Naturwissenschaften wissen sollte, München

Greif, S. (1996): Selbstorganisationstheorien, in: Greif, S.; Kurtz, H.-J. Hrsg.: Handbuch selbstorganisiertes Lernen, Göttingen; S. 53-66

Hinte, W. (2001): Sozialraumorientierung und das Kinder- und Jugendhilferecht – ein Kommentar aus sozialpädagogischer Sicht, in: Sozialpädagogisches Institut im SOS-Kinderdorf e.V., Hrsg.: Sozialraumorientierung auf dem Prüfstand, München

Hofstede, G. (2001): Lokales Denken, globales Handeln, München

Hoppe, B. (2002): Aussicht auf Veränderung. Gesellschaftlicher Wandel und lebenslanges Lernen, in: Pflegemagazin, Heft 4, Weinheim und München S. 4-11

Hoppe, B. (2003): Leiten – Intervenieren – Moderieren – Verselbständigen: die Rolle der Lehrenden, in: Didaktik und Methodik der Pflegepädagogik, Weinheim und München, S. 185-216

Hoppe, M. H. (1990): A Comparative Study of Country Elites: International Differences in Work-related Values and Learning and their Implications for Management Training and Development. University of North Carolina at Chapel Hill

Lohmann, A. (1999): Führungsverantwortung der Schulleitung. Handlungsstrategien für eine innere Schulentwicklung, Neuwied-Kriftel

Neubauer, W. (1996): Führen und Leiten in sozialen Organisationen, in: Boskamp, P.; Knapp, R., Hrsg.: Führung und Leitung in sozialen Organisationen. Handlungsorientierte Ansätze für neue Managementkompetenz, Neuwied-Kriftel-Berlin, S. 75-108

Neuberger, O. (2002): Führen und führen lassen, Stuttgart, 6. völlig neu bearb. und erweit. Aufl.

Rosenstiel, L. von; Regnet, E.; Domsch, M. E., Hrsg. (1999): Führung von Mitarbeitern. Handbuch für erfolgreiches Personalmanagement, Stuttgart, 4. überarb. und erweit. Aufl.

Sauer, M. (2001): Qualität mit Brief und Siegel, Qualitätsentwicklung in der Altenpflegeausbildung in bewegten Zeiten, unveröffentl. Manuskript, Vortrag gehalten am 9.5.01 einer Fachtagung des AAA, Bad Herrenalb

Sprenger, R. K. (1999): Mythos Motivation. Wege aus einer Sackgasse, Frankfurt/M.-New York, 16. Aufl.

Ruth Hoh

Formen kollegialer Beratung

1. Einleitung: Warum sich mit Beratung befassen?

Ein Kennzeichen der modernen bzw. postmodernen gesellschaftlichen Realität ist das, was Beck (1993, S. 45) die „Wiederkehr der Ungewissheit“ nennt. Individuelle Biographien und gesellschaftliche Entwicklungen werden, wie schon in der vorindustriellen Vergangenheit, „riskant“. In einer durch einen immer rascheren gesellschaftlich und technologisch geprägten und sich ständig weiter ausdifferenzierenden und spezialisierenden modernen (Arbeits-)Gesellschaft gewinnt Beratung zunehmend an Bedeutung, um dieser Ungewissheit, sowohl auf individueller als auch auf institutioneller Ebene, entgegen zu treten. Im deutschen Bildungswesen wurde Beratung Anfang der siebziger Jahre des letzten Jahrtausends durch den „Strukturplan für das Bildungswesen“ des Deutschen Bildungsrates (1970) als eigenständiger Funktionsbereich ausgewiesen. Im Prozess der „reflexiven Modernisierung“ (Beck 1993) muss auch Beratung selbst reflexiv werden, um den neuen Anforderungen gerecht zu werden. Wurden früher Beratung und Beratungsangebote vor allem auf das Individuum bezogen und angeboten, so ist es heute selbstverständlich, dass nicht nur Organisationen Beratung nachfragen, sondern sich ein ganzer, zurzeit florierender Berufszweig, die Organisationsberatung, etablieren konnte. Formen der kollegialen Beratung nehmen eine Schlüsselrolle ein, da sie sowohl individuelle als auch institutionelle Aspekte in das Beratungsgeschehen mit einbeziehen.

Im Folgenden werden zunächst die wichtigsten Aspekte im Kontext von Beratung skizziert. Dies geschieht einführend und vorbereitend mit Blick auf die dann dargestellten zentralen Dimensionen der Supervision, die als Modell vielen Formen der kollegialen Beratung zugrunde liegt. Abschließend wird auf verschiedene Formen der kollegialen Beratung eingegangen.

2. Beratung

2.1 Konzeptuelle Klärung: Was ist Beratung?

Im Alltagsverständnis wird unter Beratung die Hilfe und Unterstützung eines Ratsuchenden bei der Bewältigung persönlicher Probleme z.B. der Gesundheit, der Lebensgestaltung, der Erziehung, der Berufsfindung etc. verstanden. Etymologisch betrachtet kommt „Rat“ aus dem Althochdeutschen. „Rat geben“ bedeutete ein Weitergeben aus einem Vorrat an materiellen und immateriellen (Können, Wissen, Informationen) Gütern. Besonders der letzte Aspekt spiegelt sich in der Amtsbezeichnung „Rat“ (Regierungsrat, Hofrat, Kommerzienrat etc.) wider. „Der Titel verweist auf Verfüger über Wissen, Erfahrungen und Handlungsmöglichkeiten“ (Elbing 2001, S. 3). „Ratschlagen“ bedeutete den „Bannkreis schlagen“ (Mutzeck 1999, S. 10), den Rahmen für die Beratung abzugrenzen und einen gut gemeinten Vorschlag zu unterbreiten.

Im neueren Verständnis von Beratung wird vor allem der Aspekt der Professionalität beraterischen Verhaltens betont. Beratung wird nicht mehr nur im alltäglichen Sinne oder als genuin pädagogische Aufgabe verstanden, sondern als ein berufliches Handeln, das systematisch, regelgeleitet und geplant erfolgt. Ziel der Beratung ist die „Hilfe zur Selbsthilfe“ (Bang 1958). Hirsch und Schmidtchen (1981, S. 23) definieren Beratung als „eine Form der zwischenmenschlichen Hilfe, bei der ein professioneller Berater eine kooperative und offene Beziehung zu einem (oder mehreren) Klienten eingeht und vor allem im Gespräch versucht, den Klienten zu einer bewussten Wahrnehmung seiner Probleme zu bringen. Er hilft ihm, seine Fähigkeiten zur Problemlösung zu entwickeln und so einzusetzen, dass er aus eigener Kraft die Probleme lösen und eine gesunde psychische Umwelt schaffen kann.“ Diese Definition berücksichtigt die wesentlichen Aspekte verschiedener Beratungsansätze sowie neuere Entwicklungen des Beratungsfeldes. Beratung wird als Problemlöseprozess verstanden, dessen primäres Ziel es ist, einen als problematisch erlebten Zustand zu klären und Entscheidungsunsicherheiten zu vermindern, indem er die Informationsbasis für eine Entscheidung verbessert oder bei der Realisierung einer Maßnahme hilft. Mader (1999, S. 318) weist, zu Recht, auf das Paradoxem hin, dass in „einer Zeit und in einer Gesellschaft, in der es immer weniger möglich ist, einen Rat im Sinne einer Zielorientierung mit entsprechender Handlungsaufforderung zu geben (...) Beratung im Sinne eines Entscheidungsfindungsprozesses zunehmend an Bedeutung gewinnt“.

Beratung versteht sich nicht nur als eine eigenständige Methode, die in speziellen Beratungsstellen praktiziert wird, sondern auch als Überbegriff für jede Form der Interaktion zwischen einem Ratsuchenden (einem Individuum oder einer Institution) und einem Ratgeber. Zugleich ist Beraten eine Methode, die sich quasi als übergeordnete Methode durch fast alle anderen Formen der Hilfeleistungen (z.B. Pflegen, Bildungsarbeit, Sozial- und Gemeinwesenarbeit) zieht.

Die bisherigen Ausführungen machen deutlich, dass Beratung auf unterschiedlichem Niveau, in nahezu allen Bereichen des alltäglichen und beruflichen Lebens stattfindet. Die Unterscheidung nach dem Grad der Formalisierung des Beratungsprozesses, die Sickendiek, Engel und Nestmann

(1999) vorgelegt haben ist hilfreich, um die verschiedenen Kontexte, Aspekte und Bedeutungen der jeweiligen Form der Beratung voneinander abzugrenzen. Beratung findet nach Sickendiek, Engel und Nestmann (1999) statt als informelle Beratung, als halbformalisierte Beratung und als ausgewiesene und stark formalisierte Beratung. Die informelle Beratung umfasst alltägliche Zusammenkünfte und Unterstützung zwischen Kollegen, Angehörigen und Freunden, z.B. im kollegialen, freundschaftlichen Gespräch, oder die Beratung durch die beste Freundin beim Kauf des Hochzeitskleides. Halbformalisierte Beratung findet als genuiner Anteil pädagogischer, sozialpädagogischer und psychosozialer Berufsfelder statt, d.h. immer dann, wenn ein Berater in seiner professionellen Berufsrolle angesprochen wird, z.B. ein Pflegender, der von einem Patienten nach einem angemessenen Verhalten postoperativ gefragt wird; oder Pflegeberatung von Patienten und Angehörigen durch Pflegende der betreuenden Stationen (vgl. hierzu Thomas & Wirnitzer 2001, die über ein aktuelles Modellprojekt zur Pflegeberatung und Patienten-/Angehörigenschulung berichten). Es wird deutlich, dass Beratung schon immer eine immanente Aufgabe der Pflege war. Die ausgewiesene und stark formalisierte Beratung findet durch professionelle Berater, mit ausgewiesener Beratungskompetenz in Beratungsstellen oder speziell angebotenen Sprechstunden statt, z.B. Stomaberatung, Stillberatung etc.

2.2 Abgrenzung – „Beratung" von anderen Formen der Hilfeleistung

Schulung/Training

Unter Schulung/Training wird der zielgerichtete Erwerb einer spezifischen Qualifikation verstanden, die während der Maßnahme durch Verhaltenseinübungen erworben wird und durch Transfer in das Arbeitsfeld oder andere spezifische Anwendungsbereiche eingebracht werden soll (vgl. Pallasch, Reimer & Mutzeck 1992).

Intervention

Im Gegensatz zur Beratung wird bei der Intervention aktiv in das Geschehen eingegriffen (z.B. die Einleitung einer pflegerischen Maßnahme), um ein unerwünschtes Phänomen zu beseitigen oder das erwartete Eintreten eines unerwünschten Ereignisses zu verhindern (z.B. Dekubitus). Im Zentrum stehen nicht Entscheidungsprobleme, sondern Handlungsprobleme.

Prävention

Mit Prävention bezeichnet man Maßnahmen, die das erstmalige Auftreten oder die Verschlimmerung eines (psychischen) Problems oder einer Krankheit (z.B. Drogensucht, Alkoholabhängigkeit) verhindern sollen. Es werden die primäre, sekundäre, tertiäre und quartäre Prävention unterschieden.

Therapie
In der Therapie sollen psychologische Probleme oder Persönlichkeitsstörungen (z.B. individuelle, emotionale Verhaltensprobleme) behandelt werden. Dem Therapeuten kommt hier eine stärker lenkende Rolle zu. Mader (1999) sieht den Beratungsprozess in Abgrenzung zur Therapie durch zwei wesentliche Charakteristika geprägt. Erstens hat sich Beratung immer an der Problemdefinition durch den Ratsuchenden zu orientieren, d.h. dessen Wahrnehmung hinsichtlich Reichweite, Ursachen und möglichen Lösungsstrategien in Bezug auf das konkret formulierte Beratungsanliegen zu akzeptieren: „Der Berater hat die innere Grenzziehung (bzw. „Vorschrift"), wie der Ratsuchende sein Problem selbst anbietet, unbedingt an- und ernst zu nehmen, auch wenn er selbst die innere Struktur des Problems anders geschichtet sieht. Beratungsprozesse sind im Unterscheid zu therapeutischen Prozessen dadurch charakterisiert, dass sie das strikte Bemühen aufseiten des Beraters beinhalten, die (psychoanalytisch gesprochen) Abwehrstruktur des Ratsuchenden weder bloßzulegen, noch zu durchbrechen, noch zu unterlaufen, sondern als die Begrenzung der beraterischen Intervention anzunehmen, also in ihr und mit ihr und mit ihr und nicht gegen sie zu arbeiten" (Mader 1999, S. 323f.). Zweitens muss die tatsächliche Entscheidung hinsichtlich des Lösungsweges in der Verantwortung des Ratsuchenden verbleiben. Beratung ist durch Entscheidungsabstinenz auf Seiten des Beraters geprägt. Der Berater muss sich auf die „Hilfe bei der Entscheidungsvorbereitung" bzw. die „Problematisierung der Entscheidungssituation" (Mader 1999, S. 324) beschränken, da Beratung nicht von der Erklärung eines Problems, sondern von der Annäherung an die Lösung lebt. Beratung kann Therapie nicht leisten oder ersetzen!

Soziale Beratung
Soziale Beratung ist ein breitgefasster Begriff, der die Gesamtheit beraterischer Hilfe in Problemfeldern, die sich auf Schwierigkeiten von Individuen oder Gruppen in und mit ihrer sozialen Umwelt beziehen, umfasst.

2.3 Allgemeine Komponenten der Beratung

Jede Art von Beratung enthält fünf generelle, die Beratungssituation konstituierende Komponenten. Dies sind das Beratungsproblem (der Anlass der Beratung), der Ratsuchende (Klient, Gruppe von Ratsuchenden), der Berater (das Beratungsteam), das Beratungskonzept und der Beratungskontext.

Der Beratungskontext
Die kontextuellen Bedingungen von Beratung sind zum einen durch den offensichtlichen situativen Rahmen (Ort, Zeit, Dauer, Kosten etc.), in dem die Beratung stattfindet, vorgegeben, zum anderen durch rechtliche Vorgaben, aber auch gesellschaftliche Rahmenbedingungen (z.B. Akzeptanz des Beratungsproblems, Beispiel: Schwangerenkonfliktberatung). Diese Rahmenbedingungen unterliegen einem permanenten Wandel.

Das Beratungsproblem/Der Beratungsanlass

Das Beratungsproblem bildet den zentralen Aspekt einer Beratungssituation und den Ausgangspunkt des Problemlöseprozesses. Felder pädagogischer Beratung sind u.a. die psychosoziale Einzelberatung, die Bildungs- und Berufslaufbahnberatung (z.B. Einstufungsberatung für spezielle Kurse, Förderungsberatung, Weiterbildungsberatung), die Familienberatung und die Organisationsberatung (vgl. König & Volmer 1997; Tippelt 1997). Unter Organisationsberatung wird nach Sickendiek, Engel und Nestmann (1999) die fachkundige Beratung im Hinblick auf die Konzipierung und Umsetzung anstehender Projekte und Innovationen, der Umgang mit und die Bewältigung von Konflikten, Störungen und Hemmnissen in den Funktionsabläufen der Organisation sowie die Verbesserung der Leistungsfähigkeit, der Kompetenz und Effizienz von Organisationen verstanden. Mit anderen Worten: Organisationsberatung meint die Unterstützung der Institution auf dem Weg zur „Lernenden Organisation". Beratung ist somit Teil des Entwicklungsprozesses des Lernenden Unternehmens (vgl. Fatzer 1998; Petzold 1998; Argyris 1997; Senge 1995).

Der Ratsuchende

Der ideale Ratsuchende ist nach Elbing (vgl. 2001) gekennzeichnet durch:

- die Einsicht in die eigene Beratungsbedürftigkeit und Beratungsnotwendigkeit,
- die Einsicht in die Möglichkeit von Beratung,
- die Bereitschaft, sich auf Beratung einzulassen,
- die Freiwilligkeit beim Aufsuchen von Beratung,
- Vertrauen in sich selbst und den Berater,
- Beratungsfähigkeit (die Fähigkeit, das eigene Problem zu beschreiben sowie die Fähigkeit, mit dem Berater zu kooperieren),
- die Bereitschaft, sich auf Veränderungen einzulassen.

Der Berater

Unabhängig vom Anlass der Beratung und dem speziellen Beratungskontext gibt es eine Reihe von Kompetenzen, die für eine erfolgreiche, professionelle Beratung erforderlich sind. Krüger (1978) hat einen differenzierten Katalog von Qualifikationen für Beratertätigkeiten vorgestellt, der sowohl für eine integrale Beratertätigkeit als auch für den ausgewiesenen Berater Gültigkeit hat. Dieser wird, ergänzt um die von Will (1991) als „Berater-Skills" bezeichneten Beraterkompetenzen, dargestellt.

Ein Berater sollte verfügen über:

- Kenntnisse und Fähigkeiten einer aktivierenden Gesprächsführung;
- Fähigkeiten zur sprachlichen Differenzierung und zum Umgang mit den eigenen Effekten;

- Kenntnisse wissenschaftlich fundierter Methoden, Konzepte und Theorien zur Beratung (im Gegensatz zu Laienberater);
- Theoretische Kenntnisse und praktische Fertigkeiten, um Abhängigkeitsverhältnisse zwischen Berater und Ratsuchenden abzubauen bzw. nicht entstehen zu lassen:
- Kenntnisse und Fähigkeiten, den Prozess in der Beratungssituation zu steuern;
- Kenntnisse und Fähigkeiten, die Beratungen von Einzelpersonen und Gruppen als Bedürfnisermittlungsprozesse zu leiten;
- Diagnostische Kenntnisse und Fähigkeiten, um psychologische Störungen zu erkennen;
- Fähigkeit, komplexe Probleme effektiv zu differenzieren und zu strukturieren;
- Erfahrungsschatz und Intuition;
- Prozesskompetenzen (Optimale Gestaltung des Beratungsvorgangs: Beratungsprozess sinnvoll strukturieren und zielorientiert gestalten);
- Bewältigungskompetenz (Ertragen von Spannungen und Konflikten).

Mit Blick auf die Aufgaben einer Organisationsberatung werden zudem makrodidaktische und organisatorische Fähigkeiten zunehmend wichtiger für den Berater (vgl. Norwood 2002; Tippelt 1997).

Diesem elaborierten Katalog von Kompetenzen, über die ein Berater verfügen sollte, steht die defizitäre Ausbildungssituation gegenüber. Im Gegensatz zu den USA, wo sich früh eigenständige Ausbildungsgänge für Beratung (Counseling) etablieren konnten (vgl. Heil & Scheller 1981) existiert in Deutschland bisher keine einheitliche Ausbildung zum Berater. In sozialwissenschaftlichen Studiengängen (Soziologie, Pädagogik, Psychologie) werden Teilqualifikationen vermittelt, so dass ein Abschluss in diesen Fächern als Basisqualifikation für die Beratung gilt. Darüber hinaus bieten verschiedene psychologische Theorierichtungen Zusatzqualifikationen für Berater an (z.B. für die Themenzentrierte Interaktion das WILL-Institut, vgl. Freudereich & Meyer 1992). Tippelt (1994) stellt nachstehende, besonders beratungsrelevante Kompetenzbereiche heraus, die idealerweise im Studium vermittelt werden sollen, aber auch in der berufsbegleitenden Fortbildung für Berater erworben werden können. Es sind dies:

- Beratungsstrategien,
- Gesprächsführung,
- Strategien der Informationsbeschaffung und -aufbereitung sowie
- Erfahrung im Umgang mit elektronischen Datenbanken und Weiterbildungs-Informationssystemen.

2.4 *Ablauf einer Beratung*

Professionelle Beratung orientiert sich – im Gegensatz zur „Alltagsberatung" – an rationalen Kriterien: d.h. sie geschieht planvoll und kontrolliert, die Ablaufschritte und Aktionen des Beraters stützen sich auf systematisch gewonnenes Wissen. Idealtypisch kann der Beratungsablauf (in Anlehnung an Bauer 1991, S. 379) in vier Abschnitte gegliedert werden:

1. Die Artikulation des Beratungswunsches und die Beschreibung der damit zusammenhängenden Probleme, Bedürfnisse, Motive und gegebenenfalls spezifischer Wünsche.
2. Die objektivierende Analyse der Problemstruktur sowie das Klären von Voraussetzungen zur Hilfe von Entscheidungsvorbereitungen.
3. Das Aufzeigen möglicher Problemlösungen und Zielperspektiven unter der Berücksichtigung und gegebenenfalls Modifikation vorhandener Vorstellungen und Erwartungen.
4. Aktive Problemlösung durch die Vorbereitung und gegebenenfalls Einleitung konkreter Handlungsschritte.

Das Ende einer erfolgreichen Beratung muss nicht immer mit einer aktiven Problemlösung verbunden sein. Am Ende einer erfolgreichen Weiterbildungsberatung steht als Problemlösung z.B. nicht unbedingt die Entscheidung für eine Weiterbildungsteilnahme, sondern ein bewusster und reflektierter Weg der Problemlösung, den der Ratsuchende selbst entdeckt (vgl. Braun & Fischer 1983).

2.5 *Formen von Beratung*

Kleber (1983) unterscheidet auf der methodischen Ebene die horizontale Form der Beratung von der vertikalen. Während die horizontale Form der Beratung geprägt ist durch eine symmetrische Beziehung zwischen Berater und Ratsuchendem (beide stehen auf gleicher Ebene), ist bei der vertikalen Form die Beratungsbeziehung durch eine Asymmetrie zwischen Berater und Ratsuchendem gekennzeichnet. Diese Asymmetrie ist begründet in der Hierarchie der unterschiedlichen Wertigkeiten der Kompetenzen. Die Kompetenzen des Beraters werden höherwertiger eingestuft als die des Ratsuchenden. Formen der kollegialen Beratung entsprechen der horizontalen Form.

Eine weitere Dimension der Beratungsform bezieht sich auf die Art und Anzahl der Ratsuchenden sowie die Position (Herkunft) des Beraters. Abbildung 1 gibt diesen Zusammenhang im Überblick wieder. Als ein Team wird in diesem Zusammenhang eine Gruppe von Personen verstanden, die beruflich direkt zusammenarbeiten.

Abb. 1: Formen der Beratung (in Anlehnung an Mutzeck 1996, S. 57)

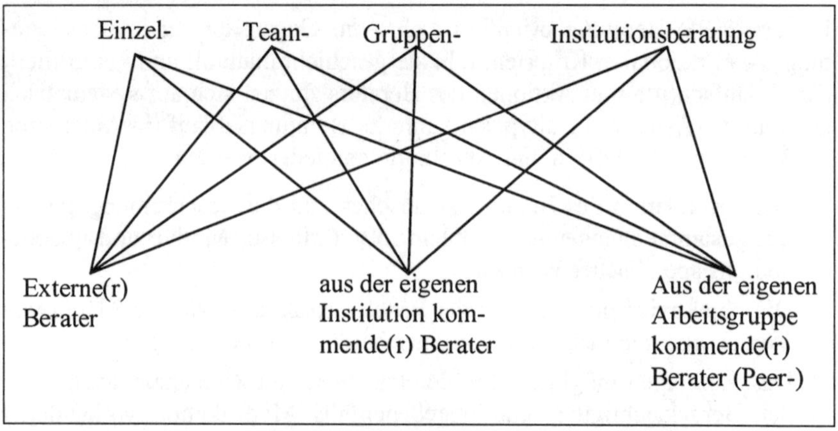

2.6 Die wichtigsten Theorien für die Beratungspraxis

Derzeit liegt keine eigenständige, wissenschaftlich fundierte, allgemein gültige Beratungstheorie vor. Die meisten theoretischen Ansätze zur Beratung wurden primär für die psychotherapeutische Praxis entwickelt. Sie haben jedoch, auf Grund der engen Verknüpfung von Beratung und Therapie, auch großen Einfluss auf die in der Beratungspraxis verwendeten Konzepte und Untersuchungsmethoden. Die meisten Berater orientieren sich in der Regel nicht an einem einzigen theoretischen Zugang, sondern arbeiten multimethodisch und eklektisch-integrativ (vgl. Sickendiek, Engel & Nestmann 1999). In der gegenwärtigen Beratungspraxis dominieren vor allem die folgenden psychologischen Theorierichtungen (die Namen in den Klammern geben die Hauptvertreter des jeweiligen Ansatzes an; vgl. Schwarzer & Buchwald 2001; Mutzeck 1999; Rechtien 1998):

Psychodynamische Konzepte:

- Psychoanalyse (Freud)
- Individualpsychologie (Adler)

Humanistische Konzepte:

- Klientenzentrierte Beratung (Rogers)
- Themenzentrierte Interaktion (Cohn)
- Gestalttherapie (Perls)
- Psychodrama (Moreno)
- Transaktionsanalyse (Berne)

Lern- und verhaltenstheoretische Ansätze (kognitiv-behaviorale Verfahren):

- Verhaltensanalyse und -modifikation (Skinner)
- Desensibilisierung und Angstbewältigung (Wolfe)

- Kognitive Ansätze der Verhaltenstherapie (Bandura)
- Rational-emotive Verfahren (Ellis)

Systemtheoretische Ansätze (interpersonale Verfahren):

- systemisch orientierte Einzelfallberatung
- Familienberatung
- Systemberatung und Organisationsentwicklung

Der klientenzentrierte und der themenzentrierte Ansatz werden kurz dargestellt, da beiden sowohl in der Supervision als auch in den Formen kollegialer Beratung eine zentrale Rolle zukommt.

2.7 Die klientenzentrierte Beratung

Die Grundlage der klientenzentrierten Beratung bildet der Ansatz der klientenzentrierten, nicht-direktiven Gesprächstherapie von Carl Rogers (1972). Die Klientenzentrierte Beratung bezeichnet eine therapeutische Haltung, die sich gegen den Typ der rein analytischen Therapie wendet. Die nicht-direktive Beratung findet idealtypisch in einer Atmosphäre der emotionalen Wärme statt, die auf der bedingungslosen Anerkennung und dem Verstehen der Persönlichkeit des Ratsuchenden beruht. Die drei Grundhaltungen Akzeptanz, Empathie und Kongruenz des Beraters gegenüber dem Klienten im Beratungsprozess bilden die Basis der nicht-direktiven Gesprächsführung.

Die *Grundhaltung der Akzeptanz (emotionale Wärme, Akzeptieren und Achten des Ratsuchenden)* bezieht sich auf das Offensein gegenüber allen Gefühlen, Gedanken, Vorstellungen und Phantasien und das Annehmen derselben im Beratungsprozess. „Diese Anderen gegenüber verwirklichte Akzeptanz wird nur dem gelingen, der auch eigenen inneren Vorgängen gegenüber offen ist und diese annimmt. Der Zusammenhang zwischen Akzeptanz eines anderen Menschen und Selbstakzeptanz wurde durch klinische Erfahrungen und empirische Untersuchungen immer wieder bestätigt. Ganz entsprechend ist es für die Selbstakzeptanz wiederum bedeutsam, von anderen angenommen zu werden“ (Mutzeck 1999, S. 83). Das Akzeptieren und Achten des Ratsuchenden setzt voraus, dass der Berater die Aussagen des Ratsuchenden zunächst nicht negativ bewertet oder mit ihm darüber ins Diskutieren kommt. Durch das Vermitteln von emotionaler Wärme und Achtung erleichtert der Berater dem Ratsuchenden, sich ehrlich ihm gegenüber zu öffnen und sein Problem zu benennen und „aus einer Verteidigungs- und Abwehrhaltung gegenüber dem Berater und sich selbst herauszukommen“ (Bachmair et al. 1985, S. 25).

Die *Grundhaltung der Empathie (Einfühlendes Verstehen)* beschreibt die Fähigkeit, sich in andere Menschen einfühlen zu können, ohne zu urteilen. Die Fähigkeit, sich in das Erleben einer anderen Person hineinzuversetzen, dieses nachzuvollziehen und dadurch besser zu verstehen, sowie deren zukünftige Handlungen besser abschätzen zu können, muss zusammen mit Rollendistanz, Ambiguitätstoleranz und Identitätsdarstellung im Sozialisationsprozess erworben werden. „Ohne diese Fähigkeit, seinen eigenen Standpunkt vorübergehend aufzugeben und den des Anderen einzunehmen, ist es nicht möglich, die Welt des Anderen aus dessen Sicht wahrzunehmen und ihn daher einfühlsam zu verstehen" (Mutzeck 1999, S. 83). Eine durch Empathie geprägte Gesprächsatmosphäre erleichtert dem Ratsuchenden, seine Gefühle wahrzunehmen und ernst zu nehmen und über sie nachzudenken.

Die *Grundhaltung der Kongruenz (Echtheit in Verhalten)* bedeutet, dass der Berater sich seiner selbst gewahr ist, dass ihm seine eigenen Gefühle und Empfindungen nicht nur zugänglich sind, sondern dass er sie auch durch seine Art und sein Erleben in die Beziehung zum Ratsuchenden einbringen kann. Das bedeutet, dass „der Therapeut er selbst ist und sich nicht verleugnet" (Rogers 1977, S. 26). Die Forderung nach Kongruenz bezieht auch unangenehme oder negative Gefühle wie Ärger, Langeweile, Aggression etc. mit ein. Die Forderung nach Selbstkongruenz bedeutet nicht, dass der Berater alles äußern muss, was in ihm vorgeht, aber er sollte in keinem Fall vortäuschen, was nicht vorhanden ist. Kongruenz ist eine Form der Aufrichtigkeit gegenüber sich selbst und dem Ratsuchenden. Echtheit im Verhalten des Beraters ist eine wichtige Voraussetzung für das Vertrauen des Ratsuchenden in den Berater. Dass dies nicht immer einfach ist, steht außer Frage. Nach Bachmair et al. (1985, S. 27) ist es jedoch besser einen Ratsuchenden weiter zu verweisen, „als ihn zu beraten, wenn man ihm nicht voraussetzungslos emotionale Wärme entgegenbringen kann und diese nur gekünstelt zu zeigen versucht".

Rogers selbst hat seine Grundannahmen auch auf andere Bereiche – z.B. schulische Lern- und Wachstumserfahrungen – übertragen. Bei der personenzentrierten Beratung steht der Ratsuchende mit seiner Individualität und seinen Fähigkeiten und Ressourcen ganz im Mittelpunkt des Beratungsgeschehens.

2.8 Die themenzentrierte Interaktion (TZI)

Eine weitere, vor allem in der Supervision weit verbreitete Methode ist die Gesprächsführung nach dem Vorbild der themenzentrierten Interaktion von Ruth Cohn (1976). Die themenzentrierte Interaktion nach Cohn ist ein Modell der Gruppenarbeit, das aus Erkenntnissen der Psychoanalyse und den Einflüssen der Gruppentherapie entstanden ist. Das zentrale Anliegen ist ein ganzheitliches Lernen mit dem Ziel, andere so zu leiten, dass inneres Wachstum und Persönlichkeitsentwicklung angeregt und gefördert werden. In der TZI kommt es darauf an, die Kooperationsbereitschaft miteinander zu fördern und destruktive Rivalitäten zu erkennen, den Realitätssinn zu stärken und nicht persönlichen und gesellschaftlichen Illusionen zu verfallen, die Verantwortlichkeit für sich, die Sache und die Gruppe zu spüren und sich nicht vorschnell an Situationen anzupassen. In der TZI gilt es, zwischen der Beziehungsebene der Gruppenmitglieder und der Sachebene des zu verhandelnden Themas ein ausgewogenes Verhältnis zu erreichen. Jede Beratungssituation ist nach Cohn (1976) durch vier Faktoren gekennzeichnet:

- das nahe und ferne Umfeld der Gruppe (Globe)
- die einzelne Person in der Gruppe, das Individuum (Ich)
- die Gruppe, die Interaktion untereinander (Wir)
- das Thema, die Aufgabe, das Problem (ES)

Abbildung 2 gibt die Grundlagen der themenzentrierten Interaktion und ihr Verhältnis zueinander wieder.

Abb. 2: Die Grundlagen der themenzentrierten Interaktion
(Quelle: Löhmer & Standhardt 1992, S. 39)

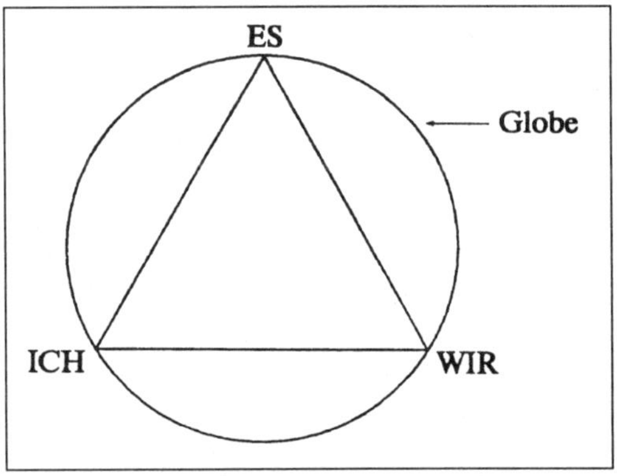

Die vier Faktoren werden gleichwertig behandelt und sollen in Balance zueinander stehen. Die zentralen Postulate der TZI lauten: „Sei dein eigener Chairmann“ und „Störungen haben Vorrang.“ Zur Unterstützung bei der Umsetzung der Postulate in der realen Gesprächssituation stellt die TZI Hilfsregeln zur Verfügung. Die wichtigsten seien hier skizziert (vgl. Cohn 1976, S. 124ff.):

- Vertrete dich selbst in deinen Aussagen; sprich per „Ich“ und nicht per „Wir“ oder per „Man“.
- Wenn du eine Frage stellst, sage, warum du fragst und was deine Frage für dich bedeutet. Sage dich selbst aus und vermeide das Interview.
- Sei authentisch und selektiv in deinen Kommunikationen. Mache dir bewusst, was du denkst und fühlst, und wähle, was du sagst und tust.
- Halte dich mit Interpretationen von anderen so lange wie möglich zurück. Sprich stattdessen deine persönlichen Reaktionen aus.
- Sei zurückhaltend mit Verallgemeinerungen.

- Wenn du etwas über das Benehmen oder die Charakteristik eines anderen Teilnehmers aussagst, sage auch, was es dir bedeutet, dass er so ist, wie er ist (d.h. wie du ihn siehst).
- Seitengespräche haben Vorrang. Sie stören und sind meist wichtig. Sie würden nicht geschehen, wenn sie nicht wichtig wären (Vielleicht wollt ihr uns erzählen, was ihr miteinander sprecht?).
- Nur einer zur gleichen Zeit bitte.
- Wenn mehr als einer gleichzeitig sprechen will, verständigt euch in Stichworten, über was ihr zu sprechen beabsichtigt.

Nach diesem Überblick über die zentralen Aspekte der Beratung wird im nächsten Kapitel auf die Grundlagen der Supervision eingegangen.

3. Supervision

3.1 Konzeptuelle Klärung: Was ist Supervision?

Beim Versuch, den Begriff Supervision als solchen zu definieren, lässt sich schnell feststellen, dass es keine einheitliche Begriffsbestimmung gibt. Eck (in Pallasch 1997, S. 27) beschreibt diese Tatsache wie folgt: „Geht man von den zahlreichen, sehr unterschiedlichen Anwendungsfeldern der Supervision aus, der Entstehung der Supervision aus der Berufsausbildung und Berufspraxis, von den verschiedenartigen wissenschaftlich-theoretischen Perspektiven der Praktiker und Autoren und weiteren Einflussfaktoren aus, so kann die Unschärfe der Definitionsversuche und das Defizit an Stringenz, Konsens und Empirie bezüglich Zielvorstellungen, Theorien, Methoden und Evaluation nicht wundern.“ Die Theoriebildung wird vor allem dadurch erschwert, dass Supervision in ihren vielfältigen Wirkungskreisen z.B. (therapeutischen, psychologischen, sozialpädagogischen, pädagogischen und unterrichtlichen Kontexten) mit unterschiedlichen Ansätzen, Methoden und Techniken arbeitet.

Generell definiert hat Supervision zwei Aufgaben: erstens Hilfe für professionelles Arbeiten und zweitens eine präventive psychologische Vorsorge. Professionelles Handeln wird unterstützt, indem das Rollenverständnis, die didaktischen und methodischen Maßnahmen, die kommunikativen und fachlichen Aspekte der Arbeit einer kritischen Reflexion unterworfen werden. Die eigene und die fremde Praxis werden intensiver reflektiert als dies gemeinhin üblich ist und es werden damit Grundlagen für Veränderungen im eigenen Verhalten geschaffen. Gemeinsame Orientierungskriterien für eine gelingende Praxis spielen dabei eine wesentliche Rolle. „Psychologische Vorsorge ist Supervision insofern, als Weiterbildung, die einen hohen Beratungsanteil hat, mit emotionalen Belastungen einhergeht, insbesondere wenn man mit Zielgruppen und Personen umgeht, die in extrem schwierigen Lebenssituationen sind. Supervision erleichtert es Mitarbeiter/-innen, die hohen persönlichen Belastungen auszuhalten, die mit einer einfühlsamen Beratung von Menschen in schwierigen Lebenszusammenhängen verbunden sind (vgl. Arbeitsgruppe Hochschuldidaktische Weiterbildung 1998).

Eine für den pädagogischen Bereich sinnvolle Definition geben Pallasch (1991, S. 21): „Supervision ist in erster Linie eine fachliche Beratung und Begleitung eines Supervisanden durch einen Supervisor, und zwar ohne eine formale Bewertung oder Beurteilung. In zweiter Linie ist Supervision auch eine psychologische und psychohygienische Instanz für persönliche Sorgen und Probleme des Supervisanden. Supervision versteht sich zeitweise als eine Entlastungsinstanz für berufliche Beschwerden. Ein Supervisor ist folglich ein Fachexperte, der über eine zusätzliche Qualifikation verfügt, die ihm die Fähigkeiten und Fertigkeiten an die Hand gibt, eine Praxisberatung (in der Regel für bereits Ausgebildete) unter Beachtung spezifischer Kriterien durchzuführen." Diese Definition zeigt, dass der Zugang zur Supervision ein praktischer ist, dass eine allgemein anerkannte Theorie der Supervision bisher nicht vorliegt. Supervision bezieht sich auf therapeutische, psychologische, soziale und in den letzten Jahren auch zunehmend auf pädagogische Handlungsfelder und dient dort jeweils der systematischen Reflexion des beruflichen Handelns unter besonderer Berücksichtigung der im Berufsfeld gegebenen sozialen Beziehungen und subjektiven Erfahrungen. Dies wird besonders deutlich in der umfassenden Definition der Deutschen Gesellschaft für Supervision e.V (DGSv), die Supervision definiert als „eine Beratungsmethode, die zur Sicherung und Verbesserung der Qualität beruflicher Arbeit eingesetzt wird. Supervision bezieht sich dabei auf psychische, soziale und institutionelle Faktoren" (1996, S. 11). Deutlich wird die Verknüpfung von beruflichem Geschehen und der eigenen Persönlichkeit auch in folgender Formulierung der DGSv (1996, S. 11f.):

„Supervision nützt

- dem professionellen Umgang mit schwierigen Klienten und Kunden
- der emotionalen Entlastung
- der Verbesserung der Kommunikations- und Kooperationsfähigkeit von Einzelpersonen, Gruppen, Arbeitsteams und Organisationen
- der Entwicklung von Konflikt- und Verhandlungsfähigkeit, wenn mehr Arbeitszufriedenheit erreicht werden soll
- der Personalentwicklung
- der Erweiterung der Wahrnehmungsfähigkeit
- der Persönlichkeitsentwicklung"

3.2 Ziele von Supervision

In Anlehnung an Jugert (1997), Pallasch (1997) und Fichten und Rohlfing (1994) werden mit Supervision folgende Zielsetzungen verfolgt:

- Die klärende Bearbeitung von Problemen aus der Berufspraxis der Teilnehmer (Supervisanden) steht im Zentrum der Supervision;
- Aktuelle Konfliktlagen im Kommunikations- und Kooperationsbereich zwischen Mitarbeitern, Kunden oder Klienten und Vorgesetzten sollen bearbeiten werden;
- Vermittlung von Handlungs- und Problemlösekompetenz (die in der Supervision erworbene professionelle Kompetenz des Supervisanden im Umgang mit Klienten, Kollegen, Mitarbeitern und Untergebenen soll Organisationen und Unternehmen besser in die Lage versetzen, die ihnen gesetzten Aufgaben zu erledigen und ihre eigentlichen Ziele zu erfüllen);
- die Arbeitszufriedenheit soll erhöht oder wiederhergestellt und der Entwicklung des Burn-Out-Syndroms entgegengewirkt werden. Das bisherige professionelle Handeln soll in seiner Wirksamkeit überprüft werden und so der Selbstkontrolle des Professionellen dienen. Integration von Wissen und praktischem Tun;
- (Weiter-)Entwicklung des methodischen und beruflichen Könnens;
- Entwicklung einer beruflichen Persönlichkeit, Überprüfung von beruflichen Haltungen und Einstellungen sowie die Reflexion der eigenen Stellung im Kollegenkreis;
- Vermittlung von Durchsetzungsstrategien für Ansätze innovatorischer Berufspraxis.

Es wird deutlich, dass ein übergreifendes Ziel von Supervision die Qualitätssicherung beruflichen Handelns ist: Qualitätssicherung durch Reflexion des eigenen beruflichen Handelns. Nach Hausegger et al. (1998) kommt der Supervision auch eine kompensatorische Aufgabe zu: Im Supervisionsprozess erfahren die Supervisanden eine „unmittelbare und direkte Form der Beachtung und Anerkennung, die oft – insbesondere in großen, stark strukturierten Organisationen – nicht gegeben ist“ (Hausegger et al. 1998, S. 17). Außerdem bietet Supervision „viele Möglichkeiten zur Mitsprache, auch zum ungestraften Widerstand: unter dem Schutz der Supervision können bisweilen betreffende Erfahrungen thematisiert werden, die im Berufsalltag zu äußern sonst zu beängstigend wären“ (ebd.). Darüber hinaus betonen Hausegger et al. (1998, S. 17) den Aspekt des arbeitsfeldbezogenen Lernens im Kontext der Supervision: Lernen im beruflichen und organisationellen Kontext bedeutet ein „beständiges Überdenken der eigenen beruflichen Realität, wobei vorhandene Erfahrungen und Sichtweisen nicht über Bord zu werfen, sondern prozesshaft in neue Erfahrungen und neues Wissen zu integrieren und als Ressourcen zu nützen sind“.

3.3 Abgrenzung – Was Supervision nicht ist

Wie schon festgestellt, ist der Supervisionsbegriff ein weiter, da er sich verschiedener Methoden gleichzeitig bedient und in vielen Arbeitsbereichen Anwendung findet. Supervision grenzt sich ab von:

Supervision ist nicht Therapie oder personenbezogene Selbsterfahrung
Therapie und personenbezogene Selbsterfahrung zielen vor allem darauf, die Entwicklung der Persönlichkeit des Klienten zu fördern und dessen Selbstbewusstsein zu stützen und zu stärken. Per Definition ist Supervision keine Therapie, sie ist jedoch von der Therapie nicht klar abzugrenzen, da sie sich auch therapeutischer Methoden bedient und neben der fachlichen auch die persönliche Ebene des Supervisanden betrachtet. Die Gefahr, dass Supervision die Grenze zur Therapie überscheitet ist besonders dann gegeben, wenn ein Supervisand an seine physische und psychische Grenze der Belastbarkeit stößt. Hier ist es die Verantwortung und die Aufgabe des Supervisors, der Verlockung, therapeutische Interventionen einzubringen, zu widerstehen (vgl. Pallasch 1997).

Supervision ist nicht Anleitung
Wenn unter Anleitung die unmittelbare Einflussnahme durch gezielte Intervention auf einen Prozess oder Sachverhalt verstanden wird, ist diese von Supervision zu differenzieren, denn diese Intervention hat eine immediate Veränderung zum Ziel. Hingegen können anleitende Überlegungen zur Auseinandersetzung über ein Geschehen in den Supervisionsprozess mit einfließen.

Supervision ist nicht Kontrolle

> „Das Verständnis von Supervision schließt Kontrolle, wie auch immer verstanden, kategorisch aus. (...) Das schließt nicht völlig aus, dass sich der Supervisand ‚kontrolliert' fühlt. Nun sollte jedoch jede Art von Supervisionsarbeit so angelegt sein, dass eben dieses Gefühl der Kontrolle erst gar nicht aufkommt. Dies ist nicht nur eine Frage des Settings, (...) sondern vor allem eine Frage der Machtstrukturen zwischen Supervisor und Supervisand (...)" (Pallasch 1997, S. 36).

Supervision unterscheidet sich darüber hinaus von anderen Beratungsformen durch nachstehende Aspekte (vgl. DGSv 1996):

- *die themenzentrierte Weiterbildung* dient der Wissensvermittlung und der fachlichen Kompetenzerweiterung;
- *die Praxisberatungen und Fachberatungen* fokussieren primär die unmittelbare Arbeit mit Klientinnen und Klienten im jeweiligen Arbeitsfeld;
- *die Organisationsberatung* zielt darauf ab, eine gesamte Organisation oder ihre Teile zu entwickeln und zu verändern. Sie wirkt auf deren Ziele und Aufgaben, ihre Strukturen und ihr Selbstverständnis. Supervision dagegen reflektiert im beruflichen Alltag den Zusammenhang von handelnder Person, beruflicher Rolle, Organisation und Klientel (vgl. Fatzer 1998).

3.4 Formen der Supervision

Im Folgenden werden verschiedene Formen der Supervision beschrieben. Es wird dabei auf das Verhältnis Supervisor – Supervisand im Arbeitskontext, auf das Setting, die Adressaten, die Anwendungsbereiche und die Supervisionsanlässe eingegangen.

Das Verhältnis Supervisor – Supervisand im Arbeitskontext
Hierbei werden grundsätzlich zwei Formen unterschieden:
„Externe Supervision meint, dass zum Zwecke einer berufsbezogenen Beratung/Supervision gegen Honorar ein fremder Fachmann für einen zeitlich begrenzten Auftrag in die Organisation hineingeholt wird“ (Berker 1994, S. 344). Diese Form der Supervision wird auch als organisationsexterne Supervision bezeichnet (vgl. Belardi 1998) und kann durch die Distanz des Supervisors zur Hierarchie der Institution zu einem besseren Vertrauensverhältnis zwischen Supervisor und Supervisand beitragen. Einen anderen Aspekt der externen Supervision beschreibt Pallasch (1997, S. 110): „Die externe Supervision besagt, dass der Supervisor kein direkter Fachmann des Arbeitsfeldes der Supervisanden ist. Nach Möglichkeit sollte er auch nicht aus dem eigenen, erweiterten Feld stammen, oder tatsächlich „von außen“ kommen. Er muss aber einen indirekten Bezug zum Arbeitsfeld besitzen, das heißt, er muss Experte für Fragen oder Probleme sein, die im Arbeitsfeld der Supervisanden auftreten, die aber von ihnen selbst nicht gesehen oder wahrgenommen werden.“ Hier wird deutlich, dass sich (externe) Supervision durch ein Mehr an Beratungskompetenz und nicht durch alleinige Feldkompetenz des Supervisors auszeichnet (vgl. Belardi 1998). Der Supervisor muss vor allem die Kompetenz besitzen, Prozesse analysieren und problematische Strukturen der Kommunikation, der Kooperation oder des Problemlöseverhaltens transparent machen zu können.

Analog zur externen Supervision kennzeichnet Berker (1994) die interne Supervision, von Belardi (1998) als organisationsinterne Supervision bezeichnet, wie folgt: „Interne Supervision meint, dass zum Zwecke berufsbezogenen Beratung/Supervision ein spezialisierter Fachmann auf eine Planstelle in der Organisation gesetzt wird“ (Berker 1994, S. 344). Ein Vorteil der internen Supervision ist darin zu sehen, dass der Supervisor besser über die innerbetrieblichen Abläufe informiert ist, als dies von einem externen Supervisor erwartet werden kann. Als entscheidender Nachteil der internen Supervision wird die Gefahr der Vermischung „der persönlichen, beruflichen und organisatorischen Ebene“ (Belardi 1998, S. 37) durch den Supervisor gesehen. Zur Verdeutlichung seien mögliche Rollenkonstellationen innerhalb der internen Supervision genannt:

- Ein Vorgesetzter supervidiert einen oder mehrere ihm unterstellte Mitarbeiter;

- Ein Fort- und Ausbildner supervidiert einen oder mehrere Aus- und Fortzubildende(n) im Rahmen der Aus- und Fortbildung.

Um diesen ungünstigen Rahmenbedingungen entgegen zu wirken und gleichzeitig die Vorteile der Organisationskenntnis zu nutzen, schlägt Belardi (1998) vor, interne Supervisoren auf Stabstellen anzusiedeln. Die Supervisoren sind dann zwar ebenfalls Teil der Institution, sie haben also Kenntnis über das Arbeitsfeld und die Interna, werden aber in der Regel von den zu supervidierenden Mitarbeitern besser akzeptiert, da sie diesen gegenüber keine Personalverantwortung tragen. Dieses Modell ließe sich dann bis zum Supervisionsverbund erweitern, in dem zwei separate Einrichtungen mit ähnlichen Aufgaben- und Tätigkeitsbereichen sich mit Supervisoren austauschen. „So nutzt man die Vorteile einer organisationsexternen (trägernahen) Supervision und kann gleichzeitig Kosten sparen“ (Belardi 1998, S. 37). Berker (1994, S. 352) orientiert sich bei seinen Überlegungen zum optimalen Einsatz interner und externer Supervision an den Aspekten des Anlasses, der Fachlichkeit und des Bedarfs von Supervision und kommt zu dem Schluss, dass interne Supervision sich vor allem dann anbietet, wenn Feldprobleme Anlass des Supervisionsauftrages sind. Externe Supervision ist vor allem dann geeignet, wenn Organisationsprobleme zu einem Supervisionsauftrag führen. Ideal wäre die flexible Verbindung von interner und externer Supervision. Unter einem ökonomischen Aspekt bietet sich die interne Supervision immer dann an, wenn in größeren Einrichtungen ein hoher und kontinuierlicher Bedarf an Supervision herrscht. Die Heranziehung eines externen Supervisors ist dann sinnvoll, wenn eher kurzfristig oder begrenzter Bedarf nach Supervision besteht.

Formen der Supervision nach ihrem Anwendungsbereich
Belardi (1998) unterscheidet drei Formen der Supervision, wobei er sich an den Anwendungsbereichen orientiert:

1. In der Ausbildungssupervision geht es um eine Supervision innerhalb eines Ausbildungskontextes, z.B. bei Lehrern während des Referendariats.
2. Weiterbildungssupervision wendet sich an bereits Berufstätige; sie kann auch als Qualifizierungssupervision bezeichnet werden.
3. Die Lehrsupervision ist für Supervisoren gedacht, die sich in Ausbildung befinden, um ihr eigenes supervisorisches Handeln zu reflektieren.

3.5 Adressaten von Supervision

Supervision kann als *Gruppensupervision* wie auch als *Einzelsupervision* durchgeführt werden. Im Prozess der Gruppensupervision besteht zwischen den am Supervisionsdiskurs Beteiligten ein komplexes Beziehungsgefüge, während die Einzelsupervision auf einer engen dyadischen Beziehung zwischen Supervisor und Supervisanden beruht. Die Vorteile der Einzelsupervision liegen darin, dass zum Teil auch stärker persönliche Probleme des Supervisanden bearbeitet werden können und dass, aufgrund der Konzentration auf einen einzelnen beruflich Handelnden, eine große Konstanz der Themen gegeben ist. Belardi (1998, S. 103) gibt zu bedenken, dass „gerade das 1:1 Verhältnis" ein besonderes Geschick des Supervisors erfordere, damit keine „Grenzüberschreitungen" zur Psychotherapie stattfinden. Die Vorteile der Gruppensupervision bestehen insbesondere darin, dass eine breitere Erfahrungsgrundlage zur Entwicklung von beruflicher Identität beitragen kann. *Gruppen und Teamsupervision* haben gemeinsam, dass mehrere Supervisanden an einer Supervision teilnehmen (vgl. Rappe-Giesecke 1990). Während ein Team „eine kooperierende Arbeitsgruppe innerhalb eines organisatorischen Zusammenhangs" (Belardi 1998, S. 116) darstellt, kommen die Teilnehmer einer Gruppensupervision aus unterschiedlichen Arbeitskontexten. Die Teilnehmer arbeiten in ihrem Alltag nicht zusammen und treffen sich nur zur Supervision. Deshalb ergeben sich hier andere Themen als bei der Teamsupervision. Die Natur des Teams bringt Besonderheiten mit sich, die in der Supervision zu beachten sind. So hat ein Team eine Leitung, Teamideologien, Tabus, Geschichten, Aufgaben und Arbeitsbezüge etc. (vgl. Belardi 1998). *Organisationssupervision* stellt die Organisation in den Mittelpunkt und kann in Organisationsberatung und -entwicklung übergehen.

3.6 Zum Setting von Supervision

Unter einem Setting wird der institutionalisierte Rahmen, das allgemeine Arrangement, das für jede Supervision getroffen werden muss, verstanden. Das Setting umfasst

- den Vertrag zwischen Supervisor und Auftraggeber,
- die Ziele und Erwartungen auf beiden Seiten,
- das methodische Vorgehen und Instrumentarium,
- die Zeit, Dauer und Ort der Supervision,
- Möglichkeiten und Grenzen der Supervision,
- Vereinbarungen zur Vertraulichkeit sowie
- Vereinbarungen über finanzielle Regelungen (vgl. Pallasch 1997).

Es ist deutlich, dass alle diese Faktoren die Form der Supervision mitbestimmen.

3.7 Methoden und Konzepte

Der Supervision kann man keine Methode per se zuordnen: Da Supervision auf den Kenntnissen und Theorien der Psychologie, Soziologie, Sozialarbeit und den Kommunikationswissenschaften basiert (vgl. DGSv 1996), fließen die Methoden dieser Disziplinen in die Supervision ein. Gerade in den letzten Jahrzehnten haben sich eine Reihe von Schulen mit unterschiedlichen methodischen Grundkonzeptionen etabliert. Diese sind mit den Theorierichtungen aus den Bereichen der Therapie und der Beratung eng verbunden. Dementsprechend können unterschieden werden:

- Psychoanalytisch orientierte Supervision
- Gruppendynamische Supervision
- Klientenzentrierte Supervision
- Psychodramatische Supervision
- Gestalttherapeutische Supervision
- Transaktionsanalytische Supervision
- Organisationstheoretische Supervision
- Systemtheoretische Supervision
- Verhaltenstheoretische Supervision
- Unterrichtliche Supervision.

Deutlich wird, dass mit einem bestimmten Supervisionsangebot ein bestimmter Supervisionsansatz – ein methodisches Grundsetting – verbunden ist, welcher jedoch der Problematik nicht immer gerecht werden muss. Pallasch (vgl. 1997) betont daher, dass das zu bearbeitende Problem sich nicht einer bestimmten Methode unterzuordnen hat, sondern dass die Methode sich an dem Problem ausrichten muss. Im pädagogischen Kontext existieren bisher nur wenige Konzepte, wobei man grob solche identifizieren kann, die einem theoretischen oder weltanschaulichen Ansatz verpflichtet sind und solche, die sich als kollegiale berufsbegleitende Beratung etablieren (vgl. Arbeitsgruppe Hochschuldidaktische Weiterbildung 1998).

Die bekanntesten Supervisionsformen im pädagogischen Bereich sind neben der kollegialen berufsbegleitenden Beratung die psychoanalytische Balint-Gruppe und Gruppen, die themenzentrierte Interaktion realisieren. Bei der *Balint-Gruppe* stehen Personen als beruflich Handelnde und deren berufliche Identität im gesamten Beziehungsgefüge ihrer beruflichen Arbeit im Zentrum der Betrachtung, nicht aber ihre methodisch-didaktische und organisatorische Sacharbeit. Balint-Gruppen waren besonders im Rahmen der Reflexion schulpädagogischer Praxis in den 70er und 80er Jahren eine zentrale Methode der Supervision.

Die *TZI* wiederum sucht, wie bereits oben beschrieben, die dynamische Balance zwischen dem Es (Stoff, Inhalt), dem Wir (Gruppe/Teilnehmer) und dem Ich (Dozent/beruflich Handelnder) im Globe (berufliches Umfeld) zu wahren und ist daher in besonderer Weise geeignet, auch die Sachebene der Pflege zu betrachten, ohne ausschließlich auf dieser verharren zu müssen (vgl. analog im schulischen Bereich Pallasch 1991).

Pädagogische Supervision arbeitet nicht so stark personenzentriert wie andere Supervisionsformen, denn viele Störungen basieren auf mangelhafter methodischer, lernpsychologischer und organisatorischer Strukturierung der pädagogischen Arbeit. Es ist sogar eine Gefahr, wenn entsprechende Störungen und Probleme, die eindeutig in methodisch-didaktischen/fachlichen und organisatorischen Bereichen der Weiterbildung liegen, als sozial-emotionale Probleme zwischen Interaktionspartnern thematisiert werden. Es ist sinnvoll, auch im Bereich der Weiterbildung und der Pflege die Ebenen der pädagogischen Supervision zu unterscheiden:

1. die methodisch-didaktische (fachliche) Ebene (das praktische Tun von Dozenten und Pflegenden),
2. die ziel- und berufsperspektivische Ebene (Ziel und Absichten von Dozenten/Pflegenden),
3. die persönlichkeitsorientierte/individualpsychologische Ebene (der Dozent/beruflich Handelnde als individuelle Persönlichkeit),
4. die kommunikativ-interaktionelle Ebene (hier werden die Formen der Interaktion fokussiert; vgl. Arbeitsgruppe Hochschuldidaktische Weiterbildung 1998).

Trotz der kurz benannten konzeptionellen Probleme im Bereich der Supervision in der Weiterbildung ist es sinnvoll, theoretisch und praktisch die entsprechenden Konzepte weiter zu entwickeln und eine effiziente berufsbegleitende Praxisberatung in der Weiterbildung und in der Pflege auch institutionell stärker zu verankern. Es ist derzeit noch ein großer Missstand, dass entsprechende Beratungs- und Fortbildungsanliegen der Mitarbeiter in der Weiterbildung häufig auf einem finanziell teuren, schwer überschaubaren und nicht immer qualifizierten privaten Fortbildungsmarkt zufrieden gestellt werden müssen.

3.8 Supervisionsphasen (Ablauf einer Supervision)

Die Phasen einer Supervision entsprechen in etwa den Phasen der Beratung. Je nach Autor werden dreistufige Modelle wie das von Ring (in Pallasch 1997, S. 106), der die Problemdefinitionsphase, die Erarbeitungs- und Lösungsphase sowie die Erweiterungsphase unterscheidet, oder mehrstufigere Modelle vorgelegt. So differenzieren Plessen und Kaatz (in Pallasch 1997, S. 104f.) in ihrem fünfstufigen Modell die Orientierungsphase, die Informationsphase, die Gewichtungsphase, die Rückmeldungsphase und die Kontrollphase.

3.9 Der gesetzliche Rahmen

Ein wichtiger Aspekt, der häufig nicht beachtet wird, ist der gesetzliche Rahmen, in dem Supervision stattfindet: „Immer wieder werden Supervisoren, (..) mit Fällen von körperlicher und seelischer Misshandlung oder Vernachlässigung von Klienten – auch durch die Helfer – konfrontiert. Wie soll man sich dann verhalten? Diese Überlegungen führen zu einigen rechtlichen Rahmenfragen von Supervision“ (Belardi 1998, S. 153). Hierzu gehören das Zeugnisverweigerungsrecht, die Frage nach einer Verpflichtung zur Supervision und den Anspruch auf Supervision, die Frage nach der Anzeigepflicht von Straftaten und die Schweigepflicht. Zur Schweigepflicht: Der Supervisor muss grundsätzlich die persönlichen Lebensverhältnisse der Klienten anonymisiert wiedergeben, es reicht nicht aus, wenn sich der Supervisor zur Verschwiegenheit verpflichtet (vgl. Belardi 1998). Ein weiterer wichtiger Aspekt ist die rechtliche Verantwortung der Supervisoren für ihre Beratung. „Im Gegensatz zum Formalvorgesetzten ist der Supervisor nicht verantwortlich für das, was die Supervisanden mit den Vorschlägen anfangen" (Belardi 1998, S. 157). Der Schadensersatzanspruch nach §676 BGB ist ausgeschlossen, solange es sich nicht um eine wissentlich falsche Auskunft oder Beratung handelt. Für die Beratungsarbeit gibt es kein Berufsrecht. „Der Titel ‚Supervisorin' bzw. ‚Supervisor' ist nicht geschützt, was bedeutet, dass sich jeder so nennen und entsprechende Dienstleistungen anbieten kann" (Belardi 1998, S. 160). Hier kommt den Fachverbänden hinsichtlich der Qualitätskontrolle und der Ausbildungsstandards eine wichtige Rolle zu (vgl. Belardi 1998).

3.10 Kontextbedingte Hindernisse von Supervision

Vorliegende Studien zeigen, dass trotz der weit verbreiteten Akzeptanz von Supervision eine „beträchtliche Abweichung vom Ideal eines tradierten Verständnisses von Supervision bei der praktischen Realisierung" (Elbing & Huber 1992, S. 52) zu finden ist. Als kontextbedingte Hindernisse einer kontinuierlich und regelmäßig stattfindenden Supervision in der Institution Krankenhaus werden neben Zeitmangel, Zeitdruck, Geldmangel und Sparmaßnahmen, aus Personalrotation und Schichtdienst resultierende instabile Gruppen oder Teams, aber auch eine innere Hierarchisierung der einzelnen Berufsgruppen sowie fehlende Kooperationsmodelle und fehlende Strukturen, die gemeinsame Planungsprozesse sicherstellen sollen, genannt (vgl. Hoh 2001; Lyon & Schüers 1997; Degenhardt 1994). Lyon und Schüers (1997, S. 95) stellen hierzu fest: „Große Organisationen wie Krankenhäuser sind unter anderem dadurch gekennzeichnet, dass sie sich nicht ‚freiwillig und gern' ändern; je größer sie sind, desto ‚wertkonservativer' reagieren sie und zwar meist erst dann, wenn Notwendigkeiten von Außen notwendig werden." Supervision kommt in diesem Kontext eher eine „Feuerwehrfunktion" als eine kontinuierliche Unterstützungsfunktion zu. Dementsprechend groß ist der Wunsch vieler Pflegenden nach einer regelmäßig stattfindenden Supervision oder einer anderen Form des Austausches im Rahmen des Arbeitsplatzes. Pflegende, die bereits an Supervision teilgenommen haben, beurteilen diese ambivalent, mit klarer Zustimmung oder eindeutiger Ablehnung (vgl. Hoh 2001). Eine ähnliche Einschätzung der Beurteilung von Supervision findet sich bei Hirsch (1993). Negativ beurteilt werden vor allem die zeitliche Organisation der Supervision, die in der Regel nicht dann stattfindet, wenn ein Problem akut ist, sondern mit einer zeitlichen Verzögerung. Gleichfalls kommt der Person des Supervisors eine wichtige Rolle bei Beurteilung der Supervision zu. Ein Problem der Supervision scheint auch in deren vorrangigen Ausrichtung an der Fallbesprechung von Patienten zu liegen, die eine Vernachlässigung der Reflexion der Situation der Pflegenden nach sich zieht.

Nach diesem Überblick über die wichtigsten Aspekte der Beratung im Allgemeinen und den Grundlagen der Supervision werden nun ausgewählte Formen der kollegialen Beratung vorgestellt.

4 Formen der Kollegialen Beratung

Aus den bisherigen Ausführungen wird deutlich, dass es informelle, halbformalisierte und stark formalisierte Formen der kollegialen Beratung gibt. Am bekanntesten, und am deutlichsten von den Beteiligten als Beratung wahrgenommen, sind die Formen der stark formalisierten Beratung.

4.1 Formalisierte Formen der kollegialen Beratung

Basis vieler Formen der formalisierten kollegialen Beratung ist das Konzept der Supervision. Es wurde bereits darauf hingewiesen, dass im Prozess der Etablierung von Supervision in sozialpädagogischen und institutionellen Handlungsfeldern die inhaltliche Ausrichtung der Supervision von den aktuellen konzeptionellen Veränderungen der jeweiligen Praxisbereiche beeinflusst und akzentuiert wurde. Mitte der sechziger Jahre und zu Beginn der siebziger Jahre war pädagogisches Handeln eng mit den Begriffen der „Aufklärung“ und „Emanzipation“ verbunden. In diesem Zuge wurde mit dem Supervisionsbegriff ebenfalls ein emanzipatorischer und gesellschaftsreflexiver Gedanke und Anspruch verbunden. Mit zunehmender Präzisierung des Anspruches einer Alltagsorientierung innerhalb der Pädagogik ließ sich eine „pragmatische Wende“ in Form der stärkeren Hinwendung der Supervision auf institutionelle Alltagsprobleme und Konflikte erkennen. Teamsupervision, Krisenberatung und berufsständische Absicherungen wurden zu neuen Schwerpunkten der Supervision (vgl. Sickendiek, Engel & Nestmann 1999). Eine „selbstevaluative Wende“ in der Supervision lässt sich im Zuge der Professionalisierungsdebatten der sozialen Arbeit beschreiben. Supervision verändert sich „im Zuge dieser selbstevaluativen Wende von einem durch externe ExpertInnen gesteuerten Prozess zu einem alltäglichen teambezogenen Refexionsprozess“ (ebd. S. 102), der ohne externe Hilfe die eigene Arbeit reflektiert. Nach Nellessen (1994) lässt sich mit zunehmender Effektivitäts- und Effizienzsteigerung im Rahmen des Qualitätsmanagements sozialpädagogischer und psychosozialer Arbeit vermuten, dass sich mit den Begriffen „Rollenberatung“ und „Coaching“ ebenfalls Akzentverschiebungen der Supervision abzeichnen.

4.1.1 Kollegiale Beratung

Das grundlegende Prinzip der kollegialen Beratung – Fallbesprechung oder auch kooperative Beratung genannt (vgl. Mutzeck 1999) – ist die gegenseitige Supervision, die von einer Arbeitsgruppe, einem Team oder einem Kollegium selbst geleitet wird. Basis ist die Grundannahme der Problemlösekompetenz der Gruppe (vgl. Schmidbauer 1979). Diese Selbstleitung schließt die Hinzuziehung eines externen Experten allerdings nicht generell aus. Im Gegenteil, gerade in den Anfangsphasen und konstituierenden Phasen einer kollegialen Beratung kann die Unterstützung durch einen externen Experten, der auf die Einhaltung bestimmter Abläufe bei der Fallbesprechungen achtet, sehr hilfreich sein. Dieser Experte soll dazu beitragen, die Gruppe zu befähigen, den Reflexionsprozess in einer späteren Phase eigenständig zu leiten. Wie in der Supervision liegt auch den meisten Formen der kollegialen Supervision ein genau festgelegter Ablauf zu Grunde (vgl. Schlee & Mutzeck 1996). Ein solch idealtypischer Ablauf ist in Abbildung 3 dargestellt, die in Anlehnung an Pallasch (1991) und Fallner und Grässlin (1990) von der Arbeitsgruppe Hochschuldidaktische Weiterbildung an der Albert-Ludwigs-Universität Freiburg im Breisgau zur kollegialen Beratung von Dozenten und Hochschullehren erarbeitet wurde und der dort begonnenen „Lösungsorientierten Beratung durch Expertengestützten Erfahrungsaustausch“ zu Grunde liegt (vgl. Arbeitsgruppe Hochschuldidaktische Weiterbildung 1998). Es handelt sich um ein siebenstufiges Ablaufschema (vgl. Abb. 3).

Dem Gruppenleiter/Experten kommen bei dieser Art der Fallbesprechung drei zentrale Aufgaben zu. Zum einen ist er ein Gruppenmitglied wie jedes andere auch, daneben ist er ein Hüter der Balance (im Sinne der TZI; vgl. Fichten & Rohlfing 1994) und zum dritten, ein Moderator/„Wächter“ des Ablaufes. Als dieser hat er darauf zu achten, dass gerade zu Beginn der Etablierung von Fallbesprechungen die Abfolge sowie die zeitlichen Vorgaben eingehalten werden. Die Arbeitsgruppe Hochschuldidaktische Weiterbildung (1998, S. 16) betont diesen Aspekt, denn die „Gewöhnung an die Grundstruktur der Veranstaltung ist Voraussetzung dafür, dass keine der einzelnen Aufgaben vernachlässigt wird. Hinzu kommt, dass die stete Wiederholung der verschiedenen Schritte einen erheblichen Entlastungseffekt für alle Beteiligten mit sich bringt. Niemand wird durch unvorhergesehene neue Aspekte überrascht oder verunsichert.“

Ohne weiteres wird deutlich, dass der Experte/Berater je nach Beratungsanlass oder Phase der Beratung unterschiedliche Rollen einnehmen muss. Mit diesen Rollen wechselt auch die Form der Beratung von der nicht-direktiven zur direktiven und vice versa, wobei die Rollenwechsel meist fließend sind. Abbildung 4 gibt verschiedene Beraterrollen und ihr Verhältnis zur direktiven bzw. nicht-direktiven Gesprächsführung wieder.

Abb 3: Ablaufplan der „Lösungsorientierten Beratung durch Expertengestützten Erfahrungsaustausch“ (Quelle: Arbeitsgruppe Hochschuldidaktische Weiterbildung 1998).

Einstieg/Einführung:
Eröffnen, begrüßen, Formales klären, beginnen lassen
(ca. 5 Minuten)

Deskription 1:
Benennen des Problems/der Problemsituation
(2 Minuten)

Deskription 2:
Ausführliches Darstellen einer konkreten Problemsituation
(10-15 Minuten)

Erarbeitung 1: Orientieren und näher betrachten durch Fragen
Erarbeitung 2: Erfassen des Problems/der Situation durch Assoziationen und subjektive Wahrnehmungen
(20 Minuten)

Diagnose:
Ergründen der Ursachen des Problems durch Interpretation des Gehörten
(30 Minuten)

Ermitteln und Bedenken von Konsequenzen:
Neue Ziele, verändertes Verhalten des Ratsuchenden
(15 Minuten)

Ausstieg/Evaluation:
Bewerten, abschließen, organisieren, beenden
(ca. 10 Minuten)

Die handlungsleitenden Prinzipien bei Fallbesprechungen sind neben der Selbstleitung ohne Kritik und Belehrung von oben nach unten, die Offenheit der Beteiligten für alle möglichen Konflikte und Probleme (kommunikative-interaktionelle, soziale, didaktische etc.), die gemeinsame Analyse mit nachfolgender Erarbeitung alternativer Handlungsmöglichkeiten, die Beschränkung auf das „Hier und jetzt“, die Vermeidung abgehobener Theorie-, Sach- oder Strategiediskussionen, die gegenseitig Akzeptanz sowie das Vermeiden rechthaberischer Belehrungen. Grundvoraussetzungen sind daneben Empathie und Kongruenz.

Abb. 4: Beraterrollen (Quelle: Norwood 2002, S. 19)

nicht direktiv → direktiv

Beobachterin	Prozess-spezialistin, Moderatorin	Rechercheurin	Trainerin, Erzieherin	Expertin	Advokatin

Beratene Verteilung der Arbeitsanteile zwischen Beraterin und Beratener in Abhängigkeit der Rollenauffassung der Pflegeberaterin **Beraterin**

Mögliches Beraterinnenverhalten					
Stellt Fragen, die man überlegen sollte	Beobachtet Problem-lösungs-prozesse und gibt Feedback	Sammelt Daten, regt dazu an, diese zu überdenken und zu interpretieren	Übt mit dem Klienten Verhaltens-modifikationen ein	Schlägt aufgrund ihres Wissens eine bestimmte Verhaltens-weise vor und gibt praktische Anweisung	Stellt Regeln und Methoden auf und lenkt den Problem-lösungs-prozess

Der Einsatz kollegialer Beratung bietet sich über den konkreten Problemanlass hinaus an zur:

- allgemeinen Reflexion des Berufsalltags
- offenen Bearbeitung von diversen fachlichen, methodischen und didaktischen Problemen
- Erweiterung der bei den Teilnehmenden bereits vorhandenen Kenntnisse und Erfahrungen
- Verhinderung von Verdrängungsprozessen
- Förderung einer aktiven, auf Problemlösung gerichteten Haltung
- Erarbeitung von Möglichkeiten zur Bewältigung emotional aufgearbeiteter Situationen
- Nutzbarmachung unterschiedlicher Erfahrungen und Kompetenzen unter den Teilnehmern
- Unterstützung von innovativen und kurativen Kräften, die in jedem Teilnehmer vorhanden sind
- Ergänzung der Praxisanleitung
- Einübung von Entscheidungsverhalten
- Verminderung von Angstschwellen vor neuen Herausforderungen
- Erkennung von konfliktbedingenden Faktoren
- Förderung von Konfliktbereitschaft (vgl. Arbeitsgruppe Hochschuldidaktische Weiterbildung 1998; Fallner & Grässlin 1990)

An ihre Grenzen kommt die kollegiale Fallbesprechung, wenn Beziehungs- und Kooperationsprobleme in der Gruppe in den Vordergrund treten. In diesem Fall sollte die Gruppe einen externern Supervisor zur Unterstützung der Klärung der Beziehungsebene hinzuziehen.

4.1.2 Coaching

Eine weitere Form der kollegialen Beratung stellt das Coaching dar. Der Begriff „Coaching" stammt ursprünglich aus dem Hochleistungssport. Seit Ende der siebziger Jahre wird er auch in der Weiterbildung für eine Form der Beratung verwendet. Coaching beinhaltet alle in einer Zweierbeziehung bewusst intendierten Maßnahmen des Vorgesetzten oder Trainers (Coach) im Einstellungs- und Verhaltensbereich des Mitarbeiters (Coachee) und hat das Ziel der stufenweise stetigen Leistungsoptimierung. Normalerweise steht Coaching für den Prozess mit Einzelpersonen, er kann jedoch auch auf die Arbeit mit Gruppen übertragen werden (vgl. König & Vollmer 2002). Mahlmann (2002, S. 71) spricht im Zusammenhang des Einzel-Coachings von „Schattentagen". An so genannten Schattentagen wird der Coachee am Arbeitsplatz, oft über die Dauer eines ganzen Arbeitstages hinweg, vom Coach begleitet. Dieser hält sich jedoch im Hintergrund, greift nicht das Geschehen ein, sondern beobachtet den Coachee und gibt ihm zu einem späteren Zeitpunkt eine detaillierte Rückmeldung zu seinen Beobachtungen. Professionelles Coaching wird, auch auf Grund der damit verbundenen Kosten, bisher vor allem im mittleren und oberen Führungsmanagement wahrgenommen. Coachfunktionen werden aber auch in zunehmenden Maße von Führungskräften oder Mitarbeitern übernommen. Es ist offensichtlich, dass Beratungskompetenz zukünftig wichtiger Bestandteil von Führungskompetenz wird (vgl. Mahlmann 1998; Reddy 1997).

4.2 Halbformalisierte Formen der kollegialen Beratung

4.2.1 Feedback

Unter Feedback wird im Allgemeinen eine unmittelbare organisierte Rückmeldung eines Lernenden an den Lehrenden verstanden: Die Teilnehmer von Fortbildungsveranstaltungen äußern sich nach vorher festgelegten Regeln zu Fachinhalt, Didaktik, Kommunikationsverhalten, allgemeiner Gestaltung der Veranstaltung, den Räumlichkeiten etc. Der Dozent nutzt diese Information zur Reflexion und Verbesserung seines Lehrverhaltens (vgl. Hoh 1999). Im alltäglichen Umgang mit anderen Menschen erfolgt Feedback zumeist in indirekter Form. Da indirektes Feedback oft zu Missverständnissen führen kann, „ist es wichtig zu lernen, das Feedback in einer hilfreichen, direkten Form zu geben, indem wir es unmittelbar in Worten ausdrücken" (Fichten & Rohlfing 1994, S. 92). Diese Art des Feedbacks unterstützt ein Klima der Offenheit in Beziehungen und fördert das Vertrauen und die Verbundenheit in einer Gruppe. Feedback kann dazu beitragen, Verhandlungs- oder Handlungsweisen, die dem Betreffenden oder der Gruppe nicht weiterhelfen, zu verändern, indem es sie explizit macht. Beim

Feedback geben ist die Berücksichtigung der Feedbackregeln wichtig (vgl. Fichten & Rohlfing 1994). Danach sollte Feedback nur gegeben werden, wenn der Andere es auch wünscht. Das Feedback sollte so ausführlich und konkret wie möglich sein. Feedback sollte sachbezogen sein und den Anderen nicht analysieren und sowohl positive als auch negative Aspekte benennen. Außerdem sollte sich Feedback auf ein begrenztes, konkretes Verhalten beziehen. Der Feedback-Empfänger sollte dem Feedback zunächst nur ruhig zuhören, ohne sich zu rechtfertigen oder den Versuch zu unternehmen, die Situation aus seiner Sicht klarzustellen. „Feedback-Geben bedeutet, Informationen zu geben und nicht, den anderen zu verändern" (Fichten & Rohlfing 1994, S. 94).

4.3 Informelle Formen der kollegialen Beratung

Es ist nahe liegend, dass es hier keine expliziten Konzepte geben kann. Gleichwohl sind die informellen Formen der kollegialen Beratung wohl die am häufigsten anzutreffenden. Es handelt sich um die ungeplanten, sich in und aus konkreten Arbeitsituationen ergebenden, Beratungsanlässe (z.B. der Rat des Kollegen zum Beheben des Papierstaus beim Kopierer). Hier wird Beratung vor allem mit der Funktion des Informierens verbunden. Informelle Formen der kollegialen Beratung finden sich auch bei nahezu allen Formen des Lernens „on the job" (z.B. bei Einführungstagen am neuen Arbeitsplatz oder die gegenseitige Beratung bei der Arbeit in Qualitätszirkeln), „off the Job" (z.B. Vorträge, Workshops für Arbeitsgruppen) und „near the job" (z.B. Traineeprogramme).

5. Resümee

Immanentes und explizites Beratungshandeln bestimmt den pädagogischen und pflegerischen Alltag. Komponenten des Beratungsprozesses sind der Berater, der Ratsuchende, der Beratungsanlass, das zugrunde liegende Beratungsmodell und der Beratungskontext. Es können die personenbezogene und die organisationsbezogene Beratung sowie die informelle, die halbformalisierte und die stark formalisierte Beratung unterschieden werden. In Zeiten der „Lernenden Organisation" und des „Wissensmanagements" (vgl. Reinmann-Rothmeier et al. 2001, Willke 1998) gewinnen individuelle und organisationelle Beratung unter einer systemischen Perspektive an Bedeutung. Neben der persönlichen Beratungskompetenz des Beraters stützt sich professionelle Beratung auf systematisch gewonnenes Wissen sowie den Rückgriff auf wissenschaftliche Methoden, Befunde und Theorien. Supervision und Fallbesprechungen sind heute in vielen Disziplinen zu findende Beratungsformen. Ob und in welchem Maße Supervision und kollegiale Beratung praktiziert wird ist abhängig von personalen und apersonalen Faktoren wie Kostenregelungen, Arbeits- und Belastungsausgleich. Ob vor dem Hintergrund der zunehmenden ökonomischen Zwänge Konzepte der Selbst-

Supervision (vgl. Hagemann & Rottmann 2000) an Bedeutung gewinnen, bleibt abzuwarten.

Wissens- und Transferfragen

Denken Sie bitte an Ihre eigene schulische und berufliche Laufbahn zurück. An welchen Stellen haben Sie (oder hätten gerne) Beratung und mit welcher Fragestellung nachgesucht?

Wie beurteilen Sie heute die Qualität der erhaltenen Beratung?

Benennen Sie Ihrer Meinung nach häufig auftretende Beratungsfehler. Versuchen Sie im Rollenspiel solche Beratungsfehler aufzuzeigen und diskutieren Sie die Möglichkeiten „besserer“ Beratung.

Überlegen Sie zunächst, welche Probleme, Konflikte und Aufgaben Supervision im Krankenhaus (in Einrichtungen des Gesundheitssystem) klären/lösen helfen kann? In einem weiteren Schritt notieren Sie bitte bei welchen Problemen, Konflikten und Aufgaben Supervision an ihrer Grenzen stößt.

Stellen Sie sich vor, Sie sind Personalverantwortliche in einer großen Institution des Gesundheitswesens und wollen eine Form der kollegialen Beratung in dieser Einrichtung etablieren. Wie gehen Sie vor? Welche Art der kollegialen Beratung wählen Sie und wie begründen Sie Ihre Entscheidung?

Welche Rahmenbedingungen zeichnen eine Organisation(s-kultur) aus, in der Supervision oder kollegiale Beratung umgesetzt werden kann?

Diskutieren Sie, welche Formen der Beratung im Jahr 2010 an Bedeutung gewonnen haben werden und begründen Sie ihre Entscheidung.

Literatur

Arbeitsgruppe Hochschuldidaktische Weiterbildung an der Albert-Ludwigs-Universität Freiburg im Breisgau (1998): Lösungsorientierte Beratung durch expertengestützten Erfahrungsaustausch, Weinheim

Argyris, C. (1997): Wissen in Aktion. Eine Fallstudie zur lernenden Organisation, Stuttgart

Arnold, R.; Schüßler, I. (1998): Wandel der Lernkulturen: Ideen und Bausteine für ein lebendiges Lernen, Darmstadt

Bachmair, S. et al. (1985): Beraten will gelernt sein: ein Übungsbuch für Anfänger und Fortgeschrittene, Weinheim

Bang, R. (1958): Hilfe zur Selbsthilfe für Klient und Sozialarbeiter, München

Bauer, G. (1991): Weiterbildungsberatungen, in: Mitteilungen aus Arbeitsmarkt- und Berufsforschung, Bd. 29, S. 375-384

Beck, U. (1993): Erfindung des Politischen. Zu einer Theorie reflexiver Modernisierung, Frankfurt am Main

Belardi, N. (1998): Supervision – Eine Einführung für soziale Berufe, Freiburg im Breisgau

Berker, P. (1994): Externe Supervision – interne Supervision, in: Pühl, H., Hrsg., Handbuch der Supervision, Berlin, S. 344-352
Braun, J.; Fischer, L. (1983): Beratungsstellen für Weiterbildung. Fallstudien über Aufgaben und Leistungen in fünf Städten, Berlin
Buer, F. (2001): Team- und Organisationsentwicklung im Rahmen der Organisationssupervision, in: Buer, F., Hrsg., Praxis der psychodramatischen Supervision. Ein Handbuch, Opladen, S. 75-100
Cohn, R. C. (1976): Von der Psychoanalyse zur themenzentrierten Interaktion. Von der Behandlung einzelner zu einer Pädagogik für alle, Stuttgart
Degenhardt, C. (1994): Möglichkeiten und Grenzen der Supervision im Allgemeinkrankenhaus, in: Pühl, H., Hrsg., Handbuch der Supervision, Berlin, S. 242-253
Deutsche Gesellschaft für Supervision e.V. (1996): Broschüre der DGSv: Was ist Supervision?, Köln
Elbing, E.; Huber, U. (1992): Supervision: Programmatik und Alltagsrealität, München
Elbing, E. (2001): Psychologische Grundlagen der Beratung, München
Fallner, H.; Grässlin, H. M. (1990): Kollegiale Beratung – eine Systematik zur Reflexion des beruflichen Alltags, Hille
Fatzer, G. (1998): Supervision und Beratung – Ein Handbuch, Köln
Fichten, W.; Rohlfing, U. (1994): Supervision und berufsbezogene Selbsthilfegruppen, in: Rieforth, J.; Fichten, W., Hrsg., Gesundheitsförderliches Handeln in der Krankenpflege: psychosoziale Theorien und Handlungsansätze für die Theorie, Berlin, S. 87-125
Freudenreich, D.; Meyer, U. (1992): Supervision und Beratung mit der Themenzentrierten Interaktion, in: Pallasch, W.; Reimers, H.; Mutzeck, W., Hrsg., Beratung – Training – Supervision: eine Bestandsaufnahme über Konzepte zum Erwerb von Handlungskompetenz in pädagogischen Arbeitsfeldern, Weinheim, S. 213-223
Hagemann, M.; Rottmann, C. (2000): Selbst-Supervision für Lehrende: Konzept und Praxisleitfaden zur Selbstorganisation beruflicher Reflexion, Weinheim
Hausegger, T.; Tatschl, S.; Walther, I. (1998): Supervision – den beruflichen Alltag professionell reflektieren, Wien
Heil, F. E.; Scheller, R. (1981): Entwicklungsmöglichkeiten der gegenwärtigen Beratungspraxis, in: Baumann, U.; Berbalk, H.; Seidenstücker, G., Hrsg., Klinische Psychologie: Trends in der Forschung und Praxis, Bern, S. 180-208
Hirsch, A.; Schmidtchen, a. (1981): Beratung, in: Hautzinger, M., Hrsg., Psychotherapie-Manual, Berlin, S. 22-28
Hirsch, R. D. (1993): Balintgruppe und Supervision in der Altenarbeit, München
Hirsch, R. D. (2002): Supervision, Teamberatung, Balintgruppe: Professionalisierung in der Altenarbeit, München
Hoh, R. (2001): Umgang mit Sterben und Tod. Ein Beitrag zur Qualitätssicherung in der Pflege, München
Hoh, R. (1999): Glossar zur Fort- und Weiterbildung, in: Durchblick Zeitschrift für Ausbildung, Weiterbildung und Berufliche Integration, Heft 3, S. 24-26
Jugert, G. (1997) (Hrsg.), Pädagogische Supervision – Theorie und Praxis: Bremen

Kleber, E. W. (1983): Pädagogische Beratung, Weinheim
Klug-Redman, B. (1996): Patientenschulung und -beratung, Berlin
König, E.; Vollmer, G. (2002): Systemisches Coaching: Handbuch für Führungskräfte, Berater und Trainer. Weinheim
König, E.; Vollmer, G. (1997): Beratung, in: Hierdeis, H.; Hug, T., Hrsg., Taschenbuch der Pädagogik, Hohengehren, S. 121-131
Krüger, W. (1978): Beratung in der Weiterbildung, Paderborn
Löhmer, C.; Standhardt, R. (1992): Themenzentrierte Interaktion (TZI): Die Kunst sich selbst und eine Gruppe zu leiten, Mannheim
Lyon, G.; Schüers, W. (1997): Supervision im Krankenhaus, in: Österreichische Vereinigung für Supervision, Hrsg., Supervision – eine kritische Dienstleistung?, Innsbruck, S. 89-101
Mader, W. (1999): Weiterbildung und Beratung, in: Tippelt, R., Hrsg., Handbuch Erwachsenenbildung/Weiterbildung, Opladen, S. 317-326
Mahlmann, R. (1998): Selbsttraining für Führungskräfte. Ein Leitfaden zur Analyse der eigenen Führungspersönlichkeit und eine Anleitung zum „persönlichen Change Management", Weinheim
Mahlmann, R. (2002): Schattentage, in: managerSeminare, Heft 53, S. 70-80
Mutzeck, W. (1996): Kooperative Beratung, in: Schlee, J.; Mutzeck, W., Hrsg., Kollegiale Supervision. Modelle zur Selbsthilfe für Lehrerinnen und Lehrer, Heidelberg, S. 56-78
Mutzeck, W. (1999): Kooperative Beratung: Grundlagen und Methoden der Beratung und Supervision im Berufsalltag, Weinheim
Nellessen, L. (1994): Berufsbezogene Supervision, in: Sozialwissenschaftliche Literaturrundschau, Heft 29, S. 76-94.
Norwood, S. L. (2002): Pflegeconsulting: Handbuch zur Organisations- und Gruppenberatung in der Pflege, Bern
Pallasch, W. (1991): Supervision: Neue Supervision. Neue Formen beruflicher Praxisbegleitung in pädagogischen Arbeitsfeldern, Weinheim
Pallasch, W.; Reimers, H.; Mutzeck, W. (1992): Überblick, in: Pallasch, W.; Reimers, H.; Mutzeck, W., Hrsg., Beratung – Training – Supervision: eine Bestandsaufnahme über Konzepte zum Erwerb von Handlungskompetenz in pädagogischen Arbeitsfeldern, Weinheim, S. 9-30
Pallasch, W. (1997): Supervision: neue Formen der beruflichen Praxisbegleitung in pädagogischen Arbeitsfeldern, Weinheim
Petzold, H. G. (1998): Integrative Supervision, Meta-Consulting & Organisationsentwicklung: Modelle und Methoden reflexiver Praxis. Ein Handbuch, Paderborn
Rappe-Giesecke, K. (1990): Theorie und Praxis der Gruppen- und Teamsupervision, Berlin
Rechtien, W. (1998): Beratung: Theorien, Modelle und Methoden, München
Reddy, M. (1997): Mitarbeiter beraten: Kollegiale Hilfe zur Selbsthilfe, Weinheim
Regouin, W. (1999): Supervision. Praxishandbuch für Pflege und Gesundheitsberufe, Wiesbaden
Reinmann-Rothmeier, G. et al. (2001): Wissenmanagement lernen. Ein Leitfaden zur Gestaltung von Workshops und zum Selbstlernen, Weinheim
Rogers, C. R. (1972): Die nichtdirektive Beratung, München

Rogers, C. R. (1977): Therapeut und Klient: Grundlagen der Gesprächspsychotherapie, München
Schlee, J.; Mutzeck, W. (1996) (Hrsg.), Kollegiale Supervision: Modelle zur Selbsthilfe für Lehrerinnen und Lehrer: Heidelberg
Schmid, B.; Laschet, G. (1991): Supervision als Möglichkeit für die Krankenpflege, München.
Schmidbauer, W. (1979): Selbsterfahrung in der Gruppe, Reinbeck
Schwarzer, C.; Buchwald, P. (2001): Beratung, in: Krapp, A.; Weidenmann, B., Hrsg., Pädagogische Psychologie – Ein Lehrbuch, Weinheim, S. 565-600
Senge, P. (1995): Die fünfte Disziplin, Stuttgart
Sickendiek, U.; Engel, F.; Nestmann, F. (1999): Beratung: eine Einführung in sozialpädagogische und psychosoziale Beratungsansätze, Weinheim
Thomas, B.; Wirnitzer, B. (2001): Erste Ergebnisse des Modellprojekts, in: Pflegezeitschrift, Heft 12, S. 869-872
Tippelt, R. (1994): Weiterbildungsberatung und -informationssysteme, in: Unterrichtswissenschaft. Zeitschrift für Lernforschung, Heft 1, S. 37-55
Tippelt, R. (1997): Beratung in der Weiterbildung: Grundlagen und Perspektiven, in: Eckert, T.; Schiersmann, C.; Tippelt, R., Hrsg., Beratung und Information in der Weiterbildung, Hohengehren, S. 1-69
Weiß, R. (2001): Psychodramatische Supervision als Passage in Personalentwicklungsmaßnahmen, in: Buer, F., Hrsg., Praxis der psychodramatischen Supervision. Ein Handbuch, Opladen, S. 299-312
Will, H. (1991): WUP aktuell: die Werkstattzeitung von Will und Partner, München
Willke, H. (1998): Systemisches Wissensmanagement, Stuttgart

Regina Keuchel, Martina Roes, Antje Krippner und Stefan Görres

Qualitätsmanagement im Bildungsbereich

„Qualität ist ohne Professionalität
nicht denkbar, und Professionalität
kann ohne Qualitätssicherung
auf Dauer nicht glaubwürdig bleiben“
(Arnold/Faber 2001:158)

1. Einleitung

Im April 2001 tagte auf Initiative des Bundesausschusses der Lehrerinnen und Lehrer für Pflegeberufe die 3. Runde im Deutschen Bundestag. Thema dieser Runde war: „Qualität fordert Qualifikation“. Für Pflegeschulen gibt es durchaus triftige Gründe, Qualitätsverbesserungen anzumahnen. Das betrifft vor allem Bereiche wie etwa die Qualität der Vollständigkeit und Qualität des Lehrangebots, die Kooperationsbeziehungen mit dem Ausbildungspartner, die Frage der (Pflege-) Lehrerbildung etc. Aus diesem Grunde ist Qualitätssicherung an den Pflegeschulen inzwischen ein zentrales Anliegen. In Deutschland, aber auch international wurden hierzu inzwischen Konzepte erarbeitet bzw. Empfehlungen ausgesprochen, die sich z.T. an Erfahrungen in europäischen Nachbarländern sowie an eigenen Erfahrungen aus Pilotprojekten orientiert haben.

Ein wesentlicher Reformschub für ein Qualitätsmanagement in der Pflegeausbildung kam aus dem Ausland und ist gekoppelt an die aktuelle Diskussion zur Einführung internationaler Abschlüsse, an Credit Points und Modularisierung sowie Bachelor- und Master-Abschlüsse im tertiären Bildungsbereich der Pflege.

Ziel ist weniger die Qualitätskontrolle als vielmehr die eigene Arbeit und deren Ergebnisse zu verbessern. Qualitätsmanagement in Pflegeschulen und die damit verbundene (Selbst-) Evaluation zielt also auf Qualitätsverbesserung, nicht aber auf ein Ranking und schon gar nicht auf einzelne Personen. Die Evaluation ist vielmehr angelegt auf die Stärkung der Verantwortung sowie deren Wahrnehmung und soll vor allem nach innen wirken.

Dass auch der Aspekt der Rechenschaftslegung über Engagement und erbrachte Leistung eine Rolle spielt, soll hier nicht verschwiegen werden.

Gleichzeitig muss darauf geachtet werden, dass auch in der Qualitätssicherung das Verhältnis von Ressourceneinsatz auf der einen Seite und Nutzen für die Pflegeschulen auf der anderen Seite in einem angemessenen Verhältnis bleiben.

So ist Qualität der Pflegausbildung seit einigen Jahren schon Gegenstand der fachöffentlichen Diskussion. Die Finanzkrise der Schulträger, sprich Einrichtungen wie Krankenhäuser etc., ebenso wie die Frage der zukünftigen Finanzierung der Pflegeausbildung, welche sich nicht im Berufsbildungssystem wieder findet, zwingt die Pflegeschule zunehmend zur Transparenz und Legitimierung ihrer Arbeit, ermöglicht aber zugleich das Aufbrechen verkrusteter Strukturen und damit die Chance zur weitergehenden Flexibilisierung und Qualitätsverbesserung. Voraussetzung zum erfolgreichen Gelingen sind Strukturen eines modernen Qualitätsmanagements.

Die Erwartungen an ein Qualitätsmanagement beziehen sich u.a. auf

- Die Stärkung der Autonomie der Pflegeschulen
- Die pädagogische Profilbildung der Pflegeschulen sowie deren wettbewerbsorientierte Ausdifferenzierung
- Die Verbesserung der Kommunikation zwischen Lehrenden und Auszubildenden sowie zwischen Schule und Praxisort
- Die Herstellung einer soliden Informationsbasis für Planungsentscheidungen der Schulen
- Die Analyse und Bewertung der Qualität der pflegerischen Ausbildung
- Die Rechenschaftslegung für Träger und Öffentlichkeit über die Qualität der Ausbildung

Dabei sind alle an einer Pflegeschule Beteiligten – Lehrende wie Auszubildende – in den Prozess des Qualitätsmanagements und der Qualitätssicherung einzubeziehen, denn: „Qualität schulischer Arbeit kann nur in den Schulen erwachsen, nicht ohne sie und schon gar nicht gegen sie“ (Klemm 1999).

Diese Grundvoraussetzung einer „Beteiligungskultur“ macht deutlich, dass „gute (Pflege)Schule“ sich nicht allein durch das Engagement einzelner Personen realisieren lässt, sondern nur als umfassender Prozess systematischer Schulentwicklung zu begreifen ist. Systematische Schulentwicklung beschreibt die geplanten und zielgerichteten Veränderungsprozesse, die über eine Verständigung aller an Schule Beteiligten zu einem neuen umfassenden Ansatz von Schule führen, der sowohl inhaltlich-curriculare wie organisatorische, schulische und außerschulische, finanzielle und personelle, aber auch strukturelle und rechtliche Aspekte konstruktiv in sich aufnimmt (Spürk 2001).

Um eine Diskussion systematischer (Pflege-)Schulentwicklung im Kontext der Qualitätsdebatte führen zu können, ist es zunächst unerlässlich, sich mit

Begrifflichkeiten, Verfahrensweisen und Anhaltspunkten des Qualitätsmanagements auseinanderzusetzen. In einem weiteren Schritt ist zu reflektieren, inwieweit die Qualitätsdebatte Impulse und Entwicklungsstrategien für notwendige Veränderungsprozesse im (pflegerischen) Bildungsbereich anzubieten vermag. Dabei stützt sich unser Beitrag zunächst auf die allgemeine Qualitätsdebatte und überführt diese in die pädagogische Diskussion um Qualität im Bildungsbereich[1].

2. Qualitätsmanagement im Gesundheitswesen – allgemeine Verortung

Dem Qualitätsmanagement (QM) wird, zunächst einmal ganz allgemein betrachtet, großer Nutzen für die interne Weiterentwicklung einer Einrichtung zugeschrieben. Die Entscheidung für Qualitätsmanagement ist auch eine für die Etablierung von Prozessdenken. Wenn QM erfolgreich sein soll, muss es von allen Mitarbeitern bereichs- und hierarchieübergreifend getragen werden. Neben der kritischen Betrachtung von Prozessen spielt auch das Outcome eine wichtige Rolle. Effektivität und Effizienz im Mitteleinsatz sollen transparent machen, wer welche Qualität liefert; darüber hinaus darf der Leistungsempfänger in der Beurteilung der geleisteten Qualität nicht vergessen werden. Dabei wird insbesondere die Verantwortung der Leistungserbringer für die Qualität der von ihnen erbrachten Leistung betont. Gleichzeitig wird die geleistete Qualität unter dem Aspekt der Finanzierbarkeit zu prüfen sein. Im Kontext des Gesundheitswesens liefern die gesetzlichen Änderungen den Rahmen zur Stärkung der Qualität in der gesundheitlichen Versorgung, die dann vor Ort mit Leben gefüllt werden müssen.

Eine der ersten Definitionen von Qualität im Gesundheitswesen lässt sich auf Lee und Jones zurückführen, die 1933 die Qualität der Pflege als *„Nutzung aller notwendigen Dienste der modernen wissenschaftlichen Medizin angepasst an die Bedürfnisse aller Menschen"* beschrieben haben (zit. n. Giebing 1999, S. 18). Der Begriff Qualität ist allerdings bis heute nicht allgemein gültig definiert. So besteht eine deutliche Diffusität im Umgang mit Qualitätsbegriffen, und dies nicht nur im Gesundheitswesen. Im deutschsprachigen Raum sind mindestens drei Definitionen des Begriffs Qualität in der Pflege bekannt.

Der amerikanische Mediziner und Wissenschaftler Donabedian hat 1968 folgende Qualitätsdefinition formuliert: *„Qualität ist der Grad der Über-*

---

1 Einschlägige Literatur findet sich heute ansatzweise im Bereich der pflegerischen Weiterbildung, aber kaum für die Ausbildungsstätten der pflegerischen Erstausbildung. Von daher stützt sich der vorliegende Beitrag auf die allgemeine, marktorientierte Qualitätsdebatte sowie auf Erkenntnisse der pädagogischen Qualitätsdiskussion im öffentlichen Bildungswesen.

einstimmung zwischen zuvor formulierten Kriterien und der tatsächlichen Leistung". 10 Jahre später hat der amerikanische Wissenschaftler Williamson die Definition von Qualität um den Faktor der Ökonomie erweitert: *„Qualität ist der Umfang des erreichten Erfolges, der unter optimalen Verhältnissen und vertretbaren Kosten tatsächlich zu erreichen ist"* und *„Die Qualität des Gesundheitswesens wird durch effektive Gesundheitseinrichtungen gekennzeichnet, die den Gesundheitsstatus einer Bevölkerung befriedigend verbessern, ohne dafür Ressourcen zu verschwenden"*. Hier wird darauf hingewiesen, dass die Zielsetzung zwischen wünschenswert und erreichbar festgelegt werden muss, denn: Nicht alles, was wünschenswert ist, ist auch erreichbar.

Eine weitere, sehr bekannte Qualitätsdefinition ist die von Imai: *„Qualität ist alles, was verbessert werden kann"*. Dieser Definition liegt der Ansatz zugrunde, dass einer Qualitätsverbesserung die Identifikation von Qualitätsdefiziten vorausgehen muss.

Der Begriff der Pflegequalität wurde beispielhaft vom Niederländischen Rat für Volksgesundheit (NRV) im Jahre 1986 ausgearbeitet (Giebing 1991). Demnach richtet sich das Verständnis von Pflegequalität nach drei Aspekten aus: Qualität des *methodisch-technischen Handelns*; Qualität der *Einstellung* und des *Verhaltens* und der *Qualität der Organisation.*

Donabedian (1968) beschreibt zwei weitere Konzepte, die zu Konkretisierung der Qualität beitragen: Es ist das Konzept der vier Ebenen und das Kategoriensystem.

Die vier Ebenen einer Qualitätsbestimmung

Die *1. Ebene* – die Ausführung einer Handlung – gliedert sich in ein technisches Element und ein intersubjektives Element einer Handlung. Das technische Element steht immer in Abhängigkeit vom Wissen, der Erfahrung und der Bewertung der handelnden Person. Eine Bewertung hat sich dabei an neuesten wissenschaftlichen Erkenntnissen und zukünftigen Erwartungen zu orientieren. Die intersubjektive Beziehung zwischen Leistungsanbieter und Leistungsempfänger stellt einerseits ein Vehikel dar, eine Handlung ausführen zu können, und impliziert andererseits die subjektiven Erwartungen sowie Werte und Normen der Beteiligten. Die *2. Ebene* – die Umgebung, in der die Handlung stattfindet – wird in der Regel mit dem Begriff der Rahmenbedingungen und den Voraussetzungen umschrieben. Die *3. Ebene* – der Beitrag des Patienten/der Angehörigen – spielt insofern ein wichtige Rolle, als dass eine Qualitätsbestimmung gemeinsamer Gegenstand von Leistungsanbieter und Leistungsempfänger ist. Die Berücksichtigung der Empfängerperspektive wird unabdingbar für die Definition von Qualität. Der Patient wird als bester Beurteiler für sein Wohlergehen betrachtet. Die *4. Ebene* – das Angebot – bezieht sich auf das gesellschaftliche Angebot von Leistungen im Gesundheitswesen.

Das Kategoriensystem: Struktur – Prozess – Ergebnis
Alle drei Kategorien können zur Beschreibung von Qualität herangezogen werden; sie stehen in einer kausalen Beziehung. Die *Strukturqualität* umfasst personelle, finanzielle und materielle Ressourcen sowie organisatorische und strukturelle Rahmenbedingungen, in denen eine Leistung erbracht wird. Die *Prozessqualität* steht für den Prozess der Ausführung einer Handlung und umfasst – in der Gestaltung und Bewertung – sowohl die Perspektive des Anbieters als auch die des Empfängers. Der Prozessqualität ist ein normatives Verhalten immanent; so führt z.B. der Begriff Autonomie zu unterschiedlichen Ergebnissen hinsichtlich Gestaltung und Beurteilung eines Prozesses, abhängig von der Perspektive des Betrachters. Die *Ergebnisqualität* fokussiert dann den Output von Leistungen und gilt als indirekte Messung eines Angebots.

So werden in einer Annäherung an den Begriff der Qualität zwei grundlegende Elemente deutlich. Einerseits wird die Zweckangemessenheit des Handelns und des Ergebnisses zum Ausdruck gebracht, andererseits handelt es sich um einen wertgebundenen Begriff. Die Beschreibung der Qualität leitet sich demnach aus der Zielsetzung ab und ist zugleich abhängig von der subjektiven Betrachtung. Die Definition, die Donabedian zugrundgelegt, verdeutlicht die Dynamik in der Festlegung des Qualitätsniveaus, denn er fordert die Beurteilung der geleisteten Qualität und deren Abgleich mit der gewünschten Qualität. Erst dann, so Donabedian, kann Qualität definiert werden.

Die Qualitätssicherung in der Pflege wird von Schiemann (1990), in Anlehnung an eine Definition der WHO (1983, 1984, 1986, 1987), beschrieben: *„Die Qualitätssicherung ist der Vorgang des Beschreibens von Zielen in Form von Pflegestandards und Kriterien. Das Messen des tatsächlichen Pflegeniveaus und, falls erforderlich, das Festlegen und Evaluieren von Maßnahmen zur Modifizierung der Pflegepraxis."*

Handlungsleitend ist das Prinzip der kontinuierlichen Qualitätsverbesserung, das von Görres (1999) als *Paradigma des problemorientierten Qualitätssicherungsansatzes* bezeichnet wird. Hierunter fallen verschiedene in der Literatur ausführlich beschriebene Ansätze, die sich übereinstimmend in zwei Phasen gliedern lassen:

1. Die *Beurteilungsphase*, in der die derzeit erbrachte Qualität beurteilt wird
2. Die *Interventionsphase*, in der qualitätsverbessernde Maßnahmen implementiert und evaluiert werden

Die Entscheidung für Qualitätssicherung (QS) und kontinuierliche Qualitätsverbesserung (QV) ist eine Entscheidung für einen komplexen Änderungsprozess, der viele weitere Entscheidungen verlangt und vor allem von der Kultur einer Organisation bestimmt und getragen wird. Qualitätsverbesserung muss Teil der Kultur des Vorsorgungssystems werden bzw. sein, muss verpflichtend vorgegeben und von den Führungskräften vorgelebt werden. Qualitätssicherung und Qualitätsverbesserung kann als ein dreidimensionaler Entwicklungsprozess betrachtet werden, in dem von den Beteiligten die folgenden Kernfragen zu beantworten sind:

- Wie geschieht der Qualitätssicherungs-/Qualitätsverbesserungsprozess?
- Wer ist am Qualitätssicherungs-/Qualitätsverbesserungsprozess beteiligt?
- Auf welche Ebene findet Qualitätssicherung/Qualitätsverbesserung statt?

Grundlegend für den Prozess der Qualitätsentwicklung, der – insbesondere bezogen auf den Bildungsbereich – als ein gemeinsamer Lern- und Reflexionsprozess betrachtet werden kann, ist das Bewusstsein aller Beteiligten, dass Qualitätssicherung und Qualitätsverbesserung eine sinnvolle Antwort auf aktuelle Fragen ist und Lösungsmodelle für Probleme anbietet, die u.U. schon länger bestehen (und allein aus der innerpädagogischen Reformdebatte heraus nicht hinreichend bearbeitet werden konnten). Wesentliche Aufgaben des Managements ist es, entsprechende Rahmenbedingungen zur Verfügung zu stellen, so dass in der konkreten Gestaltung von Veränderungs- und Qualitätsentwicklungsprozessen alle Beteiligten ihre Verantwortung für den gemeinsamen Erfolg wahrnehmen.

3. Qualitätsmanagement an (Pflege)Schulen – kritische Betrachtung

Seitdem die innere Reform der Schulen bzw. die Systematisierung pädagogischer Schulentwicklungsprozesse im Kontext größerer Eigenverantwortlichkeit der Einzelschule im öffentlichen Bildungswesen das bildungspolitische Programm bestimmen, hat die Qualitätsdebatte im Bildungsbereich starke Verbreitung gefunden. Mit einer ganzen Anzahl wissenschaftlicher Untersuchungen zur Qualität von Schule und Unterricht in den letzten Jahren, spätestens jedoch seit der Stellungnahme der Kultusministerkonferenz 1997, in der die Sicherung der Qualität schulischer Bildung als wichtige Aufgabe eines zukunftsfähigen Bildungssystems proklamiert wird, ist das System als Ganzes und sind Schulen als Institution bzw. Organisation gehalten, Qualitätsmanagementsysteme zu entwickeln, die einem Qualitätsverständnis schulischer Bildung angemessen sind. Diverse einschlägige Modellversuche finden unter dem Dach des BLK-Modellversuchsprogramms „QuiSS" (Qualitätsverbesserung in Schulen und Schulsysteme)[2] statt, mit dem Ziel, die Bildungskraft und die Innovationsleistung im schulischen Bildungsbereich über die Weiterentwicklung und Selbstgestaltung der Einzelschulen und Schulsysteme zu steigern. Interessant und impulsgebend sind im vorliegenden Kontext insbesondere die Modellversuche, die

2 Vgl. www.blk-quiss.de

sich mit der Qualitätsentwicklung in beruflichen Schulen befassen. Beispielhaft zu nennen wäre hier der Modellversuch QUABS (Qualitätsentwicklung an beruflichen Schulen)[3], der unter dem Dach des BLK – Modellversuchsprogramms „Neue Lernkonzepte in der dualen Berufsausbildung" zu verorten ist. QUABS findet unter Beteiligung beruflicher Schulen dreier Bundesländer statt und wird von pädagogischer Seite durch die TU München wissenschaftlich begeleitet. Ziel des Modellprojektes ist es, u.a. die Eignung bzw. Übertragbarkeit der im wirtschaftlichem Kontext entwickelten Qualitätssysteme DIN EN ISO 9000ff[4] und E.F.Q.M. auf den Bildungsbereich zu überprüfen. Dahinter steht die grundsätzliche Frage, welches Verständnis von Qualität für Schule und Unterricht angemessen erscheint und wie eine Vorstellung von Qualität versprachlicht werden kann, um daraus entsprechende Ansätze und Maßnahmen der Qualitätsentwicklung ableiten zu können[5].

Das Qualitätssystem DIN ISO 9000ff liefert allerdings, so die Kritik (vgl. Arnold 1997, Gieseke 1997, Severing 1996, Stark 2000, Stephan 1996), lediglich ein System zur Realisierung von Qualitätssicherung, jedoch keine inhaltlichen Kriterien für die Qualitätsbeurteilung von Bildung, auch wenn mit der letzten Modifikation eine Abkehr von der Produktorientierung hin zum Prozess eingeleitet wurde. So kann es vorkommen, „dass Unternehmensabläufe zertifiziert werden, durch die permanent ein schlechtes Produkt erzeugt wird" (Sauter 1995, zit. n. Arnold 1997:57), denn die Zertifizierung an sich zieht noch keine Qualitätsverbesserung nach sich. Lisop kritisiert, dass Zertifizierungen „als eine Stillhalte-Abkommen der Produzenten" (1996:25) interpretiert werden muss, bei dem sich Bildungseinrichtungen bescheinigen lassen, dass sie „o.k." sind. Bemühungen um eine Verbesserung der Qualitätsfähigkeit von Bildungseinrichtungen können jedoch auch unabhängig von Zertifizierungen erfolgen, sollten allerdings die Chancen des Qualitätssicherungs-Instrumentariums nutzen (Stephan 1996).

Drei Problemfelder lassen sich in der Qualitätsdiskussion im Bildungsbereich ausmachen (Stark 2000). Grundlegend ist zunächst das Problem der unzureichenden theoretischen Fundierung des Qualitätsbegriffs im (beruflichen) Bildungsbereich[6]. So herrscht in erster Linie ein Verständnis von

---

3 Vgl. www.quabs.de

4 Die Normenreihe DIN ISO 9000ff wurde zwar nicht für den Bildungsbereich entwickelt, dennoch sind mittlerweile einige Bildungseinrichtungen (besonders Weiterbildungen) auf der Grundlage der ISO 9000ff-Norm zertifiziert.

5 Der Regelkreis der Qualitätssicherung im Kontext betrieblicher Weiterbildung umfasst üblicherweise die Phasen der Planung, Bildungsbedarfsanalyse, Konzeptentwicklung, Information der Teilnehmer, Durchführung der Bildungsmaßnahme sowie Prüfung und Anwendungstransfer (Severing 1996).

6 Eine Diskussion, die aus dem Gesundheitswesen hinreichend bekannt ist, da sich pflegerisches Handeln ebenfalls in dem Dilemma des uno-actu-Prinzips einer Dienstleistung handelt und der Situations- bzw. Kontextbezug eine entscheidende Rolle in

Qualitätssicherung im Sinne einer Qualitätskontrolle vor, basierend auf einem empirisch-analytischem Gutachtenmodell, bei der Bewertung und Beurteilung im Vordergrund stehen. Auch handelt es sich bei Qualitätsfestlegungen oft um die Umformulierung von Ansprüchen und Interessen, die an die Bildungseinrichtung herangetragen werden. Zweitens zeigt sich häufig eine an Ergebnissen orientierte Beurteilung von Qualität, die sich nur unzureichend mit den Fragen danach befasst, was denn Erfolg bzw. ein Ergebnis ist, für wen etwas ein Erfolg ist und wo die Quelle für diesen Erfolg zu finden ist. Des Weiteren spielen diverse, empirisch nicht kontrollierbare Einflussfaktoren eine erhebliche Rolle, die sowohl innerhalb als auch außerhalb des Lehr-Lern-Prozesses wirken.

Eine elementare Kritik verweist darauf, dass sich die im (beruflichen) Bildungsbereich geführte Qualitätsdiskussion vorwiegend um Verfahrensweisen, die Verbindlichkeit von Kriterien und eine ökonomische Funktionalität dreht und weniger um eine Diskussion über pädagogische Kriterien zur Erfassung pädagogischer Prozesse. Dies führe insgesamt zu einer Qualitätsdiskussion um ordnungspolitische Vorstellungen, Regelungskompetenzen und ökonomische Effizienz beruflicher Bildung (Severing 1996). Diese Kritik zeigt, dass eine Übersetzung der formalen Anforderungen eines Qualitätsmanagements oder von Qualitätsstandards in die konkrete Gestaltung von Veränderungsprozessen in der Berufsbildung erst noch erbracht werden muss. So werden ggf. alte „Mängel" der Berufsbildung unter einer neuen Perspektive als Probleme der Qualitätssicherung ans Tageslicht gebracht (vgl. Severing 1996:73).

3.1 Qualität und pädagogisches Handeln – ein ambivalentes Verhältnis

Grundsätzlich liegen Qualitätsmodelle, die auf dem Entwicklungs- und Verbesserungsgedanken über die Orientierung am Subjekt beruhen, der grundlegenden Bestimmung von Schule und Unterricht sehr nahe (vgl. Lion-Slowak 2000). Dennoch: Es wurde vieles zum Thema Qualitätsentwicklung in Schule geschrieben, doch vergleichsweise wenig umgesetzt. Viele Pädagogen tun sich bis heute recht schwer mit der Qualitätsfrage, fürchten sie doch um die Freiheit der Lehre, um ihren pädagogischen Freiraum oder die Standardisierung von Bildungsprozessen. Da entwickelt sich im Rahmen der Schulentwicklungsdebatte ein neuer Jargon, der – aus der Wirtschaft übernommen – mit Begriffen wie lean-management, top-down und

der Beurteilung der Qualität spielt. Häufig wird die Perspektive des Kunden (in erster Linie der Patient) nur mangelhaft in diese Diskussion einbezogen, bei gleichzeitig bestehendem Dilemma, dass der Patient sich in einem Abhängigkeitsverhältnis zum Leistungsanbieter befindet. Die zum Teil sehr kontrovers geführte Qualitätsdiskussion im Gesundheitswesen könnte jedoch zahlreiche Impulse für den Qualitätsdiskurs im Bildungsbereich liefern.

bottom-up, Evaluation, benchmarking u.v.a.m. die Entwicklung der Einzelschule im Kontext vorrangig der Organisationsentwicklung beschreibt (vgl. Bastian 1997). Doch so abwegig diese Begrifflichkeiten auf den ersten Blick für die pädagogische Auseinandersetzung auch scheinen mögen, so bedeutsam sind sie zugleich für zukünftige Schulentwicklung als Bildungseinrichtung. Die Qualitätsdebatte in (Pflege-)Schulen führt nämlich nicht nur zu Fragen der Schulentwicklung als Organisations- und Personalentwicklung, sondern sie führt in ihrem Kern zu grundlegenden bildungstheoretischen Überlegungen, d.h. zu einer Neukonnotierung des Bildungsbegriffs in einer Gesellschaft des Wandels[7]. Nur aus der Neuformulierung und Festlegung zukunftsfähiger Bildungsziele lassen sich ein verbindliches Qualitätsverständnis und überprüfbare Qualitätskriterien ableiten. Die Erreichbarkeit dieser Bildungsziele wiederum hängt in erheblichem Maße von der Qualität von Schule und Unterricht ab.

Warum also scheint die Qualitätsdebatte, die bildungspolitisch bereits quer durch alle Parteien verläuft, aus der erziehungswissenschaftlichen Perspektive so ambivalent?

Bildungspolitisch und -ökonomisch argumentiert braucht ein zukunftsfähiges System beruflicher Bildung ein Qualitätsmanagement, das Prozesse initiiert, die das Bewusstsein und die Einstellung der Beteiligten verändern und damit Verbesserungen in der schulischen Leistungserbringung auf der konkreten Handlungsebene anzubahnen vermögen. Die Ergebnisse der internationalen Vergleichstests und die damit verbundenen Vorwürfe mangelnder Effektivität fielen mit der Kritik an der mangelnden Effizienz des deutschen Schulsystems zusammen, die sich insbesondere auf die vergleichsweise hohen Bildungsinvestitionen in unserem Land bezieht. Gefordert wird eine effektive und effiziente Verteilung von Ressourcen. Die angespannte Haushaltslage und Sparkurse der Länder geben dem Effizienzargument eine herausragende Bedeutung und lassen es zu einer treibenden politischen Kraft wachsen (vgl. Arnold/Faber 2000: 12). Im Rahmen der bildungspolitischen und -ökonomischen Qualitätsdebatte wird erwartet, dass durch ein angemessenes Qualitätsmanagement wirtschaftlich gut geführte „Bildungsunternehmen“ Kosten und Leistungen erfolgreicher miteinander verknüpfen. Zugleich erfährt das Qualitätsthema einen weiteren Schub durch Bestrebungen, den Schulen insgesamt erweiterte Entscheidungs- und Gestaltungsspielräume zu geben (Arnold/Faber 2000; desw. Liket 1995). So diskutiert die Bildungskommission des Landes NRW (1995)

7 Die bildungstheoretische Perspektive auf Qualität von Bildung wird als theoretischer Bezugsrahmen systematischer Schulentwicklung unerlässlich sein. Insbesondere Oelkers (1996), im Weiteren aber auch Siebert (1996), Arnold/Faber (2000), Krüssel/Otto-Schindler (2001) u.a.m. machen deutlich, dass die Diskussion um Bildungsqualität den Prozess des sich – Bildens als Entfaltung des ganzen Menschen, seiner Eigenschaften, Verhaltensweisen und Werthaltungen in sich aufnehmen und an einem modernen Bildungsbegriff ausrichten muss.

in ihrer Denkschrift „Zukunft der Bildung – Schule der Zukunft“ das Modell „Teilautonome Schule“[8]. Die Gründe für diese Entwicklung sind nicht nur pädagogischer Natur, sondern berühren darüber hinaus ökonomische und steuerungspolitische Hintergründe. Dezentrale Steuerungssysteme und die Integration von Ergebnis- und Ressourcenverantwortung erweisen sich immer wieder als effektiver und effizienter als vergleichsweise zentralistisch orientierte Steuerungsmodelle und ermöglichen zudem einen höheren Gestaltungsspielraum für alle am System Schule Beteiligten (vgl. Arnold/Faber 2000: 12).

Arnold und Faber (2000: 13f.) betonen in diesem Zusammenhang aber auch, dass mit zunehmender Autonomie und Freiheit der Einzelschule zugleich deren Verantwortung wächst, den ihr gestellten Bildungsauftrag und die ihr gesteckten Bildungsziele auch tatsächlich zu erfüllen.

Hier stellt sich aus erziehungswissenschaftlicher Perspektive die Frage, welche Bedeutung die zentralen Orientierungspunkte der wirtschaftlichen Qualitätsentwicklungsdebatte, nämlich *Produkt – Prozess – Kunde* im schulischen Bildungsbereich haben können.

Unstrittig ist sicherlich, dass allgemein gültige Qualitätsstandards bezogen auf ein „pädagogisches Produkt“ wie Lernerfolg, Erziehungsleistung oder gar Bildung nur schwer zu formulieren sind. So kritisieren Arnold/Faber (2000), dass, bei aller prinzipiellen Affirmation nationaler und internationaler Vergleichstests, die eingeschlagenen Qualitätsoffensiven im Bildungsbereich überwiegend einseitig auf der Ergebnisseite, vielerorts noch verengt auf kognitive Lernergebnisse, ansetzen und damit die Komplexität des Zustandekommens[9] von Lernleistungen nicht berücksichtigen oder gar abzubilden vermögen.

Diese Schwierigkeiten scheinen auch mit einem prozessorientierten Qualitätsansatz nicht hinreichend gelöst, stellt sich doch die Frage, welcher Prozess denn betrachtet und in Qualitätskriterien gefasst werden soll: Ist es der erfolgreiche Lernprozess, der Rückschlüsse auf Kriterien für „guten Unterricht“ erlaubt? Hier muss festgestellt werden, dass sich Unterricht doch im Zusammenwirken vielfältiger Faktoren realisiert. Zwar lassen sich Bedingungen eines guten Unterrichts benennen und begründen, aber es sind letztlich die Lernenden mit ihren jeweiligen Voraussetzungen, die im Kern über den Erfolg des Unterrichts und damit über die Effektivität und die Effizienz ihres individuellen Lernprozesses entscheiden. Dies ist eine klassische bil-

---

8 Vgl. die Reformansätze in den neuen Schulgesetzen der Länder Hamburg, Bremen u.a., die eine Rücknahme der Schulaufsichtsfunktion als Kontrollorgan sowie einen größeren Handlungsspielraum der Einzelschule, verbunden mit einer höheren Partizipation von Schülern, Eltern etc. festschreiben.

9 Zu berücksichtigen sind hier die Zusammensetzung der Klassen, d.h. Klassenstärke, Heterogenität der Lerngruppen, individuelle Lernvoraussetzungen, Angebot an Unterstützungsmaßnahmen wie z.B. Förder- bzw. Nachhilfeunterricht u.v.a.m.

dungstheoretische Erkenntnis[10], die derzeit von der kognitiven Lerntheorie gestützt wird (vgl. Ackermann 2001). Erschwerend kommt hinzu, dass sich zwar die rein kognitive Lernleistung am Ende etwa einer Unterrichtssequenz messen ließe und dies im Hinblick auf die Evaluation von Fachleistungen einen durchaus wichtigen Qualitätsindikator neben anderen darstellen kann, daraus aber kaum ersichtlich wird, inwieweit sich ein solcher Lernerfolg zu einem späteren Zeitpunkt als situative Handlungsfähigkeit niederschlägt. Hier stellt sich insbesondere im pflegeberuflichen Kontext die Frage der Evaluation sozialer und personaler Kompetenzen, die in diesem Berufsfeld ganz wesentlich dem Spektrum der Fachkompetenzen zuzuordnen sind.

Die alternative Frage könnte lauten: Ist es der Bildungsprozess, der aus der Perspektive der Qualitätsentwicklung transparent gemacht werden soll? Dieser Versuch scheint gar aussichtslos, sind doch die bildungstheoretischen Kernfragen „Was ist Bildung?“ und „Wie ist Bildung möglich?“ nicht im definitorischen Sinne zu beantworten, sondern müssen zu jeder Zeit neu gestellt und richtungsweisend diskutiert werden. Zudem ist der Bildungsprozess unstrittig ein lebensbegleitender Prozess und einer Beschreibung von Prozessabläufen im Rahmen des Qualitätskreislaufes nicht zu unterlegen.

Bleibt die Frage, ob der Kundenbegriff als Orientierungspunkt einer pädagogischen Qualitätsdebatte geeignet erscheint? Nicht, wenn das Bild des konsumierenden Kunden bestimmend ist. Zwar ist es der Lernende, dessen Zufriedenheit und dessen Lernerfolg zentrale Qualitätskriterien darstellen; jedoch ist er kein allein konsumierender Kunde, sondern er ist ganz wesentlich Produzent seines Lernerfolgs und Co-Produzent von Unterricht.

Darüber hinaus gilt im beruflichen Bildungswesen der Betrieb als Abnehmer hoch qualifizierter Fachkräfte als Kunde, der aber u.U. ein völlig anderes Qualitätsverständnis an die Ausbildung legt. Hier geht es also ganz wesentlich um die Frage eines konsensuelles Qualitätsverständnisses, das, heruntergebrochen auf die Ebenen schulischer und betrieblicher Bildungsarbeit, seinen Ausdruck in der Formulierung eines gemeinsamen Ausbildungsziels finden müsste.

Somit scheinen die Kernprozesse und Orientierungspunkte des pädagogischen Handlungsfeldes auf den ersten Blick einer Qualitätsdebatte unzugänglich – und doch: Lernen und Bildung haben als die zentralen Anliegen von Schule und pädagogischer Arbeit einen hohen Qualitätsanspruch inne.

---

10 Bildung beschreibt aus der bildungstheoretischen Perspektive immer den Prozess der Selbstbildung als die Entfaltung der Persönlichkeit jenseits des Verwertbarkeitsgedankens.

3.2 Ansatzpunkte für eine Qualitätsentwicklung im Bildungsbereich

Die schulpädagogische und bildungspolitische Diskussion ist seit Jahrzehnten geprägt von Fragen wie: Wie können Schule und Unterricht möglichst gut und wirksam gestaltet werden? Wie können die Lernenden auf ein selbstbestimmtes Leben in sozialer Verantwortung vorbereitet werden? Wie werden Auszubildende auf die Anforderungen einer immer komplexer werdenden Berufs- und Arbeitswelt im Sinne der Vorbereitung auf einen beruflichen Lebensweg gefördert?

Um sich dieser Frage um Kontext der gegenwärtigen Qualitätsdebatte im Bildungsbereich annähren zu können, scheint es zunächst hilfreich, eine analytische Trennung der unterschiedlichen Ebenen des Bildungswesens vorzunehmen (Fend 1998, Ackermann 2001). Es folgen Ausführungen zu drei Ebenen der Beurteilung von Qualität (Makro-, Meso- und Mikroebene) sowie zu einer Dreier-Systematik (Kontext, Prozess und Wirkung). Diese sollen im Anschluss daran genutzt werden, Aussagen zum Qualitätsmanagement im Bildungsbereich zu treffen, die hilfreich für die Beschreibung von Qualität und die Implementation eines Qualitätssystems sein können.

3.2.1 Drei Ebenen zur Beurteilung der Qualität des Bildungswesens

Die analytische Trennung der Ebenen zur Beurteilung von Qualität ist zunächst notwendig, um unterschiedliche Verfahrensweisen und Anhaltspunkte für eine Qualitätsentwicklung im Bildungsbereich zu benennen und entsprechende Verantwortlichkeiten zuzuordnen. Gleichwohl sind die Komplexität und Wechselwirkungen der verschiedenen Ebenen des Bildungswesens in jeder Qualitätsdebatte mitzudenken.

Auf der *Mikroebene* zeigt sich die Unterrichtsqualität. Im Mittelpunkt der Unterrichtsentwicklung stehen das methodisch-didaktische Handeln, die Interaktionsbeziehung sowie die Gestaltung komplexer Lernarrangements und die Auswahl bzw. Umsetzung/Erweiterung der inhaltlichen Vorgaben. Die Qualitätsdebatte auf der Mikroebene, d.h. auf der Ebene der Unterrichtsqualität, ist der Kern pädagogischer Schulentwicklung und wird in umfassender Weise von Döring in diesem Band geführt.

Auf der *Mesoebene* geht es um die Schulqualität, d.h. um die Qualitätsentwicklung bezogen auf die Einzelschule. Im Kontext institutioneller und pädagogischer Schulentwicklung werden Schulstruktur und -kultur sowie Personalentwicklungsmaßnahmen betrachtet, die unmittelbar Wirkung auf der Mirkoebene zeigen. Diese Ebene ist – neben der Mikroebene – zentral für die Qualitätsentwicklung in (Pflege)Schulen, die im Kontext institutioneller und pädagogischer Schulentwicklung im Bereich des öffentlichen Bildungswesens diskutiert und in diesem Beitrag näher ausgeführt wird. Hier werden wichtige Impulse für die Qualitätsdiskussion an Pflegeschulen vermutet.

Auf der *Makroebene* steht die Systemqualität im Mittelpunkt des Interesses. So wird das Bildungssystem maßgeblich von strukturellen Vorgaben (z.B. Rahmenlehrplänen), aber auch von bildungspolitischen Implikationen (z.B. Standard der beruflich breiten wie hohen Qualifizierung auf das Facharbeiterniveau) geprägt. Der Vergleich (inter)nationaler Schulsysteme über Fachleistungsmessungen oder die Evaluation fächerübergreifender Fähigkeiten, wie etwa im Rahmen von TIMSS und PISA durchgeführt, lassen sich auf dieser Ebene ansiedeln.

Die Diskussion um die Systemqualität im Rahmen des öffentlichen Bildungswesens ist allerdings für die Qualitätsdebatte an Pflegeschulen zunächst von nachgeordneter Bedeutung, da Pflegeschulen bis heute und wohl auch in naher Zukunft keine Integration ins öffentliche Bildungswesen erwarten dürfen. Das bedeutet, dass Pflegeschulen, formal betrachtet, weder einen Bildungsauftrag haben, noch schulrechtlichen Regelungen unterliegen, noch über einheitliche Standards der Lehrerbildung verfügen. In diesem Kontext müssten überhaupt erst Grundlagen für ein einheitliches System pflegerischer Berufsbildung geschaffen werden.

3.2.2 KPW-Systematik zur Beurteilung von Qualität im Bildungswesen

Die Qualität von „guter Schule" kann sich in vielfältiger Weise zeigen: In einer lern- und leistungsförderlichen Lernatmosphäre, in einem kommunikativen Lernklima, an der Absolventenzahl oder am durchschnittlichen Leistungsniveau. Sie kann ihren Ausdruck in einer bestimmten Schulkultur finden, die geprägt ist von außerunterrichtlichen Angeboten, Außenkontakten, einem schulinternen Fortbildungsangebot u.v.a.m. Um über diese Einzelaspekte zu einer umfassenden Beurteilung von Qualität zu kommen, fordert Klemm (1999) eine Systematik, die Teilaspekte von Qualität nach verschiedenen Bereichen und Dimensionen ordnet. Hier schlägt Klemm – in Anlehnung an das aus der Evaluationsforschung bekannte CIPP – Modell[11] – die Zuordnung zu drei Bereichen vor, die mit den Begriffen: *Kontext – Prozess – Wirkung* gefasst werden. Eine Anlehnung an die im Qualitätsmanagement verwendeten Begriffe wie Struktur-, Prozess- und Ergebnisqualität (Donabedian 1968) ist offensichtlich.

Der Kontext umfasst alle äußeren Merkmale von Schule, die Einfluss auf schulisches und unterrichtliches Handeln haben. Klemm (1999) fasst in den

11 CIPP steht für Context-, Input-, Process- und Product-Evaluation und gilt als Entscheidungsgesteuertes Evaluationskonzept, d.h. die Ausrichtung des Designs an Entscheidungen stellt eine Reaktion auf das vielfach kritisierte Phänomen der Nichtnutzung von Evaluationsergebnissen (Stuffelbeam 1972). Das CIPP-Modell soll eine Evaluationsform ermöglichen, mit deren Hilfe die Wissenschaft Informationen zur Gestaltung von Entscheidungsprozessen zur Verfügung stellt. Vorrangig geht es demnach um die Verbesserung des Interventionsprogramms. Die Entscheider sollen in die Lage versetzt werden, begründete Urteile über Alternativen zu geben. Kontext, Input, Prozess und Produkt stehen als Klassifikationssystem für Entscheidungssituationen und zieht dementsprechende Designs nach sich (Beywl 1988).

Kontextrahmen zum einen die materielle und personelle Ausstattung der Schule (Lehrerqualifikation, Lehrerzahl, Sachausstattung), zum anderen Merkmale der Lerngruppen (Klassengröße, der Anteil von Lernenden mit Deutsch als Zweitsprache, das Ausmaß der Homogenität vs. der Heterogenität der Lernvoraussetzungen innerhalb einer Lerngruppe usw.). Einen Sonderstatus unter den Kontext – Merkmalen weist Klemm (1999) der sog. Lehrerpersönlichkeit zu; das meint die pädagogische Einstellung des Lehrers, seine Wertorientierung, sein Engagement u.Ä. Zu ergänzen wäre als ein wichtiges Merkmal im Kontextrahmen die Qualifikation des pädagogischen Führungspersonals, welche auf den durch die Schulgesetze der Länder erweiterten Verantwortungsradius der Einzelschule und ein verändertes Aufgabenspektrum der Schulleitung eingeht (vgl. Rosenbusch 1997).

Im Mittelpunkt von Schule steht der Unterrichts*prozess*. Wesentliche Merkmale, die den Unterricht beeinflussen, sind u.a. die zeitliche Struktur, die didaktische Gestaltung, die Passung von Unterricht an die individuellen Lernvoraussetzungen der Lernenden, aber auch die Frage der Klassenführung und die Interaktionsbeziehungen der Lehrenden und Lernenden. Dem Interesse an einer Qualitätsverbesserung des Unterrichts und eine Veränderung der Lernkultur wird im Rahmen der pädagogischen Schulentwicklung Rechnung getragen. Ein weiterer wesentlicher *Prozess* zeigt sich in der Entwicklung von der verwalteten zur gestaltenden Schule. Der Prozess der institutionellen Schulentwicklung bemüht sich um eine Veränderung der Schulkultur und betrachtet Schule nicht länger als die Verwaltung von Unterricht, sondern als ein soziales Gefüge, das sich individuell und durchaus unterschiedlich zu anderen Schulen entwickeln kann (vgl. Fend 1986; Dalin, Rolff, Buchen 1990). Wichtige Merkmale sind Kommunikation und Kooperationsbeziehungen zwischen den Lehrenden und nach außen, der Führungsstil der Schule, die Partizipationsmöglichkeiten der an Schule beteiligten Personengruppen usw.

Auf der *Wirkung*sebene lassen sich alle gewollten und unbeabsichtigten fachlichen wie überfachlichen Wirkungen von Schule und Unterricht zusammenfassen. Dazu gehören nach Klemm (1999) sowohl die erzieherischen Wirkungen wie die kognitiven Effekte. Betrachtet werden der Erwerb unterschiedlicher Wissensformen, die Lernstrategien sowie – jenseits des kognitiven Bereichs – die Vermittlung von sozialen und personalen Kompetenzen, die Förderung von Orientierungen und die Reflexion von Werthaltungen. Weiterhin sind die Etablierung von Lehrerteams, die Transparenz über die subjektiv beschriebe Qualität und Effizienz der eigenen Arbeit sowie die Bereitschaft zur kritischen Diskussion mit den Ausbildungspartnern und der Öffentlichkeit Ausdruck einer bestimmten Schulkultur.

4. Entwicklungsstrategien zur Beurteilung von Qualität im (Pflege-) Bildungswesen

Grundsätzlich sieht sich jedes pädagogische Konzept der Qualitätssicherung und -entwicklung mit dem Problem der Nicht-Erzeugbarkeit des Produktes Bildung konfrontiert (Arnold/Faber 1997). Die Vielfältigkeit in der Beschreibung von Qualität zeigt, dass systematische Schulentwicklung, verstanden als Qualitätsentwicklungsprozess, die Komplexität und wechselseitige Bedingtheit der drei Ebenen des Bildungssystems (Mikro-, Meso-, Makroebene), von Kontext, Prozess und Wirkung sowie eine Orientierung am Anwender und – in der Pflegeausbildung zentrales Thema – der Transfer des Gelernten in pflegerisches Handeln im Auge behalten muss. Dies ist zentraler Bestandteil eines Qualitätsmanagements im Kontext der Schulentwicklung. „Qualitätsmanagement versteht sich dabei als das systematische Einsetzen von Instrumenten der Qualitätssicherung und -entwicklung und sucht eine Brücke zu schlagen zwischen Kontext, Prozess und Wirkung“ (Klemm 1999).

Für den Bundesausschuss der Pflegelehrer/innen sind im Zusammenhang mit Qualitätsmanagement im Bildungsbereich Schlüsselbegriffe wie Lern- und Leistungsstand, Schulmanagement, pädagogische Unterrichtskonzepte, Theorie und Praxis von Bedeutung. Qualitätsmanagement sieht sich in der pflegeberuflichen Bildung, so Stöcker (2000), u.a. mit Fragen konfrontiert, die auf den Zusammenhang zwischen Lernprozessen, -methoden und -ergebnissen eingehen oder die Zusammenhänge zwischen Bildungsinvestition, Lerneffektivität und Bildungsmanagement beleuchten. Wunsch des Bundesausschusses ist es, dass Ausbildungsleistungen nachweisbar, messbar, beurteilbar und vergleichbar sind. Unter Leistungen einer Einrichtungen werden Aspekte der Strukturqualität (z.B. Qualifikationsprofil der Lehrkräfte, Rahmenbedingungen der schulischen und pflegepraktischen Ausbildung), Prozessqualität (z.B. Ausbildungspraxis und Unterrichtsmethoden) sowie Ergebnisqualität (z.B. Leistungsnachweise und Prüfungen) subsumiert. Außerdem wird davon ausgegangen, dass ein systematisches Qualitätsmanagement einen wertvollen Beitrag zur Professionalisierung der Pflege leistet.

So müssen zentrale Entwicklungsstrategien einerseits Verfahrensweisen der Qualitätsentwicklung und anderseits Qualitätsbeschreibungen umfassen. Eine Zuordnung zentraler Entwicklungsstrategien systematischer Schulentwicklung ist notwendig, um Qualitätsentwicklung praktikabel zu gestalten. So ist es nicht Sinn und Zweck, das System Schule in seiner Komplexität der Veränderung zu unterwerfen, was schnell an die Grenze einer Überforderung der Beteiligten führen könnte, sondern an einem Punkt anzusetzen und die Strategie der kleinen Schritte zu gehen, um allen Beteiligten die

Möglichkeit der konstruktiven Auseinandersetzung, der Partizipation, Gestaltung und Beurteilung zu eröffnen.

Verfahrensweise: Gütesiegel
Das Gütesiegel beschreibt eine Verfahrensweise, mit dem das Qualitätssystem einer Einrichtung beurteilt wird.

Sauter (1996) weist darauf hin, dass mittlerweile ein breites Spektrum von Gütesiegeln im Kontext der beruflichen Weiterbildung vorliegt. Ihnen gemeinsam ist, dass das Gütesiegel eine Reaktion auf die unübersichtlich gewordenen Marktverhältnisse ist, die Qualität der Angebote marktentscheidend ist, Qualitätsstandards durch Selbstkontrollverfahren gesichert werden und es sich um einen Zusammenschluss von Vertretern der Bildungseinrichtung einer Region, einer Branche oder einer Qualifikationsebene handelt (Sauter 1996:252). Die Ziele, die die Einrichtungen mit einem Gütesiegel verbinden, fokussieren eine größere Transparenz der Angebote, die Sicherung einer Mindestqualität in ihrem Bereich sowie eine höhere Sicherheit beim nachfragenden potentiellen Bildungsteilnehmer.

Beispielhaft orientiert sich der Anforderungskatalog des Weiterbildungsvereins Hamburg an folgenden Kriterien:

Tab. 1: Kriterienbeispiele einer Gütesiegelgemeinschaft (Sauter 1996:252)

Kriterien	*Beispiel*
Personelle, sachliche Ausstattung	Qualifikation des Personals
Unterrichtsbezogen	Teilnehmerorientierung, Praxisbezug
Teilnehmerbezogen	Beratung, Betreuung, Vertragsbedingungen
Abschlussbezogen	Lern- und Erfolgskontrolle

Der Anforderungskatalog der Foundation for International Business Administration Accreditation (FIBAA) wird im Rahmen eines Akkreditierungsverfahrens angelegt und richtet sich an Bildungseinrichtungen, die Management-Programme anbieten. Die Leistungskriterien sind auf folgende Punkte bezogen (Sauter 1996: 253):

- Ziel der Programme
- Inhalte und Strukturen der Programme
- Qualifikation und Lehrerfahrung der Lehrkräfte
- Lehrmethoden und Unterrichtsmaterialien
- Zulassungsverfahren für Bewerber
- Unternehmenseinbindung in Programmentwicklung und -durchführung
- Ausstattung und Management der Einrichtung
- Dokumentation der Qualitätskontrolle

Die Darstellung solcher Leistungskriterien macht noch einmal den marktorientierten Ursprung der Verfahrensweise Gütesiegel deutlich und zeigt mit seiner eher technokratischen Ausrichtung die eingeschränkte Nutzbarkeit für eine Zertifizierung von Bildungseinrichtungen. Gerade Pflegeschulen stehen heute und zukünftig aufgrund ihrer strukturellen Anbindung an den Krankenhausträger und der veränderten Gesetzeslage im Gesundheitswesen unter einem hohen Druck des Qualitätsnachweises. So ist die Zertifizierung von Pflegeschulen ein durchaus wichtiger Schritt im Prozess der Qualitätsentwicklung[12], bei dem aber allen Beteiligten klar sein muss, dass der pädagogische Blick nach innen durch die Verfahrensweise Gütesiegel nicht unmittelbar berührt wird. So sagt etwa die Beurteilung des Kriteriums „Unterrichtsbezogenheit" im Rahmen des Gütesiegels lediglich aus, dass etwa über Teilnehmerorientierung und Praxisbezug nachgedacht wird und Veränderungen initiiert werden, aber nicht, wie Teilnehmerorientierung und Praxisbezug verstanden und ausgestaltet werden. Gleiches gilt für das Beispiel der Beratung (vgl. dazu den Beitrag von Ruth Hoh i.d.B.). Die an sich wertvolle Tatsache, dass teilnehmerbezogene Beratung angeboten wird, ist als Kriterium der Zertifizierung ausreichend; es impliziert aber keine Aussage darüber, welches Konzept der Beratung zugrunde liegt, wer berät und wie hoch die Inanspruchnahme von Beratungen seitens der Teilnehmenden ausfällt.

Verfahrensweise: Qualitätssicherung

Qualitätssicherung in der Pflegeausbildung, in Anlehnung an die Trias von Donabedian (1968) Struktur, Prozess und Ergebnis, umfasst laut Oetzel-Klöcker (1996) folgende Qualitätsaspekte (vgl. Tab. 1).

Damit ist die Verfahrensweise Qualitätssicherung in seinen Dimensionen der Struktur-, Prozess- und Ergebnisqualität schon umfassender und aussagekräftiger, birgt in diesem Beispiel aber die Gefahr einer Verengung auf institutionelle und verwertungsorientierte Interessen zuungunsten der pädagogischen Ausrichtung einer Qualitätssicherung. Ein immer wiederkehrendes Problem in der Qualitätsdebatte ist die Abgrenzung zur Evaluation. So fällt beispielsweise der Aspekt „Effektivität der Lehre" – schon aufgrund der methodischen Komplexität – eher in den Bereich der Evaluationsforschung als in die Qualitätsentwicklung[13].

---

12 So bezieht sich das Kriterium 2.2.7 im Zertifizierungskatalog der KTQ (Kooperation durch Transparenz und Qualität) z.B. auf die Sicherstellung des Lernerfolgs. Überprüft wird dies in dem u.a. danach gefragt wird, ob ausreichend qualifiziertes Personal (Mentoren bzw. Praxisanleiter) die praktische Ausbildung gewährleistet, ohne Qualitätsaussagen zur Gestaltung praktischer Ausbildungssituationen zu treffen.

13 Vergleiche etwa zahlreiche Publikationen zur Evaluation von Schule und Unterricht im öffentlichen Bildungswesen. Beispielhaft: Tillmann K. J./Wischer B: (Hrsg.) (1998): Schulinterne Evaluation an Reformschulen. Bielefeld. Brügelmann H. (Hrsg.) (1999): Was leisten unsere Schulen? Zur Qualität und Evaluation von Unterricht Seelze-Velber. u.v.a.m.

Tab. 2: Qualitätssicherung in der Pflegeausbildung

Strukturqualität, d.h. Rahmenbedingungen, unter denen die Ausbildungsleistung erbracht wird	*Prozessqualität, d.h. Art und Umfang der Ausbildung*	*Ergebnisqualität, d.h. Leistungs- und Zufriedenheitsstand der Schüler, Lehrenden und der Ausbilder*
Ausbildungsgesetz	Ausbildungskonzept, inkl. Corporate Identity	Prüfungsergebnis
Vollzugskonsequenz der zuständigen Behörden der Länder	Pflegemodell der Einrichtung als Leitbild für die Ausbildung	Effektivität der Schulorganisation
Qualifikationsstandard der Lehrenden	Fachliche und schulische Standards der Lehrstätte/Schule	Effektivität der Lehre
Personelle, räumliche und sächliche Ausstattung der Lehrstätten/ Schulen durch die Träger	Anwendung von Instrumenten und Methoden der Qualitätssicherung in der Lehrstätte/ Schule	Berufszufriedenheit der Schüler und der Lehrenden

Quelle: Oetzel-Klöcker M. (1996): Die Merkmale von Qualitätssicherung für die Ausbildung als Beitrag zur Professionalisierung, In: Tagungsband der 6. Bundestagung des Bundesausschuss der Länderarbeitsgemeinschaften der Lehrerinnen und Lehrer für Pflegeberufe. S. 91f.

Verfahrensweise: Schulprogramm

Das Schulprogramm dient als Instrument der Schulentwicklung, um Veränderungsprozesse zu unterstützen und zu steuern, zugleich aber die Partizipations- und Gestaltungsmöglichkeiten der Beteiligten offen zu halten. Somit sind Schulprogramme auf einer dem Unterricht und dem Schulleben übergeordneten Ebene angesiedelt. Das Konzept Schulprogramm versucht die Leitbilddebatte dahingehend zu bündeln, indem einerseits der Ansatz von Schule als pädagogischer Handlungseinheit (Fend 1986) und andererseits der Ansatz von Schule als Motor der Entwicklung (Rolff 1991) berücksichtigt wird. Dabei kristallisieren sich nach Fleischer-Bickmann/Maritzen (1996:13) drei grundlegende Bestimmungen heraus: Schulprogramme

1. „sind Ausdruck der pädagogischen Grundrichtung einer Schule.
2. sind ein Mittel für die Schule, ihr pädagogisches Profil zu entwickeln.
3. setzen deshalb ein umfangreiches Mitbestimmungs- und Beteiligtenverfahren voraus“.

Die Autoren warnen allerdings mit Blick auf die aktuelle Autonomie- und Schulprogrammdebatte vor einer Überforderung, indem in Schulprogramme alles hineingeschrieben wird, was pädagogisch und organisational wünschenswert ist. Es empfiehlt sich vielmehr, „dass Kollegien sehr kritisch bilanzieren, welche Probleme sie als vordringlich sehen, bearbeiten und lösen wollen, was sie sich zutrauen und was in absehbarer Zeit auch realisierbar ist“ (Fleicher-Bickmann/Maritzen 1996: 14). Als praktikabel erweist sich die gemeinsame Entscheidung und Festlegung von Qualitätsbereichen, in denen die Qualität verbessert werden soll. Für die Pflegeausbildung relevante Qualitätsbereiche wären z.B. das Schulmanagement, Schulpartnerschaften und Außenbeziehungen, die Ausbildungsorganisation, die Beziehungen der Ausbildungspartner oder auch die Personalentwicklung.

Die Implementierung eines Schulprogramms soll Reflexions- und Verständigungsprozesse anstoßen, deren Ergebnisse verbindlich festgelegt werden. Dementsprechend sind Schulprogramme Handlungskonzepte, um Qualität beschreiben zu können und ein eigenes Schulprofil zu entwickeln. Schulprogramme subsumieren jedoch auch Aussagen zu curricularen Zielsetzungen und konkreten Unterrichtsempfehlungen. Qualitätssicherung im Kontext eines Schulprogramms bedeutet u.a., dass Leitideen und Ziele beschrieben werden, denn: Wer nicht weiß, wohin er will, muss nicht überrascht sein, an anderer Stelle herauszukommen. Qualitätssicherung bedeutet, systematische Selbstbeurteilungen zu implementieren und somit den Prozess der kontinuierlichen Qualitätsverbesserung anzustoßen. Qualitätssicherung heißt zudem, Methoden und Instrumente einzusetzen, die eine Partizipation aller am Bildungsprozess Beteiligten zur Beurteilung der Qualität zu ermöglichen. Somit ist die Grundvoraussetzung für die Schulprogrammentwicklung eine Beteiligungskultur, die von festgelegten Entscheidungs-, Gestaltungs- und Verantwortungsspielräumen geprägt ist.

Anhaltspunkte: Qualitätskriterien

Wenn die Qualitätsdebatte im Bildungsbereich davon ausgeht, dass die Qualität schulischen und pädagogischen Handelns auf der Meso- und Mikroebene in erster Linie subjektiv beschrieben wird und ein gemeinsames Qualitätsverständnis zwischen den Beteiligten ausgehandelt werden muss, dann können an dieser Stelle keine allgemeinverbindlichen Qualitätskriterien angeboten werden; wohl aber Anhaltspunkte und Fragestellungen, die den Diskurs und den Prozess der Konsensfindung leiten können.

In Anlehnung an ein europäisches Qualitätsmodell zur „Evaluation von Schule und Unterricht“ (vgl. Haenisch/Kindvater 1999; desw. Arnold/Faber 2000) werden Qualitätsanhaltspunkte und erläuternde Fragestellungen in den Dimensionen der Struktur-, Prozess- und Ergebnisqualität dargestellt und auf die pflegeberufliche Bildung hin fokussiert:

Ergebnisse

Ausbildungsleistungen

- Welches Wissen, welche Fähigkeiten und Fertigkeiten werden von den Lernenden erworben?

- Wie können Lernfortschritte gegenüber früheren Leistungen und im Verhältnis zu den zuvor formulierten Erwartungen beurteilt werden?
- Wie kann die Transferleistung beurteilt werden?

Persönliche und soziale Entwicklung

- Wie erfolgreich ist die Pflegeschule bei der Förderung von extrafunktionalen Aspekten der Ausbildung wie Teamfähigkeit, Initiativfreudigkeit, Bereitschaft zur Verantwortungsübernahme, positive Einstellungen zur Zukunft u.a.m.?
- Inwieweit wird unter den Pflegelehrern über den Wert und die Ziele persönlicher und sozialer Entwicklung der Lernenden diskutiert und inwieweit besteht darüber ein Einvernehmen?

Beruflicher Werdegang der Ausbildungsabsolventen

- Wie ist der weitere Werdegang der Absolventen nach Abschluss der Pflegeausbildung?
- Welchen Beitrag leistet die Pflegeschule zur Vorbereitung der Lernenden auf einen beruflichen Lebensweg in der Pflege?

Wenn vor dem Hintergrund dieser Fragen Ergebniskriterien entwickelt werden, so müssten diese sich an dem komplexen Ausbildungsziel pflegeberuflicher Handlungskompetenz orientieren. Qualitätsaussagen zur Ergebnisdimension müssten z.B. über die Beschreibung kognitiver Lernergebnisse hinausgehen, den prozessualen Charakter des Leistungsbegriffs wiederspiegeln, den individuellen Lernfortschritt abbilden sowie Aussagen darüber beinhalten, welchen Beitrag Pflegeschulen im Hinblick auf die persönliche und berufliche Weiterentwicklung leisten.

Prozesse

Unterrichtsqualität

- Werden die Inhalte von den Lernenden verstanden, ist der Unterricht zeitflexibel und methodisch abwechslungsreich gestaltet?
- Was tut die Pflegeschule, um die Unterrichtsqualität im Blick zu behalten und zu verbessern?
- In welcher Weise bietet die Schule Unterstützung bei individuellen Lernproblemen an?

Schule als Lernort

- Ist die Pflegeschule bemüht zu erkunden, wodurch das Lernen an der Schule erschwert und wodurch es erleichtert wird?
- Herrscht aus Sicht der Lernenden an der Schule ein gutes Lernklima?
- Besteht für die Lernenden die Möglichkeit einer aktiven Teilnahme an der Gestaltung und Organisation der Ausbildung?

Pflegepraxis als Lernort

- Ist die Pflegepraxis bemüht zu erkunden, wodurch das Lernen an der Schule erschwert und wodurch es erleichtert wird?
- Herrscht aus Sicht der Lernenden in der Pflegepraxis ein gutes Lernklima?

Lernortkooperation

- Wie werden Diskussionen und Beschlussfassungen innerhalb der Lernortkooperation geführt und wer ist daran beteiligt?
- Welche neuen Formen der Beziehung zwischen Schule und Arbeitswelt können zu einer Verbesserung des Lehrens und Lernens beitragen?

Die Entwicklung von Prozesskriterien beruht auf einem Selbstverständnis der Pflegeschulen, das über die betrieblichen Ausbildungsinteressen hinausgeht und die berufliche Entwicklung der Lernenden in den Mittelpunkt stellt.

Strukturen

Fortbildungen

- Welche Fortbildungsmaßnahmen sind für die Pflegelehrer vorgesehen und wie werden diese gestaltet?

Leitungsqualifikation

- Wie sind die Schulleitungskräfte im Hinblick auf das besondere Aufgabenprofil der Schulleitung qualifiziert?

Strukturkriterien beziehen sich auf eine grundsätzliche Verbesserung der schulinternen Rahmenbedingungen, die in ein Personalentwicklungskonzept eingebunden werden sollten.

5. Ausblick

Die zukünftige Entwicklung des Bildungswesens wird sich zunehmend an Qualitätsprozessen orientieren müssen, denn sie steht in einem unmittelbaren Zusammenhang mit derzeitigen Megatrends, die Gesellschaft, Wirtschaft, Kultur, Bildung und Politik verbinden:

- Von Volkswirtschaften zur Weltwirtschaft.
- Von Zentralisierung zur Dezentralisierung.
- Von der repräsentativen zur partizipativen Demokratie.
- Von der Hierarchie zum Netzwerk.

Dies gilt auch für die Entwicklung der Schulen, in denen die theoretische Ausbildung für Pflegeberufe stattfindet. Qualitätsprozesse in der Pflegeausbildung stehen aber auch und insbesondere in einem unauflöslichen und verpflichtenden Zusammenhang mit der zukünftigen Qualität der pflegerischen Versorgung.

Wenn sich der berufliche Bildungsbereich heute in umfassender Weise mit dem Thema der Qualitätsentwicklung und Qualitätssicherung auseinandersetzt, geschieht dies unter zwei scheinbar gegensätzlichen Perspektiven. Zum einen orientiert sich auch die Qualitätsdebatte im Bildungsbereich notwendigerweise an Wirtschaftlichkeitsüberlegungen. In Zeiten knapper Ressourcen, sich wandelnder Arbeitsprozesse und veränderter Qualitätsanforderungen sehen sich berufliche Schulen vor neue Herausforderungen gestellt. So werden den Schulen zunehmend mehr Entscheidungs- und Gestaltungsspielräume gewährt, die es zur Bildung eines eigenen Schulprofils zu nutzen gilt. Die Schule als „lernende Schule" muss sich in Zukunft – mehr als bisher – mit Anforderungen wie Qualitäts- und Effizienzsteigerung beruflichen Lernens, Flexibilisierung der Schulorganisation, Innovationsfähigkeit usw. auseinander setzen. Hierbei reicht es nicht aus, punktuelle Maßnahmen zu ergreifen, d.h. bestimmte Teilaufgaben an einzelne Personen zu delegieren; vielmehr muss sich die Schule als Ganzes weiterentwickeln.

Zum anderen und unstrittig lässt sich die marktorientierte Qualitätsdebatte nicht direkt auf Schule und das Bildungswesen übersetzen. Zwar sind wirtschaftliche Unternehmen wie auch Schulen als komplexe Organisationen zu betrachten, in denen Mitarbeiter geführt und Ressourcen eingesetzt werden, um ein bestimmtes Ziel zu erreichen; beide Bereiche stehen unter einem Erfolgsdruck. Eben wegen dieser Parallelen blicken Bildungsplaner gern auf die Wirtschaft und ihre Modelle des Qualitätsmanagements (vgl. Romer 2001). Aber ganz entscheidend ist es, die Unterschiede im Blick zu behalten! Berufliche Schulen dienen nicht einfach der Anpassung der Auszubildenden an das Beschäftigungssystem; ihre zentrale Aufgabe ist es, Auszubildende auf ihren beruflichen und gesellschaftlichen Lebensweg vorbereiten. „Im Mittelpunkt der Frage nach Qualität steht also eine Orientierung am Bildungsprozess der Schülerinnen und Schüler sowie eine Ausrichtung an einem modernen Bildungsbegriff, der nicht ausschließlich auf die Vermittlung von (Fach)Wissen abzielt" (Arnold/Faber 2000:15). Damit erfüllen natürlich auch berufliche Schulen einen gesellschaftlichen Bildungsauftrag. Beide Perspektiven – die wirtschaftliche und die pädagogische – nicht gegeneinander auszuspielen, sondern in konstruktiver Weise zu verknüpfen, ist die besondere Herausforderung eines pädagogischen Qualitätsmanagements.

Wissens- und Transferfragen

Die nachfolgenden Fragen und Aufgabenstellungen dienen der Entwicklung eines eigenen Qualitätsverständnisses; dabei kann über diesen Text hinaus andere Literatur hinzugezogen werden. Es ist auch und insbesondere sinnvoll, diese Fragen im Kontext der eigenen Institution und mit KollegInnen zu diskutieren.

1. Was sind die grundlegenden Erwartungen an ein Qualitätsmanagement und wie sind diese im Kontext einer Bildungseinrichtung zu interpretieren?
2. Was versteht man in der Qualitätsdebatte unter Qualitätssicherung und kontinuierlicher Qualitätsverbesserung?
3. Reflektieren Sie Ihr persönliches Verständnis von Qualität im Rahmen pädagogischer Arbeit!
4. Welches sind die drängendsten pädagogischen Probleme in Ihrer Institution und welche Impulse zur Problemlösung können Sie aus der Qualitätsdebatte schöpfen?
5. Welche Fragen würden Sie zur Bestimmung von Ergebnis-, Prozess- und Strukturkriterien bezogen auf Ihre Institution formulieren?
6. Wie würden Sie Qualitätsmanagement in Ihrer Bildungseinrichtung etablieren? Entwickeln Sie erste gedankliche Schritte.

Literatur

Ackermann H. (2001): Möglichkeiten und Grenzen einer Evaluation von Schule und Unterricht. In: BAK (Hrsg.): Evaluation in der Lehrerbildung. SEMINAR Lehrerbildung und Schule. Hohengehren, S. 5-13.

Arnold R./Faber K. (2000): Qualität entwickeln – aber wie? Qualitätssysteme und ihre Relevanz für Schule: Einführung und Überblick Seelze/Velber

Arnold R./Faber K. (Hrsg.) (1997): Qualitätssicherung in der Erwachsenenbildung. Opladen

Bastian J. (1997): Pädagogische Schulentwicklung. Von der Unterrichtsreform zur Entwicklung der Einzelschule. In: Pädagogik H. 2, S. 6-11.

Beywl W. (1988): Zur Weiterentwicklung der Evaluationsmethodologie. Frankfurt a.M.

Bildungskommission NRW (1995): Zukunft der Bildung – Schule der Zukunft. Neuwied; Kriftel; Berlin.

Bundesausschuss der Länderarbeitsgemeinschaften der Lehrerinnen und Lehrer für Pflegeberufe (Hrsg.) (1996): Tagungsband der 6. Bundestagung vom 22.-24. Mai 1996. Bielefeld

Bundeskonferenz der Pflegeorganisationen ADS und DBfK (Hrsg.) (2000): Qualitätssicherung pflegerischer Weiterbildungsmaßnahmen. Qualitätskriterien für pflegerische Weiterbildungsmaßnahmen auf der Basis der Rahmenordnung des Deutschen Bildungsrates für Pflegeberufe. Göttingen, Eschborn

CBO (1999): Qualitätsverbesserung durch Einführung von Audits. Unveröffentlichte Projektbeschreibung

Dalin P./Rolff H.-G./Buchen H. (1995): Institutioneller Schulentwicklungsprozess. 2. Aufl. Böhnen.

DKG (2000): KTQ® Manual, inkl. KTQ® Katalog Version 3.0 für den Einsatz in der Pilotphase

Donabedian A.(1968): Approaches to the assessment of quality of care. An Arbor; Michigan.

EQUIB (2000): Gesundheits- und Sozialpflegedienste auf dem Weg zu modernen Dienstleistern – Beschäftigungsentwicklung und Qualifikationsbedarf, Anforderungen an die Aus- und Weiterbildung. Bremen

Fend H. (1986): Gute Schulen – schlechte Schulen. Die einzelne Schule als Handlungseinheit. In: Die deutsche Schule 78, H. 3, S. 275-293.

Fend H. (1998): Qualität im Bildungswesen. Schulforschung zu Systembedingungen, Schulprofilen und Lehrerleistung. Weinheim; München.

Fleischer-Bickmann W., Maritzen N. (1996): Schulprogramm. Anspruch und Wirklichkeit eines Instrumentes der Schulentwicklung. In: Pädagogik H. 1, S. 12-17

Franke U., Kliebisch U. (Hrsg.) (2000): Thema: Schulprogramm. Gute Schule zwischen Qualitätssicherung und Evaluation. Schriftenreihe Schule 2000

Gieseke W. (1997): Die Qualitätsdiskussion aus erwachsenenpädagogischer Sicht. Was bedeutet Qualität in der Erwachsenenpädagogik. In: Arnold/Faber (Hrsg.) (1997): Qualitätssicherung in der Erwachsenenbildung. Opladen, S. 29-48

Görres S. (1999): Qualitätssicherung in Pflege und Medizin. Bestandsaufnahme, Theorieansätze, Perspektiven am Beispiel des Krankenhauses. Bern.

Gonon Ph. u.a. (1998): Qualitätssysteme auf dem Prüfstand – Die neue Qualitätsdiskussion in Schule und Bildung. Aarau/Schweiz.

Haenisch H./Kindvater C. (1999): Evaluation der Qualität von Schule und Unterricht – EU-Projekt zur Selbstevaluation: Ergebnisse der deutschen Projektschulen, herausgegeben vom Landesinstitut für Schule und Weiterbildung, Soest.

Heeg/Münch (1993) (Hrsg.): Personal- und Organisationsentwicklung – Handbuch. Stuttgart.

Hennemann C. (1997): Organisationales Lernen und die lernende Organisation. Mering.

Heyse V./Erpendeck J. (1997): Der Sprung über die Kompetenzbarriere: Kommunikation, selbstorganisiertes Lernen und Kompetenzentwicklung von und in Unternehmen. Bielefeld

Holland L. (1998): Internationale Qualitätssicherung im Entwicklungsprozess – kulturelle Unterschiede. Unveröffentlichter Vortrag, Frankfurt/M.

Jordan E. (2000): Rede vom Staatssekretär auf dem Kongress Pflege 2000 der BALK in Berlin. In: Pressemitteilung des BMG

Juran J. (1993): Der neue Juran. Qualität von Anfang an. Landsberg

Kitson A. et al. (1998): Enabling the implementation of evidence based practice: a conceptual framework. In: Quality in Health Care, 7, S. 149-158

Klemm K. (1999): Qualitätsmanagement im Schulsystem des Landes Rheinland-Pfalz.
http://www.leb.bildung-rp.de/info/aktuell/qualität/allgemein/qm-klemm.htm

Krüssel H./Otto-Schindler M. (2001): Qualitätssicherung in der Sozialpädagogik. In: Die berufsbildende Schule (BbSch) 53. Jg. H. 7-8, S. 226-232.

Liket Th. (1995): Freiheit und Verantwortung: das niederländische Modell des Bildungswesens. 2. Aufl. Gütersloh.

Lion-Slowak B. (2000): Methoden zur Qualitätsverbesserung des eigenen Unterrichts. In: Pflegemagazin H. 1, S. 22-29.

Lisop I. (1996): Qualitätsmanagement – (k)ein Bildungsproblem? In: Timmermann D. et al. (Hrsg.): Qualitätsmanagement in der betrieblichen Weiterbildung. dialog-Berufliche Bildung, Bielefeld, S. 25-34

Lohre W./Klippert H. (1999): Auf dem Weg zu einer neuen Lernkultur. Pädagogische Schulentwicklung in den Regionen Herford und Leverkusen. Gütersloh

Löser A. (1998): Portfolios als Struktur zur Mitarbeiterqualifizierung und Personaloptimierung im Rahmen des Qualitätsmanagements. In: PflegeManagement, 6, S. 19-27

Nilson A. (2000): Die dritte Position – Rolle und Auftragsklärung des Qualitätsmanagers im Krankenhaus. GQMG 7, S. 65-71

Oelkers J. (1997): Was bedeutet „Qualität" in der Pädagogik. In: Arnold R. (Hrsg.): Qualitätssicherung in der Erwachsenenpädagogik. Opladen, S. 23-28.

Roes M. et al. (2000): MUM – ein Qualitätsprogramm zum Anfassen. Huber

Roes M. (2000): Interne Prozessberatung im Kontext lernende Organisation. In: Pflegemagazin, 1, S. 6-13

Rolff H.-G. (1991): Schulentwicklung als Entwicklung der Einzelschule. Theorien und Indikatoren von Entwicklungsprozessen. In: Z. f. Pädagogik 37, H. 6, S. 865-886.

Rolff H.-G. (1994): Wenn Schulen lernen. Lehrerfortbildung als Schulentwicklung. In: Friedrich Jahresheft, S. 141-143

Romer C. (2001): Qualitätsentwicklung und -sicherung im beruflichen Schulwesen. In: Deutscher Caritas Verband e.V. Ref. Berufl. Bildung (Hrsg.): Qualitätsentwicklung und Qualitätssicherung an katholischen Ausbildungsstätten für Alten-, Kranken und Kinderkrankenpflege. Dokumentation einer Studientagung 9.-11. Oktober 2000. Freiburg, S. 8-24.

Rosenbusch H. S: (1997): Die Qualifikation pädagogischen Führungspersonals. In: Glumpler E./Rosenbusch H.S. (Hrsg.): Perspektiven der universitären Lehrerbildung. S. 147-165.

Sauter E. (1996): Qualitätssicherung und Qualitätsmanagement in der beruflichen Weiterbildung. In: Weilnböck-Buck I./Dybowski G./Buck B. (Hrsg.): Bildung – Organisation – Qualität. Zum Wandel in den Unternehmen und die Konsequenzen für die Berufsbildung. BIBB Bd. 202, Bielefeld, S. 243-262.

Schiemann D. (1990): Zur Qualitätssicherung im der Krankenpflege. In: Deutsche Krankenpflegezeitschrift H. 7, S. ???

Schönlau K. (2001): Qualität der Ausbildung – Der Schlüssel, um sich am Bildungsmarkt zu behaupten? In: Sieger M. (Hrsg.) (2001): Pflegepädagogik – Handbuch zur pflegeberuflichen Bildung. Bern, S. 207-220

Selbstverwaltungskörperschaften im Gesundheitswesen und der Arbeitsgemeinschaft der Wissenschaftlichen Medizinischen Fachgesellschaften (Hrsg.) (1999): Maßnahmen der ärztlichen Selbstverwaltung zur Qualitätsförderung von Leitlinien.

Severing E. (1996): Qualitätsmanagement betrieblicher Weiterbildung im europäischen Vergleich. In: Timmermann D. et al. (Hrsg.): Qualitätsmanagement in der betrieblichen Bildung. Bielefeld, S. 61-74.

Siebert H. (1996): Qualität in der Erwachsenenbildung. Historischer Rückblick und Bewertung aus pädagogischer Sicht. In: Päd. Forum 24/9. Jg. H. 3, S. 283-286.

Siebert H. (2000): didaktisches Handeln in der Erwachsenenbildung. Didaktik aus konstruktivistischer Sicht. 3. Aufl. Neuwied; Kriftel.

Sieger M. (Hrsg.) (2001): Pflegepädagogik – Handbuch zur pflegeberuflichen Bildung. Bern

Spürk D. (2001): Schul- und Qualitätsentwicklung an Pflegeschulen. In: Sieger M. (Hrsg.): Pflegepädagogik – Handbuch zur pflegeberuflichen Bildung. Bern, S. 185-206

Stange E.-M. (1997): Bildungsaufbruch – Wohin? In: Rutz M. (Hrsg.): Aufbruch in der Bildungspolitik. Robert Herzogs Rede und 25 Antworten. München, S. 255-264.

Stark G. (2000): Qualitätssicherung in der beruflichen Weiterbildung durch Anwendungsorientierung und Partizipation – Ergebnisse aus einem Modellversuch. Bielefeld

Stöcker G. (2000): Qualitätsmanagement für die Schulen der Gesundheitsfachberufe. In: PR-Internet – PflegePädagogik H. 3, S. 64-69

Thürmann E. (o.J.): Schulische Qualitätsarbeit: orientierende Bemerkungen zum Stand der Diskussion.
http://www.learnline.nrw.de/angebote/qualitätsentwicklung/downloadthuermann.doc

Timmermann D. et al. (Hrsg.) (1996): Qualitätsmanagement in der betrieblichen Weiterbildung. dialog-Berufliche Bildung, Bielefeld

Die AutorInnen

Claudia Bischoff-Wanner, Dr. phil., Diplom-Pädagogin, Krankenschwester, Professorin für Pflegewissenschaft und Pflegepädagogik an der Staatlichen Fachhochschule Esslingen im Bereich der Studiengänge Pflegepädagogik und Pflegemanagement.
Arbeitsschwerpunkte: Entwicklung und Didaktik der beruflichen Fachrichtung Pflege/Pflegewissenschaft, curriculare Entwicklung von Bachelor-/ Master-Studiengängen im Bereich der Lehrerausbildung, Theorien, Methoden und Konzepte der Pflegewissenschaft.
Mitglied im Fachbeirat der Fachzeitschrift „Pflegemagazin", Juventa Verlag.

Manfred Bönsch, Professor für Schulpädagogik, Universität Hannover.
Arbeitsschwerpunkte: Allgemeine Didaktik, Soziales Lernen, Theorie der Schule.

Klaus W. Döring, Professor für „Organisation und Didaktik der Weiterbildung" an der TU Berlin.
Arbeitsschwerpunkte: Didaktik, Trainerqualifizierung, betriebliche Innovation, Studienkoordinator des Studiengangs „Weiterbildungsmanagement", Unternehmensberater seit 25 Jahren.

Doris Edelmann arbeitet zurzeit als wissenschaftliche Mitarbeiterin an der Pädagogischen Hochschule in Zürich in der Aus- und Weiterbildung für Lehrerinnen und Lehrer und promoviert am Lehrstuhl für Allgemeine Pädagogik und Bildungsforschung an der LMU München bei Professor Tippelt zum Themenbereich Migration und ihre Bedeutung für die Lehrerbildung.

Roswitha Ertl-Schmuck, Dr. phil., Krankenschwester, Diplom-Pädagogin mit dem Schwerpunkt Erwachsenenbildung und Gerontologie.
Freiberufliche Dozentin in der Weiterbildung für Pflegeberufe und Lehrbeauftragte an Fachhochschulen mit dem Schwerpunkt Pflegewissenschaft und Pflegedidaktik.
Arbeitsschwerpunkte: Berufspädagogik, Pflegedidaktik sowie die Entwicklung prozessualer Rahmenmodelle zur interaktiven Gestaltung des Pflegeprozesses.

Stefan Görres, Dr. phil., Krankenpfleger und Diplom-Sozialwissenschaftler, Professor im Studiengang „Lehramt Pflegewissenschaft" an der Universität Bremen. Dort Sprecher des Studiengangs und des Instituts für angewandte Pflegeforschung (iap) sowie Mitglied im Direktorium des Zentrums für Public Health der Universität Bremen. Seit Juli 1999 Prodekan des FB 11 Human- und Gesundheitswissenschaften.
Mitglied im Fachbeirat der Fachzeitschrift „Pflegemagazin", Juventa Verlag.

Ruth Hoh, Dr. phil., Krankenschwester, Studium der Erziehungswissenschaft, Soziologie und Psychologie an der Albert-Ludwigs-Universität in Freiburg/Br. Promoviert mit einer Arbeit zum Umgang mit Sterben und Tod in der Pflege an der Ludwigs-Maximilians-Universität München.
Wissenschaftliche Mitarbeiterin am Lehrstuhl für Allgemeine Pädagogik und Bildungsforschung.
Arbeitsschwerpunkte: Aus-, Fort- und Weiterbildung, Erwachsenenbildung und Professionalisierung der Pflegeberufe.

Birgit Hoppe, Dr. phil., Diplom Psychologin, Psychotherapeutin, stellv. Direktorin der Stiftung SPI.
Arbeitsschwerpunkte u.a.: Bildung und Professionalisierung, Strukturentwicklungen im Sozial- und Gesundheitswesen, Gerontologie, Historische Anthropologie.

Ruth Ingwersen, Dr. phil., Krankenschwester und Diplom-Pädagogin, Professorin an der Hochschule für Sozialwesen in Esslingen im Fachbereich Pflege und Gesundheit. Lehrstuhl für Didaktik und Methodik der Pflegepädagogik und für pflegerische Konzepte.

Andrea Kerres, Dr. phil., Professorin für Pflegemanagement am Fachbereich Pflege und Gesundheit an der Kath. Stiftungsfachhochschule in München; Psychologische Psychotherapeutin; Trainerin und Beraterin im Bereich Organisations- und Personalentwicklung im sozialen Dienstleistungsbereich. Mitglied im Fachbeirat der Fachzeitschrift „Pflegemagazin", Juventa Verlag.

Michael Kerres, Dr. phil., Professor für Mediendidaktik und Wissensmanagement, Universität Duisburg-Essen.

Regina Keuchel, Lehrerin Sek II berufliche Schulen, derzeit wissenschaftliche Mitarbeiterin im Studiengang Lehramt Pflegewissenschaft in Bremen mit Arbeitsschwerpunkt Fachdidaktik.

Antje Krippner, Dipl.-Berufspädagogin Pflegewissenschaft, derzeit wissenschaftliche Mitarbeiterin im Modellversuch Integrierte Pflegeausbildung in Bremen.

Martina Roes, Dr. phil., Krankenschwester, Professorin für Pflegemanagement an der FH im DRK in Göttingen, Mitglied im Lenkungsausschuss des DNQP (Deutsches Netzwerk für Qualitätsentwicklung in der Pflege).
Arbeitsschwerpunkte: Qualitätsmanagement, Implementierung und Beratungsprozesse, Evaluationsforschung.

Rudolf Tippelt, Dr. phil. habil., Professor für Allgemeine Pädagogik und Bildungsforschung an der LMU München.
Arbeitsschwerpunkte: Institutionelle Entwicklungen im Bildungssystem, Jugendforschung, Weiterbildung, internationale Bildungsentwicklung und Bildungsforschung.

Kirsten Wienold, Krankenschwester, Studium der Psychologie (mit dem Schwerpunkt Arbeits-, Betriebs- und Organisationspsychologie).
Wissenschaftliche Mitarbeiterin am Lehrstuhl für Mediendidaktik und Wissensmanagement an der Universität Duisburg (Schwerpunkt: Evaluation und Qualitätssicherung multimedialer Lehr-/Lernsysteme).

Ulrike Pusch-Will, Krankenschwester und Lehrerin für Krankenpflege, freie Trainerin.
Arbeitsschwerpunkte: Wahrnehmung (sensorische Stimulation), soziale Kompetenz und Körperbewusstsein (Kinästhetik).

Franz Will, Dr. phil., Dipl. Sozialarbeiter/Sozialpädagoge, Dipl Supervisor für soziale Berufe (DGSv). Arbeitet als freier Trainer und Supervisor.
Arbeitsschwerpunkte: Lehrerfortbildung, Organisations- und Teamberatung, Sexualpädagogik und Fallsupervision.